Prof. Dr. Udo Rabast

GESUNDHEIT LANGES LEBEN UND ERNÄHRUNG

ISBN-13: 978-3-930007-24-0

UMSCHAU ZEITSCHRIFTENVERLAG
Breidenstein GmbH
Otto-Volger-Straße 15
65843 Sulzbach im Taunus
www.uzv.de

Anschrift des Autors:

Prof. Dr. Udo Rabast
Internist/Gastroenterologe
Grünstraße 72
45525 Hattingen
E-Mail: u-rabast@hotmail.de

Die Redaktion erreichen Sie über:
mpm Fachmedien und Verlagsdienstleistungen
PF 1103, 35411 Pohlheim
www.mpm-online.de
E-Mail: info@mpm-online.de

Wichtiger Hinweis:
Die ernährungswissenschaftliche und die medizinische Wissenschaft sind einem ständigen Wandel unterworfen. Die in diesem Buch gemachten Angaben zu Dosis und Anwendung entsprechen nach sorgfältiger Prüfung durch die Verfasser/innen dem derzeitigen Wissensstand. Dennoch sollte jeder Benutzer anhand der Beipackzettel verwendeter Präparate prüfen, ob die dort gemachten Angaben von denen des vorliegenden Buches abweichen. Verlag, Herausgeberin und Autoren haften nicht für Fehler, die trotz sorgfältiger Bearbeitung möglich sind.
® ™ Geschützte Warennamen wurden nicht besonders kenntlich gemacht. Aus dem Fehlen eines solchen Hinweises kann nicht geschlossen werden, dass es sich um einen freien Warennamen handelt.

Otto-Volger-Straße 15
65843 Sulzbach im Taunus
www.uzv.de

Ein Titeldatensatz für diese Publikation ist bei der Deutschen Bibliothek erhältlich: http://dnb.ddb.de

Umschlaggestaltung, Lektorat, Projektmanagement + Producing:
mpm Fachmedien und Verlagsdienstleistungen, Pohlheim
Umschlagillustration: Fotolia und unter Verwendung von Abbildungen aus dem Innenteil.
Grafik + Satz:
mpm Fachmedien und Verlagsdienstleistungen, Pohlheim; Rudolf Herfert, Sulzbach
Bildnachweis im Anhang
Druck und buchbinderische Verarbeitung: Nino Druck GmbH Neustadt/Weinstraße
Printed in Germany September 2010

ISBN-13: 978-3-930007-24-0

Vorwort

Den Lesern dieses Buches soll es nach der Lektüre ohne Zwang gelingen, sich gesund zu ernähren. Sie sollen erkennen können, was ihnen nützt und was ihnen schadet. In groben Zügen sollen sie lernen, grundlegende Ernährungsfaktoren zu beurteilen:

- Wie viel Energie habe ich heute zu mir genommen?
- Wo wurden Kohlenhydrate, Fett und Eiweiß verzehrt und wie viel haben diese zur Energieaufnahme ungefähr beigesteuert?
- Habe ich ausreichend Obst und Gemüse gegessen?
- War mein Alkoholkonsum in der letzten Zeit vielleicht zu hoch?

Derartige Überlegungen sind nur möglich, wenn man sich entsprechende Grundkenntnisse aneignet: Man muss wissen, wie viel Kalorien in einem Gramm Fett, Kohlenhydraten oder Eiweiß enthalten sind, welche Energiemengen sich in einzelnen Nahrungsmitteln finden, was die wesentlichen Kalorienbomben sind und ob es Nahrungsmittel gibt, die wenig Energie enthalten und trotzdem satt machen. Weiterhin ist es sinnvoll zu wissen, worin Vitamine und sekundäre Pflanzenstoffe enthalten sind und welche Wirkungen von ihnen ausgehen. Auch die Kenntnis, welche Nahrungsinhaltsstoffe Antioxidanzien sind und was diese bewirken, ist nützlich.
Aber auch die richtige Einschätzung von Risiken durch Schadstoffe, die aus der Umwelt, durch Verderb oder falsche Zubereitung in Lebensmittel gelangen können, verhilft zu einer gesünderen Ernährungsweise.

All diese Fragen und Aspekte behandelt dieses Buch Schritt für Schritt. Bei der Gestaltung wurde Wert darauf gelegt, dass der Großteil der Kapitel für sich genommen und ohne medizinische Vorkenntnisse lesbar ist. Überschneidungen ließen sich deshalb nicht immer vermeiden.

Vielleicht trägt die Lektüre des Buches mit dazu bei, unsere Ernährungs- und Lebensweise im Sinne eines gesunden Verhaltens zu ändern und so nicht nur unser Leben zu verlängern, sondern auch unsere Lebensqualität zu steigern. Für den jungen Menschen mögen solche Überlegungen durchaus lohnend sein: Allein das Einstellen des Zigarettenrauchens kann ihm sieben zusätzliche Lebensjahre bescheren! Aber auch im Alter von 60plus ist noch vieles möglich, wie neueste Untersuchungen zeigen.
Vergessen Sie nicht: Jede noch so lange Reise beginnt mit dem ersten Schritt!

Prof. Dr. Udo Rabast
Hattingen, August 2010

Durchschnittliche Lebenserwartung in Jahren

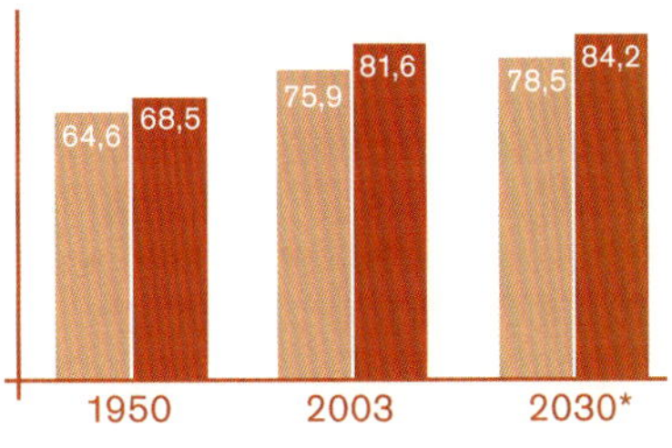

Durchschnittliche Lebenszeit nach dem 65. Lebensjahr

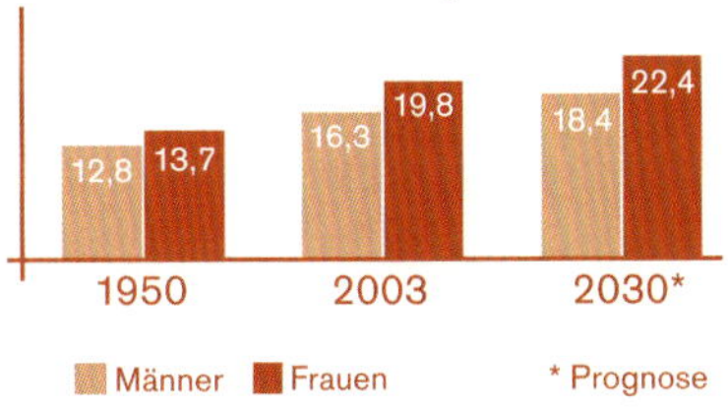

Zunahme von Lebenserwartung und Lebensalter (Angaben des Bundesministeriums für Arbeit und Soziales v. 8.3.2006)

Lebenslänge und Lebenserwartung

Der Wunsch nach einer möglichst langen Lebensspanne bei guter körperlicher und geistiger Gesundheit ist so alt wie die Menschheitsgeschichte. Mit unserer durchschnittlichen Lebenserwartung von ca. 80 Jahren können wir durchaus zufrieden sein. Rein rechnerisch wird ein 2007 geborener Junge durchschnittlich 76,6 und ein Mädchen 82,1 Jahre alt. In früheren Berechnungen wurden noch 76,2 beziehungsweise 81,8 Jahre angegeben. Jedes zweite heute geborene Mädchen könnte demnach über 95 Jahre werden.

Derart lange Lebensspannen gab es keineswegs zu allen Zeiten. Erreichte man in der Steinzeit das 40. Lebensjahr, so war dies die Ausnahme und man war ein alter Mensch. Noch im alten Rom erreichte man nur etwas mehr als 30 Jahre. Im Mittelalter sah es nicht anders aus. Mitte des 18. Jahrhunderts konnte man immerhin, wenn man das erste Lebensjahr überstand, um die 45 Jahre alt werden. Bewundernswert sind die Leistungen der damaligen Menschen. So stehen wir staunend vor dem fast 2000 Jahre alten Pantheon in Rom und bewundern Schlösser, Burgen und Kirchen aus früheren Jahrhunderten. Bei diesen, oft in mehr als hundertjähriger Bauzeit entstandenen Bauwerken waren Vater, Sohn und Enkel häufig nacheinander als Baumeister tätig. Neidlos müssen wir anerkennen, das Geschaffene ließe sich auch mit den heutigen technischen Möglichkeiten kaum nochmals erstellen.

Aber unsere Lebenserwartung hat sich seit dieser Zeit verdoppelt. Dabei stehen wir Europäer weltweit keineswegs an der Spitze und können durchaus mit einer weiteren Zunahme rechnen. Auch die in guter Gesundheit verbrachten Jahre können sich sehen lassen: Vergleicht man den Gesundheitszustand 70-Jähriger von heute und früherer Generationen (die Generation mit 30 Jahren gerechnet), so sind die später Geborenen zehn Jahre „jünger" und gesünder.

Weder die viel diskutierten negativen Einflüsse von Schadstoffen in unserer Umwelt und Nahrung noch die – deutet man den Tenor mancher Presseberichte – teilweise minderwertigen Lebensmittel haben dies verhindert. Letztendlich aber werden wir alle ab einem gewissen Lebensalter feststellen müssen, dass wir altern. Schmerzlich bemerken wir zunächst die Abnahme unseres Oberarmumfanges und den allmählichen Rückgang unserer Sinnesleistungen. Aber die einzige Möglichkeit, lange zu leben ist es, auch alt zu werden, die andere Alternative ist der Tod.

Wie alt können wir werden?

Der älteste Mensch weltweit

2006 starb der Kubaner Benito Martinez Abogan. Pressemitteilungen zufolge soll er 126 Jahre alt geworden sein. Sollte sich dies anhand von amtlichen Dokumenten belegen lassen, so wäre er der älteste Mensch der Geschichte. Bis 1986 galt der im angeblichen Alter von 120 Jahren verstorbene Japaner Shigechiyo Izumi als der ***älteste Mensch*** der Welt. Es gibt jedoch Zweifel an der Richtigkeit der Daten. Dokumentiert dagegen soll das Alter der Französin Jeanne Calment (● Abb.) sein. Sie sei 122 Jahre alt geworden.

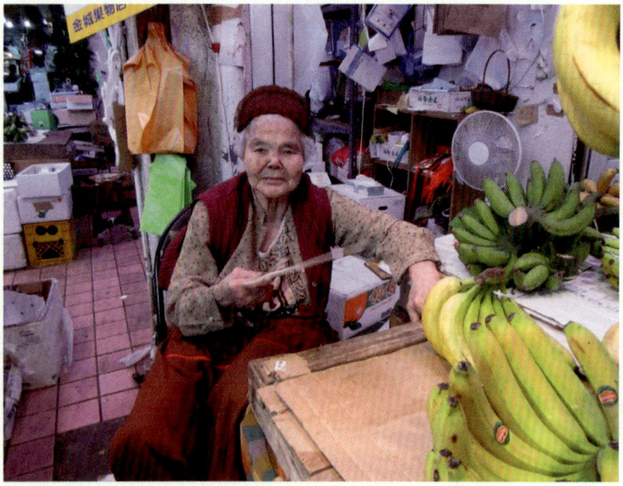

Immer wieder wird über Menschen berichtet, die weit über 100 Jahre, zum Teil sogar über 200 Jahre alt geworden sein sollen. Manche Mitteilungen sind leicht als maßlose Übertreibung zu erkennen. Aus China wurde 1982 von einer 134-Jährigen berichtet. Beim kritischen Überprüfen derartiger Angaben findet man aber häufig Widersprüche.
Dennoch gibt es auch durchaus glaubhafte Mitteilungen über extrem langlebige Menschen. So berichtete 1969 ein Anthropologe über den Tod einer 122-jährigen Malinesin. In einem schwedischen Register findet man vereinzelt Menschen, die älter als 108 Jahre geworden sind.

Auf der japanischen Insel Okinawa leben auffallend viele „100-Jährige“ *(● Kap. 3).*
Diese Dame betreibt im hohen Alter zusammen mit ihrer Tochter noch einen Marktstand

Ein Alter von ca. 120 Jahren wird von vielen Wissenschaftlern als **das maximal mögliche menschliche Lebensalter** angesehen.

Das Alter von 115 Jahren, so schätzt man, erreicht aber lediglich einer von 2,1 Milliarden Menschen, wobei die Weltbevölkerung zurzeit ca. 7 Milliarden Menschen umfasst.

1. Bundeszentrale für politische Bildung: Die soziale Situation in Deutschland. Entwicklung der Lebenserwartung. Stand 2003
2. Franke H: Auf den Spuren der Langlebigkeit. Schattauer, Stuttgart – New York 1985
3. Franke H: Hoch- und Höchstbetagte. Ursachen und Probleme des hohen Alters. Springer, Berlin – Heidelberg - New York 1987
4. Jagger C, Gilles C, Mascone F et al. (2008): Inequalities in healthy life years in the 25 countries of the European Union in 2005: a cross-national meta-regression analysis. Lancet 372: 2124–2131

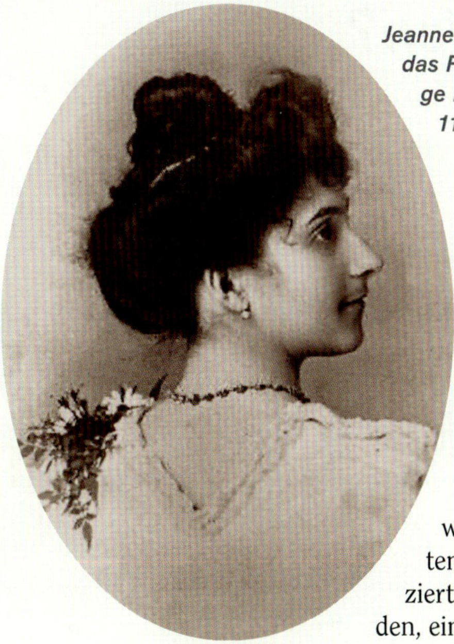

Jeanne Calment (1875–1997) lernte mit 85 das Fechten, fuhr noch als Hundertjährige Fahrrad und gab das Rauchen erst mit 119 Jahren auf, 3 Jahre vor ihrem Tod.

„Biblisches Alter" oder: Wie alt war Methusalem wirklich?

Bibelfeste könnten sich vielleicht über die eher bescheidene Lebenserwartung heutiger Langlebiger wundern. Wer kennt nicht den Ausspruch: „Alt wie Methusalem". Methusalem soll 969 Jahre alt geworden sein und ist damit der älteste in der Bibel erwähnte Mensch. Zweifel an dieser Altersangabe sind allerdings berechtigt. Eine Hypothese ist, dass ein Mondkalender für die Altersberechnung verwendet wurde. Um sein wirkliches Lebensalter zu errechnen, müssten dann die angegebenen Jahre mit dem Faktor 0,08 multipliziert werden. Somit wäre Methusalem etwa 78 Jahre alt geworden, ein für die damalige Zeit extrem hohes Alter.

Langlebige in einzelnen Ländern

Nahezu alle Altersrekordler stammen aus den vergleichsweise reichen Ländern in Europa, Japan (● Kap. 3) oder Nordamerika. Skepsis ist angesagt, wenn zum Beispiel aus dem Kaukasus über eine große Zahl von Menschen berichtet wird, die hundert Jahre und älter wurden. Die durchschnittliche Lebenserwartung ist in den weniger entwickelten Ländern deutlich kürzer als in den westlichen Industrieländern (● Kap. 2). Aus der „Dritten Welt", in der der weitaus größte Teil der Weltbevölkerung lebt, ist kein Langlebiger bekannt.

Auch in den einzelnen europäischen Ländern gibt es gravierende Unterschiede in der Lebenserwartung, die etwa in den westlichen Ländern höher ist als in den östlichen. Bei den zehn neu hinzugekommenen EU-Staaten lag sie deutlich niedriger als bei den 15 alten. Einer 2009 erschienenen Publikation zufolge ist dieser Unterschied in den letzten Jahren sogar noch größer geworden.

5. Statistisches Bundesamt: Lebenserwartung 65-Jähriger. Bevölkerungsvorausberechnungen. Pressemttlg. Nr. 060 v. 23.2.2010
6. Mackenbach JP: Health Inequalities: Europe in Profile. UK Presidency of the EU, Rotterdam 2006
7. Rott C, D'Heureuse V, Kliegel M et al. (2001): Die Heidelberger Hundertjährigen-Studie: Theoretische und methodische Grundlagen zur sozialwissenschaftlichen Hochaltrigkeitsforschung. Zeitschr f Gerontol u Geriatr 34: 356–364
8. Statistisches Bundesamt: Lebenserwartungen der Menschen in Deutschland nimmt weiter zu. Pressemitteilung Nr. 336 v. 27.8.2007.
9. Statistisches Bundesamt: Annahmen der 11. koordinierten Bevölkerungsvorausberechnung der Bevölkerung Deutschlands bis 2050. URL: www.destatis.de Zugriff: 14.5.2010
10. Faust, Volker: Hochbetagte. Auf den Spuren der Langlebigkeit – ein medizin-historischer Rückblick. URL: www.psychosoziale-gesundheit.net/pdf/faust1_hochbetagte.pdf Zugriff: 10.1.2010

Wovon hängt unsere Lebenserwartung ab?

Die statistische Lebenserwartung

Bleiben die äußeren Bedingungen bei Neugeborenen gleich, so kann jedes von ihnen rein rechnerisch durchschnittlich ein bestimmtes Alter erreichen - diese Zeitspanne entspricht der ***theoretischen Lebenserwartung*** dieses Menschen.

Wenn wir ein bestimmtes Alter erreicht haben, steigt unsere Lebenserwartung sprunghaft an. Berechnungen der Universität Köln auf der Basis von Sterbetafeln des statistischen Bundesamtes ergaben für eine 65-jährige Frau eine zusätzliche Lebenserwartung von weiteren 22,7 Jahren, für einen gleichaltrigen Mann von 18,8 Jahren. In die Berechnung fließt die Zunahme der mittleren Lebenserwartung für diese Altersgruppe ein. Dabei bleibt die mittlere Lebenserwartung aber unverändert, denn es liegt lediglich eine Berechnung für Personen vor, die bereits ein definiertes Alter erreicht haben.

Unter normalen Bedingungen verstirbt etwa die Hälfte eines Geburtsjahrgangs, bevor die durchschnittliche Lebenserwartung erreicht wird. Die andere Hälfte aber lebt länger als es der durchschnittlichen Lebenserwartung entspricht.

Für den einzelnen Menschen ist aber nicht allein seine Lebensspanne bedeutsam, sondern auch die Frage, wie viele Jahre er - zunächst rein statistisch gesehen - bei guter Gesundheit verbringen kann. Diese so genannten ***Healthy Life Years*** liegen in den EU-Ländern zurzeit bei über 50-jährigen Männern bei ca. 17, bei Frauen bei etwa 18 Jahren. Auch hier unterscheiden sich reiche und arme bzw. alte und neu hinzugekommene EU-Länder (● Kap.1).

Gesund verbrachte Jahre sind auch aus Kostenaspekten bedeutsam: Wird man gesund alt, belastet man nur die Pensionskasse. Wird man als Kranker alt, so belastet dies sowohl die Pensionskasse als auch das Gesundheitssystem:

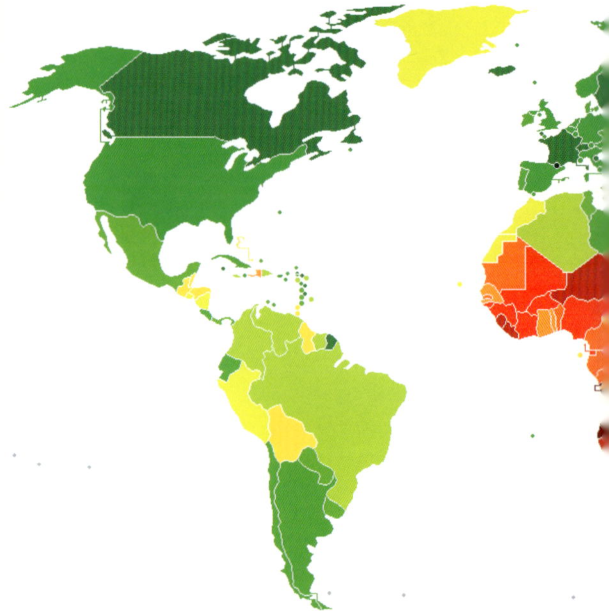

Lebenserwartung: Männer und Frauen

Männer haben, von Ausnahmen abgesehen, eine niedrigere Lebenserwartung als Frauen. Sie leben durchschnittlich ca. 5 bis 6 Jahre weniger. Die Ursachen sind unklar: Diskutiert werden unter anderem Unterschiede in der hormonellen und genetischen Ausstattung. Ein vom männlichen Geschlechtshormon Testosteron ausgehender lebensverkürzender Effekt ist aber weder belegt noch widerlegt. Einer Theorie zufolge sollen Frauen aufgrund des doppelten X-Chromosoms besser vor Erbkrankheiten geschützt sein als Männer.

Belegt ist allerdings, dass Männer häufiger in risikobehafteten Berufen arbeiten, unfallträchtigeren Freizeitaktivitäten nachgehen, häufiger Militärdienst verrichten, ungesünder leben und bei auftretenden Krankheiten ungleich seltener und später als Frauen einen Arzt in Anspruch nehmen. Bei den älteren Jahrgängen haben sie häufiger geraucht und mehr Alkohol getrunken. Zwischen dem

Jedes zweite heute in Deutschland geborene Mädchen wird voraussichtlich 95 Jahre oder älter. Rein rechnerisch wird ein 2007 geborener Junge durchschnittlich 76,6, ein Mädchen 82,1 Jahre alt.

Durchschnittliche Lebenserwartung zum Zeitpunkt der Geburt in den UN-Mitgliedsstaaten (Stand 2007; Quelle: CIA World Factbook: www.cia.gov/library/publications/the-world-factbook/fields/2102.html)

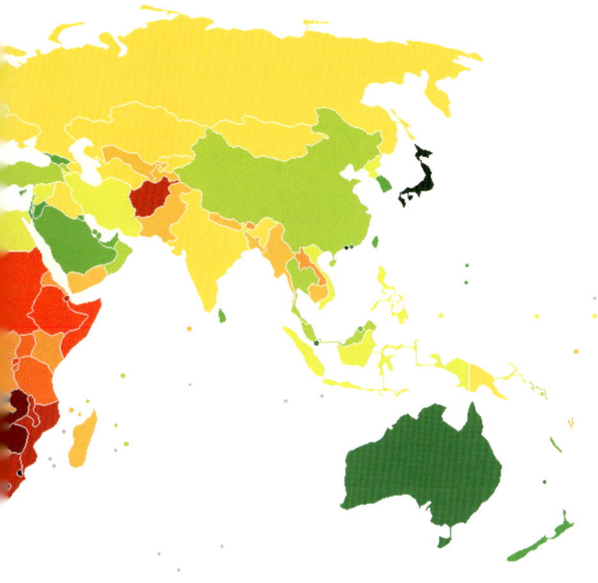

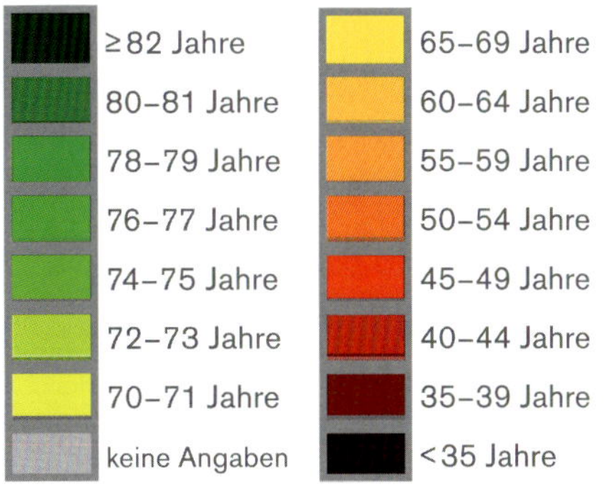

18. und dem 24. Lebensjahr sterben nahezu doppelt so viele Männer wie Frauen und der Unterschied setzt sich bis zum Alter von 65 Jahren fort.
Dies dürfte zumindest einen Teil der unterschiedlichen Lebenserwartung von Männern und Frauen erklären. Dr. Marc Luy, Senior Scientist am Vienna Institute of Demography, fand in seiner sog. Klosterstudie bei Nonnen und Mönchen eine überdurchschnittlich hohe Lebenserwartung. Als ursächlich gelten ein ausgeglichener Lebensstil und die insgesamt gesunde Ernährung. Mönche hatten im Vergleich zu Nonnen und zu Frauen in der Allgemeinbevölkerung eine kaum reduzierte Lebenserwartung. Sie lebten durchschnittlich lediglich ein Jahr kürzer als Nonnen. Diese Studie stellt den genetischen Einfluss als Ursache für den Unterschied in der Lebenserwartung von Männern und Frauen ernsthaft in Frage.

Die **Lebenserwartung** eines Menschen umfasst sein Leben von der Geburt bis zum Tod. Wenn bei einem Neugeborenen während seines Lebens die Bedingungen und die Sterblichkeitsraten gleich bleiben, wird es – rein rechnerisch – eine bestimmte Anzahl von Lebensjahren erreichen. Hier liegt eine Schätzung vor, die sich im Laufe des Lebens dann ändert, wenn sich die Umstände ändern. Beim Einzelnen wird die Lebenserwartung von einer Reihe von Faktoren wie der genetischen Ausstattung und dem Lebensstil mitbestimmt: **Wir haben es zumindest teilweise selbst in der Hand, ob wir alt werden**.

Als **healthy life years** bezeichnet man die Lebensjahre, in denen ein Mensch sich einer guten Gesundheit erfreuen kann. Der genannte Wert bezieht sich nur auf die nach dem 50. Lebensjahr noch verbleibenden, rein statistisch zu erwartenden Jahre, von denen man hoffen kann, dass man sie noch in guter Gesundheit verbringt. Ein 50-jähriger Mann kann also hoffen, 67 Jahre alt zu werden, ohne mit ernsthaften Erkrankungen rechnen zu müssen.

Unterschiedliche Weltregionen und Lebenserwartung

In den Staaten Schwarzafrikas, in denen AIDS weit verbreitet ist, liegt die Lebenserwartung aktuell häufig unter 40 Jahren. In Ländern mit einem hohen Lebens- und Hygienestandard ist sie dagegen ungleich höher (● Abb. auf vorhergehender Seite). Die höchste Lebenserwartung haben mit 83,5 Jahren die Menschen in Andorra, gefolgt von Japan (● vgl. Kap. 1) und Island mit etwa 80 Jahren.

Lebenserwartung gestern und heute

Über große Zeiträume ist die Lebenserwartung weitgehend gleich geblieben. Besucht man die Katakomben in Rom, so findet man in den Gräbern überwiegend 25- bis 30-Jährige und ganz selten einmal einen 50-Jährigen. Im 5. nachchristlichen Jahrhundert lag die Lebenserwartung für Frauen bei 27 und für Männer bei 33 Jahren. Noch im Mittelalter betrug sie gerade einmal um die dreißig Jahre. Im 18. Jahrhundert wurde man etwa 45 Jahre alt.

Drastisch angestiegen ist die Lebenserwartung in Mitteleuropa erst ab 1840. Der Trend verstärkte sich von 1994 bis heute. Man schätzt, dass sich unsere statistische Lebenserwartung derzeit Jahr für Jahr um drei Monate und Tag für Tag um einige Stunden verlängert. Die durchschnittliche Lebenserwartung eines 2010 in Deutschland geborenen Mädchens liegt bei 92,7 Jahren, die eines Jungen bei 87,6 Jahren. Entsprechend günstige Bedingungen vorausgesetzt, können Menschen heute durchaus 100 Jahre und älter werden. Innerhalb der nächsten 50 Jahre soll sich die Anzahl der über 100-Jährigen verzwanzigfachen. Von den heute über 50-Jährigen könnten nach diesen Berechnungen 100 000 mehr als 100 Jahre alt werden.

Ein Blick auf die Verwandtschaft: Lebenserwartung und Lebensspannen von Tieren und Pflanzen

Die ***Lebensspanne*** reicht im Tierreich von wenigen Stunden bis zu mehr als hundert Jahren (● Abbildung). So lebt die Eintagsfliege 17 und der **Fadenwurm** 21 Stunden. Die Maus lebt ein Jahr, die Ratte 6 Jahre, bestimmte Spinnen 28 Jahre. Der japanische Riesensalamander bringt es auf 55, der Elefant auf bis zu 60, der Anden-Condor auf 72 Jahre. Nahezu sensationell für einen Fisch ist das Alter des Europäischen Aals mit bis zu 88 Jahren. Die Galapagos-Riesenschildkröte Harriett soll 2006 im Australia Zoo in Queensland im Alter von 176 Jahren gestorben sein: Tatsächlich bestätigte eine wissenschaftliche Untersuchung, dass sie wohl 1850 geschlüpft sein muss. Es gibt Meldungen über den Fang eines Wales, in dem sich eine Harpunenspitze fand, wie sie üblicherweise im 18. Jahrhundert zum Walfang eingesetzt wurden. Presseberichten zufolge wäre dieser Wal 211 Jahre alt gewesen.

Die Lebenserwartung von Tieren unterscheidet sich, je nachdem, ob sie in freier Wildbahn oder in der Gefangenschaft leben. Häufig erreichen Tiere in Gefangenschaft ein sehr viel höheres Alter – auf den Galapagosinseln wäre Harriett also vermutlich nicht so alt geworden.

Gänzlich anders als die Lebensspanne von Haus- und Wildtieren ist die Lebenslänge der Nutztiere. Hier ist es das Zuchtziel, in relativ kurzer Zeit und mit der geringsten erforderlichen Futtermenge rasch Schlachtreife zu erzielen und so Fleisch preisgünstig zu produzieren. Ein Huhn könnte bis zu 20 Jahre alt werden, als Masthuhn ist es aber nach 8–10 Wochen schlachtreif. Ente und Pute würden 15–20, die Gans sogar 30–35 Jahre alt und das Schwein könnte es auf 21 Jahre bringen, wird aber nach ca. 6 Monaten geschlachtet.

Mit der Pflanzenwelt können weder Mensch noch Tier über weite Strecken mithalten. So bringen es einige Palmenarten auf 200 Jahre. Diese Zahl nimmt sich aber bescheiden aus, wenn man das maximale Alter von Zypressen mit 3 000 und Mammutbäumen (Sequoia) mit bis zu 6 000 Jahren bedenkt. Aber auch

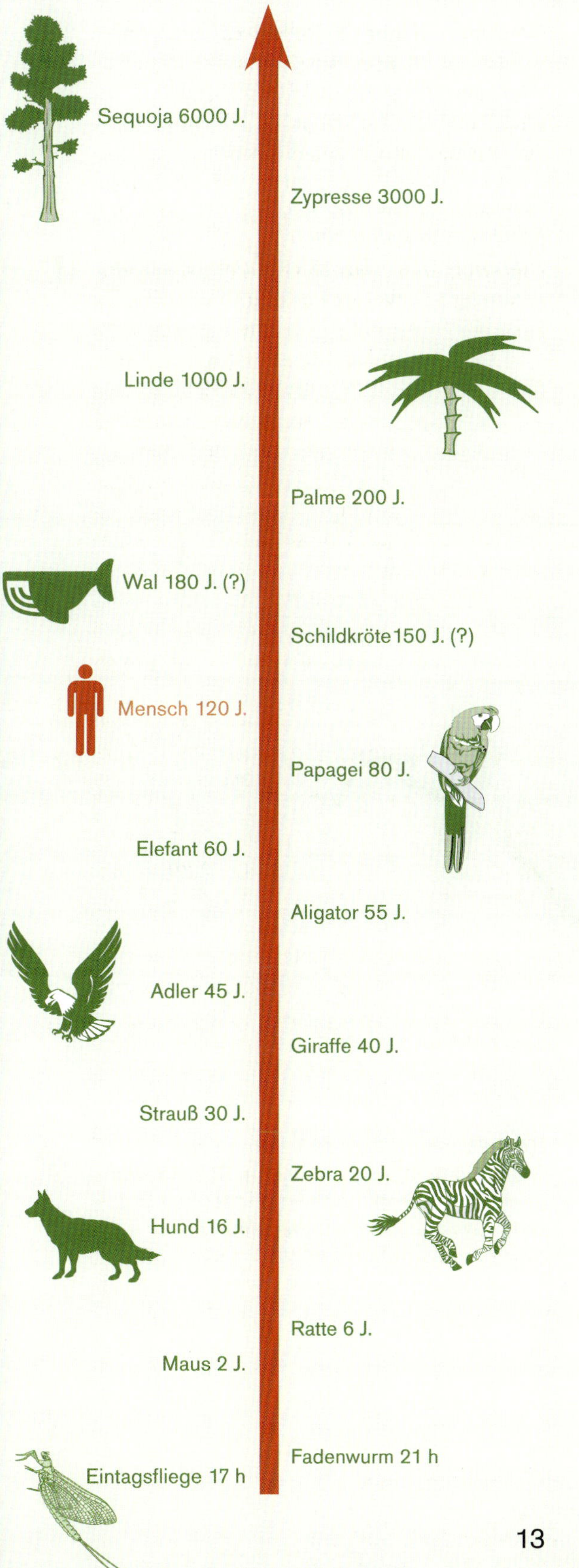

Lebensspanne der Menschen, Tiere und im Pflanzenreich.
Es handelt sich in der Regel nicht um die mittlere Lebenserwartung. Meist ist das maximal erreichbare Alter angegeben. (In Analogie zu Sieber C [2007]: Aktuel Ernähr Med; 32, Suppl 2: S136–139)

Für experimentelle **Untersuchungen zur Frage der Lebensverlängerung** eignen sich vor allem kurzlebige Tiere. Ideal ist zum Beispiel der Fadenwurm Caenorhabditis elegans (● Abb. links). Bei diesem ließ sich die durchschnittliche Lebenszeit durch eine Veränderung an der Erbsubstanz um 70 Prozent verlängern. Derartige Untersuchungsergebnisse sind zwar interessant, auf den Säugetierorganismus, insbesondere den Menschen, können sie allerdings nicht ohne Weiteres übertragen werden.

Mitte 2010 mitgeteilte Forschungsergebnisse zeigen, dass die Lebensspanne des Menschen zwar genetisch mitbestimmt wird, aber nicht an ein einzelnes Gen gebunden ist. Ursächlich sind zahlreiche, über das gesamte Genmaterial verteilte Veränderungen (Punktmutationen) die so genannten Single Nucleotid Polymorphisms (SNPs).
Man verglich das Erbgut von 801 zwischen 95 und 119 Jahren alten Amerikanern mit dem von 926 jüngeren Menschen und fand bei uralten Menschen 150 genetische Gemeinsamkeiten.

Bei etwa 15 Prozent der jüngeren Menschen fand man ein dem Erbgut der Uralten ähnliches genetisches SNP-Muster. Auch sie könnten demnach 100 Jahre oder älter werden.

Wichtigste Voraussetzung, um alt zu werden, ist jedoch – so das Fazit aus dieser Studie – ein gesunder Lebensstil. So zeigte sich in einer anderen Studie bei 169 Personen nach der Veränderung der Ernährungsgewohnheiten hin zu einer mediterranen Ernährung nach 3 Monaten eine Veränderung von einigen der 23 untersuchten SNPs.

in unseren heimischen Gefilden gibt es uralte Bäume. Sogenannte 1000-jährige Eichen oder Linden sind vielleicht nicht in jedem Fall nachweislich 1000 Jahre alt, finden sich jedoch in so manchem Ort.

Beeinflussbare Faktoren in der Lebenserwartung des Menschen

Neben einer Reihe nicht beeinflussbarer Bedingungen bestimmen auch Faktoren unsere *Lebenserwartung*, die wir sehr gut beeinflussen können. An unserem genetischen Geschlecht können wir ebenso wenig etwas ändern wie an unserem erbbedingten Status. Die Form unserer Ernährung und das Ausmaß an körperlicher Aktivität aber bestimmen wir selbst. So sind in unserer Gesellschaft Über- und Fehlernährung (Rauchen, Alkohol) und daraus resultierende Folgeerkrankungen wesentliche, die Lebenszeit verkürzende Faktoren.

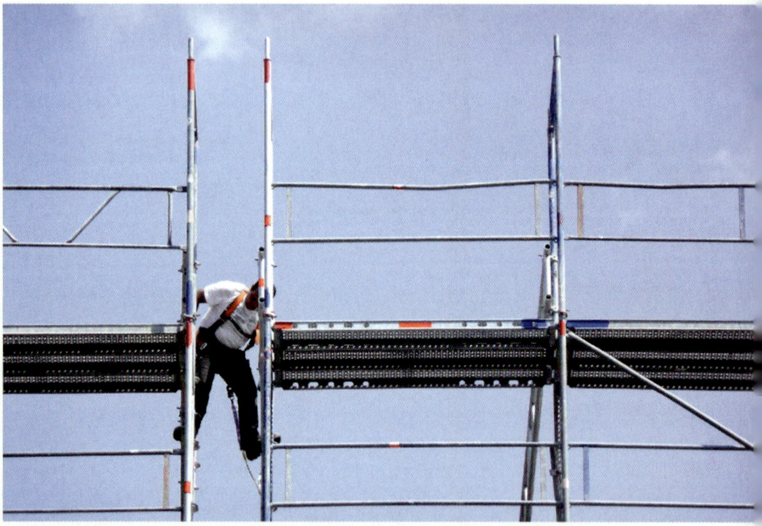

Für die Verlängerung unserer Lebenserwartung in den letzten Jahrzehnten sind verbesserte Lebensumstände die wesentliche Ursache. Die gute Versorgung mit einer ausreichenden Menge an Lebensmitteln und damit an Energie und essenziellen Nährstoffen beeinflusst die mittlere Lebenserwartung ungleich mehr als der medizinische Fortschritt oder die Qualität der medizinischen Versorgung. Allgemein bekannt ist inzwischen, dass Rauchen die Lebenserwartung senkt. Würden nun alle Raucher abstinent werden, würde sich zwar die mittlere Lebenserwartung verlängern, der Effekt wäre aber, verglichen mit dem einer guten Nahrungsmittelversorgung, verhältnismäßig klein.

Längeres Leben durch Bildung und Einkommen?

Bildung ist ein wesentlicher Faktor für eine verlängerte Lebenserwartung. Sie wird aber keineswegs ausschließlich von der monetären Situation bestimmt. Stammt man aus einer niedrigen Einkommensgruppe und bildet sich lebenslang weiter, hat man ebenfalls länger einen guten Gesundheitsstatus.
Untersuchungen aus dem Jahr 1993 zeigten, dass Menschen mit einem permanenten be-

Auf welche Weise wir unsere Lebenserwartung selbst in der Hand haben, wollen wir in den nachfolgenden Kapiteln dieses Buches noch genauer untersuchen.

Gesundheitsfördernde Faktoren von Arbeit können u. a. ein höheres Selbstbewusstsein, eine größere Lebenszufriedenheit und eine regelmäßigere Lebensführung sein.

ruflichen Aufstieg länger lebten als Menschen mit einem Karriereknick oder einem beruflichen Abstieg. Ungünstig wirkte sich ein früher Aufstieg aus, der von einer Stagnation gefolgt war. Auch ein plötzlicher Berufswechsel, bestehende Erkrankungen oder eine ungesunde Lebensweise verringerten die Chancen, alt zu werden. Waren aber Männer ihr ganzes Leben lang in sog. ***Weißkittel-Berufen*** tätig, so hatten sie die längste Lebenserwartung, gefolgt von jenen, die im Laufe ihrer beruflichen Laufbahn vom „Blaumann“ auf den weißen Kittel umsteigen konnten.

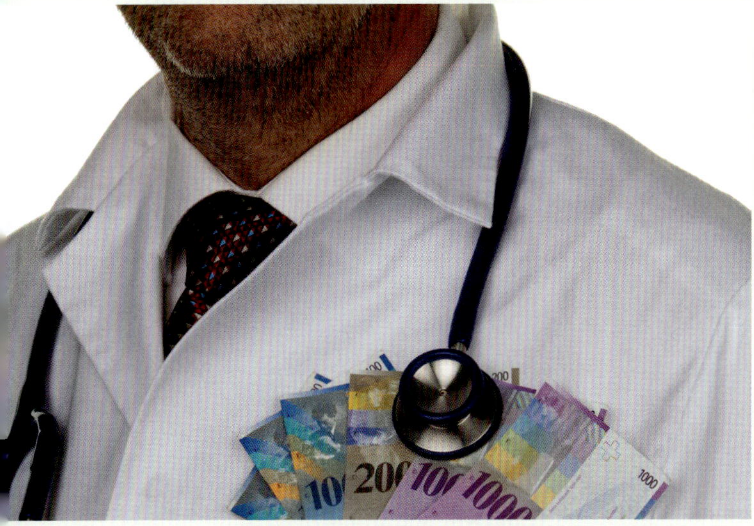

Neben den unmittelbaren beruflichen Unfallrisiken wirken sich auch Arbeitsschwere und Karrierechancen auf die Lebenserwartung unterschiedlicher Berufsgruppen aus.

Der Bildungsabschluss (Volksschule, Mittlere Reife, Abitur), die im Beruf erreichte Position oder das erzielte ***Einkommen*** spielen also für die Lebenserwartung eine Rolle.

Arbeit für ein langes Leben?

Gerne wird auch die Lebenserwartung von Beschäftigten und Unbeschäftigten miteinander verglichen. Arbeitslosigkeit ist mit einem verschlechterten Gesundheitsstatus und einer höheren Sterblichkeit verbunden. Die Ursachen für diese Korrelation sind unklar, könnten aber mit einem gesundheitsfördernden Effekt der Arbeit erklärt werden.

Vergleicht man die Lebenserwartung in einzelnen Berufsgruppen, so ist sie in risikoreichen Berufen verständlicherweise niedriger als in Berufen mit einem geringen Risiko für Unfälle. Die Vergleiche sind aber nicht immer richtig. Gerne wird die Lebenserwartung in akademischen Berufen mit der von Handwerksberufen verglichen. Zweifelsfrei gehören erstgenannte einer anderen sozioökonomischen Schicht an und leben somit meist gesünder. Dazu kommt aber, dass man diese Berufe meist erst ab einem verhältnismäßig höheren Alter ausübt. Man kann also bis zu diesem „Einstiegsalter“ nicht unter dieser Berufsbezeichnung versterben. Dies verfälscht die Statistik.

Weißkittel-Berufe: Bezeichnung für Berufe mit überwiegend akademischer Ausbildung wie Ärzte, Ingenieure, Chemiker etc. Gemeint sind alle diejenigen Berufsgruppen, die zu ihrer Arbeit einen weißen Kittel tragen können, weil sie sich voraussichtlich weniger „schmutzig“ machen als Arbeiter in Fabriken oder landwirtschaftlichen Berufen, die als Schutzkleidung den dunkelblauen Arbeitsoverall, eben den „Blaumann“ tragen.

Die Lebenserwartung wird tatsächlich von der **Höhe des Einkommens** mit bestimmt: Männer oder Frauen der Armutsrisikogruppe werden auch heute noch im Durchschnitt nur 70 bzw. 77 Jahre alt. Die Bevölkerungsgruppe mit einem sehr hohen Einkommen lebt mit 81 bzw. 85 Jahren dagegen fast 10 Jahre länger.

Wie verlängern wir unser Leben?
Es lebe die Statistik!

+7 *Haben wir vor dem 30. Lebensjahr aufgehört zu rauchen, bekommen wir 7 zusätzliche Lebensjahre*

+5 *Verheirateten oder in einer festen Beziehung Lebenden winkt ein Plus von 5 Jahren*

+4 **+2** **+1** *Für einen guten Bildungsstand gibt es 1 Jahr, für das Abitur 1 weiteres Jahr und für das Studium 2 weitere Jahre*

–1 *1 Jahr kostet das permanente Fahren mit erhöhter Geschwindigkeit*

–2 *Das Leben in einer Großstadt mit mehr als 1 Mio. Einwohnern kostet 2 Jahre*

–3 *Büroarbeit kostet 3 Jahre*

–6 *Zwanzig Zigaretten pro Tag bedeuten ein Minus von 6 Jahren*

So konnte man es zumindest im Feuilleton einer Zeitung lesen.

Lebensstandard und Lebenserwartung

Bemühungen, das Leben zu verlängern, gab es bereits in der Antike. Schon damals sprachen Ärzte und Philosophen Empfehlungen zum Ernährungsverhalten, zum Sinn und Einsatz der körperlichen Aktivität und zur Frage eines stabilen Seelenlebens aus. Die von Platon zur Kardinaltugend erhobene „Mäßigung in allen Dingen“ war einer der obersten Grundsätze.

Obwohl sich unsere Lebenserwartung seit einem Jahrhundert mehr als verdoppelt hat, ist der Wunsch, diese weiter zu verlängern, ungebrochen. Gewünscht wird dabei natürlich, körperlich und geistig fit zu sein. Die Aussichten für eine weitere ***Verlängerung der Lebenserwartung*** stehen auch gar nicht schlecht. Wir nehmen hinsichtlich der mittleren Lebenserwartung in Deutschland (noch) keinen Spitzenplatz in der Welt ein. Schließlich stammen die heutigen Langlebigen aus einer Zeit, als Krieg, Hungersnot und nur unzureichend behandelbare Infektionskrankheiten noch viele Jahre lang Teil des Alltags waren. Nur Menschen mit einer „guten“ genetischen Ausstattung hatten unter diesen Bedingungen – und mit Glück! – überhaupt eine Chance alt zu werden.

Unsere nun so stark verbesserten Lebensbedingungen bieten nicht nur dem „genetisch Privilegierten“ die Chance auf ein langes Leben. Unter heutigen Bedingungen wird der Einfluss der genetischen Ausstattung eines Menschen in den Industrieländern in einem Bereich von lediglich 20–30 % gesehen, unter den schlechteren Bedingungen in der Vergangenheit wird er bei bis zu 80 % vermutet.

Der hohe Lebensstandard in den Industrienationen hat bei jedem Einzelnen zur verlängerten Lebenserwartung beigetragen. Dies zeigen auch die Unterschiede zwischen alten und neuen EU-Ländern. Dabei erscheint eine weitere Steigerung durchaus möglich: Würde man EU-weit 1 % mehr im Gesundheitssystem ausgeben, so würde sich die Anzahl der Jahre mit gutem Gesundheitsstatus in den 15 etablierten und reicheren Ländern statistisch um durchschnittlich ein Jahr, in den 10 neuen und ärmeren EU-Staaten um durchschnittlich 13 Jahre erhöhen.

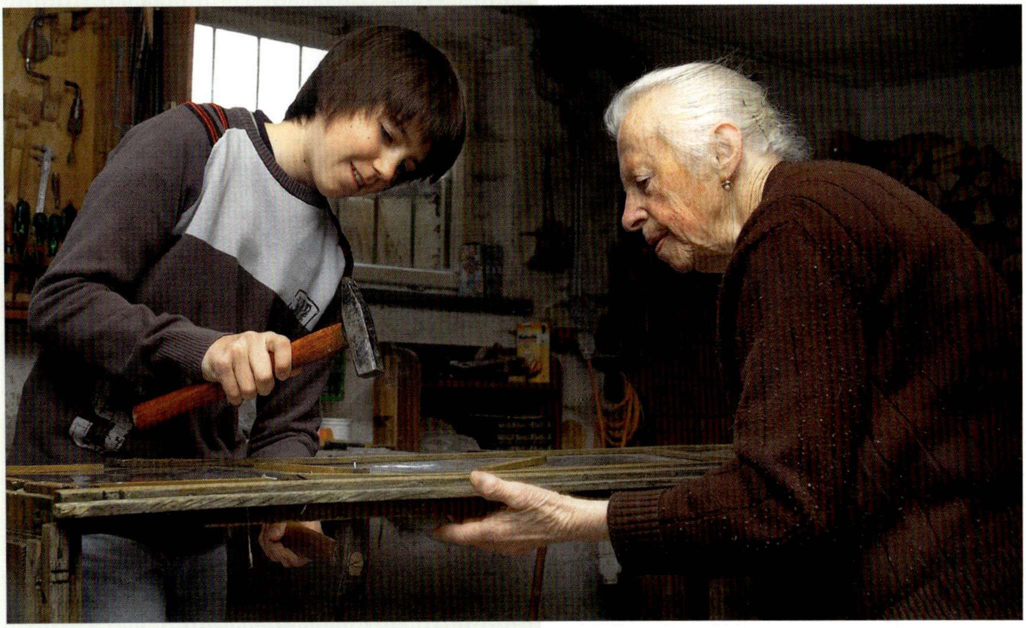

Ziel kann nicht nur die reine Lebensverlängerung sein, sondern auch ein aktives, erfüllendes Leben im Alter.

Wird die Lebenserwartung weiter ansteigen?

In der so genannten „Dritten Welt" schränken Probleme wie Mangelernährung, schlechte hygienische Verhältnisse und unzureichende medizinische Versorgung die Lebenserwartung drastisch ein. In der „ersten Welt" wird die Lebenserwartung ganzer Bevölkerungsgruppen hingegen vor allem durch Fehl- und Überernährung und die daraus resultierenden Folgekrankheiten reduziert, wie in späteren Kapiteln dieses Buches noch gezeigt wird.

Manche Wissenschaftler vermuten, dass bis 2060 der Alterungsprozess so gut aufgehalten werden könnte, dass das „Alter" als dritte Lebensphase verschwinden werde. „Alt" wäre dann nur der Hochbetagte und der Hinfällige. Gesunde Ernährung, präventiver Lebensstil und Quantensprünge in der medizinischen Entwicklung könnten die durchschnittliche Lebenserwartung auf über hundert Jahre erhöhen. Ein 90-Jähriger könnte körperlich fit sein wie heutzutage ein 50-Jähriger und sich beruflich und sexuell betätigen. Die Prognosen des statistischen Bundesamts sind da doch deutlich zurückhaltender: In 50 Jahren Geborene haben danach wahrscheinlich eine durchschnittliche Lebenserwartung von ca.

Die **Verlängerung der Lebenserwartung** wäre wohl uninteressant, wenn es nicht gleichzeitig gelänge, den Alterungsprozess zu verzögern. Frau Prof. Dr. Lehr, von 1998 bis 1990 Bundesgesundheitsministerin, brachte es auf den Punkt: „Es ist nicht entscheidend, dem Leben Jahre zu geben. Wichtiger ist es, den Jahren Leben zu geben." Vielleicht ist beides realisierbar.

Die durchschnittliche Lebenserwartung läge damit ca. 7 bis 9 Jahre höher als die der heute Geborenen.

90 Jahren. Somit haben wir ein großes Potenzial für eine weitere Lebensverlängerung. Wir müssen nur verstehen, es zu nutzen: Zunächst einmal sollten wir - wenn wir die Möglichkeit dazu haben - unser Leben nicht durch falsche Verhaltensweisen wie Fehlernährung und ein unnötig risikoreiches Verhalten verkürzen.

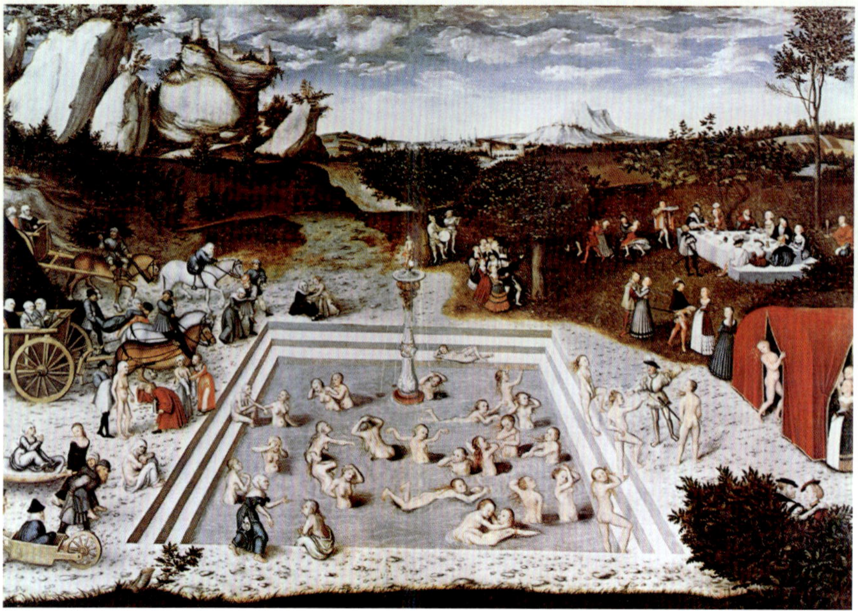

„Der Jungbrunnen" (Gemälde von Lucas Cranach d. Ä., 1472–1553)

1. Hanika A, Trimmel H, Krämer W, Vaupel JW: Lebenserwartung. URL: www.wikipedia.de Zugriff: 17.12.2009
2. Hohmann C (2007): Lebenserwartung Warum Männer früher sterben. URL: www.pharmazeutische-zeitung.de/index.php?id=2807 Zugriff: 19.08.2010
3. Junker C: Gesundheit und Lebenserwartung. In: Gesundheitswesen Schweiz 2007–2009. Verlag Hans Huber, Bern 2007
4. Lampert T, Kroll LE, Dunkelberg A (2007): Soziale Ungleichheit der Lebenserwartung. APuZ (42): 118
5. Muff C, Weyers S (2010): Sozialer Status und Ernährungsqualität. Ernährungs Umschau 57: 84–89
6. Lairon D et al. (2009): Nutrigenetics: links between genetic background and response to Mediterranean-type diets. Public Health Nutr 12(9A):1601–1606
7. Lauterbach K, Lüngen M, Stollenwerk B et al. (2006): Zum Zusammenhang zwischen Einkommen und Lebenserwartung. Studien zu Gesundheit, Medizin und Gesellschaft. Köln: Ausgabe 01/2006 v. 25.2.2006
8. Lehr U: Altersbilder unserer Gesellschaft – ein Beitrag zu Prävention und Gesundheitsförderung? 1. Kongress des Deutschen Forums Prävention und Gesundheitsförderung. Berlin, April 2004. URL: www.bvpraevention.de/bvpg/images/Kongr_Gesund_Altern/Lehr__Altersbilder.pdf Zugriff: 19.08.2010
9. Longevity Records. Life Spans of Mammals, Birds, Amphibians, Reptiles, and Fish. Max-Planck-Institut für demografische Forschung 2007
10. Luy M: „Warum Mönche länger leben – Erkenntnisse aus zehn Jahren Klosterstudie". In: Gruner PH, Huhla E (Hrsg.): Befreiungsbewegung für Männer. Auf dem Weg zur Geschlechterdemokratie. Psychosozial Verlag, Gießen 2009. S. 259–276
11. Luy M (2006): Leben Frauen länger oder sterben Männer früher? Public Health Forum 14 (50): 18–20
12. Mitchell R, Popham F (2008): Effect of exposure to natural environment on health. Lancet 372: 1655–1660
13. Rabast U (2008): Lebensverlängerung durch Ernährungsfaktoren. Med Welt 59: 73–82
14. Sebastiani P, Solovieff N, Puca A et al. (2010): Genetic Signatures of Exceptional Longevity in Humans. Science, July 1 2010. DOI: 10.1126/science.1190532
15. Wie lange leben Tiere? URL: www.vegetarische-initiative.de/lebenserwartung_der_tiere.htm Zugriff: 6.1.2010

Aspekte des Alters

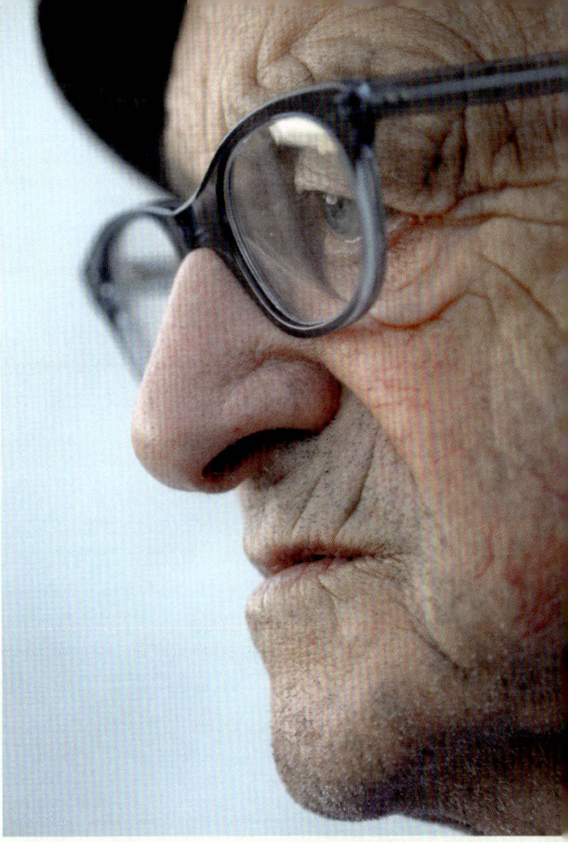

Was bedeutet eigentlich älter, alt und langlebig?

Die Weltgesundheitsorganisation (WHO) definiert den 60- bis 75-Jährigen als „älteren Menschen“, der 75- bis 90-Jährige ist der „alte Mensch“, der über 90-Jährige gilt als der „hochbetagte Mensch“ und der über 100-Jährige als der „langlebige Mensch“. Die Begriffe „Hochbetagte“, „Hochaltrige“ oder „alte Alte“ werden häufig für Menschen ab dem 80. Lebensjahr verwendet.
Betrachtet man unabhängig vom Alter den Allgemeinzustand, so findet sich der selbstständige ältere Mensch, der Gebrechliche mit typischen geriatrischen Problemen und der extrem Beeinträchtigte mit fortgeschrittenen Erkrankungen und/oder geistigem Abbau, dem demenziellen Zustandsbild. Je nach körperlicher Rüstigkeit sprechen Geriater deshalb von ***go goes, slow goes und no goes.***

Haben wir es in der Hand, hochbetagt zu werden?

Obgleich hochbetagte oder langlebige Eltern dem Nachwuchs - genetisch bedingt - gute Chancen mitgeben, alt zu werden, gilt es für den, der wirklich alt werden möchte, mehr zu tun als nur auf seine guten Erbanlagen zu vertrauen. Ein Blick in die von Prof. Franke aus Würzburg durchgeführte Studie an 575 urkundlich belegten über 100-Jährigen gibt dem, der alt werden möchte, einige Verhaltenshinweise:

Franke fand Besonderheiten im Hinblick auf das Geschlecht, den Beruf, den Lebensstil (● Kap. 2), die Art der Ernährung und die Ess- und Trinkgewohnheiten. Auch im Ausmaß und der Art der körperlichen Aktivität unterschieden sich die Befragten von der Durchschnittsbevölkerung. In seinem Kollektiv fanden sich, und das überrascht nicht, mehr Frauen als Männer. Zwei Drittel seiner über 100-Jährigen kamen aus Familien mit

Go goes sind rüstige und aktive Senioren. Sie können sich uneingeschränkt selbst versorgen.

Slow goes weisen alters- und krankheitsbedingte Aktivitätseinschränkungen auf. Sie brauchen für eine Reihe von Tätigkeiten Hilfe.

No goes sind pflege- und betreuungsbedürftige alte Menschen.

überdurchschnittlich hoher Lebenserwartung. Sie kamen durchaus auch aus Berufen, in denen schwere körperliche Arbeit üblich war. Aber sie hatten keine lebensbedrohlichen Risiken, waren nicht durch schwere Erkrankungen vorgeschädigt und hatten keine größeren Operationen hinter sich. Die geistigen Funktionen blieben auch im hohen Alter erhalten. Er fand bei diesen Menschen generell nur eine geringe Tendenz, eine Arteriosklerose zu entwickeln.

Aber: Langlebige pflegten auch ihren Körper, sie gingen zu Vorsorgeuntersuchungen und nahmen auch Kuren und Reha-Maßnahmen in Anspruch. Sie achteten auf ausreichend Schlaf. Traten Erkrankungen auf, so gingen sie frühzeitig zum Arzt.

Genussmittel wie Alkohol und Kaffee wurden mäßig genossen, auf Nikotin wurde verzichtet. Hingegen wurde auf eine ausreichende ***Flüssigkeitszufuhr*** geachtet und Lebensmittel wurden bewusst ausgewählt.

Die Langlebigen im Kollektiv von Franke wählten in den letzten Lebensjahrzehnten eine eigene ***Lebensmittelzusammenstellung***: trotz dieser wurden keine Mangelerscheinungen beobachtet.

Bleibt man - angepasst an den Allgemeinzustand - körperlich aktiv, so ist dies eine weitere Voraussetzung, gesund und fit alt zu werden. Allerdings müssen Stabilität und Leistungsfähigkeit des Knochensystems, der Muskulatur, der Bänder und Gelenke ebenso berücksichtigt werden wie die Belastbarkeit des Herz-Kreislauf-Systems.

Ein funktionierender Bewegungsapparat ist aber nicht nur für die Bewältigung der Alltagsaktivitäten (daily activities of life) bedeutsam. Ist man am Tag körperlich zu wenig aktiv, ist die Schlafqualität meist schlecht. Ist man tagsüber dann müde, wird dies häufig falsch interpretiert und meist nicht dem Mangel an Bewegung und der daraus resultierenden schlechten Schlafqualität in der Nacht angelastet.

Die Pflege sozialer Kontakte gilt als weitere gute Voraussetzung für ein langes Leben. Gerade im hohen Alter ist dies meist schwierig. Mit Bedauern wird auf die bereits verstorbenen, meist jüngeren Anverwandten und Freunde sowie die Unmöglichkeit, neue Kontakte zu knüpfen, hingewiesen.

Auch im Alter hatten die 100-Jährigen der Franke-Studie noch ein positives Selbstbild, pflegten dem Alter angepasste Hobbys, waren meist religiös und in ihrer Grundeinstellung optimistisch. Zufriedenheit und Glücklichsein waren dementsprechend wesentliche Kriterien der Langlebigkeit. Immerhin ca. ein Drittel der Befragten war in einem relativ guten Allgemeinzustand, ein Drittel war kränklich und ein weiteres Drittel war körperlich und geistig erheblich eingeschränkt.

Der ausgeprägte genetische Einfluss auf die mögliche Lebensspanne entmutigt zunächst. Aber: Die beobachteten Langlebigen waren um 1880 geboren. Die mittlere Lebenserwartung zu dieser Zeit lag fast 40

Das im Alter häufig reduzierte Durstgefühl ist bei alten Menschen, vor allen in den heißen Sommermonaten, ein Problem.
Wird hier nicht **ausreichend Flüssigkeit** zugeführt, so ist die Austrocknung (Exsikkose) mit allen negativen Folgen (Verwirrtheits-, evtl. Schockzustände) die Regel.

Fragt man Hochbetagte oder Langlebige nach den **Gründen für ihr hohes Alter**, so hört man immer wieder die eine oder andere spezielle Verhaltensempfehlung. Dies reicht vom täglichen Gläschen Wein oder Portwein über Cognac bis hin zum Kräuterschnaps. Uneingeschränkt Verwertbares für den Alltag oder die eigenen Verhaltensweisen ist aber meist nicht zu entnehmen.

Jahre unter der heutigen Lebenserwartung! Im Unterschied zu heute konnten nur ***„gute Gene"*** zu einem langen Leben beitragen. Der hundert Jahre Alte war damals eine absolute Rarität. Noch 1965 gab es in der damaligen Bundesrepublik Deutschland keinen Menschen, der 105 Jahre oder älter war. 1970 waren es immerhin schon fünf Personen und 2006 bereits 364.

Auch das Erscheinungsbild des älteren und alten Menschen hat sich grundlegend geändert. In Untersuchungen aus den 1980er Jahren wurden Personengruppen mit einem 30 Jahre unterschiedlichen Geburtsdatum verglichen: Die 30 Jahre später Geborenen waren 10 Jahre „jünger" und gesünder als ihre Vorgängergeneration.

Die Langlebigen auf der Insel Okinawa

Einen Hinweis, dass sich neben „guten Genen" auch eine knappe Ernährung positiv auf die Lebenserwartung auswirken könnte, findet sich bei Bewohnern der japanischen Insel Okinawa. Weltweit lebt hier die größte Anzahl gesunder Hundertjähriger.

Von den Autoren einer Studie hierzu werden zwar auch in diesem Fall die „guten Gene" als Hauptursache genannt. Die Autoren sehen aber vier weitere Faktoren, die für eine anhaltende körperliche und geistige Fitness wichtig sind: Neben der Esskultur sind dies die anhaltende körperliche Aktivität, Selbständigkeit und gegenseitige Hilfe. Berichtet wird von 80-Jährigen, die zum Sammeln von Früchten noch auf Bäume klettern.

Die Menschen der Insel ernähren sich zwar optimal, insgesamt aber energetisch knapp. Bevorzugte Nahrungsmittel sind Fisch, viel frisches Gemüse und Obst. Als wertvoll gilt ***Goya***, eine vitaminreiche Bittergurke (● Abbildung). Aber auch Ingwer und Seetang werden verzehrt. Ihnen sagt man Anti-aging-Eigenschaften nach. Beliebt ist auch zartes Schweinefleisch. Es wird lange gekocht und das Kochwasser mehrmals erneuert. Damit sinken der Fett- und Cholesteringehalt des Fleisches erheblich. Verzehrt wird auch Tofu. Er soll auf Okinawa eine besondere Qualität besitzen. Auch ein gelegentlicher Schluck Sake (Reiswein mit 12–14 Vol% Alkohol) fehlt nicht. Einwohner der Insel Okinawa bevorzugen also eine der mediterranen Kost (● Kap. 38) ähnliche Kostform. Zur Esstradition gehört das ***Hara Hachi bun***. Dabei soll der Magen nur zu 80 % gefüllt werden.

Neben der Insel Okinawa gibt es auch in der Provinz Nuoro auf Sardinien auffällig viele Hundertjährige, deren Alter auch urkundlich belegt ist. Zusammenhänge mit bestimmten Substanzen, die in dem hier angebauten Rotwein enthalten sind, werden diskutiert (● Kap. 27).

Goya-Bittergurken auf einem Markt in Okinawa. Ernährungsweisen sowie spezielle Pflanzeninhaltsstoffe haben durchaus Einfluss auf unsere Lebenserwartung (● Kap. 24 und 34). Vorsicht ist jedoch geboten, wenn einzelne Lebensmittel als Wundermittel ausgelobt werden.

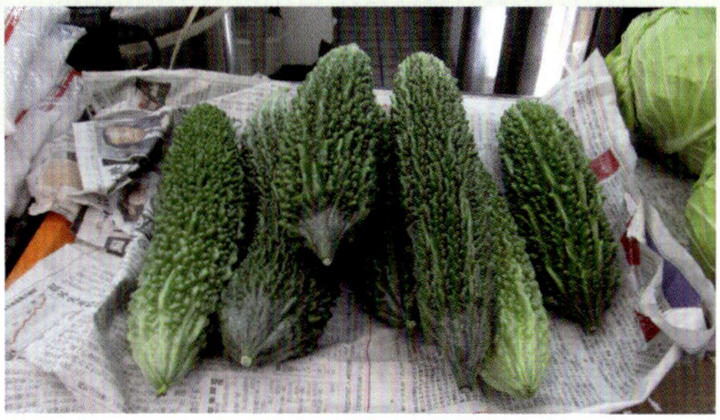

Unter heutigen Bedingungen wird der **Einfluss der genetischen Ausstattung** auf die Lebenserwartung in Industrieländern auf 20 bis 30 % geschätzt. Früher könnten es bis zu 80 % gewesen sein (vgl. ● Kap. 2).

1. Franke H (1997): Centenarians and older persons; new special investigations. Z Geront Geriat 30: 130
2. Faust V: Wie wird man 100? Was wir von der Langlebigkeit der Hochbetagten lernen könnten. URL: www.psychosoziale-gesundheit.net/psychohygiene/pdf/faust3_hochbetagte.pdf Zugriff: 08.08.2010
3. Wiegand U (2009): Okinawa. Die richtige Esskultur. Deutsches Ärzteblatt 106: B 219

Weitere Literatur bei Kap. 1

Warum altern wir?

In der heutigen Zeit möchten die meisten Menschen möglichst lange leben, ohne älter, geschweige denn alt zu werden. Ließe sich das Altern gänzlich verhindern, so könnten wir nach Meinung einzelner Wissenschaftler viele Hundert Jahre leben. Lediglich der Unfalltod, Mord oder Selbstmord würden unser Leben vorzeitig beenden können.
Warum altern wir? Scherzhaft wird manchmal gefragt: Wir könnten doch ebenso gut jüngern (diese Idee liegt dem Kinofilm „Der seltsame Fall des Benjamin Button“ zugrunde). Unser Altern beginnt mit dem Eintritt ins Leben und endet mit dem Tod. Man spricht vom biologischen Altern, dem Alt-werden oder der Seneszenz. Die Ursachen des Alterns sind komplex. Am meisten diskutiert wird der Einfluss der sowohl im Organismus entstehenden als auch von außen einwirkenden freien Radikale. Es gibt aber zahlreiche weitere den Alterungsprozess begünstigende oder in Gang setzende Mechanismen, denen wir ausgesetzt sind.
Auf der Suche nach den zellulären Ursachen des Phänomens Altern stehen derzeit die Chromosomen, besser gesagt deren Enden, die sog. Telomere, in Zentrum des Interesses.

Telomere – der Schlüssel zum Altern und Jüngern?

Einzeller wie Bakterien können sich beliebig oft teilen und sind damit potenziell unsterblich. Altern und Sterblichkeit sind Phänomene vielzelliger Organismen.
Die Fähigkeit zur Zellteilung ist bei menschlichen Zellen begrenzt. Die Anzahl der Zellteilungen hängt u. a. von der Länge der DNA-Strukturen an den Chromosomenenden, den ***Telomeren*** (● Abbildung), ab. Sie verkürzen sich mit jedem Teilungszyklus. Sind die Telomere „aufgebraucht“, ist die Lebensspanne der Zelle beendet. Die Einwirkung freier Radikale und damit verbundener oxidativer Stress beschleunigen die Verkürzungsrate. Eine verlangsamte Verkürzung der Telomeren wird

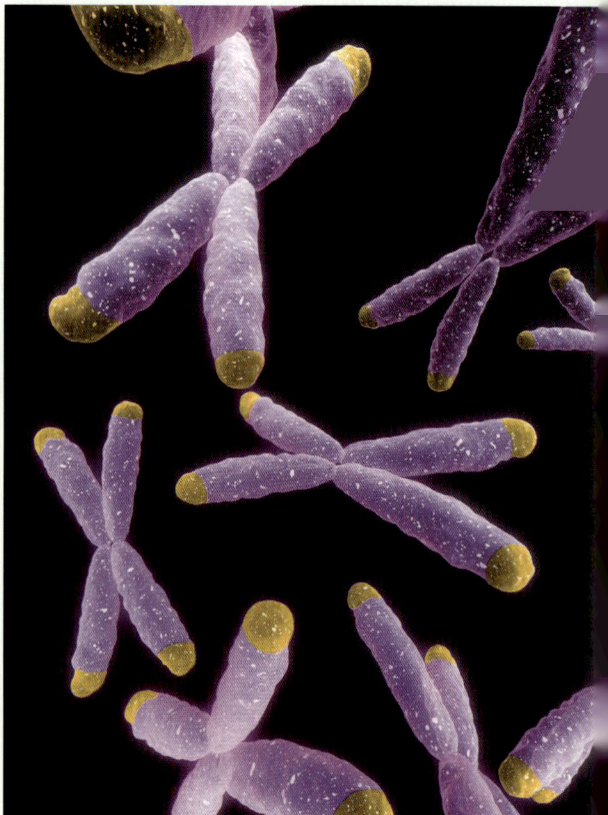

Telomere (gelb), die Endstücke der Chromosomen, verkürzen sich bei jeder Zellteilung und sind so mit verantwortlich für den Lebenszyklus der Zelle. Aufgrund ihrer geringen Größe können solche Chromosomenbilder nur mit einem Elektronenmikroskop – und damit eigentlich schwarz-weiß – dargestellt werden. Alle Farben (hier wurden die Telomere eingefärbt) entstammen damit der Phantasie des Grafikers.

Die American Heart Association (AHA) empfiehlt Patienten mit einer koronaren Herzerkrankung die Einnahme von Omega-3-Fettsäuren als Nahrungsergänzungsmittel. Bei 608 Patienten mit stabiler KHK ließ sich so der Zellalterungsprozess hemmen. Bestimmt wurden die Leukozytentelomere zu Studienbeginn und nach 5 Jahren. Patienten mit dem niedrigsten Omega-3-Fettsäure-Spiegel hatten die rascheste Telomerenverkürzung. Bei verkürzten Telomerensträngen ist das Krankheits- und Sterblichkeitsrisiko erhöht.

unter dem Einfluss bestimmter Ernährungsfaktoren, insbesondere den mit der Nahrung zugeführten Antioxidanzien, angenommen, die freie Radikale chemisch unschädlich machen können. Die unterschiedliche Lebensdauer der verschiedenen Spezies im Tierreich soll in erster Linie durch unterschiedlich effektive Schutzmechanismen gegenüber den Schädigungen durch freie Radikale bedingt sein.
Eine verkürzte Telomerenlänge fand sich auch bei Adipösen und bei Rauchern. Die Annahme, dass die verkürzte Lebenserwartung dieser Gruppen allein auf der verringerten Telomerenlänge beruht, ist allerdings nicht wissenschaftlich bestätigt. Signifikante Zusammenhänge zwischen Telomerenlänge und Lebenserwartung fanden sich bislang generell nicht. Wohl aber wurde eine Korrelation zwischen langen Telomeren und einer langen „healthy life span", also vielen bei guter Gesundheit verbrachten Jahren (● Kap. 2) gefunden. Die Telomerenlänge scheint also eine Rolle zu spielen bei einem gesunden Altern im Sinne des „Anti-Aging".

Telomerenlänge und das vorzeitige Altern

Die extremste Form eines unnatürlich raschen Alterns findet sich bei einem genetischen Defekt, der bereits im Kindesalter wirksam wird, dem Hutchison-Gilford-Syndrom (auch als Progerie bezeichnet, ● Abbildung). Im Alter von 6–12 Jahren treten die ersten Krankheitssymptome auf und im Alter von 12–13 Jahren kommt es bereits zu Arthrosen, Herzinfarkten und Schlaganfällen. Die Lebenserwartung dieser Kinder liegt bei durchschnittlich 13 Jahren und sie sehen aus wie Greise.

Ursächlich ist u.a. eine genetisch bedingte, beschleunigte Telomeren-Verkürzung. Üblicherweise teilt sich eine Zelle vor Eintritt des Zelltodes etwa fünfzig Mal. Bei diesem Krankheitsbild sind die Telomere bereits nach 20 Zellteilungen aufgebraucht. Auch wenn die Telomere nicht der alleinige Auslöser der Progerie sind, zeigt dieses Beispiel den Zusammenhang zwischen diesen Chromosomen-Strukturen und der Lebenserwartung.

Telomere sind repetitive (also sich vielfach wiederholende) DNA-Sequenzen, die nicht für Proteine kodieren und die Endstücke der Chromosomen bilden. Sie gelten als Kontrollpunkte für die Reparatur der Chromosomen und schützen deren kodierende Bereiche.

Bestimmte Enzyme, die so genannten **Telomerasen**, können der Telomerenverkürzung entgegen wirken. Die Telomerasen könnten deshalb für die Verhinderung der Alterung und für eine Lebensverlängerung bedeutsam sein.

- **Stammzellen** etwa, die als omnipotente Vorläuferzellen zu allen möglichen Gewebezellen ausdifferenzieren können, enthalten reichlich Telomerasen. Aus Stammzellen werden im Verlauf der Embryonalentwicklung alle anderen Zellen und alle Gewebe eines Organismus gebildet.
- Aber auch **Tumorzellen** besitzen reichlich Telomerase. Die Zellalterung (zelluläre Seneszenz) wird so ausgeschaltet und der Zelltod (Apoptose) wird verhindert. Telomerasen können also auch zum ungezügelten Wachstum der Tumorzelle beitragen und damit im Weiteren auch zur Schädigung und dem Tod des Organismus. Ihr therapeutischer Einsatz wäre also vermutlich nicht ohne Risiko.

Ein schwach ausgeprägtes Kinn und der schüttere Haarwuchs („Greisengesicht") gehören zu den typischen Symptomen des Hutchison-Gilford-Syndroms.

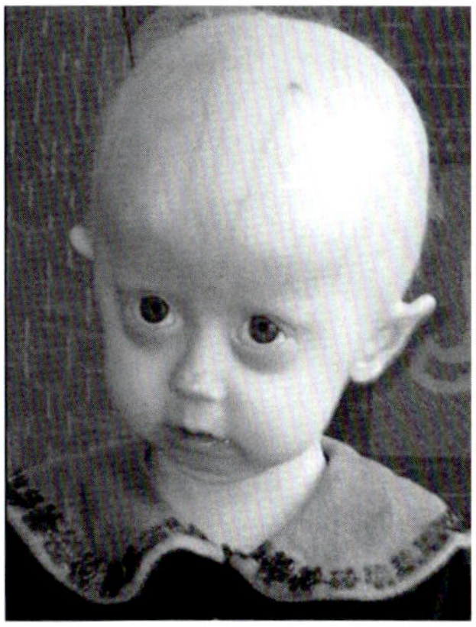

Schädigungen durch freie Radikale

Nicht nur die Telomerverkürzung, auch eine Reihe weiterer Einflüsse kann den Alterungsprozess beschleunigen. So sind wir permanent dem so genannten oxidativen Stress ausgesetzt. ***Freie Radikale***, in unserem Organismus gebildet oder von außen zugeführt, wirken ständig auf uns ein. Sie können die Zelle schädigen. Sie können auch Kettenreaktionen auslösen, in denen dann neue freie Radikale gebildet werden. Es gibt zwar zelluläre Schutzmechanismen, aber auch der im Organismus bei biochemischen Umsetzungen gebildete Sauerstoff kann unter Umständen weitere freie Radikale entstehen lassen.

Radikale können entzündliche und immunologische Prozesse in Gang setzen, sie können in der Zelle auf Teile unserer Erbsubstanz - die Nukleinsäuren -, auf Fette (Lipide) und körpereigene Eiweißstrukturen (Proteine) einwirken. So wird die Alterung vorangetrieben und das Entstehen von Erkrankungen begünstigt. Letztendlich wird wahrscheinlich auch der mit zunehmendem Alter vermehrt beobachtete allgemeine Verschleiß unserer biologischen Strukturen unter anderem durch Radikale ausgelöst.

Radikalfänger

Aber wir sind nicht schutzlos. Wir verfügen über sehr wirksame Reparaturmechanismen und können im Organismus Radikalfänger in Form von ***Antioxidanzien*** bilden. Wir können sie auch von außen mit verschiedenen Nahrungsmitteln zuführen. Vom Organismus selbst gebildet werden u. a. die Glutathionperoxidase, Superoxid-Dismutase und die Katalase. Mit der Nahrung können wir z. B. Vitamin C, Beta-Karotin, Vitamin E und eine Fülle von sekundären Pflanzenstoffen (● Kap. 24) aufnehmen.

Mitochondrien

Bestimmte Zellorganellen wie die Mitochondrien besitzen weniger wirksame Reparaturmechanismen gegen oxidative Schädigung und gelten als der sensibelste Ort für den Alterungsprozess, da sie sehr empfindlich auf schädigende Einflüsse reagieren. Mitochondrien sind im Inneren der Zelle gelegene Organellen. In ihnen finden wesentliche Schritte des Kohlenhydrat- und des Fettstoffwechsels statt, die den Organismus mit Energie versorgen. Unterschiedliche ***Oxidationsreaktionen*** sind ein Teil dieser Prozesse - und durch diese biochemischen Vorgänge sind die Mitochondrien quasi die Kraftwerke unserer Zellen. Die Energieproduktion bedingt aber auch die Entstehung hoch reaktiver freier Sauerstoffradikale wie Sauerstoffsuperoxid und Wasserstoffperoxid.

Werden Mitochondrien ausgeprägt geschädigt, kommt es zum Tod der Zelle. Dies geschieht etwa auch beim Zelluntergang durch ***Apoptose***. Gelingt es dem Organismus, die täglich mit Nahrungsmitteln reichlich zugeführten Antioxidanzien wirksam einzusetzen, kann er die schädlichen Oxidanzien, die freien Radikale, wirkungsvoll abwehren. Die Bildung antioxidativ wirksamer Substanzen

Radikale – ohne „n" – in unseren Zellen sind keine zellpolitische Gruppierung, sondern vielmehr Atome oder Moleküle mit mindestens einem ungepaarten Elektron, die meist besonders reaktionsfreudig sind.

Zu den biologisch bedeutsamen Radikalen gehören vor allem die so genannten „reaktiven Sauerstoff-Spezies" (ROS), die zum Beispiel in den Mitochondrien als Nebenprodukt der Zellatmung entstehen können, beispielsweise aber auch von Entzündungszellen gezielt genutzt werden, um Viren oder Bakterien unschädlich zu machen.

Eine **Oxidation** ist eine chemische Reaktion, bei der ein Molekül Elektronen abgibt – genau das wollen die Radikale unbedingt tun, um aus ihrem energetisch instabilen Zustand herauszukommen. Deshalb sind sie so reaktionsfreudig. Im ursprünglichen Sinne ist eine Oxidation immer eine Reaktion eines Atoms oder Moleküls mit Sauerstoff – klassisches Beispiel ist die Verbrennung. Ein Stoff, der eine Oxidation verhindert – also ein **Antioxidans** – kann dies beispielsweise dadurch, dass er selbst mit dem Oxidationsmittel reagiert und es somit gleichsam „aus dem Verkehr zieht".

im Organismus ist ebenso wie das mögliche Ausmaß einer Schädigung durch Oxidanzien bei unterschiedlichen Tierarten - ebenso wie beim individuellen Menschen - durchaus unterschiedlich. So zeigt sich bei langlebigen Fruchtfliegen im Vergleich zu weniger langlebigen Stämmen eine ungewöhnlich hohe Aktivität des antioxidativ wirksamen Enzyms Superoxid-Dismutase.

Mit fortschreitendem Alter nimmt die Fähigkeit des Organismus ab, Radikale abzuwehren. Unsere Mitochondrien sind mit uns gealtert und in ihnen entstehen wie beschrieben zusätzlich Radikale, die sich in der Zelle anhäufen, sie schädigen und damit auch dem Gesamtorganismus schaden. Um das Leben zu verlängern, könnte man also versuchen, die Bildung schädigender Radikale zu reduzieren oder die Produktion an Antioxidanzien zu erhöhen oder aber diese vermehrt zuzuführen.

Schädigung zelleigener Eiweißstrukturen, die Advanced Glycation Endproducts (AGE)

Die Zelle kann auch durch mit Zuckern verknüpfte Eiweißmoleküle, die in ihr entstehen, die so genannten advanced glycation endproducts (AGE, „fortgeschrittene Glykierungsprodukte"), geschädigt werden. Exogen, also außerhalb des Körpers, entstehen AGEs beispielsweise, wenn Zucker im Gemisch mit Proteinen stark erhitzt werden, wie dies beispielsweise bei der so genannten Maillard-Reaktion (● Kap. 19) geschieht. Die ursprüngliche Proteinstruktur geht dabei verloren und damit auch die ursprünglichen Funktionen des Proteins. Es können Ablagerungen in den Gefäßen entstehen. Arteriosklerotische Prozesse werden so angekurbelt und ihr Fortschreiten begünstigt. Je älter wir werden, umso mehr AGEs bilden wir. Möglicherweise gelingt es einmal, Medikamente zu entwickeln, die solche AGEs abfangen und so dem Alterungsprozess entgegenwirken können.

Können Sirtuine die Alterung verhindern?

Sirtuine sind Enzyme, die in Hefen, Bakterien, Insekten, Würmern und auch beim Menschen vorkommen und auf unterschiedliche Weise in den Zellstoffwechsel und die DNA-Expression regulierend eingreifen. Sie beeinflussen so auch die Zellalterung. Bei Mikroorganismen wurde eine lebensverlängernde Wirkung infolge ihrer Aktivität beobachtet. Bereits heute werden sie in der Laienpresse als Anti-Aging-Enzyme angepriesen.

Das im Rotwein enthaltene Resveratrol hatte in Versuchen mit Hefen eine Reaktivatorfunktion für Sirtuine. Es hätte deshalb ebenfalls in der Anti-Aging-Medizin einen Platz - wie ja auch die gesundheitsfördernden Effekte eines moderaten Rotweinkonsums öfter diskutiert werden (● auch Kapitel 27). Die Untersuchungsergebnisse sind aber nicht unmittelbar auf den Menschen übertragbar.

Folgen der Alterung

Die Folgen des Alterns sind irgendwann meist unübersehbar: Die Körperkraft nimmt ab, Muskulatur wird abgebaut und das Körperfett

Apoptose, auch „programmierter Zelltod" wird auch als „Selbstmord" einer Zelle bezeichnet. Im Gegensatz zu anderen Formen des Zelluntergangs wird der Prozess von der Zelle aktiv durchgeführt und ist im Zellstoffwechsel genetisch programmiert. Eine apoptotisch „sterbende" Zelle schädigt nicht ihre Nachbarzellen. Eine selbst geschädigte Zelle kann so durch Aktivierung der Apoptose eine Beeinträchtigung des restlichen Gewebes verhindern. Das Apoptoseprogramm kann von außen angestoßen werden – etwa durch Immunzellen bei der Bekämpfung von Tumorzellen – oder aufgrund von zellinternen Prozessen ausgelöst werden, etwa nach starker Schädigung der Erbinformation beispielsweise durch Radikale.

nimmt zu. In der Mitte des sechsten Lebensjahrzehntes beobachten viele von uns besorgt die als Sarkopenie bezeichnete Verminderung der Skelettmuskulatur. Schmerzlich erkennen wir eines Tages, wie sehr unser Oberarmumfang abnimmt. Wichtige Organe wie das Gehirn, das Herz und die Nieren werden weniger gut durchblutet als in jungen Jahren und all unsere Sinneswahrnehmungen werden schlechter. Wir sehen und hören schlechter. Unser Geschmacksempfinden lässt nach. Unser Risiko, an einem Herzinfarkt, Schlaganfall oder bestimmten Krebserkrankungen zu erkranken steigt. Die Gedächtnisleistungen lassen nach und mit jedem Lebensjahrzehnt wächst das Risiko, an dem mit einer Demenz einhergehenden Morbus Alzheimer zu erkranken.

Fazit

Die Nobelpreisträgerin für Medizin, Elizabeth Blackburn, brachte es in einem Interview auf den Punkt: „Wir sind im Leben tagtäglich einem Kugelhagel von freien Radikalen durch Infektionskrankheiten, Tabakrauch, Sonneneinstrahlung etc. ausgesetzt. Er trägt mit zur Zellalterung und zur Verkürzung unserer Telomere bei. Letztendlich altert jeder Organismus. Aber „alt zu werden" ist die einzige Möglichkeit lange zu leben, die andere Alternative ist der Tod."

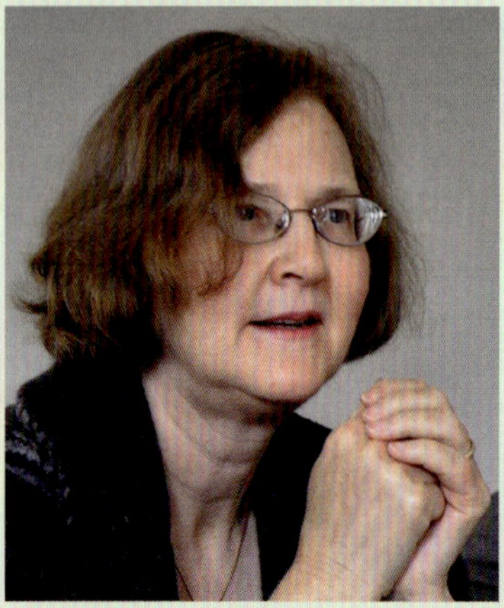

Für ihre Arbeiten zu Telomeren und Telomerasen erhielt die Neuseeländerin Elizabeth Blackburn zusammen mit Carol W. Greider und Jack W. Szostak den Nobelpreis für Physiologie/Medizin 2009.

1. Berenburg M (2004): Ursachen und Folgen zellulärer Seneszenz. Der Hautarzt, 11: 1043–1044
2. Cantó C, Auwerx J (2009): Caloric restriction, SIRT1 and longevity. Trends Endocrinol Metab 20[7]: 325–331
3. Farzaneh-Far R et al. (2010): Association of Marine Omega-3 Fatty Acid Levels With Telomeric Aging in Patients With Coronary Heart Disease. JAMA 303: 250–257
4. Füsgen I: Geriatrie. Band 1 und 2. Grundlagen und Symptome. 4. Aufl. Kohlhammer, Stuttgart 2004
5. Ghosh HS (2008): The anti-aging, metabolism potential of SIRT1. Curr Opin Investig Drugs, 9[10]: 1095–1102
6. Jennings BJ, Ozanne SE, Hales CN (2000): Nutrition, oxidative damage, telomere shortening, and cellular senescence: individual or connected agents of aging? Mol Genet Metab 71[1–2]: 32–42
7. Kasper H: Ernährung und Altern. In: Ernährungsmedizin und Diätetik. 11. Aufl. Urban und Fischer, München 2009. S. 140–151
8. Kreesig RW (2009): Warum altert die Muskulatur (Muscle Aging). Aktuel Ernährungsmed 34: 259–262
9. König A, Richter S, Gorus M: Warum altern wir. URL: www.biochemie.tu-darmstadt.de/Kolmar/fileadmin/user_upload/Grundpraktikum_SS_07/Warum_altern_wir.pdf Zugriff 20.4.2010
10. Njajou OT, Hsueh WC, Blackburn EH et al. (2009): Association between telomere length, specific causes of death, and years of healthy life in health, aging, and body composition, a population-based cohort study. J Gerontol A Biol Sci Med Sci, 64[8]: 860–864
11. Shimokawa I (2009): Mechanisms underlying the aging process and the anti-aging strategy. Nippon Rinsho, 67[7]: 1265–1270
12. Uribarri J et al. (2007): Circulating glycotoxins and dietary advanced glycation end products: two links to inflammatory response, oxidative stress, and aging. J Gerontol A Biol Sci Med Sci 62: 427–433
13. Valdes AM et al. (2005): Obesity, cigarette smoking and telomer length. Lancet 366: 662–664
14. Telomere. URL: www.chemgapedia.de/vsengine/vlu/vsc/de/ch/5/bc/vlus/dna.vlu/Page/vsc/de/ch/5/bc/nukleinsaeuren/dna_strukturen/chromatin/chromosom/telomere.vscml.html/ Zugriff: 10.1.2010

Umwelteinflüsse und Gesundheitsstörungen

Auf unsere Umweltbedingungen haben wir nur bedingt Einfluss: Wir alle müssen atmen, essen und trinken und kommen am Arbeitsplatz bzw. unserem Wohnort täglich mit einer Vielzahl synthetischer Stoffe in Berührung.
Neben möglichen Schädigungen durch Luft- und Wasserverunreinigungen werden – nicht nur in Laienkreisen – eine Reihe weiterer Umwelteinflüsse diskutiert, die zu gesundheitlichen Beeinträchtigungen führen können.

Es existieren Erkrankungen, die anerkanntermaßen durch Umwelteinflüsse ausgelöst oder begünstigt werden. Die Ursachen können dabei durchaus exotisch sein: Der aus dem Urlaub mitgebrachte glasierte Keramikkrug kann so viel Blei enthalten, dass ein regelmäßiger Teegenuss aus diesem Krug zu kolikartigen Bauchschmerzen, Müdigkeit und Blässe führt. Dies wären die Zeichen einer Bleivergiftung.

Allerdings gibt es auch eine Reihe von vermuteten Schädigungen, die meist ohne Krankheitswert oder nach wie vor umstritten sind. Als bekannteste Beispiele seien hier durch Amalgam, zahlreiche chemische Substanzen (Multiple Chemikaliensensitivität), durch Gebäude (Sick Building Syndrome) oder hochfrequente elektromagnetische Felder ausgelöste Gesundheitsstörungen genannt. Diesen – gelegentlich als Umwelt-AIDS apostrophierten – Störungen liegt oft keine organische Erkrankung zugrunde. Weit häufiger sind derartige Beschwerden durch eine psychische Störung bedingt.

Besteht jedoch ein begründeter Verdacht auf eine umweltbedingte Gesundheitsbeeinträchtigung, dann (und nur dann) sollte professionelle Hilfe in Anspruch genommen werden. Hier wird man auch darüber entscheiden, ob (meist teure) Laboruntersuchungen erforderlich sind. Kommt zum Beispiel eine arbeitsbedingte Einwirkung mit einer daraus resultierenden Erkrankung in Frage, so wird dies für eine Reihe von Erkrankungen heute bereits als berufsbedingt anerkannt. Mit Hilfe eines so genannten Biomonitorings kann die Zusammenhangsfrage dann weiter geklärt werden.

Gesundheit und Umwelteinflüsse

Zum Ende des vorangegangenen Kapitels wurden die altersbedingten Einschränkungen der Leistungsfähigkeit und ggf. auch des Wohlbefindens angesprochen. Ziel muss es also sein, gesund alt zu werden. Dies führt unmittelbar zu nachstehender Frage:

Was ist eigentlich Gesundheit?

Man würde ja meinen, alles, was als Krankheit, Erkrankung oder Gesundheitsstörung gilt, ist nicht mehr als gesund anzusehen. Der britische Schriftsteller Aldous Huxley (1894–1963) behauptete: „Die Medizin hat so große Fortschritte gemacht, dass es praktisch keinen gesunden Menschen mehr gibt". Streng genommen hat er richtig beobachtet und es scharfzüngig zu Papier gebracht. Aphoristiker dagegen sehen in der „Gesundheit die Summe aller Krankheiten, die man nicht hat".

Die ***Weltgesundheitsorganisation (WHO)*** hat bereits 1946 den Begriff deutlich anders definiert: „Gesundheit ist ein Zustand vollkommenen körperlichen, geistigen und sozialen Wohlbefindens und nicht die bloße Abwesenheit von Krankheit oder Gebrechen." („Health is a state of complete physical, mental and social well-being and not merely the absence of disease or infirmity.")

Wie wertvoll Gesundheit ist, erkennen wir meist erst, wenn wir selbst krank werden oder ein Anverwandter oder naher Bekannter erkrankt. Es gibt Risiko- und Schutzfaktoren, die unseren Gesundheitszustand beeinflussen können. Gegen Risikofaktoren kann man etwas tun. Ebenso kann man Schutzfaktoren nutzen und damit das Risiko für das Auftreten neuer Erkrankungen reduzieren.

Um etwas Positives für unsere Gesundheit zu tun, bedarf es keines prall gefüllten Geldbeutels. Eine gesunde Ernährung, Zeiten der Ruhe und Erholung, ausreichend Schlaf, ausreichende körperliche Bewegung und das Meiden von Nikotin und übermäßigen Alkoholmengen sind jedem von uns nahezu zum Nulltarif möglich.

Erkranken wir jedoch ernsthaft und wollen unsere Gesundheit wiederherstellen, so kann dies Unsummen verschlingen.

Neben den oben genannten Faktoren der Lebensführung wirken jedoch auch Faktoren auf unsere Gesundheit ein, auf die wir teilweise nur geringen Einfluss haben: Hierzu zählen die verschiedenen Formen der Umweltverschmutzung und als deren Folge die Belastung von Lebensmitteln mit Schadstoffen.

Medizin, Wissenschaft, aber auch der Einzelne können im Vergleich zur **WHO-Definition** eine gänzlich andere Sichtweise haben. Ein Krebskranker kann sich durchaus wohl fühlen und wäre damit nach der WHO-Definition gesund. Ein trauernder Mensch dagegen hat kein psychisches Wohlbefinden und wäre in seiner Gesundheit beeinträchtigt bzw. krank.

Es gibt eine Fülle von Vorsorgeprogrammen (z. B. Brustkrebs-, Darmkrebs-, Diabetesfrüherkennung), mit denen etwas für den Erhalt der Gesundheit getan werden kann (vgl. ● Kap. 44).
Leider werden sie unzureichend genutzt. Frauen sind dabei gesundheitsbewusster. Ca. 30 % der Frauen, aber nur 10–15 % der Männer nehmen an den Darmkrebsvorsorge (Stuhluntersuchung auf verborgenes Blut, Vorsorgekoloskopie) teil. Bei dem jetzigen Kenntnisstand können wir auch jenseits der Jugendzeit als 60- oder 65-Jährige unsere Lebensweise noch so verändern, dass unser Leben um Jahre verlängert wird.

Betriebsunfall oder Dauerzustand? dieses Foto nahm der Autor anlässlich einer Reise in St. Petersburg auf.

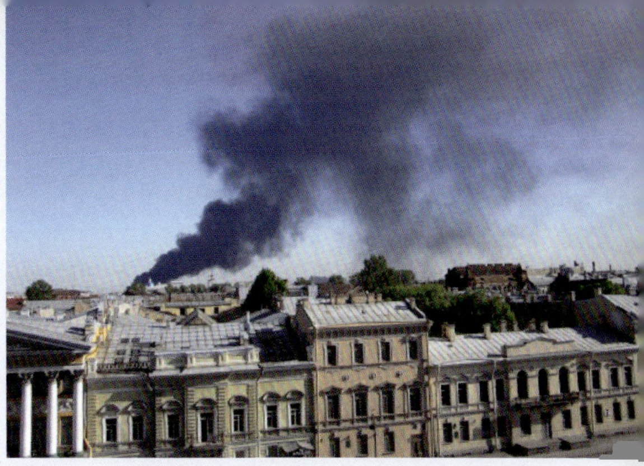

Kann uns die Verschmutzung von Luft und Wasser schaden?

In der Öffentlichkeit werden als Ursachen für Krebserkrankungen und chronische Krankheiten gerne auch die Verschmutzung von Luft und Wasser angesehen. Entspricht diese Vermutung der Realität?

Luftverschmutzung – früher und heute

Verunreinigt wird unsere Luft durch Rauch, Ruß, Staub, Gase bzw. Aerosole, aber auch durch Dämpfe oder Geruchsstoffe. In den letzten Jahrzehnten hat die Luftverschmutzung in den Industrieländern erfreulicherweise deutlich abgenommen. Zugenommen hat die Produktion des so genannten Treibhausgases Kohlendioxid (CO_2). Es verschmutzt zwar nicht die Luft, beeinflusst aber die Erdatmosphäre und gilt als eine der Ursachen für die weltweite Klimaveränderung.

Luftverschmutzung ist kein Privileg der Neuzeit. Sie begann, als der Mensch lernte, das Feuer zu beherrschen. In England beschwerte man sich beispielsweise schon im 13. Jahrhundert über die Folgen der Verbrennung stark schwefelhaltiger Kohle. Unter Androhung der Todesstrafe verbot der König deshalb deren Gebrauch.

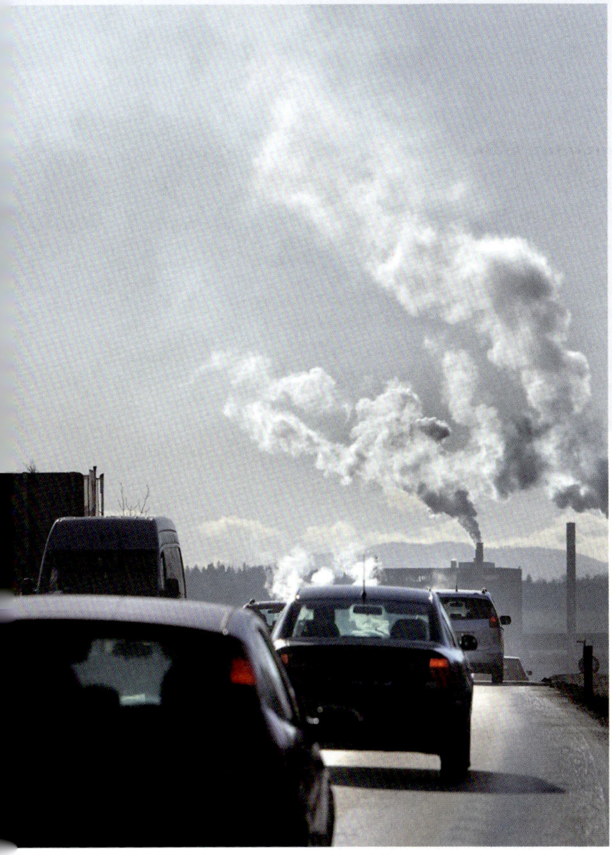

Quellen der Luftverschmutzung

Unser Lebensstandard mit seinen Annehmlichkeiten trägt erheblich zur Luftverschmutzung bei. Wer ist schon bereit, mit letzter Konsequenz auf die modernen Fortbewegungsmittel wie Auto, Bahn, Flugzeug zu verzichten? Wer geht im Supermarkt achtlos an der Fülle von industriell hergestellten Produkten vorbei? Wie selbstverständlich nutzen wir die uns zur Verfügung stehende Energie. An die resultierende Luftverschmutzung oder die Produktion von Treibhausgasen denkt dabei kaum jemand.

Bereits vor 6000 Jahren wurde Blei verarbeitet (z. B. in Farbpigmenten) – die Knochen der prähistorischen Menschen enthielten bereits (wenn auch in geringen Mengen) Blei.
Seit Beginn der Industrialisierung und dem Aufkommen der Kraftfahrzeuge nahm die Bleibelastung infolge der vermehrten Anwendung bleihaltigen Benzins permanent zu und sank erst, nachdem bleifreies Benzin eingeführt wurde. Nach wie vor ist der Straßenverkehr mit die Hauptquelle unserer Luftverschmutzung.

Eine der wichtigsten Quellen der Luftverschmutzung ist der Straßenverkehr. Technisch weiter entwickelte Kraftfahrzeuge produzierten zwar im Laufe von Jahrzehnten stets weniger Abgase. Gleichzeitig erhöhte sich jedoch die Zahl der Autos im Straßenverkehr immens. Deshalb konnten die Schadstoffmengen nicht abnehmen. Die konsequente Entwicklung von Elektroautos könnte künftig zur dramatischen Verbesserung der Luftqualität beitragen.
Die höchste Schadstoffbelastung findet man in Städten mit 10 Millionen und mehr Menschen, den sogenannten Mega-Cities. Mexico City, London, New York, Tokio und andere Großstädte sind bekannte Beispiele. Man denke nur an die erheblichen Probleme, die es in Peking anlässlich der olympischen Spiele 2008 gab. Die Luftqualität war sehr schlecht. Um die Wettkämpfe durchführen zu können, schloss man vorübergehend Fabriken und reglementierte den Autoverkehr.
Das Hauptproblem der Luftverschmutzung sind winzige feste Bestandteile (Partikel, „Staub") und die Belastung der Luft durch Ozon. Die Weltgesundheitsorganisation (WHO) gibt Gesundheitsschutzrichtlinien vor. Sie werden häufig um mehr als das Doppelte überschritten. Auch in Deutschland erleben wir ***Smog*** infolge einer Anreicherung von Schadstoffen in der Luft. Fahrverbote sind die unausweichliche Folge. Eine derartige Situation, die wir früher allenfalls von London kannten, ist bei uns keineswegs mehr selten.

Folgen der Luftverschmutzung

Wäre die Luftverschmutzung ein reines Geruchs- und Sichtproblem, könnten wir uns beruhigt zurücklehnen. Luftverschmutzung kann aber sowohl unserer Gesundheit als auch der Umwelt schaden. Einundderselbe ***Luftschadstoff*** kann sogar unterschiedliche und mehrfache („multiple") Schädigungen hervorrufen: Das Waldsterben in den 1970er Jahren war z. B. durch den sauren Regen bedingt. Die gleichen Luftschadstoffe können unseren Atemwegen sowie unserem Herz-Kreislauf-System schaden. Wirken sie langfristig ein, können sie im Extremfall den Tod herbeiführen. Es sind jedoch nicht nur die erhöhten Staubmengen der Luft, die uns schaden. Auch Gase wie Schwefeldioxid, Kohlenmonoxid, Stickstoffoxide und Kohlenwasserstoffe tragen mit dazu bei.

Was ist Feinstaub und und wie gesundheitsbelastend ist er?

In jüngster Zeit wird in der Belastung durch Feinstaub die Ursache für eine Vielzahl von Erkrankungen gesehen. Gröbere Schmutzpartikel belasten die Atemwege nicht wesentlich. Feinstaubpartikel aber werden von den Schleimhäuten im Nasen-/Rachenraum bzw. den Haaren im Nasenbereich nur unzureichend zurückgehalten. Kleinste Feinstaubpartikel können die Größe von Bakterien haben. Schon bei Partikeln mit weniger als 10 Mikrometer Durchmesser (also 1/100 Millimeter) reicht die Filterwirkung des Nasen-Rachenraumes nicht aus. Sie dringen weit ins Bronchialsystem ein und können auch die Lungenbläschen (Alveolen) erreichen.
Nicht alle Bestandteile sind gleich gefährlich. Partikel aus Verbrennungsprozessen sind problematischer als Bodenpartikel oder der Reifenabrieb. Zum Teil werden mit dem Feinstaub auch toxische Bestandteile wie z. B. Blei und Quecksilber eingeatmet. Meersalze wiederum sind wasserlöslich und bei bestimmten Erkrankungen der Gesundheit eher förderlich.
Es gibt eine Reihe von Feinstaubquellen. Auf natürlichem Wege entsteht er z. B. infolge des Pollenflugs, bei Waldbränden und Vulkanausbrüchen. Weitere Verursacher sind die Industrie und der Straßenverkehr, aber auch Privathaushalte (Tabakrauchen!). Selbst die Landwirtschaft trägt zur ***Feinstaubbelastung*** bei.
Im Haushalt spielen Holzheizungen und Kamine eine Rolle, trotz zunehmender moderner Techniken wie Pelletheizungen. In Innenräumen sind es Staubsauger, Kerzen, Laserdrucker und Kopierer. Glattböden erhöhen die Feinstaubbelastung, Teppichböden reduzieren sie.

Folgen der Feinstaubbelastung

Eine chronische Bronchitis oder Asthmaanfälle können durch Feinstaub ausgelöst oder verschlimmert werden. Kinder können durch die Feinstaubbelastung an einer Mittelohrentzündung erkranken, Erwachsene sogar einen Herzinfarkt erleiden. Der Feinstaub des Tabakrauchs ist die Hauptursache des Lungenkrebses. Aber nicht nur Herz und Lunge sind vom Feinstaub bedroht.

In den 1980er Jahren wurde in Düsseldorf eine Studie an 1800 Frauen begonnen. Nach 20 Jahren zeigte sich: Frauen aus Großstadtregionen haben im Vergleich zu Frauen aus ländlicher Umgebung ein doppelt so hohes Risiko für die Entwicklung eines Diabetes mellitus Typ 2 (früher „Altersdiabetes"). Offensichtlich beeinträchtigt die Feinstaubbelastung auch die Produktion von Insulin in der Bauchspeicheldrüse. Insulin reguliert den Zuckerstoffwechsel und zu wenig produziertes Insulin bedingt erhöhte Blutzuckerwerte. Insbesondere Frauen mit bereits erhöhtem Risiko erkrankten häufiger. Ergebnisse aus Schwellenländern sind ähnlich: In den letzten 30 Jahren stiegen in China und Indien der Verkehr und damit die Luftverschmutzung und Feinstaubbelastung dramatisch an. Gleichzeitig stieg auch die Diabeteshäufigkeit. Eine Zeitung in den USA titelte: „Kann man Diabetes einatmen?"

Welche Rolle der Tabakrauch (● Kap. 11) für die Feinstaubbelastung spielt, zeigt eine Untersuchung aus Italien. Man verglich die Feinstaubbelastung eines abgasreduzierten

Man spricht sicher gerne von den vielfältigen Quellen, aus denen uns eine Feinstaubbelastung droht. Der Tabakrauch, der alle anderen Belastungen in den Innenräumen übersteigt, bleibt dabei meist unerwähnt. Die Wissenschaftler forderten als Konsequenz aus ihrem Experiment in allen geschlossenen öffentlichen Räumen und Arbeitsstätten ein Rauchverbot.

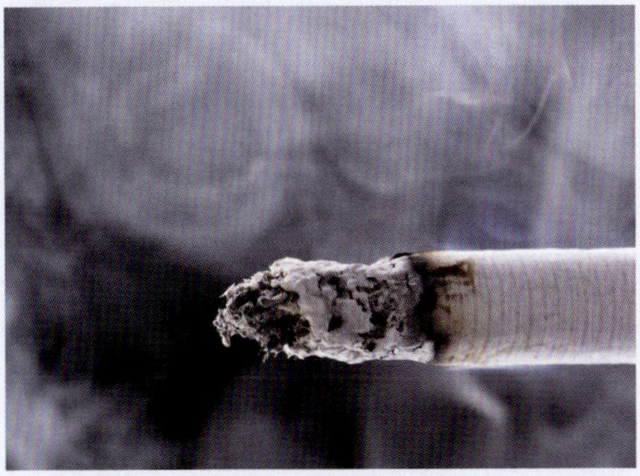

Eine **Smog-Episode** in London führte 1956 zu ca. 1000 Toten und noch 1997 berichtete Indonesien über 527 Tote infolge von Rauchvergiftungen durch Waldbrände.

So dramatisch die **Auswirkungen der Luftverschmutzung** regional sein mögen, zu einer Senkung der mittleren Lebenserwartung in der Gesamtbevölkerung tragen sie nicht bei. An ernsthaften Krankheits- und Todesfällen ist die Luftverschmutzung lediglich zu 1–2 % in der Gesamtbevölkerung mitbeteiligt. Diese Zahl soll nichts verharmlosen. Zweifellos gibt es Regionen, in denen Krankheits- und Todesfälle infolge der Luftverschmutzung vermehrt auftreten. Schon deshalb sollten wir uns intensiv bemühen, das derzeitige Ausmaß der Luftverschmutzung deutlich zu reduzieren.

In Europa gilt seit 2010 ein **Grenzwert für Feinstaub** von nur noch 20 µg/m³ (1 µg = 1 Millionstel Gramm) als Jahresmittelwert. Um dies einzuhalten erfordert es je nach Land eine Reihe unterschiedlicher Maßnahmen (City-Maut, Partikelfilter, Maut-Gebühr für LKW, Umweltzonen etc.)

Der Zusammenhang zwischen der Feinstaub-Konzentration und dem Auftreten von Erkrankungen ist zwar linear, es gibt jedoch keine unschädliche Feinstaubkonzentration. Man geht in Europa davon aus, dass **durch die Feinstaubbelastung die Lebenserwartung um ca. ein Jahr reduziert** ist. Die WHO geht von einer Reduktion von 8,6 Monaten für alle Europäer und für Deutschland von 10,2 Monaten aus.

Feinstaubquelle Laserdrucker:
Die Geräte sollten den Standard des Umweltzeichens „Blauer Engel" einhalten und regelmäßig gewartet werden. In Betrieben mit hohem „Papierdurchsatz" gibt es Empfehlungen zur Aufstellung in speziellen Räumen für Drucker/Kopierer.
Einige Hersteller (!) von Druckern/Kopierern bieten die Beratung zur Einsparung von Ausdrucken als Dienstleistung an.

Diesel-PKWs im Leerlauf mit der Belastung durch Zigarettenrauch. In einer Garage lief ein Turbodiesel eine halbe Stunde im Leerlauf bei geschlossenen Türen und Fenstern. Währenddessen wurden die Partikelkonzentrationen bestimmt. Danach wurde die Garage vier Stunden lang gründlich gelüftet. Das Experiment wurde mit drei Zigaretten, die innerhalb von 30 Minuten abgebrannt wurden, wiederholt. Die Feinstaubbelastung im Zigaretten-Experiment lag um nahezu das zehnfache höher als im PKW-Experiment.

Ist unser Trinkwasser sicher?

In den Wasserleitungen der westlichen Welt fließt gereinigtes Süßwasser. Von Ausnahmen abgesehen (z. B. Kanarische Inseln) handelt es sich um Trinkwasser. Es kann sowohl getrunken als auch für die Zubereitung von Speisen verwendet werden.

Hauptmerkmale des Trinkwassers sind, dass es frei von krankheitsverursachenden Keimen (Mikroorganismen) ist. Ferner sollte es eine Mindestmenge an bestimmten Mineralstoffen (Calcium-, Magnesium-, Carbonat-, Hydrogencarbonat- und Sulfat-Ionen) enthalten. In Deutschland sind die Anforderungen an Trinkwasser in einer Trinkwasserverordnung und einer DIN-Norm festgelegt.

Trinkwasser gewinnt man durch Reinigung von Grund- bzw. Oberflächenwasser. Die im Rohwasser enthaltenen unerwünschten Stoffe und gelöste organische Stoffe werden durch die Bodenpassage (Versickerung), durch Aktivkohlefilter oder biologischen Abbau entfernt. Durch Desinfektion, Ultrafiltration oder Ozonbehandlung können krankheitserregende Bakterien und Viren entfernt werden. Die anschließende Chlorierung verhindert eine erneute Ansammlung von Keimen im Wassernetz. Trinkwasser muss hygienisch und sicher aufbereitet sein. Nur so gelingt es, Seuchen zu verhindern.

Schadet uns die Trinkwasserchlorierung?

In allen Industrienationen wird Trinkwasser aus hygienischen Gründen zeitweise chloriert. Es gibt keine Hinweise auf hierdurch bedingte Gesundheitsschäden. Umweltbewusste Gruppierungen diskutieren immer wieder die krebserregende Wirkung von chloriertem Trinkwasser. Die Diskussion ist spekulativ. Auch der lange Zeitraum, in der chloriertes Trinkwasser bereits eingesetzt wird, führte zu keiner Häufigkeitszunahme von Krebserkrankungen. Zwar wissen wir, der Besuch im Schwimmbad kann zu Reizungen der Augenbindehaut führen. Das Wasser im Schwimmbad aber wird weder zum Trinken empfohlen noch ist es hierzu geeignet. Die verwendeten Chlor-Dosierungen sind nicht mit denen bei der Trinkwasserchlorierung vergleichbar.

Nitratbelastung von Brunnenwasser

Wesentlich gefährlicher als die Trinkwasserchlorierung und eventuell im Wasser enthaltene Rückstände war die in ländlichen Gegenden noch lange Zeit übliche Versorgung mit Brunnenwasser. Häufig stand der Brunnen auf dem Bauernhof nicht weit entfernt von Stallungen oder in der Nähe einer Güllegrube. Die ***Nitratbelastung*** (● Kap. 6) und damit das Gefährdungspotenzial waren entsprechend hoch. Magenkrebserkrankungen traten gehäuft auf. Die Ursachen konnte man sich zunächst nicht erklären. Erst seit Trinkwasser mit den heute üblichen Hygienestandards zur Verfügung stand, war die Rate rückläufig.

Blei und Uran im Trinkwasser

Alte Häuser haben zum Teil noch Wasserleitungen aus Blei. Insbesondere dann, wenn das Wasser lange in den Leitungen steht, kann der Bleigehalt im Trinkwasser erhöht sein.

2008 warnte die Verbraucherorganisation Foodwatch auch vor hohen Uranwerten im Trinkwasser (● Kap. 6 + 7). In der Trinkwasserrichtlinie der Weltgesundheitsorganisation (WHO) wird ein Wert von 15 Mikrogramm pro Liter als tolerierbar angesehen. Auch bei lebenslanger täglicher Einnahme gilt diese Konzentration als unbedenklich. In Einzelfällen wurde auch dieser Wert überschritten. Die Foodwatch sieht dies als gefährlich an.

Es gibt eine Reihe anderer Stoffe, wie Medikamente, Röntgenkontrastmittel oder Sexualhormone (zum Beispiel über den Urin bei Anwendung hormoneller Empfängnisverhütung), die ins Trinkwasser gelangen können. Werden

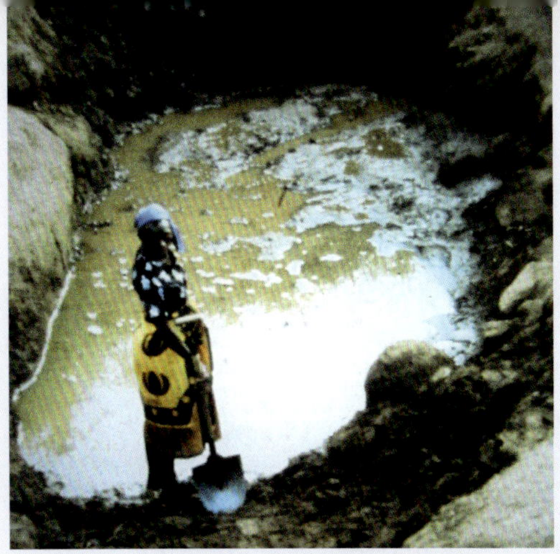

Nicht überall ist sauberes Wasser, insbesondere Trinkwasser, eine Selbstverständlichkeit. *Das Foto zeigt eine Wasserstelle in Afrika, aus der das Wasser käuflich erworben werden musste. (Foto: H.G. Kirchner, mit freundl. Genehmigung)*

sie langfristig aufgenommen, können auch von ihnen Gefahren ausgehen. Man ist zurzeit intensiv bemüht, technische Neuerungen zu entwickeln und einzusetzen, mit denen die Entfernung dieser Substanzen möglich ist.

Wasser in der so genannten Dritten Welt

Sauberes Trinkwasser ist ***weltweit Mangelware***. Ca. 1 Mrd. Menschen verfügen nicht über sauberes Trinkwasser. Besonders für Schwangere und Kinder bis zum fünften Lebensjahr ist dies dramatisch: Mit Krankheitskeimen belastetes und damit mikrobiologisch nicht einwandfreies Wasser kann zu einer Fülle von Infektionskrankheiten führen. Ein trauriges Beispiel ist die Choleraepidemie in Simbabwe Ende 2008, bei der fast 98 000 Menschen erkrankten und über 4 200 ums Leben kamen.

Anforderungen an Trink- und Mineralwasser

In Deutschland und einigen anderen europäischen Ländern ist Trinkwasser das am besten kontrollierte „Lebensmittel". Es ist zum Verzehr geeignet und kann auch für diesen empfohlen werden.
Die an das Trinkwasser gestellten Anforderungen sind höher als bei industriell abgepacktem Mineral- oder Tafelwasser. Der Gesetzgeber richtet die Grenzwerte für das Trinkwasser so aus, dass auch ein lebenslanger Verzehr bedenkenlos erfolgen kann. Nicht in allen europäischen Ländern ist die Trinkwasserqualität gleich oder ähnlich gut wie in Deutschland. Zum Kochen aber eignet sich das Trinkwasser in ganz Europa.

Wird Trinkwasser aus Gebieten mit intensiver landwirtschaftlicher Nutzung und Gülledüngung gewonnen, sind die Probleme ähnlich. Auch hier kann die **Nitratbelastung** des Wassers hoch sein. Sie ist aber nicht mit der Belastung durch das Brunnenwasser vergleichbar. Es muss dennoch versucht werden, die Nitratbelastung niedrig zu halten. Andernfalls besteht eine Gefahr für Säuglinge und Kleinkinder.

In den **Entwicklungsländern** ist das fehlende und hygienisch nicht einwandfreie Trinkwasser die Hauptursache der hohen Kindersterblichkeit und ursächlich für die meisten Krankheiten und Todesfälle. Weltweit, schätzt man, werden etwa 5 Millionen Erkrankungen pro Jahr durch hygienisch nicht einwandfreies Trinkwasser ausgelöst. Experten schätzen auch, dass jedes zweite Klinikbett in den Entwicklungsländern durch eine Erkrankung belegt wird, die durch keimbelastetes Wasser entsteht.

Am 28.7.2010 haben die Vereinten Nationen den Anspruch auf sauberes Wasser in die Allgemeine Erklärung der Menschenrechte aufgenommen: Damit ist reines Wasser jetzt ein Menschenrecht. Einklagbar ist es allerdings noch nicht!

Begriffserklärungen zur Rückstandsbewertung/Toxizität (• Kap. 6)

Wichtige Begriffe, die in vielen Meldungen und Empfehlungen auftauchen:

ADI - Acceptable Daily Intake

Der ADI-Wert entspricht der duldbaren täglichen Aufnahme (DTA) und bezeichnet die Menge einer Substanz (z. B. eines Pestizids oder eines Medikaments), die lebenslang pro Tag und pro kg Körpergewicht ohne Bedenken verzehrt werden kann. Angegeben wird der ADI-Wert in Milligramm bzw. Mikrogramm pro Kilogramm Körpergewicht. ADI-Werte sind keine Grenzwerte für akute Gefahren. Kurzzeitige oder geringfügige Überschreitungen sind ohne Gefährdung möglich. Synergieeffekte, d. h. das Zusammenwirken verschiedener Lebensmittelzusatzstoffe, werden jedoch nur teilweise berücksichtigt.

Bestimmt wird der ADI-Wert meist durch Fütterungsversuche an Ratten und Mäusen. Es wird die Dosis ermittelt, bei der keine erkennbare Schädigung auftritt (s. NOEL). Dividiert durch einen Sicherheitsfaktor (meist 100) ergibt sich der ADI-Wert.

TDI - Tolerable Daily Intake

An Stelle des ADI-Werts wird für die gesundheitlich unbedenkliche tägliche Aufnahme international auch die tolerierte Tagesdosis (TDI) verwendet, vor allem bei ungewollten Verunreinigungen wie Zusatzstoffen oder Rückständen von Pflanzenschutzmitteln.

NOEL - No Observed Effect Level

Der NOEL entspricht der höchsten Dosierung eines Stoffes, bei der auch bei andauernder Aufnahme keine erkennbaren und messbaren Wirkungen auftreten. Da diese Dosis mit verschiedenen biologischen Verfahren (z. B. mit unterschiedlichen Tierarten) ermittelt werden kann, können für eine Substanz mehrere verschiedene NOEL-Werte veröffentlicht sein. Oft werden sie in Fütterungsversuchen mit Nagetieren ermittelt.

NOAEL - No Observed Adverse Effect Level

Höchste Dosis eines Stoffes, die auch bei andauernder Aufnahme keine erkennbaren und messbaren Schädigungen verursacht.

Der Unterschied zwischen Wirkung (NOEL) und Schädigung (NOAEL) ist beispielsweise bei Arzneimitteln von Bedeutung; ein Arzneimittel sollte eine pharmakologische Wirkung bei einer Dosis zeigen, bei der keine toxische Schädigung zu befürchten ist.

ARfD - Akute Referenzdosis

Die akute Referenzdosis ist diejenige Substanzmenge pro kg Körpergewicht, die über die Nahrung mit einer Mahlzeit oder innerhalb eines Tages ohne erkennbares Risiko für den Verbraucher aufgenommen werden kann. Sie wird nur für solche Stoffe festgelegt, die aufgrund ihrer akuten Toxizität schon bei einmaliger oder kurzzeitiger Aufnahme gesundheitliche Schädigungen hervorrufen können. In der Regel wird der ARfD-Wert aus der niedrigsten in Tierversuchen experimentell ermittelten Dosis ohne erkennbare Schädigung (NOAEL) unter Einrechnung eines Sicherheitsfaktors von 100 abgeleitet.

Mit dem prozentualen Ausschöpfungsgrad der akuten Referenzdosis lässt sich ein potenzielles gesundheitliches Risiko beim einmaligen Verzehr einer großen Menge eines Produkts zahlenmäßig erfassen und vergleichen. Ein Ausschöpfungsgrad der ARfD von mehr als 100 % bedeutet zwar nicht zwangsläufig eine konkrete Gesundheitsgefährdung, aber ein Risiko ist nicht mehr auszuschließen.

Höchstmengen für Pflanzenschutzmittel-Rückstände

Rückstandshöchstmengen werden festgesetzt, um den Verbraucher vor möglichen schädlichen Wirkungen von Pflanzenschutzmitteln zu schützen. Die Rückstandshöchstmengen werden nach dem Minimierungsprinzip festgesetzt: Sie sollen so niedrig wie möglich, nicht mehr als für die angestrebte Verwendung nötig und niemals höher als gesundheitlich vertretbar festgelegt werden. Höchstmengen sind keine toxikologischen Grenzwerte, da sie die landwirtschaftliche Praxis berücksichtigen und nicht zwangsläufig Toxizitätsgrenzwerte ausschöpfen.

Toxizitätsäquivalente (TEQ)

Zur Abschätzung der Gefährlichkeit von Gemischen aus polychlorierten Dioxinen und/oder Furanen werden Toxizitätsäquivalente (TEQ) angegeben, da die Giftigkeit der Substanzen unterschiedlich ist. Dabei wird die Giftigkeit des „Seveso-Dioxins“ 2,3,7,8-Tetrachlordibenzodioxin (2,3,7,8-TCDD), der giftigsten Verbindung unter den Dioxinen und Furanen, willkürlich gleich 1 gesetzt. Den übrigen Verbindungen werden Toxizitätsäquivalenzfaktoren (TEF) zwischen 0,0001 und 1 zugeordnet. Ein Dioxin/Furan mit einem Toxizitätsäquivalent von 0,5 ist demnach halb so giftig wie das Sevesodioxin.

Der Gesamt-TEQ-Wert eines Dioxingemischs errechnet sich durch Multiplizieren der einzelnen Dioxin- bzw. Furan-Konzentrationen mit dem TEF, die so erhaltenen Werte werden addiert.

1. Ackermann-Liebrich U (1999): Epidemiologische Ansätze zur Klärung der Zusammenhänge von Luftverschmutzung und Gesundheit. Umweltmedizin in Forschung und Praxis 4(1): 25–27
2. Luftverschmutzung – ein ernstes Gesundheitsrisiko in einigen Metropolen der Welt. Bundesgesundheitsblatt 1993, 36(5), S. 202 ff.
3. Antonovsky A: Salutogenese: zur Entmystifizierung der Gesundheit. Tübingen, DGVT-Verlag 1997
4. Becker P: Psychologie der seelischen Gesundheit. Göttingen, Hogrefe 1982
5. Budnik LT, Baur X (2009): Biomonitoring zur Erfassung umwelt- und arbeitsbedingter Schadstoffbelastungen. Dtsch Ärzteblatt 106: 91–98
6. . Dieter H (2003): Kommentar zur Bewertung der Anwesenheit nicht oder nur teilbewertbarer Stoffe im Trinkwasser aus gesundheitlicher Sicht. In: Bundesgesundheitsblatt – Gesundheitsforschung – Gesundheitsschutz 46: 245–248
7. Heinrich J, Grote V, Peters A, Wichmann HE (2002): Gesundheitliche Wirkungen von Feinstaub: Epidemiologie der Langzeiteffekte. Umweltmedizin in Forschung und Praxis.7(2): 91–99
8. Herr C, Otterbach I, Nowack D et al. (2008): Klinische Umweltmedizin. Dtsch Ärztebl 105(30): 523–531
9. Krämer U, Herder C, Sugiri D et al.:Traffic-related air pollution and incident type 2 diabetes: results from the SALIA Cohort Study. Online 27.05.2010 | doi:10.1289/ehp.0901689
10. Künzli N, Kaiser R, Seethaler R (2001): Luftverschmutzung und Gesundheit: Quantitative Risikoabschätzung. Umweltmedizin in Forschung und Praxis 6(4): 202–212
11. Lutz R, Mark N (Hrsg.): Wie gesund sind Kranke? Zur seelischen Gesundheit psychisch Kranker. Göttingen, Hogrefe (1995)
12. Möller D (2000): Luftverschmutzung und ihre Ursachen: Vergangenheit und Zukunft. VDI Berichte 1575: 119–138
13. Nowack D (1999): Effekte der Luftverschmutzung auf Risikopatienten. Atemwegs- und Lungenkrankheiten 25(6): 294 ff.
14. Peters A, Heinrich J, Wichmann EH (2005): Gesundheitliche Wirkungen von Feinstaub. In: Sachverständigenrat für Umweltfragen (Hrsg.): Feinstaub durch Straßenverkehr – Bundespolitischer Handlungsbedarf. URL: www.umweltrat.de/SharedDocs/Downloads/DE/04_Stellungnahmen/2005_Stellung_Feinstaub_durch_Strassenverkehr.html Zugriff: 23.6.2010
15. Stolberg M: Ein Recht auf saubere Luft? Umweltkonflikte am Beginn des Industriezeitalters. Fischer, Erlangen 1994
16. Wichmann HE, Heinrich J, Peters A. Gesundheitliche Wirkungen von Feinstaub. Landsberg, Ecomed 2002
17. BfR (Hrsg.): BfR schließt Arbeiten zur „Toner“-Problematik mit einer gesundheitlichen Bewertung möglicher Risiken durch Druckeremissionen ab. URL: www.bfr.bund.de/cm/252/bfr_schliesst_arbeiten_zur_toner_problematik_ab.pdf Zugriff 23.6.2010

Wie gefährlich sind Schadstoffe in Lebensmitteln?

In den Medien wird immer wieder vor Verunreinigungen und Schadstoffen in Lebensmitteln gewarnt. In Brüssel wurde das Europäische Schnellwarnsystem für Lebens- und Futtermittel eingerichtet (RASFF). 2007 informierte man es mehr als 7 300-mal. In 1 000 Fällen wurde Ware aus dem Verkehr gezogen. Allein aus Deutschland kamen 346 Meldungen, 142-mal führte dies hier zu Rückrufaktionen. Vor allem Fisch und Nüsse, aber auch Obst und Gemüse wurden beanstandet. Auch die Verbraucherschutzorganisation ***Foodwatch*** warnt immer wieder vor Belastungen durch bestimmte Lebensmittel.
Diese häufigen Meldungen sind jedoch kein Zeichen für schlechter werdende Lebensmittel - sie sind vielmehr Ausdruck der zunehmenden Funktionsfähigkeit des Systems.

Schadstoffe

Bei Schadstoffen handelt es sich um Substanzen oder Substanzgemische, die für den Organismus von Mensch oder Tier, aber auch für Pflanzen und ganze Ökosysteme schädlich sein können.
Schadstoffe können natürlicherweise vorkommen. Man denke nur an anorganischen Gesteinsstaub oder die organischen Pilzgiftstoffe (Mykotoxine). Schadstoffe entstehen aber auch bei chemischen Prozessen (z. B. Dioxine bei unsachgemäßer Müllverbrennung, Acrylamid bei zu hohen Backtemperaturen).
In der Landwirtschaft sind es Insektenvernichtungs-, Pflanzenschutz-, Pilzvernichtungs- und auch Düngemittel, die in die Nahrung gelangen können. Auch bei der heute weit verbreiteten industriellen Herstellung von Nahrungsmitteln sind Verunreinigungen (Kontaminationen) von Nahrungsmitteln möglich (● Infokasten Rückstandsbewertung/Toxizität auf S. 34/35).

In diesem Kapitel können und sollen keineswegs alle in Lebensmitteln bisher gefundenen Schadstoffe besprochen werden. Vielmehr wird exemplarisch auf solche Substanzen eingegangen, die häufig Gegenstand von Medienberichten waren bzw. sind.

Nitrat und Nitrit

Neben den erwähnten in der Landwirtschaft eingesetzten Insektiziden, Herbiziden und Fungiziden (● Kap. 34, Obst- und Gemüseverzehr) gibt es Schadstoffe, die sich u. a. infolge übermäßiger Stickstoffdüngung in unseren Lebensmitteln finden. Um den Ertrag zu steigern, wird teilweise reichlich Kunstdünger bzw. Gülle auf den Feldern ausgebracht. Nitrate gelangen so nicht nur ins Grundwasser, sondern über die Pflanzenwurzeln auch in

Foodwatch e. V. ist eine nichtstaatliche Organisation, die sich mit den Rechten von Verbrauchern und der Qualität von Lebensmitteln befasst. Von ihr werden gerne mediengängige Themen aufgegriffen. Man sieht sich als Lobbyorganisation der Verbraucher gegenüber der Nahrungsmittelindustrie. Die Kampagnen werden nach dem Greenpeace-Vorbild geführt.

Lebensmittel mit teilweise hohem Nitratgehalt sind Rucola, Rettich (1959 mg/kg), Rote Rüben (1630 mg/kg), Kohlrabi, Fenchel (1541 mg/kg), Kopf- und Feldsalat (ca.1400mg/kg), Spinat (964 mg/kg).

Wenig Nitrat enthalten Getreide (7 mg/kg), Tafelweintrauben (8,2 mg/kg), Äpfel (19 mg/kg) und Birnen (14 mg/kg).

Gemüse und Obst. Obwohl nur 20% des aufgenommenen Nitrats im Dünndarm resorbiert werden, gelangen hiervon 80 % über den Speichelfluss erneut in die Mundhöhle. Hier wird Nitrat durch die Bakterien der Mundhöhle in das krebserregende Nitrit umgewandelt und wieder verschluckt. Im Magen kann Nitrit mit den in der Nahrung vorkommenden Aminen in die stark krebserregenden Nitrosamine umgewandelt werden.

Der Nitratgehalt in manchen Salaten und Gemüsen mag zunächst erschrecken. Meist verzehrt man jedoch die besonders nitratbelasteten Sorten nicht täglich. Nimmt man mit der Mahlzeit die Vitamine C und E zu sich (wie dies bei einer normalen Mischkost der Fall ist) wird die Bildung kanzerogener Nitrosamine erheblich zurückgedrängt: Beide Vitamine fangen in Art einer Konkurrenzreaktion das Nitrat ab und wandeln es in unschädliche Folgeprodukte um.

Würden wir Gemüse und Salat aus Angst vor der Nitratzufuhr meiden, so entgingen uns nicht nur die positiven Wirkungen zahlreicher Vitamine, auch die gesundheitsfördernden Eigenschaften der sekundären Pflanzenstoffe (● Kap. 24) blieben uns vorenthalten. Es ist also sinnvoller, ggf. nitratbelastetes Gemüse zu verzehren, statt aus Angst vor der Nitratwirkung darauf zu verzichten.

Neben der Bildung im Körper können Nitrosamine auch bereits in Lebensmitteln vorhanden sein. Betroffen sind v. a. gepökeltes Fleisch (Schinken, Rotwurst), aber auch frischer Fisch und Gewürze. Die Konzentration an Nitrosaminen in Pökelerzeugnissen konnte in den letzten Jahrzehnten deutlich gesenkt werden. Während 1980 noch bis zu 12 µg/kg des Nitrosamins NDMA nachweisbar waren, enthalten gepökelte Produkte inzwischen nur noch bis zu 2,5 µg/kg NDMA.

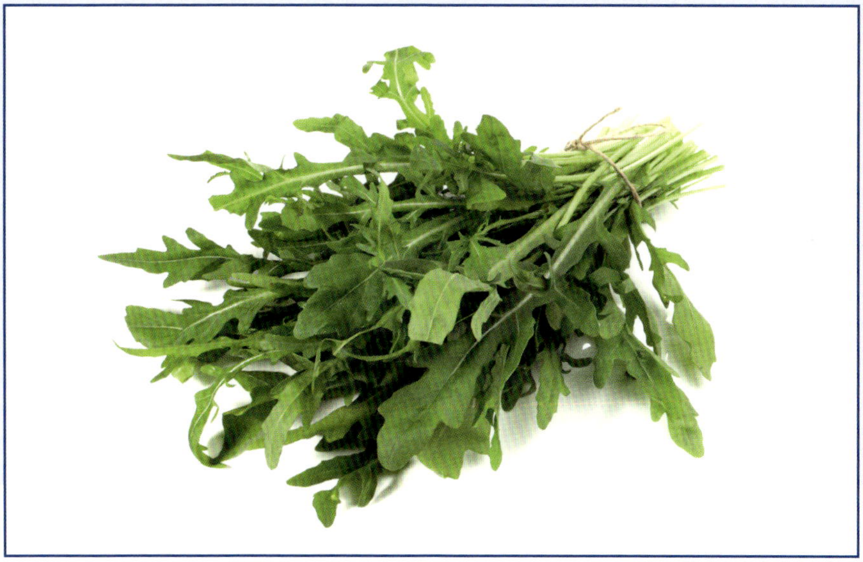

Rucola, Salate und Spinat weisen oft hohe Nitratgehalte auf – kaum jemand aber isst regelmäßig 1 kg Rucola. Circa 50–75 % unserer Nitrataufnahme stammen aus Gemüse und Obst. Nach Ansicht des ***Bundesinstituts für Risikobewertung*** *ist es jedoch unwahrscheinlich, dass diese Nitratbelastung durch Gemüse und Obst zu nennenswerten Gesundheitsbelastungen führt.*

Auch die Anbaumethoden (Bio/konventionell), die Erntezeit sowie die Art der Zubereitung haben erheblichen Einfluss auf den ***Nitratgehalt von Gemüse****. Ein hygienischer Umgang mit nitratreichen Lebensmitteln (kühl lagern, bald verzehren,* *● Kap. 17**) ist aber erforderlich, um ein starkes Mikroorganismenwachstum zu verhindern, das unter anderem zu einer erhöhten* ***Bildung von Nitrit und Nitrosaminen*** *führen kann. Dies gilt insbesondere für die Herstellung von Säuglingsnahrung.*

Mykotoxine

Auch durch unsachgemäße Lagerung können in landwirtschaftlichen Erzeugnissen Schadstoffe entstehen. In Nüssen, Pistazien, Getreide, Mais, Soja und Weizen kann man Schimmelpilze finden, die krebserregende Aflatoxine bilden können. In faulem Obst und verschimmeltem Brot ist das Pilzgift Patulin nachweisbar. Obwohl letzteres im Tierversuch nur dann krebserregend wirkte, wenn es gespritzt wurde, sollte Angefaultes großzügig entsorgt werden. Nur zum Teil reicht ein großzügiges Ausschneiden des Obstes (z.B. bei Äpfeln). In der Regel kann ein Eindringen des Pilzgeflechts in tiefere Schichten des befallenen Nahrungsmittels nicht ausgeschlossen werden. Angeschimmeltes Brot sollte unbedingt vollständig entsorgt werden, da sich Pilze schnell innerhalb des Brotlaibs bzw. der Packung ausbreiten können. Beim Verzehr würden stark krebserregende Substanzen aufgenommen.
Grundsätzlich sollten verschimmelte oder angefaulte Nahrungsmittel eher großzügig weggeworfen werden.

Dioxine

Dioxine haben als sogenanntes „Seveso-Dioxin" traurige Berühmtheit erlangt. Sie werden oft als die giftigste vom Menschen je hergestellte Stoffgruppe bezeichnet. In Seveso in Italien starben nach dem Giftunfall in der näheren Umgebung Vögel und Kleintiere. Zahlreiche Personen erkrankten später an Krebs. Die Lebenserwartung der Giftopfer reduzierte sich um ca. 15 Jahre.
Auch Müllverbrennungsanlagen tragen zur Dioxinbelastung der Umwelt bei. Zwischenzeitlich eingebaute Filteranlagen und die Kontrolle der Verbrennungstemperaturen reduzierten im Vergleich zu den 1960er und 1970er Jahren die Dioxinbelastung deutlich.
Dioxine sind meist Gemische der polychlorierten Dibenzo-p-dioxine und Dibenzofurane (PCDD/PCDF). Man geht derzeit von mehr als 5 000 Einzelsubstanzen aus. Bestimmte Dioxine können in geringen Mengen in vorgeschädigten Zellen zur Entstehung von Krebs führen.
Spuren von Dioxinen kommen weltweit vor. Der Mensch nimmt die Dioxine mit tierischen Lebensmitteln auf (Eier, Fisch, Fleisch, Milchprodukte). Der Gehalt an Dioxinen in der Muttermilch ist ein Gradmesser für das Ausmaß der Dioxinbelastung. Eine geringe Dioxinaufnahme lässt sich nicht vollständig vermeiden.

3-MCPD-(Monochlorpropandiol)-Fettsäureester

MCPD ist mit verschiedenen Fettsäuren verknüpft. Derartige Fettsäureester wurden in Pflanzenölen, in verarbeiteten Lebensmitteln, aber auch nach haushaltsüblicher Zubereitung bei hohen Temperaturen (Backen, Toasten, Rösten) gefunden. Das Ausmaß einer potenziellen Schädigung ist weitgehend unklar. Im Gegensatz zum Acrylamid ist eine ungefährliche Schwellendosis unbekannt. Toxikologische Untersuchungen stehen noch aus. Im Tierversuch führten die Substanzen zu Nierentumoren.

Phthalate/Weichmacher

Weichmacher bzw. Weichmachungsmittel werden spröden Harzen (Duroplaste) und Plasten (Thermoplaste) zugesetzt, um diese Kunststoffe elastischer zu machen. Weichmacher können schwerflüchtige Ester, fette Öle, Weichharze oder auch Campher sein. Bestimmte Phthalate wurden von der EU im Jahr 2000 als frucht- und fruchtbarkeitsschädigend eingestuft. Auch in der Fachpresse lösen sich derzeit noch Gefahrenhinweise und „Entwarnungen" zu dieser Produktgruppe mit schöner Regelmäßigkeit ab.
Phthalate finden sich in vielen Produkten – vom Kinderspielzeug aus PVC bis zum Sexspielzeug aus Fernost. Beim Kauf sollte auf den Hinweis „frei von Weichmachern/Phthalaten" geachtet werden. Die europäische Kunststoffindustrie verzichtet aufgrund verschiedener Einschätzungen weitgehend auf Phthalate in Spielzeugen für Kleinkinder. Dietylhexylphthalat (DEHP) wurde auch in Olivenöl nachgewiesen.

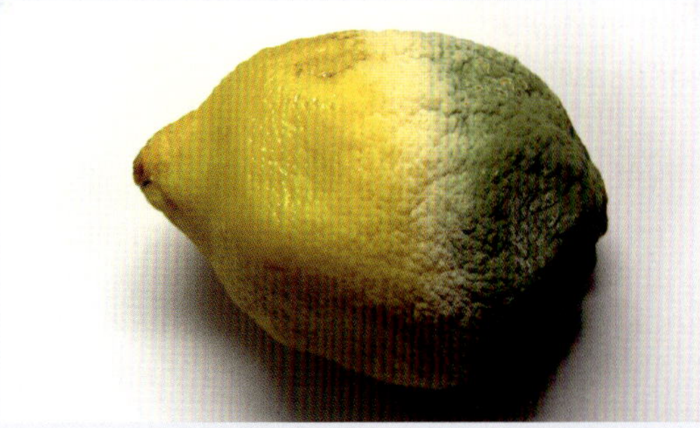

Schimmel ist nicht gleich Schimmel!
Die blaugrünen Schimmelflecken auf Brot oder Obst sind nur die auffälligen Sporenträger des Schimmelgeflechtes, welches nahezu unsichtbar bereits das gesamte Lebensmittel durchziehen kann und hochgradig krebserregende Aflatoxine erzeugen.
Wegwerfen, nicht ausschneiden!

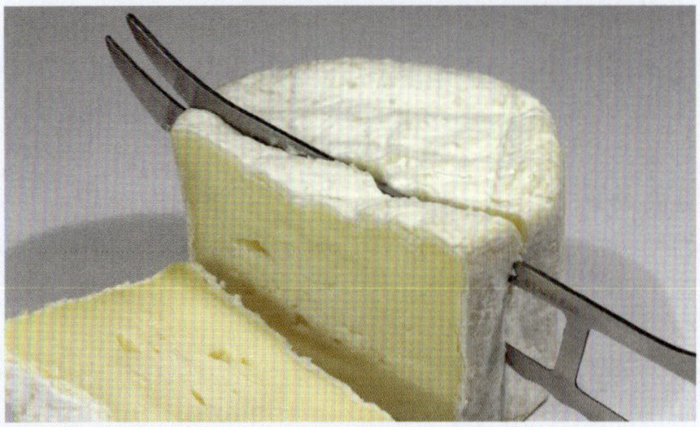

Ganz anders ist die Situation bei weißen und blauen ***Edelpilz-Sorten****, die zur Geschmacksverfeinerung eingesetzt werden (z. B. auf Salami oder Camembert bzw. Blauschimmel-Käse). Diese Pilze sind nach jetzigem Kenntnisstand unbedenklich und schützen die Lebensmittel sogar vor Verderb.*

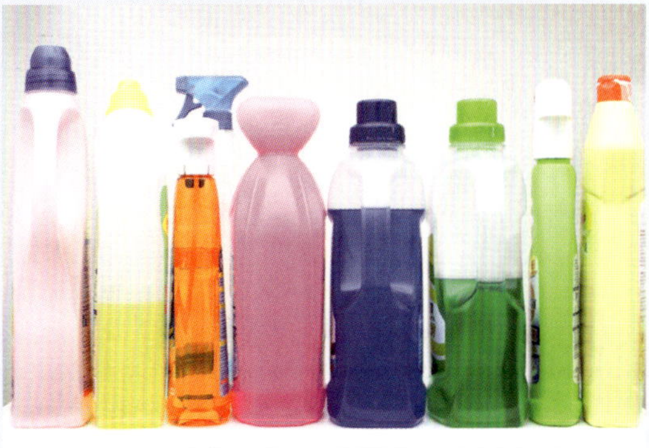

Circa 500 000 Chemikalien, vom Kunststoff bis zu Kosmetika, von der Druckfarbe bis zu Arzneimitteln, werden jährlich neu entwickelt. Deren (Wechsel-)Wirkungen auch nur annähernd zu untersuchen und zur Grundlage der Zulassung für die Produktion zu machen ist seit 2007 Ziel der europäischen ***REACH-Verordnung*** *(Registration, Evaluation, Authorisation and Restriction of Chemicals).*

Allerdings – allein die Aufarbeitung der bereits auf dem Markt befindlichen Altsubstanzen der chemischen Industrie ist eine Sisyphus-Aufgabe.

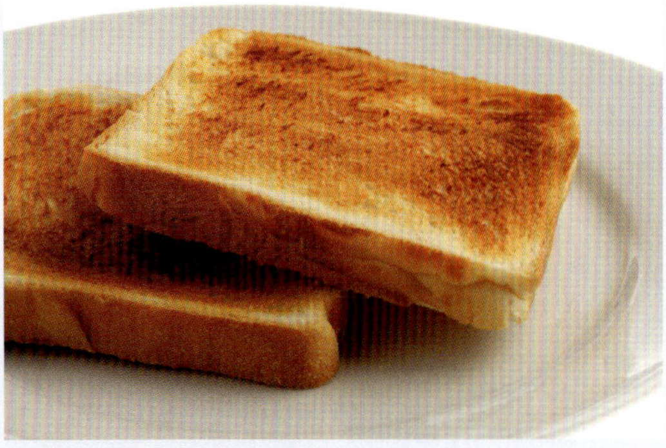

Hohe Gehalte an 3-MCPD-Fettsäureestern werden vor allem in Produkten gefunden, die bei der Zubereitung einer höheren Temperatur über einen längeren Zeitraum ausgesetzt werden, z. B. Toastbrot, bei dem mit dem Bräunungsgrad auch der Gehalt an 3-MCPD im Produkt ansteigt.
Abhilfe: ***„Vergolden statt Verkohlen“*** *– dies senkt übrigens auch die Gehalte an Acrylamid.*

Perfluorierte Tenside (PFT)

Perfluorierte Tenside sind industriell hergestellte organische Verbindungen, die hauptsächlich zur Veredelung von Textilien und in der Papierindustrie eingesetzt werden. Sie reichern sich in der Umwelt sowie im menschlichen und tierischen Gewebe an und stehen im Verdacht, krebserregend zu sein.
Mittlerweile sind diese Chemikalien weltweit verbreitet. Sie wurden in Leberproben von Eisbären genauso nachgewiesen wie in den Organen von deutschen Wildschweinen. 2006 fand man PFT in Niedersachsen in erhöhten Konzentrationen in der Muttermilch.
Ebenfalls 2006 wurden in Deutschland in Oberflächengewässern - unter anderem in der Ruhr und in der Möhnetalsperre - erhöhte PFT-Konzentrationen nachgewiesen. Ursächlich war aus Industrieabfällen hergestellter Dünger. PFT gelangte ins Wasser und lagerte sich in Fischen ab.
2006 wurde PFT auch in Pommes Frites nachgewiesen. Auch Lebensmittel auf Fischbasis wiesen vergleichsweise hohe Gehalte an PFT-ähnlichen Substanzen auf. PFT wird wahrscheinlich beim Verzehr von Fleisch und Fisch in höherem Maße aufgenommen als mit pflanzlichen Lebensmitteln. Es ist aber nicht auszuschließen, dass auch weitere Quellen zur Belastung beim Menschen beitragen. Ebenso wie die Wildtiere nehmen auch wir PFT über unterschiedlichste Nahrung auf.
Es gibt derzeit keine Mikroorganismen, die PFT verstoffwechseln und damit weiter abbauen können. Soll PFT aus dem Wasserkreislauf entfernt werden, so kann dies durch die Filterung des Abwassers mit Aktivkohle geschehen. Eine wenn auch geringe PFT-Aufnahme lässt sich wahrscheinlich nicht verhindern.

Methylquecksilber

Es findet sich in größeren Mengen vor allem in großen Raubfischen wie Schwertfisch, Hai, Buttermakrele, aber auch in Miesmuscheln. Infolge des vergleichsweise langen Lebens dieser Tiere reichert sich Quecksilber an. Sprotte, Hering, Karpfen, Forelle und Kabeljau dagegen enthalten nur geringe Mengen an Methylquecksilber.
Methylquecksilber wird zu 80 % aus dem Magen-Darm-Trakt aufgenommen. Es passiert die Blut-Hirn-Schranke und reichert sich im Gehirn an. Beim Fötus können bereits sehr geringe Belastungen der Mutter zu ersten Schädigungen führen. Es wirkt als Nervengift und wird mit Frühgeburten in Verbindung gebracht. Die WHO schlägt vor, die tägliche Methylquecksilberzufuhr auf 0,1 Mikrogramm pro kg Körpergewicht zu begrenzen.

Uran

Uran ist ein Schwermetall und kommt in der Erdkruste häufiger vor als Silber, sein Vorkommen beruht also nicht zwangsläufig auf Kontaminationen durch Reaktorunfälle oder Atommüll. Noch bis Mitte des 20. Jahrhunderts wurden die stark farbigen Uranmineralien für die Glasherstellung und Gebrauchskeramik verwendet.
Von Foodwatch wurde vor einem erhöhten Urangehalt im Trinkwasser gewarnt (● vgl. Kap. 5). Weniger bekannt als seine Radioaktivität ist die toxische Wirkung des Urans, die der von Blei und Cadmium ähnelt. In hohen Dosen kann Uran de facto Nierenschäden bedingen. Ins Trinkwasser gelangt Uran, wenn es aus natürlich vorkommendem Gestein ausgewaschen wird.
Als Leitwert wurde vom Umweltbundesamt eine Konzentration von 10 Mikrogramm Uran pro Liter festgelegt, die Weltgesundheitsorganisation (WHO) hält 15 Mikrogramm pro Liter für tolerabel. Auch bei lebenslanger täglicher Einnahme gilt diese Konzentration als unbedenklich. Die Strahlenbelastung ist bei dieser Menge extrem gering und unbedeutend.
In Einzelfällen wurde ein Wert von 20 Mikrogramm pro Liter überschritten. Die Sicherheitszuschläge sind bei den als Grenzwert angegebenen Werten so hoch, dass von diesen Überschreitungen keine ernsthafte gesundheitliche Gefährdung ausgeht.
Weit geringere Konzentrationen werden insbesondere dann als problematisch angesehen, wenn das Wasser zur Herstellung von Säuglingsnahrung verwendet wird. Von Seiten des Bundesministeriums für Verbraucherschutz

ist 2008 die Festlegung eines *Grenzwertes* in Erwägung gezogen worden.
Die Werte im Mineral-, Quell- und Tafelwasser sind dann, wenn mit dem Aufdruck „Für Säuglingsnahrung geeignet“ geworben wird, weit geringer. Pro Liter dürfen zwei Mikrogramm dann nicht überschritten werden. Der Grenzwert ist willkürlich und stellt keinen Hinweis auf eine gesunde Eigenschaft des Mineralwassers dar. Ziel war es, einen Wert festzulegen, mit dem sich die vergleichsweise teuren Mineralwässer vom Leitungswasser abheben sollten.

Wichtige Begriffe zur Festlegung und Bedeutung von **Grenzwerten** sind im Infokasten auf den Seiten 34/35 zusammengestellt.

Argon

Argon ist ein Edelgas und reagiert mit keinem anderen Element. Es löst sich zwar im Wasser, reagiert aber nicht mit ihm. Es kann im Trinkwasser nachgewiesen werden, gesundheitliche Störungen und Schädigungen wurden diskutiert.
Im menschlichen Körper findet sich Argon in extrem geringer Menge. Von Argon im Trinkwasser geht keine Gefahr aus. Die Entfernung aus dem Trink- oder Brauchwasser ist nicht erforderlich.
Gefährlich würde Argon erst dann, wenn es sich in der Atemluft so massiv anreichert, dass Erstickungsgefahr durch den entstehenden Sauerstoffmangel besteht.

Bei der Lebensmittelanalytik geht es i.d.R. um kleinste Mengen der gesuchten Substanzen.
Die wichtigsten Einheiten:

1 mg (Milligramm) = 1/1000 g

1 µg (Mikrogramm) = 1/1 000 000 g

1 ng (Nanogramm) =
1/1 000 000 000 g

1 pg (Pikogramm) =
1/1 000 000 000 000 g, also der Tausendmilliardste Teil eines Gramms!

Bezieht man sich nicht auf das Gewicht einer Substanz, sondern auf den Verdünnungsgrad (z. B. in Luft oder Wasser), sind auch die Angaben

ppm = parts per million
= 1 Teil pro 1 000 000 Teile
ppb = parts per billion
= 1 Teil pro 1 000 000 000 Teile

geläufig. Vorsicht vor Umrechnungsfehlern: Im Englischen steht „Billion“ für Milliarde, im Deutschen entspricht 1 Billion 1 000 Milliarden.

Weitere Schadstoffe in Lebensmitteln

Auf die Substanz Acrylamid wird im Kapitel über Lebensmittelskandale eingegangen (● Kap. 7).
Polyzyklische aromatische Kohlenwasserstoffe (PAK) schädigen das Erbgut und können Krebs erregen. Sie entstehen beim Grillen, Rösten und Räuchern (● Kap. 18 + 19).
Antibiotikarückstände finden sich bei den aus Massentierhaltung gewonnenen Fleisch-, Fisch- und Geflügelprodukten, auch wenn sich - z. B. durch Impfung von Jungfischen für die sog. Aquakultur - der Antibiotikaeinsatz teilweise drastisch (>90 %) reduzieren lässt.

„Schadstoffe" natürlichen Ursprungs

Einige Lebensmittel enthalten natürlicherweise Inhaltsstoffe, von denen ***ernsthafte Gefahren*** ausgehen können. Hierzu gehören u. a.:

Blausäure – sie findet sich in Form des so genannten Glykosids Amygdalin in Mandeln (vor allem Bittermandeln), Aprikosen-, Pfirsich-, Kirsch- und Obstkernen. Bereits 1–2 mg Blausäure pro kg Körpergewicht wirken tödlich. Durch Zubereitung (intensives Kochen) wird die Blausäure aus den Glykosiden abgespalten und in die Luft abgegeben.

Solanin findet sich in allen grünen Teilen der Kartoffelpflanze, also auch in grünen Kartoffelknollen, aber auch in grünen Tomaten und anderen Nachtschattengewächsen. Die akute Solaninvergiftung war früher häufig. Es kam zu Magenbeschwerden und Übelkeit, selbst Todesfälle sind beschrieben. Solanin zerfällt bei der Zubereitung nicht und geht teilweise in das Kochwasser über. Beim Kochen geht rund ein Drittel, beim Braten die Hälfte des Solanins verloren. Bei Bratkartoffeln geht das Solanin in das Bratfett über. Der Solaningehalt von Kartoffeln lässt sich durch Schälen, Ausschneiden von grünen Stellen und Keimen weiter verringern.

Phasin findet sich insbesondere in rohen grünen Bohnen und Bohnenkernen. Es ballt die roten Blutkörperchen zusammen. Der Verzehr kann zu Erbrechen, Durchfall und Magen- und Darmbeschwerden führen. Auch tödliche Verläufe sind bekannt. Besonders phasinreich sind die roten Nierenbohnen. Hier können bereits 4 bis 5 rohe Samen beim Erwachsenen Beschwerden hervorrufen. Phasin wird beim Kochen zerstört.

Oxalsäure in Rhabarber, Roten Beeten und Spinat kann zur Bildung von Nierensteinen führen. Oxalsäure ist in größeren Mengen giftig, kommt in geringen Mengen aber auch in Lebensmitteln wie Tee (insbesondere schwarzer Tee und Pfefferminztee), Kakao und Schokolade vor.

Mikroorganismen in Nahrungsmitteln

Es gibt eine Reihe von Mikroorganismen, die mit Nahrungsmitteln aufgenommen werden können und dabei zu mehr oder minder schweren Erkrankungen führen können. Bei industrieller Herstellung gehört heute ein Befall von Nahrungsmitteln mit Mikroorganismen zur Ausnahme, ist jedoch nie gänzlich auszuschließen, wie die jüngsten Todesfälle durch Käse mit Listerienbefall zeigen. Insbesondere kontaminierte Säuglingsnahrung und nicht hygienisch zubereitete Gemeinschaftsverpflegung in Großküchen bergen ein erhebliches Gefährdungspotenzial (z. B. Salmonellen oder coliforme Keime). Weitere Informtionen hierzu finden sie in den ● Kapiteln 17 und 18).

Gefährden Nanopartikel in der Nahrung unsere Gesundheit?

Im Gegensatz zu den bisher besprochenen Substanzen sind Nanoteilchen keine chemisch definierte Stoffgruppe, sie werden vielmehr über ihre – extrem geringe – Teilchengröße definiert. ***Nanopartikel*** sind im engeren Sinne keine Schadstoffe, aber dennoch hochreaktiv. Kontakt mit Nanopartikeln kann daher bei Nichtbeachtung der Sicherheitsvorschriften durchaus gefährlich sein.
Nanoteilchen können gezielt hergestellt werden oder in der Umwelt entstehen. Werden Nanoteilchen hergestellt, stattet man sie mit ***bestimmten Funktionen*** wie elektrischer Leitfähigkeit und chemischen Eigenschaften aus.

Nanoteilchen in unserer Nahrung

Zwischenzeitlich setzt man Nanopartikel auch Lebensmitteln zu. So dient „nanofeines" Titandioxid der Aufhellung von Salatdressings, Siliziumoxid dickt Tomaten-Ketchup an und Aluminiumsilikat verhindert die Verklumpung pulverförmiger Lebensmittel.
Nanopartikel können natürlich auch von außen in unsere Nahrungskette gelangen. Sie können über die Schleimhäute des Magen-Darm-Traktes aufgenommen und im Dünndarm in lymphatische Strukturen (die so genannten

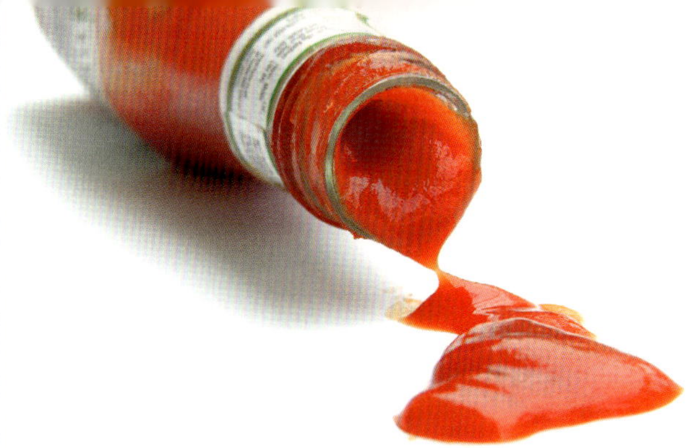

Zwischenzeitlich setzt man Nanopartikel auch Lebensmitteln zu. So dient „nanofeines" Titandioxid der Aufhellung von Salatdressings, Siliziumoxid dickt Tomaten-Ketchup an und Aluminiumsilikat verhindert die Verklumpung pulverförmiger Lebensmittel. Deklariert werden muss dies bislang nicht

Peyerschen Plaques) gelangen. Ebenso ist der Transport mit der Blutbahn möglich.
Je kleiner die Partikel sind, umso wahrscheinlicher wird es, dass sie in Geweben und Organen abgelagert werden und diese auch schädigen können: „Je kleiner, umso gemeiner". Auch freie Radikale (● Kap. 24) können durch sie gebildet werden und so zur akuten Schädigung einzelner Zellen oder ganzer Organsysteme führen.
Ende 2009 hat das Bundesumweltamt auf mögliche Gefahren durch Nanoteilchen hingewiesen und die Kennzeichnungspflicht auf EU-Ebene angeregt. Zurzeit sind negative Effekte noch weitgehend unbekannt und wenig erforscht. Dennoch kann bei den derzeit verwendeten Nanomaterialien eine Gefährdung von Mensch und Umwelt beim jetzigen Kenntnisstand weitgehend ausgeschlossen werden.

Fazit

Welche Konsequenzen ergeben sich für den Verbraucher aus den beschriebenen Verunreinigungen mit Schadstoffen? Laien sind gerne bereit, Krebsentstehung und Verkürzung der Lebenserwartung auch auf die Schadstoffe in Nahrungsmitteln zurückzuführen. Tatsächlich sind die vorliegenden Berichte über die Exposition mit Seveso-Gift alarmierend. Dieses Gift ist nicht die einzige das Erbgut schädigende und damit auch krebserregende Substanz. Aber derartige Gifte wurden im Rahmen von Unfällen freigesetzt oder bewusst eingesetzt. Sie trafen den Organismus in extrem hohen Dosierungen.

Bei Verdacht auf eine akute Vergiftung sollte man Kontakt zu einer der regionalen **Giftnotrufzentralen** aufnehmen und nach Möglichkeit Proben des verdächtigen Lebensmittels aufbewahren. Vorsicht vor „Hausmitteln":

- Kein Erbrechen auslösen!
- Kein Salzwasser geben!

http://dgfm-ev.de/?giftnotrufzentralen

Der Begriff **nano** stammt aus dem Griechischen und bedeutet Zwerg oder zwergenhaft. Nanoteilchen bestehen aus wenigen bis einigen tausend Atomen oder Molekülen. Sie messen gerade einmal 1 bis 100 Nanometer, also 0,000 000 001 oder 10^{-9} Meter (also der Einmilliardste Teil eines Meters).
Derartige Maße sprengen unser Vorstellungsvermögen. Auch der Vergleich mit dem Durchmesser eines menschlichen Haares – es ist 80 000-mal dicker – oder der eines Fußballs mit unserer Erdkugel, dürfte unserer Vorstellung nur bedingt weiter helfen.

In der Medizin kann man die Eigenschaften der Nanopartikel nutzen, um zum Beispiel Arzneimittel so herzustellen, dass sie die Blut-Hirn-Schranke passieren. Man hofft hier u.a. auf Fortschritte in der Krebstherapie.

In Form von Textilpflegesprays, in Sonnencremes, Lacken usw. haben Nanoteilchen bereits in unserem Alltag Einzug gehalten. Der älteste Nanowerkstoff scheint Beton zu sein. Seine stabile Struktur wird durch Kristallkomplexe von wenigen Nanometern bedingt.

Für die meisten Schadstoffe existieren hingegen Grenzwerte, die aufgrund eingerechneter Sicherheitszuschläge selbst bei einer mehrfachen Überschreitung nicht schädigend wirken. Dass dennoch vermehrt Hinweise auf Schadstoffe in Lebensmitteln veröffentlicht werden, liegt u.a. daran, dass unsere Nachweismethoden heute extrem empfindlich sind und Schadstoffe selbst in Spuren nachgewiesen werden können.

Skepsis ist angezeigt, wenn z.B. als Folge der Trinkwasseraufnahme über gesundheitliche Störungen in Form allgemeiner Befindlichkeitsstörungen berichtet wird, ohne dass konkrete Erkrankungen oder nachweisbare allergische Reaktionen gefunden wurden.
Krankenkassen erkennen umweltmedizinische Erkrankungen häufig nicht als eigenständige Erkrankungen an. Die Kosten für spezielle Laboruntersuchungen von möglichen Schadstoffen müssen deshalb mutmaßlich Betroffene selbst übernehmen.

Die Bereitwilligkeit, mit der die Diskussion um schädigende Einflüsse geführt wird, erstaunt, wenn man bedenkt, dass nach Schätzungen Industriechemikalien mit weniger als 1% für das Entstehen von Krebserkrankungen verantwortlich sind. Überernährung und der Tabakrauch dagegen verurteilen 30–35% der Menschen in den Industrienationen zum Tode (vgl. ● Kap. 11 und 14).

1. Kruse H: Toxikologisch relevante Fremdstoffe in Lebensmitteln. Kompaktkurs Ernährungsmedizin nach dem Curriculum der BÄK. Tagungsband. Bundeärztekammer, Münster 2009
2. Weiß C (2008): Nitrat, Nitrit, Nitrosamine. Teil 2: Nitrosamine. Ernährungs Umschau 55: 304–307
3. Matthäus B (2010): Vorkommen und Bedeutung von 3-MCPD-Fettsäureestern in Fetten und Ölen. Ernährungs Umschau 57: B1–B4
4. Nau H, Steinberg P,Kietzmann P: Lebensmitteltoxikologie, Rückstände und Kontaminanten: Risiken und Verbraucherschutz. Parey Buchverlag, Berlin 2003
5. Marquardt H, Schäfer S: Lehrbuch der Toxikologie. Springer, Berlin – Heidelberg – New York 2004
6. Paschen H, Coenen C, Fleischer T et al.: Nanotechnologie – Forschung, Entwicklung, Anwendung. Springer, Berlin – Heidelberg – New York 2004
7. Richter-Kuhlmann E (2008): Nanomedizin. Kleiner, genauer, gesünder. Deutsches Ärzteblatt 105: B2284–2285
8. Schadstoffanalytik im Labor, Informationen zu der Analytik in der Mykologie, Bakteriologie und Entomologie. URL: enius.de/schadstoffe/weichmacher.html Zugriff 01.06.2010
9. Schadstoffe im Essen. Bedrohung oder Panikmache? Aktuel Ernähr Med 2010; 35: 1–58 (Sonderheft)
10. Schmid G, Corain B (2003): Nanoparticulated Gold: Syntheses, Structures, Electronics, and Reactivities. Eur J Inorg Chem 2003: 3081–3098
11. Phthalate. Die nützlichen Weichmacher mit den unerwünschten Eigenschaften. URL: www.umweltbundesamt.de/uba-info-presse/hintergrund/weichmacher.pdf Zugriff: 19.08.2010

Lebensmittelskandale

Lebensmittelskandale sind journalistisch ergiebig. Wie ein roter Faden ziehen sich entsprechende Berichte durch die Presse. Man braucht nicht lange zu überlegen, um sich an die Schlagzeilen zu erinnern: Glykol im Wein, Nematoden (Würmer) im Seefisch, Salmonellen in Hühnereiern, Vogelgrippe, Gammelfleischskandal, BSE und Rindfleischverzehr sowie unzählige Meldungen über Schadstoffe wie z. B. Nitrofen und Keime (Kolibakterien, Listerien, Yersinien) in Lebensmitteln.

Zum Teil wird man sich, je nach Zeitpunkt der Berichterstattung, fragen: Was darf ich denn überhaupt noch bedenkenlos zu mir nehmen und wie gesundheitsgefährdend sind diese möglicherweise von Lebensmitteln ausgehenden Schädigungen?

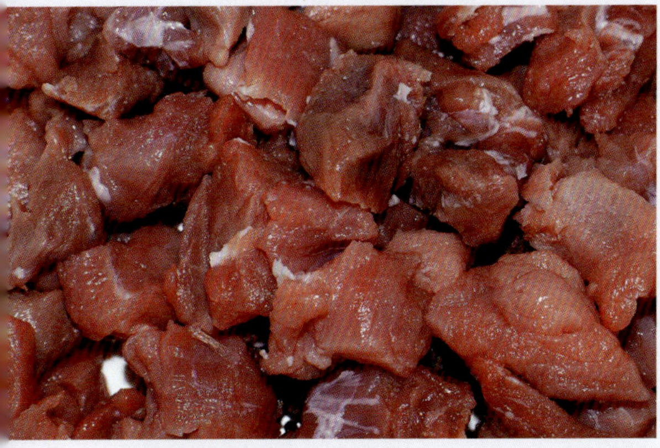

Einer der Lebensmittelskandale der letzten Jahre: Fleisch mitabgelaufenem Haltbarkeitsdatum wurde von einer Supermarktkette umetikettiert.

Wann spricht man von einem Lebensmittelskandal?

Lebensmittelskandale bzw. Lebensmittelkrisen treten auf bei einem Umgang mit Lebensmitteln, der mit der Gesetzeslage nicht vereinbare ist. Betroffene Produkte sind verdorben oder durch Verunreinigungen ungenießbar. Die Hersteller bzw. Händler haben diese Lebensmittel zur Ernährung in Verkehr gebracht (oder wollten dies tun).

Die Folgen können banal, aber auch gravierend sein. Der Verbraucher muss beim Verzehr gar nichts bemerken, das Lebensmittel kann einfach nicht schmecken, der Verzehr jedoch folgenlos bleiben. Es kann aber auch zu ernsten gesundheitlichen Schäden, z.B. einer Lebensmittelvergiftung kommen, wie die Todesfälle durch mit Listerien belastete Rohmilchkäse Ende 2009 belegen.

Für den Hersteller/Anbieter dieser Lebensmittel sind die Skandale häufig existenzbedrohend. Der Verbraucher muss zwar umfassend informiert werden, aber es gilt auch, Unternehmen nicht vorschnell oder gar unbegründet zu verdächtigen. Derzeit wird im Auftrag des Bundesverbraucherministeriums geprüft, inwieweit das aktuelle ***Verbraucherinformationsgesetz*** (VIG) den Regelungen anderer europäischer Länder und der USA angepasst werden kann.

Meist sind Verunreinigungen (Kontaminationen) ursächlich für Lebensmittelkrisen. Hier

Das vor zwei Jahren in Kraft getretene „Gesetz zur Verbesserung der gesundheitsbezogenen Verbraucherinformation", kurz **Verbraucherinformationsgesetz (VIG)**, soll neben einer größeren Transparenz auch zur Vorbeugung und Eindämmung von Lebensmittelskandalen beitragen. Eine aktuelle Studie zeigt Verbesserungspotenziale des VIG, die u. a. auf Erfahrungen in anderen europäischen Ländern und in den USA beruhen:

http://www.vigwirkt.de/de/vig-im-dialog

können Pestizide und andere Giftstoffe, Mikroorganismen wie Bakterien und Pilze, aber auch Glassplitter oder Metallteile eine Rolle spielen. „Gammelfleisch“ war durch Keime, also mikrobiologisch, verunreinigt. Nachstehend kann nur auf einige Meldungen über „Skandale“ eingegangen werden.

2008 – der Melaminskandal in China

Lebensmittelskandale sind kein Privileg der westlichen Welt. 2008 wurde aus China über die Beimengung von Melamin zur Säuglingsmilch und zu einem späteren Zeitpunkt zu Milchbonbons berichtet. Die Substanz wird in der Industrie als Bindemittel eingesetzt. Mit ihr sollte ein höherer Eiweißanteil in der Säuglingsnahrung vorgetäuscht werden. Melamin führte bei Säuglingen zu Nierenschäden. In China wurden nahezu 200 000 Erkrankungsfälle und mehrere Todesfälle bekannt.

Als besonders seriös geltende Firmen hatten zunächst Unbedenklichkeitsbescheinigungen erhalten. Da sie jedoch teilweise am Skandal beteiligt waren, wurden diese umgehend aufgehoben. Milch und Süßigkeiten wurden nach Bekanntwerden des Skandals tonnenweise vom Markt genommen. Die aus China stammenden Weichkaramellen der Marke White Rabbit waren auch in Deutschland in den Verkehr gelangt. Obwohl der Verzehr einzelner Karamellen nicht zu Gesundheitsschäden führt, wurde vom Verzehr abgeraten. Der Verkauf wurde weltweit gestoppt und die Süßigkeiten zurückgerufen.

2008 – Polychlorierte Biphenyle (PCB) im Schweinefleisch

Im Schlachtfleisch mehrerer Farmen in Irland wurden Ende 2008 erhöhte Konzentrationen des dioxinähnlichen Gemisches PCB (polychlorierte Biphenyle) gefunden. Sie waren 80- bis 200-fach höher als erlaubt. Die entsprechenden Lebensmittel wurden deshalb von der irischen Regierung zurückgerufen.

Die Verwendung von polychlorierten Biphenylen ist seit 1989 in Deutschland verboten (● Kap. 6). Aufgrund seiner geringen Abbaurate sind PCB in der Umwelt jedoch immer noch nachweisbar und können in die Nahrung gelangen. PCB reichern sich im Fettgewebe von Tieren und Menschen an.

Eine immense PCB-Belastung wurde Mitte 2010 bei Mitarbeitern einer Entsorgungsfirma festgestellt. Im Blut wurden im Vergleich zur Normalbevölkerung bis zu 25 000-fach höhere Werte gemessen. Aufgefallen war zunächst eine vermehrte Belastung von Grünkohl in einer benachbarten Kleingartenanlage. Schließlich fand man den Verursacher: Eine Firma, die eine Reinigung PCB-verseuchter Geräte anbot, hatte diese unsachgemäß vorgenommen.

2008 – Dioxin im Schweinefleisch

Im Dezember 2008 wurden Verbraucher durch Nachrichten über einen hohen Dioxingehalt im Schweinefleisch aufgeschreckt. Die Lebensmittelaufsicht hatte dieses in den Nie-

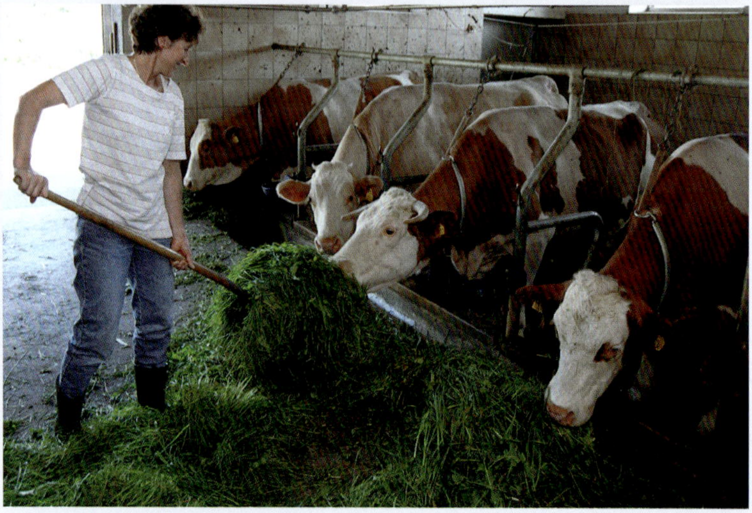

Rinder sind Pflanzenfresser! Das Beimischen von Tiermehl aus Tierkörperbeseitigungsanlagen zu Mastfutter gilt als eine der Ursachen für die Ausbreitung der auch für den Menschen gefährlichen Tierseuche BSE

derlanden und in Belgien gefunden. Vermutlich dioxinverseuchte Futtermittel waren an Bauern in Deutschland, Belgien und in den Niederlanden geliefert worden. Als Folge des Skandals mussten Tausende von Schweinen notgeschlachtet werden.
Gering belastetes Fleisch sei nach niederländischen Angaben auch in den Handel gekommen. Es sei allerdings nicht gesundheitsgefährdend gewesen. Der Dioxingehalt lag zwischen 1,7 und 2,8 Pikogramm. Bis zu 1 Pikogramm sind zugelassen (Einheiten ● S. 41).
Auch europäische Experten sahen keine Gefahr für die Gesundheit beim Verzehr von derart dioxinbelastetem Schweinefleisch, auch beim täglichen Konsum von Schweinefleisch mit den höchsten jetzt festgestellten Werten von Dioxin. Bei ihrer Untersuchung gingen die Wissenschaftler von einer Gefahrenzeitspanne von 90 Tagen aus.

2005 – das Jahr der Fleischskandale

Für den menschlichen Verzehr ungeeignetes Fleisch wurde besonders in diesem Jahr in einer Reihe von Fällen in den Handel gebracht. Die Presse prägte die Begriffe Gammel- oder Ekelfleisch.
In einem Fall wurden 400 Tonnen nicht zum Verzehr geeignetes Fleisch und entsprechende Produkte in den Handel gebracht, an anderer Stelle wurden Tausende Tonnen verdorbenes, abgelaufenes oder umetikettiertes - kurz: nicht für den menschlichen Verzehr bestimmtes - Fleisch beschlagnahmt. Zum Teil war das Haltbarkeitsdatum gefälscht worden. Das sichergestellte Fleisch war bis zu vier Jahre alt und teilweise bereits grünlich verfärbt.
Nachdem die Verbraucher bereits im Zusammenhang mit der *Tierseuche BSE* seit den 1990er Jahren sensibilisiert waren, bewirkten die Gammelfleischskandale eine verstärkte Diskussion der heute üblichen Praxis in der *Tierkörperverwertung* in der Öffentlichkeit.
Am bekanntesten wurde die Diskussion um das Material der Kategorie 3, so genanntes *K3-Material.*
Als Folge des Gammelfleischskandals traten 2008 in der EU neue Bestimmungen in Kraft. Ziel war es, die Rückverfolgbarkeit zu

Rinderwahn, Bovine spongiforme Enzephalopathie bzw. **BSE** sind Bezeichnungen für eine übertragbare Erkrankung des Nervensystems von Rindern und anderen Wiederkäuern. Die Verfütterung von Tiermehl an Rinder gilt laut Bundesministerium für Ernährung, Landwirtschaft und Verbraucherschutz (BMELV) als ein Übertragungsweg des BSE-Erregers.
Da eine Verunreinigung von Futtermitteln mit Tiermehl nicht auszuschließen ist, wurde die Verfütterung von Tiermehl und anderen Proteinen von warmblütigen Landtieren an landwirtschaftliche Nutztiere, die der Lebensmittelgewinnung dienen, aus Gründen des vorsorgenden Verbraucherschutzes verboten.

Der Zusammenhang zwischen der sog. neuen Variante der tödlich verlaufenden Creutzfeldt-Jakob-Krankheit (nvCJD) des Menschen und dem Verzehr des Fleischs BSE-kranker Rinder ist noch immer Gegenstand der wissenschaftlichen Forschung.

2009 wurden in Deutschland nur noch 2 BSE-Fälle entdeckt.

In einer Tierkörperbeseitigungsanlage können **Tiermehle** hergestellt werden, die als Zusatzbrennstoff in Heizkraftwerken verwendet werden.
Die Verfütterung an landwirtschaftliche Nutztiere ist seit Beginn der 1990er-Jahre gesetzlich verboten (s.u.).

Fleischmehle aus Rohwaren anderer Kategorien werden als Dünger eingesetzt.

Kategorie-3-(K3-)Material nennt man vor allem Abfälle und Nebenprodukte aus Schlachtbetrieben sowie Küchen- und Speiseabfälle. K3-Material war wiederholt Ausgangspunkt für Lebensmittelskandale. Es wurde u. a. bei der Dönerfleischfabrikation illegal verwendet.

Dieses Fleisch muss sofort mit einer Beschriftung gekennzeichnet werden. Es darf nur zur Herstellung von nicht mehr zum menschlichen Verzehr gedachten Produkten verarbeitet werden.

verbessern. Unter anderem wurde bestimmt, entsprechend belastetes Material mit der ungiftigen und nicht abwaschbaren Markersubstanz Glycerintriheptanoat zu kennzeichnen und auf nationaler Ebene ein Einfärben der nicht zum Verzehr geeigneten Produkte zu erlauben.

2005 – Isopropylthioxanthon (ITX) in Getränkeverpackungen

Isopropylthioxanthon wird als Farbfixierer in Offset-Druckfarben verwendet. 2005 wurde es in Tetrapak-verpackten Babymilchprodukten in Italien gefunden. Die weiteren Untersuchungen ergaben allerdings, dass keine Gefahr einer Erbgutveränderung durch ITX zu erwarten ist. Die Hersteller Tetrapak und Elopak verzichten nach eigenen Angaben seit 2005 auf die Verwendung von ITX.

2002 – der Nitrofenskandal

Nitrofen ist ein Unkrautvernichtungsmittel (Herbizid). Es wurde lange Zeit in der Landwirtschaft verwendet. Nitrofen gilt als erbgutverändernd (mutagen) und erwies sich zumindest im Tierversuch als krebserregend (kanzerogen) und fruchtschädigend (teratogen).

Es wird im Körper nicht abgebaut und reichert sich im Fettgewebe an. Bei Legehennen kann es sich auch in den Eiern ablagern.

Bereits 1980 bestand in der Bundesrepublik Deutschland und seit 1988 in der Europäischen Union ein Anwendungsverbot für Nitrofen und nitrofenhaltige Substanzen. Nitrofen war jedoch in der damaligen DDR weiter zugelassen. Nach der Wiedervereinigung gab es noch Restbestände. Mit Nitrofen kontaminiertes Getreide wurde 2002 als Bio-Futtermittel verkauft und an Geflügel verfüttert. Vor allem Eier und Geflügel aus Bio-Betrieben waren deshalb vom Skandal betroffen.

2002 – Acrylamid in den Schlagzeilen

Seit 2002 ist bekannt, dass Acrylamid in zahlreichen Nahrungsmitteln enthalten ist. In den letzten Jahren wurde wiederholt über hohe Acrylamidkonzentrationen in Kartoffelchips berichtet. Die Verbraucherorganisation Foodwatch sieht eine vom Acrylamid ausgehende Gefährdung, während die Hersteller von Chips und anderen Knabbereien die enthaltenen Mengen als unbedenklich ansehen.

Seit 2003 testet Foodwatch einmal im Jahr verschiedene Kartoffelchips. Es wurden 13 Produkte getestet. Am schlechtesten schnitt ausgerechnet eine Bio-Chipssorte ab. Im Vergleich zu der am wenigsten belasteten Chipssorte wies sie mit 1000 Mikrogramm pro Kilo mehr als die 10-fache Menge an Acrylamid auf.

Die Hersteller zweifeln die Seriosität der Foodwatch-Untersuchungen an. Der Acrylamidgehalt hänge auch von der Kartoffelsorte, der Dauer der Lagerung oder dem Zuckeranteil ab. Selbst von Tüte zu Tüte können die Werte unterschiedlich sein.

Die krebserregende Wirkung von Acrylamid ist in Tierversuchen eindeutig belegt. Für den Menschen fehlen verlässliche Daten.

Acrylamid ist nicht harmlos. Gänzlich vermeiden lässt sich die Aufnahme von Acrylamid allerdings nicht. Das Bundesamt für Verbraucherschutz und Lebensmittelsicherheit (BVL) hat ein Konzept zur ***Acrylamid-Minimierung*** in Lebensmitteln entwickelt. Herstellungsverfahren sollen optimiert werden. Ferner wurden Signalwerte eingeführt, die eingehalten werden sollen. Erste Untersuchungen zeigen, dass die Werte bereits 2008 gesenkt und die Signalwerte deutlich unterschritten wurden.

Weit mehr Acrylamid als in den käuflich erhältlichen Lebensmitteln wird, meist infolge von Unkenntnis, ***im häuslichen Bereich*** produziert. Acrylamid entsteht beim Backen, Rösten und Braten. Werden Getreide- oder Kartoffelprodukte über 170 °C erhitzt, kann es zur massiven Acrylamidbildung kommen Es findet sich deshalb auch in Bratkartoffeln. Sind diese nicht goldgelb, sondern deutlich „angebräunt", ist von einer deutlichen Acrylamidbelastung auszugehen. Abzuraten ist von der Verwendung des Süßstoffs Aspartam zum Backen: Er gilt als Vorstufe für die Acrylamidbildung. Eine Aufnahme von Acrylamid kann nicht völlig vermieden werden. Erfreulicherweise existieren jedoch auch Lebensmittelinhaltsstoffe, die vor der unerwünschten Acrylamid-Wirkung im Stoffwechsel schützen:

Diese so genannten sekundären Pflanzenstoffe werden in ● Kap. 24 besprochen.

1985 – der Glykol-Skandal

Einige österreichische Winzer verfielen 1985 auf eine illegale Methode, geringwertigen Wein süßer und dickflüssiger zu machen, sodass er den Charakter einer Spätlese annahm. Sie setzten dem Wein das Frostschutzmittel Diethylenglykol zu. Durch diese Verfälschung blieben die Zucker-Tests unbeeinflusst. Dies war wichtig, da ein Nachzuckern bei Qualitätsweinen verboten ist.

Diethylenglykol kann langfristig Leber, Niere und Gehirn schädigen. Allerdings hätten die im Wein nachgewiesenen Konzentrationen kaum zu Schäden führen können. Selbst bei reichlichem Weingenuss wäre ein gesunder Mensch nicht unmittelbar vergiftet worden.

Der Skandal fügte dem österreichischen Weinbau schweren Schaden zu, der Weinexport kam fast zum Erliegen. Millionen von Flaschen mussten vom Markt genommen werden. Zum Teil sind renommierte Weinproduzenten infolge des Glykolskandals komplett vom Markt verschwunden.

1959 – der Great Cranberry Scandal

Kurz vor Thanksgiving 1959 sorgte der Great Cranberry Scandal („Der große Cranberry-Skandal") in den USA für Aufsehen. Anlass war das Herbizid Amitrol oder Aminotriazol. Amitrol kann bei Ratten Schilddrüsenkrebs verursachen. In Lebensmitteln dürfen in den USA keinerlei Spuren von krebserregenden Substanzen enthalten sein. Amitrol war für den Einsatz auf Cranberry-Feldern zugelassen, durfte aber nur nach der Ernte angewendet werden. Einige Farmer hielten sich offenbar nicht daran. Die US-amerikanische Lebensmittelbehörde (Food and Drug Administration, FDA), beschlagnahmte amitrolbelastete Cranberries.

Gerade für das traditionelle Thanksgiving-Essen werden große Mengen dieser Beeren gekauft. Der Skandal fiel mit diesem Zeitpunkt zusammen und führte deshalb zu landesweitem Aufsehen. Die FDA überprüfte rechtzeitig vor Thanksgiving sämtliche Bestände, so dass die Angelegenheit schnell wieder in Verges-

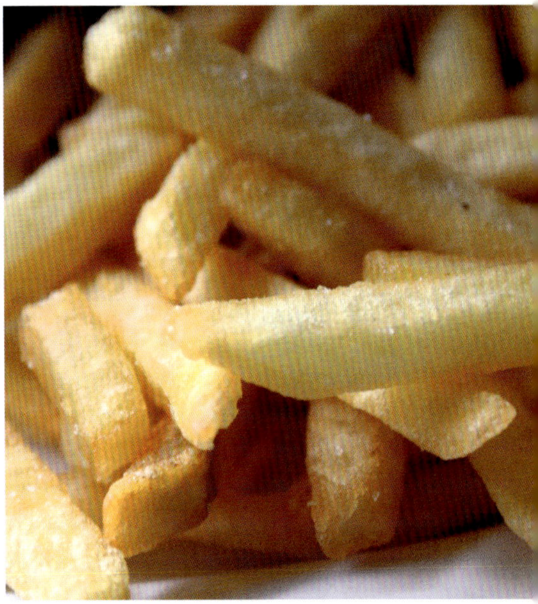

Wer sein Toastbrot nach der Devise **„Vergolden statt Verkohlen"** röstet, reduziert die **Acrylamidbildung** deutlich und ohne großen Aufwand.
Die Zubereitung von Pommes frites, Kroketten & Co. im Backofen ermöglicht bei der Einstellung „Umluft" oft eine deutlich niedrigere Backtemperatur und damit eine geringere Acrylamid-Bildung.

(Zu S. 51)
Cumarin ist u. a. für den Geruch von Waldmeister und frischem Heu verantwortlich. Während die sog. Aromenverordnung den Einsatz von Cumarin auf 2 Milligramm pro Kilogramm Lebensmittel begrenzt, unterliegt Zimt als natürliches Gewürz nicht der Aromenverordnung.

Die Cumaringehalte von „echtem" Ceylon-Zimt und dem preiswerteren Cassia-Zimt sind erheblich: letzteres enthält bis zu 50-mal mehr Cumarin.

Da die Herkunft von Zimt für den Verbraucher nicht immer klar erkennbar ist, rät das Bundesinstitut für Risikobewertung (www.bfr.bund.de) generell zu maßvollem Verzehr zimthaltiger Lebensmittel.

senheit geriet. Der Great Cranberry Scandal fällt in die Zeit, in der DDT zur Insektenbekämpfung von Flugzeugen gesprüht wurde. Die Sprühflüge waren zunehmend auf den Widerstand in der Bevölkerung gestoßen.

Alle Jahre wieder: Cumarin

Pünktlich zur Weihnachstbäckerei erscheinen jedes Jahr Warnungen vor dem Verzehr zimthaltiger Lebensmittel in den Medien. Die Verbraucherschutzorganisation Foodwatch hatte in Produkten namhafter Hersteller einen zu hohen Gehalt der leberschädigenden Substanz Cumarin festgestellt. Betroffen waren neben dem Weihnachtsgebäck auch Müsli und Milchreis. In einigen Produkten sei bis zu siebenmal mehr Cumarin gefunden worden als in der Aromenverordnung erlaubt, so Foodwatch. Zimtsterne, von denen viele im zurückliegenden Jahr erhöhte Cumarin-Werte aufgewiesen hatten, blieben im Foodwatch-Test des Folgejahres zum größten Teil unterhalb des Aroma-Grenzwerts.

Wird Zimt zur Aromatisierung eingesetzt, so ist der Gehalt an Cumarin in Deutschland nach der Aromenvorordnung auf 2 Milligramm pro Kilogramm Lebensmittel begrenzt.

Auch bei zwei Frühstücksmixen stellte Foodwatch 14 bzw. 15 Milligramm Cumarin pro Kilogramm fest. Ein Milchreis überschritt mit 3,7 Milligramm den Grenzwert von 2 Milligramm Cumarin pro Kilogramm knapp. Für Getreideprodukte (neudeutsch: Cerealien) mit dem natürlichen Gewürz Zimt hat die Lebensmittelüberwachung einen Orientierungswert von 20 Milligramm pro Kilogramm festgelegt.

Welche Folgen haben Lebensmittelskandale für den Verbraucher?

Lebensmittelskandale wie die genannten werden in der Presse meist ausführlich besprochen. Hierdurch erscheint die Gefährdung der Allgemeinheit bedeutsam und weitreichend. Ohne Frage sind strenge Kontrollen und eine entsprechende Bestrafung der Beteiligten unumgänglich, um von vornherein einen leichtfertigen Umgang mit Nahrungsmitteln zu verhindern und gesundheitsschädliche Auswirkungen zu vermeiden.

Betrachtet man die Verfehlungen aber aus kritischer Distanz, so sind die Schäden/Gesundheitsrisiken für die Gesamtbevölkerung bis auf Ausnahmen häufig gering oder nicht vorhanden:

- Der chinesische Melaminskandal führte zu gesundheitlichen Schädigungen und Todesfällen.
- Mit Nitrofen kontaminiertes Bio-Getreide oder belastete Eier und Geflügel führten nicht zu nachweisbaren Schäden in der Bevölkerung.
- Der Glykolskandal bewirkte weder Leber- noch Nierenschäden, da es dem Verbraucher gar nicht möglich war, die hierfür erforderlichen Mengen zu sich zu nehmen.
- Der Great Cranberry Scandal trug zwar dazu bei, dass die Problematik von Pestizidrückständen in Nahrungsmitteln in der Bevölkerung wahrgenommen wurde, Schäden einzelner Personen wurden aber nicht bekannt.
- Isopropylthioxanthon (ITX) wird in der Herstellung von TetraPak nicht mehr verwendet. Arbeiter, die mit ITX in Berührung kamen, wiesen nach zusätzlicher Exposition mit Sonnenlicht Ausschläge an Kopf und Hals auf. Gesundheitliche Schädigungen von Säuglingen und Kleinkindern durch Kontakt mit dem Material aus TetraPak sind hingegen nicht bekannt geworden.
- Acrylamid ist zwar nicht harmlos. Es entsteht aber auch beim Backen, Rösten und Braten und findet sich nicht nur in Kartoffelchips, sondern auch in Bratkartoffeln, Knäckebrot oder Pommes Frites. Schädigungen infolge des Verzehrs von Chips sind bislang nicht bekannt geworden.
- Im Weihnachtsgebäck, Müsli und Milchreis wurde zwar das leberschädigende Cumarin festgestellt. Schädigungen durch Cumarin im Gebäck sind bislang nicht bekannt geworden. Cumarinpräparate werden in der Medizin zur Blutverdünnung eingesetzt.
- Die Gammelfleischskandale waren zwar mehr als unappetitlich und das konsequente Vorgehen gegen die Vertreiber sehr zu begrüßen, zu Schäden durch den Verzehr von Gammelfleisch kam es erfreulicherweise aber nicht. In einer Fernsehsendung

wurde eine Grillparty gezeigt, bei der neben normalem Fleisch bewusst auch „Gammelfleisch“ gegrillt wurde. Die Teilnehmer erhielten die Portionen nach dem Zufallsprinzip zugeteilt und sollten zubereitetes Fleisch als normales oder Gammelfleisch identifizieren. Dies war weder geschmacklich noch vom Aussehen her möglich.

- Für das mit Dioxin belastete Schweinefleisch wiederum gab es eine rasche Entwarnung von offizieller Seite.
- Für das PCB belastete Fleisch sind keine Gesundheitsschäden bekannt geworden.

Ohne die Mitteilungen über Lebensmittelskandale zu verharmlosen, sollte man bedenken, dass es sich - bezogen auf die großen Mengen unseres täglichen Lebensmittelangebotes - meist um bedauerliche Ausnahmefälle handelt. Wären unsere Lebensmittel so schlecht wie es in manchen Mitteilungen der Tagespresse erscheint, dann könnte man sich die heute insgesamt hohe Lebenserwartung wohl kaum erklären.
Gleichwohl hält die Kritik von Verbraucherschützern und Medien am sog. „Verbraucherinformationsgesetz“ an. So gelang es der Redaktion der Sendung „Report“ (Mainz) über einen Zeitraum von 5 Monaten nicht, unter Berufung auf das Verbraucherschutzgesetz Informationen über Fälle von sog. Gammelfleisch zu erhalten. Die herfür eingerichteten Internet-Portale sind schwer zugänglich und führen selten zur gewünschten Information.

Verbraucher sollten bei aller Entrüstung über **Lebensmittelskandale** jedoch auch das eigene **Einkaufsverhalten** kritisch überdenken: Billig(st)es Fleisch aus Massentierhaltung, Luxus-Lebens- und -Genussmittel zu Discount-Preisen sowie immer geringere Kenntnisse über saisonal bzw. regional verfügbare Lebensmittel und die abnehmende Kompetenz im Selbst-Zubereiten von Speisen schaffen Anreize für Betrug mit Lebensmitteln und erhöhen das Risiko, Produkte zweifelhafter Herkunft und Qualität zu verzehren.

1. Heeschen WH: Nitrofen in Futter- und Lebensmitteln aus dem ökologischen Landbau – eine Bestandsaufnahme und Bewertung. Brennpunkt LebensmittelSicherheit Nr. 1/2002, Behrs Verlag, Hamburg 2002
2. Bundesamt für Verbraucherschutz und Lebensmittelsicherheit (BVL): Hintergrundinformation: Neu verpackt und umdatiert – Verbrauchertäuschung oder legale Praxis? Presse- und Hintergrundinformationen vom 01.09.2006
3. EU-Verordnung Nr. 1774/2002 und Leitlinien zur Anwendung der Verordnung. Was geschieht mit so genanntem K3-Material?
4. Getestete Produkte halten Cumarin-Grenzwert ein. URL: https://foodwatch.de/kampagnen__themen/zimt_und_cumarin/index_ger.html Zugriff 30.08.2010
5. Mackenthun G: Blinde Panik –Harte Fakten. Die Wahrnehmung von Lebensmittel-Risiken durch die Bevölkerung und die Einschätzung durch die Wissenschaft. CMA Ernährungsforum, Berlin 2006
6. Meyer-Kullmann K: Lebensmittelskandale u. Konsumentenreaktionen. Dargestellt am Beispiel BSE. Lang, Frankfurt a. M. 1999 (Dissertation an der Technischen Universität München)
7. Kruse H: Toxikologisch relevante Fremdstoffe in Lebensmitteln. Kompaktkurs Ernährungsmedizin nach dem Curriculum der BÄK in Bad Krozingen 2010. Tagungsband.
8. Nau H, Steinberg P, Kietzmann M: Lebensmitteltoxikologie, Rückstände. In: Prävention durch bunte Vielfalt – Wie viel Obst und Gemüse braucht der Mensch? Tagungsband zur Arbeitstagung der DGE 2007. Deutsche Gesellschaft für Ernährung e. V., Bonn 2007
9. Preuk M: Täglich Gift auf dem Tisch? URL: www.focus.de/gesundheit/ernaehrung/tid-11388/lebensmittelskandale-taeglich-gift-auf-dem-tisch_aid_323040.html Zugriff 24.6.2010
10. Verbraucherinformationsgesetz www.vigwirkt.de Zugriff: 04.08.2010

Welche sind die Hauptursachen von Krebserkrankungen?

Laien neigen dazu, als Ursachen für Krebs- und chronische Erkrankungen vor allem Umwelteinflüsse wie die Belastung durch Schadstoffe in Luft und Wasser zu sehen. In vielen Internet-Foren findet man hierzu unzählige Selbsterfahrungsberichte.
Die Auswirkungen der Luftverschmutzung mögen regional zwar dramatisch sein, führen aber - bezogen auf die Gesamtbevölkerung - nicht zur Senkung der mittleren Lebenserwartung. An ernsthaften Krankheits- und Todesfällen ist die Luftverschmutzung lediglich zu 1-2% mitbeteiligt (● Kap. 5). Diese Zahl soll nichts verharmlosen und wir sollten uns intensiv bemühen, das Ausmaß der Luftverschmutzung deutlich zu reduzieren.
Auch für die Chlorierung von Trinkwasser gibt es keine Hinweise für hierdurch bedingte Gesundheitsschäden. Auch die lange Zeit, in der chloriertes Trinkwasser eingesetzt wird führte nicht zur Häufigkeitszunahme von Krebserkrankungen.
Zwar lässt sich die Aufnahme einer gewissen Menge potenziell krebserregender Substanzen mit der Nahrung nicht vermeiden. An der Entstehung von Krebserkrankungen sind diese jedoch kaum beteiligt, da sie infolge gleichzeitig aufgenommener Schutzfaktoren (● Kap. 24) in der Regel nicht wirksam werden.

Die Frage bleibt, was denn die Hauptursachen für die Entstehung von Krebserkrankungen sind. Denn wenn es gelänge, die Ursachen für Krebs und arteriosklerotische Erkrankungen zumindest teilweise zu beseitigen, so könnte man unsere ohnedies lange Lebenserwartung noch deutlich erhöhen.
Mehr als 20 % der Bevölkerung leiden unter schwerem, das Leben verkürzendem Übergewicht, nach wie vor wird viel geraucht und Alkohol im Übermaß konsumiert. Die US-amerikanischen Epidemiologen Doll und Peto haben bereits 1981 Zahlenmaterial zusammengestellt (vgl. ● Tabelle). Obwohl die Zahlen älteren Datums sind, werden sie auch heute noch oft zitiert und von Fachleuten als unverändert gültig angesehen.
Der Einfluss der Ernährung an der Krebsentstehung wird hierbei mit 30-35% angegeben. Jedoch sind es weniger einzelne Nahrungsbestandteile, sondern vor allem die Folgen der Fehl- und Überernährung, die zu lebensverkürzenden Krankheiten führen.
Es sind also in erster Linie von uns zu beeinflussende Faktoren, die unser Leben verkürzen. Lebensstil- und Ernährungsfaktoren, die wir auch ändern können.

Faktoren	ursächlich für % der Krebs-Todesfälle
Lebensmittelzusatzstoffe	<1
Industriechemikalien	<1
Medikamente	2
Luft-/Wasser-verunreinigung	3
geophysische Faktoren (z.B. natürliche Radioaktivität)	3
Alkohol	3
berufliche Faktoren	4
Tabak	30
Lebensmittel*	37
*davon Ernährungsweise	35

Tabelle: Die bereits 1981 veröffentlichten Hauptursachen vermeidbarer Krebserkrankungen (Literaturzitat 2) in den USA haben für die westlichen Industrienationen weiterhin Gültigkeit.

Der WCRF-Report zur Krebsprävention

Der World Cancer Research Fund (WCRF) stellte erstmals 1997 zusammen mit dem American Institute for Cancer Research (AICR) wissenschaftliche Informationen zum Thema Ernährung und Krebsprävention zusammen. 2007 wurde der zweite WCRF-Report veröffentlicht. Der Report ist als die einflussreichste Abhandlung auf diesem Gebiet anerkannt und gilt weltweit als Standardtext für politische Entscheidungsträger und als Leitfaden für wissenschaftliche Forschungen und Aufklärungsmaßnahmen. Grundlage des aktuellen Reports sind knapp 500000 wissenschaftliche Veröffentlichungen, von denen 22100 ausgewertet und 7000 in die Endbewertung einbezogen wurden.

Der Umfang wissenschaftlicher Literatur zu den Themen Ernährung, körperliche Aktivität, Körpergewicht und Krebsrisiko hat dabei seit Mitte der 1999er Jahre erheblich zugenommen. Außerdem hat sich das neue Gebiet der sog. Krebsbetroffenen (also Menschen mit bestehender oder vorangegangener Krebserkrankung) etabliert.

Der WCRF-Report gibt Empfehlungen, um das Krebsrisiko zu senken. Diese sind so ausgelegt, dass sie weltweit und für alle Bevölkerungsgruppen relevant sind. Sie sind den generellen Ernährungsempfehlungen der einzelnen Fachgesellschaften (● Kap. 26) sehr ähnlich:

- Im Rahmen eines normalen Körpergewichtes so schlank wie möglich bleiben.
- Körperliche Aktivität sollte ein Teil des täglichen Lebens sein (mindest 30 Min. täglich moderat körperlich - vergleichbar mit schnellem Gehen - aktiv sein).
- Den Verzehr energiedichter Lebensmittel begrenzen. Zuckerhaltige Getränke meiden, den Verzehr von stark verarbeiteten, stärkehaltigen Lebensmitteln begrenzen.
- Überwiegend pflanzliche Lebensmittel verzehren und den Verzehr von verschimmeltem/n Getreide oder Hülsenfrüchten meiden.
- Den Verzehr von rotem Fleisch begrenzen (nicht mehr als 300 g pro Woche) und den verzehr von verarbeitetem Fleisch (z.B. Wurst) möglichst vermeiden.
- Den Konsum alkoholischer Getränke begrenzen (max. 2 Gläser/Tag für Männer, 1 Glas/Tag für Frauen)
- Begrenzung des Salzkonsums (gepökelte oder gesalzene Lebensmittel meiden, Kap. 18).
- Nahrungsergänzungsmittel werden zur Krebsvorbeugung nicht empfohlen. Der Nährstoffbedarf sollte ausschließlich über Lebensmittel gedeckt werden.
- Mütter sollten stillen/Säuglinge sollten gestillt werden.
- Für von Krebs betroffene Personen gelten die Empfehlungen zur Krebsprävention.

1. Ackermann-Liebrich U (1999): Epidemiologische Ansätze zur Klärung der Zusammenhänge von Luftverschmutzung und Gesundheit. Umweltmedizin in Forschung und Praxis 4(1): 25–27
2. Doll R, Peto R (1981): The causes of cancer: quantitative estimates of avoidable risks of cancer in the United States today. J Natl Cancer Inst 66:1191–308
3. Möller D (2000): Luftverschmutzung und ihre Ursachen: Vergangenheit und Zukunft. VDI Berichte 1575: 119–138
4. Rabast U (1992): Ernährungseinflüsse in der Entstehung und Prävention von Tumorerkrankungen. Akt Ernähr Med 17: 215–222
5. WCRF-Report. Deutsche Zusammenfassung unter: www.dge.de/pdf/ws/WCRF-Report-summary-de.pdf

Wie gefährlich sind Pestizidrückstände in Obst und Gemüse?

Wenn Verbraucherschutzorganisationen wie Foodwatch oder Ökotest erhöhte Pestizidwerte (also höhere Werte als vom Gesetzgeber erlaubt) in Obst oder Gemüse festgestellt haben, führt dies oft zu viel beachteten Schlagzeilen.
Mit pflanzlicher Nahrung nehmen wir in der Regel Insektizide und Pestizide in unterschiedlichen Mengen zu uns. Weite Teile der Bevölkerung sehen dies als schädigend an. Man befürchtet, sich mit dem Verzehr von Obst und Gemüse eben nicht mehr gesund zu ernähren, sondern auch krebserregende oder anderweitig schädliche Substanzen aufzunehmen.
Bei einer Befragung aus dem Jahr 2007 gaben 71% der Befragten an, sie hätten „am liebsten überhaupt keine Rückstände" in Obst und Gemüse. Immerhin 46% der Bundesbürger sahen aber in der Anwendung von Pflanzenschutzmitteln mehr Vor- als Nachteile. 11% forderten, auf deren Anwendung ganz zu verzichten.

Wie werden die erlaubten Mengen bestimmt?

Pflanzenschutzmittel gehen vor ihrer Anwendung einen langen Weg: Damit sie überhaupt angewendet werden dürfen, muss geklärt werden, ob eine akute oder chronische Giftigkeit, ob krebsauslösende oder das Erbgut schädigende Effekte bestehen.
Zunächst wird hierfür die Dosis ermittelt, bei der im Tierversuch (zumeist Ratten) keine erkennbare schädliche Wirkung auftritt (NOEL-Wert, No Observed Effect Level, vgl. ● Infokasten auf S. 34/35). Anschließend wird hieraus die duldbare tägliche Aufnahme festgelegt (sog. DTA oder ADI-Wert). Diese Menge könnte täglich und lebenslang ohne Gesundheitsrisiko aufgenommen werden.
Der NOEL-Wert wird hierfür durch 10 geteilt und anschließend (z.B. um Unterschiede im Stoffwechsel zwischen Menschen und Nagern auszugleichen) nochmals durch 10 geteilt. Meist wird ein ***„Sicherheits-Gesamtfaktor** von 100"* festgelegt. Festgelegt wird der Wert in Milligramm pro Kilogramm Körpergewicht (mg/kg KG) für jedes einzelne Pflanzenschutzmittel. Man berücksichtigt dabei auch, dass Obst und Gemüse mit mehreren unterschiedlichen Pestiziden belastet sein können.
Unbekannt ist dem Verbraucher meist, dass sich diese Höchstmengenangabe nicht auf den essbaren oder verarbeiteten Anteil, sondern auf das Rohprodukt bezieht. Sie wird in mg/kg angegeben und berücksichtigt bei Bananen, Ananas, Orangen, Melonen und Zitronen auch das Gewicht der Schale. Die tatsächlich aufgenommenen Mengen an Pestiziden liegen daher meist deutlich unterhalb der zulässigen Höchstwerte.
Trotz aller Sicherheitsvorkehrungen schrecken uns Mitteilungen über das Lebensmittelmonitoring immer wieder auf. Auch 2007 und 2008 wurden vom Verbraucherzentrale Bundesverband Pressemeldungen über erhöhte Pflanzenschutzmittelrückstände herausgegeben. Deutsche Ware war seltener betroffen als z.B. aus Südamerika importierte Äpfel.
Kritisch gesehen werden Mehrfachbelastungen. Es ist nicht auszuschließen, dass in Einzelfällen bewusst mehrere Pestizide eingesetzt werden, um so die beim Einsatz eines einzelnen Pestizids geltenden Höchstmengen(überschreitungen) zu umgehen. Wechselwirkungen der Rückstände mehrerer Substanzen im Körper sind jedoch nicht auszuschließen und nur schwer erforschbar.
2010 hat die EU deshalb eine Verordnung erlassen, nach der Berechnungen mittels einer Summenbelastungs-Formel erfolgen müssen. Ziel ist es, die Risiken für den Verbraucher dadurch weiter zu senken. Gleichzeitig finden sich allerdings Mitteilungen über eine Abnahme von ***Pflanzenschutzmittel-Rückständen***.

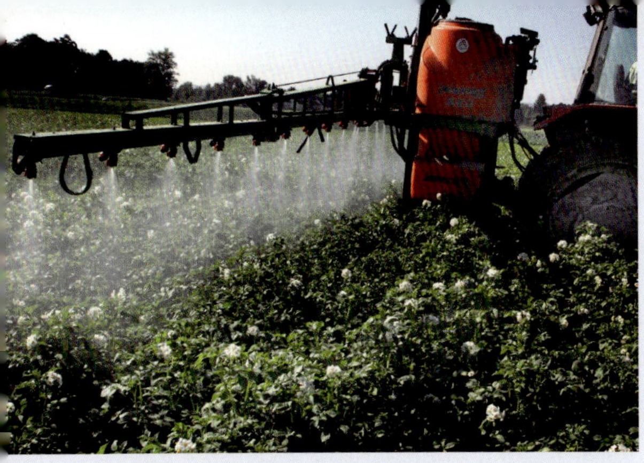

Der Wunsch mancher Verbraucher nach **rückstandsfreiem Obst und Gemüse** ist unrealistisch. Aus der Sicht des Analytikers gibt es etwas Derartiges praktisch nicht. Heute zur Verfügung stehende Analysemethoden sind so empfindlich, dass selbst geringste Mengen, die vor 20 Jahren gar nicht nachweisbar waren, heute nachweisbar sind. Überspitzt ausgedrückt könnte man selbst zwei in den Bodensee geworfene, markierte Stückchen Würfelzucker nachweisen.

Gesetzliche Regelungen

Wie wirksam eingeführte Kontrollmaßnahmen letztlich sind, zeigt bereits der zunehmend geringere Befall von Pistazien mit dem krebserregenden Schimmelpilzprodukt Aflatoxin. Er hat sich seit 1999 bei auf den Markt gelangenden Pistazien auf ein Fünfzigstel verringert.

Da der Einsatz von Pflanzenschutzmitteln zu ungunsten der Umwelt überhand nahm, wurde 1986 ein Gesetz erlassen, nach dem Schädlinge und Pflanzenkrankheiten vornehmlich mit biologischen und mechanischen Mitteln bekämpft werden müssen. Erst wenn diese Maßnahmen nicht ausreichen, können chemisch-synthetische Pflanzenschutzmittel eingesetzt werden.

Im Januar 2009 wurden per EU-Beschluss 22 Pestizide generell verboten. Bei den betroffenen Substanzen waren experimentell Erbgut verändernde und krebserregende Wirkungen nachgewiesen worden. Das Verbot wird derzeit schrittweise umgesetzt, da für eine Reihe von Substanzen noch Zulassungen für mehrere Jahre bestehen.

Seit dem 1.9.2009 wurden für konventionell angebautes Obst und Gemüse auch die Richtwerte für Pflanzenschutzmittelrückstände geändert. Nationale Werte wurden durch eine 3 Jahre zuvor beschlossene EU-Verordnung ersetzt. In anderen europäischen Ländern könnten eventuell geringgradig höhere Rückstandswerte zulässig sein. Die diskutierten Sicherheitsmargen dürften aber nur gering tangiert werden. Greenpeace allerdings schlägt Alarm und hält die jetzt zulässigen Werte nicht für unbedenklich.

Die Ermittlung des **Sicherheitsfaktors** wird gerne mit einer Situation im Straßenverkehr verglichen: Wird eine Kurve mit 120 km/h durchfahren, so werden einzelne Fahrer aus der Kurve getragen. Bei 100 km/h wird kein Fahrer mehr aus der Kurve getragen. Dieser Wert wird dann durch den Sicherheitsfaktor – also durch 100 – geteilt. Die „Höchstgeschwindigkeit“ entspräche in diesem Fall 1 km/h. Eine weitere Absenkung wäre sinnlos. Bei den Berechnungen muss mit Rücksicht auf Kinder im Alter von 2–5 Jahren der Wert so niedrig liegen, dass auch sie keinen Schaden erleiden dürfen.

(Zu S. 56)

Auch **ökologisch produzierte Lebensmittel** können Schadstoffe enthalten. Sie können aus einer belasteten Umwelt, der Luft, dem Wasser oder dem Boden in die Produkte gelangen. Man spricht in diesen Fällen von Kontaminanten (z. B. Schwermetalle wie Blei, Cadmium, Arsen, chlorierte Kohlenwasserstoffe, etc.). Als Rückstände gelten dagegen Verbindungen, die während der Produktion in die Lebensmittel gelangt sind und ganz oder teilweise in ihnen verbleiben. Beispiele sind Tierarzneimittel im Fleisch aber auch Pflanzenschutzmittel im Obst oder Gemüse. Rückstände finden sich in Bio-Produkten weniger als in konventionell erzeugten.

Wie belastet sind „bio“ und konventionell angebautes Obst und Gemüse?

Diese Frage bewegt die meisten Verbraucher vor allem, weil ***ökologisch angebaute Lebensmittel*** im Vergleich zu konventionellen Produkten bis zu fünf mal teurer sind (meist weniger). Lohnt sich hier der Mehrpreis im Sinne einer gesunden Ernährung? Drohen durch Öko-Produkte im Vergleich zu konventionell angebauten Produkten weniger Gefahren?

Immer wieder wird angeführt, es gäbe zwischen Öko- und konventionellen Produkten praktisch keine Unterschiede. Um es vorweg zu nehmen: Bio-Produkte enthalten weniger Pestizidrückstände. Der Öko- oder Bio-Bauer erfüllt freiwillig mehr als nur die gesetzlich bestehenden Vorgaben. Während der konventionelle Bauer organisch-synthetische Pflanzenschutzmittel einsetzen kann, verzichtet der Öko-Bauer hierauf. Ebenso verzichtet er auf den Einsatz anorganischer („synthetischer“) Düngemittel.

Bio-Obst und -Gemüse ist deshalb meist geringer belastet als konventionell angebaute Ware. Die Belastung mit sogenannten Kontaminanten ist aufgrund vergleichbarer Umwelt- oder Außeneinflüsse allerdings bei beiden Produkten teilweise gleich.

Die Nitratbelastung bei nitratbindendem Gemüse ist dagegen bei Obst und Gemüse aus konventioneller Produktion höher als bei ökologisch angebautem. Ursächlich ist hier die überhöhte Stickstoffdüngung. Aber auch bei ökologischen Produkten erweist sich der Gehalt dann als hoch, wenn zu viel Gülle aufgebracht wurde.

Bei ökologischem Anbau können Pilzerkrankungen und Befall des Ernteguts - je nach Wetterlage und Lagerungsbedingungen - nur unzureichend bekämpft werden. Es erstaunt deshalb nicht, dass Pilzgifte, sog. Mykotoxine (z.B. Aflatoxine) in einigen Fällen bei ökologischen Produkten in höherer Konzentration nachgewiesen wurden als in konventionell angebauten. Allerdings wurde die Gefahr von Pilzgiften bei Öko-Produkten früher überschätzt.

Über Jahre wurden große Stichproben untersucht. Für Bio-Obst und -Gemüse ergab sich eine durchschnittliche Belastung mit Pflanzenschutzmittelrückständen von 0,01 mg/kg. Konventionelle Produkte dagegen enthielten 0,4 mg/kg. Etwa 95 % der untersuchten Proben führen die Bezeichnung "Öko" zu Recht. Immerhin waren 70 % der Proben praktisch rückstandsfrei. Die Untersuchung von Öko-Obst und -Gemüse aus 25 verschiedenen Herkunftsländern ergab, falls Abweichungen festgestellt wurden, eine Beteiligung der italienischen Ware mit einer Häufigkeit von 53 %, der deutschen von 14%, der spanischen von 8 % und der niederländischen von 7 %. Der größte Anteil der Beanstandungen entfiel auf Fruchtgemüse und Zitrusfrüchte. Auffällig hoch waren die Beanstandungen für Karotten, Tomaten und Paprika italienischer Herkunft und für Zuchtpilze aus den Niederlanden.

Letztlich konnten bei konventionell angebauten Obstproben bei 88 % Pflanzenschutzmittelrückstände nachgewiesen werden. Ökologisch angebautes Obst war meist rückstandsfrei.

Grenzwertüberschreitungen fanden sich insbesondere bei außerhalb der EU erzeugten Produkten.

Wird das Vergehen festgestellt, ergibt sich zwangsläufig das Risiko der Vernichtung der gesamten Jahresernte. Ist derartige Ware aber bereits in den Handel gelangt, so besteht für den Verbraucher meist kein Risiko einer Schädigung, da der Sicherheitspuffer wie bereits beschrieben sehr groß ist.

Monitoring-System für Obst und Gemüse

Der Bundesverband Naturkost Naturwaren hat ein Monitoring-System für Obst und Gemüse im Naturkosthandel aufgebaut. Bio-Obst und Bio-Gemüse werden systematisch auf Pestizidbelastungen untersucht. Das Monitoring-System spürt fälschlich als "bio" deklariertes konventionelles Obst und Gemüse auf, hält es vom Markt fern und bietet damit Schutz vor Verbrauchertäuschungen.

Was ist also besser: „öko“ oder „konventionell“?

Öko-Produkte können durchaus einen höheren Befall mit Krankheiten oder Schädlingen aufweisen. Teilweise müssen bei ihnen teilweise Qualitätsminderungen (Optik, Lagerfähigkeit) in Kauf genommen werden.
Auch der Ertrag ist bei ökologischem Anbau meist deutlich niedriger als beim konventionellen Anbau. Die höheren Preise von Öko-Produkten sind vor allem hierdurch und durch die arbeitsintensiveren Anbaumethoden, weniger durch die höhere Produktqualität begründet. Erwähnenswert ist die seit 1991 in der EG geregelte umfassende Kontrolle des ökologischen Anbaus.

Welche Konsequenzen ergeben sich für den Verbraucher?

Die Frage, ob man beim Kauf von Bio-Produkten zusätzlich etwas für seine Gesundheit tut, beispielsweise das Risiko für das Auftreten bösartiger Tumoren oder von Herz-Kreislauf-Erkrankungen reduziert und den Alterungsprozess mit ihnen verlangsamen kann, muss man beim heutigen Kenntnisstand mit nein beantworten. Wer vom gesundheitsfördernden Effekt der Bio-Produkte überzeugt ist und bereit ist hierfür mehr Geld auszugeben, macht mit dem Verzehr dieser Produkte keinen Fehler. Man sollte aber im Kauf und dem Verzehr konventionell angebauter Produkte nicht den schlechteren Weg sehen.
Was die Qualität von Öko- und konventionell angebauten Produkten anbelangt, wird meist darauf hingewiesen, dass Sorten-, Artunterschiede, Unterschiede im Reifegrad und Standortunterschiede größere Auswirkungen haben als Unterschiede in der Anbaumethode. In ihrer Qualität unterscheiden sich Öko-Produkte keineswegs spektakulär von konventionell hergestellten. Immer wieder wird jedoch betont, dass die Ausweitung des ökologischen Landbaus im Sinne einer gesunden Umwelt als positiv anzusehen ist. Wer Bio-Produkte kaufe, leiste einen Beitrag für eine bessere Umwelt und trage damit nicht zuletzt indirekt zu seinem seelischen Wohlbefinden bei.

Seit 1. Juli müssen verpackte Biolebensmittel, die innerhalb der Europäischen Union produziert und verkauft werden, mit einem einheitlichen EU-Biosiegel gekennzeichnet werden. Das deutsche Biosiegel kann weiterhin zusätzlich verwendet werden, ebenso die Zeichen hiesiger ökologischer Anbauverbände. Das EU-Biosiegel garantiert, dass die Vorgaben der EG-Öko-Verordnung wie Gentechnikfreiheit, artgerechte Tierhaltung oder Verzicht auf chemisch-synthetische Pflanzenschutz- und Düngemittel, bei der Herstellung eingehalten worden sind.

1. Biernoth G, Kell G, Steinhart H (1993): Konventioneller, integrierter und ökologischer Pflanzenanbau – Eine vergleichende Übersicht. Gordian 93: 9–13
2. Nationale Berichterstattung. Pflanzenschutzmittelrückstände 2008. Weniger Rückstände von Pflanzenschutzmitteln. Ernährungs Umschau 2010(57): 64
3. Ploeger A (2009). Auf den Geschmack gekommen? Ernährungs Umschau 56: 413–415
4. Steinhart H. Schadstoffe in Lebensmitteln aus herkömmlicher und alternativer Produktion. In: Götz ML, Rabast U: Aktuelle Berliner Fortbildungsreihe. Roland Deutrich Verlag 1996. S. 299–305
5. Tagungsband zur Arbeitstagung der DGE 2007 "Prävention durch bunte Vielfalt - Wie viel Obst und Gemüse braucht der Mensch?". Deutsche Gesellschaft für Ernährung e. V., Bonn.
6. Mit bio auf der sicheren Seite. URL: www.umweltinstitut.org/lebensmittel/pestizidruckstande-in-lebensmitteln/pestizidruckstande-in-lebensmitteln-157.html Zugriff 19.08.2010
7. http://www.greenpeace.de/themen/chemie/pestizide_lebensmittel/ Zugriff 19.08.2010)

Gehen von gentechnisch veränderten Lebensmitteln gesundheitliche Risiken aus?

Wenn es um „gentechnisch veränderte“ oder „gentechnisch erzeugte“ Lebensmittel geht, sind viele Verbraucher beunruhigt und befürchten, der Verzehr derartiger Lebensmittel könne zu gesundheitlichem Schaden führen.

Was sind gentechnisch veränderte Lebensmittel?

Unter ***gentechnisch veränderten Lebensmitteln*** versteht man Lebensmittel, die aus gentechnisch veränderten Organismen (GVO), also Pflanzen, Tieren oder Mikroorganismen hergestellt wurden oder Anteile von diesen enthalten (● Abbildung). In der EU zählt man Tiere, die mit gentechnisch veränderten Futtermitteln gefüttert wurden, nicht dazu.

Ziele gentechnischer Züchtung sind zum Beispiel ertragreichere, widerstandsfähigere und/ oder qualitativ verbesserte Nutzpflanzen. Lebensmittel können aber auch in ihrer Zusammensetzung mit gentechnischen Maßnahmen verändert werden. So kann der Vitamingehalt (Vitamin A im Goldreis) oder das Fettsäuremuster (Sojaprodukte) bestimmter Speisen modifiziert werden. Die Vielfalt der Möglichkeiten, die sich aus gentechnischen Maßnahmen erschließen, kann nur erahnt werden. Voraussetzung für die Zulassung gentechnisch veränderter Lebensmittel ist, dass von ihnen weder für die Umwelt noch für den Verbraucher nachteilige Wirkungen ausgehen. Die Zulassungsverfahren gestalten sich extrem aufwändig. In der EU ist der Anteil an gentechnisch veränderten Lebensmitteln deshalb sehr gering. Produkte aus biologischem Anbau dürfen per se nicht gentechnisch verändert werden.

Ähnlich der Situation bei Arzneimitteln sind potenzielle negative Wirkungen gentechnisch veränderter Lebensmittel oft erst nach sehr langer Zeit erkennbar. So erkannte man erst nach zehnjähriger Forschungsarbeit, dass genveränderte Erbsen bei Mäusen allergische Reaktionen hervorriefen. Wird ein Paranuss-Gen in Sojapflanzen eingesetzt, reagieren Nussallergiker auch auf genverändertes Soja allergisch. Normales Soja dagegen wird vertragen.

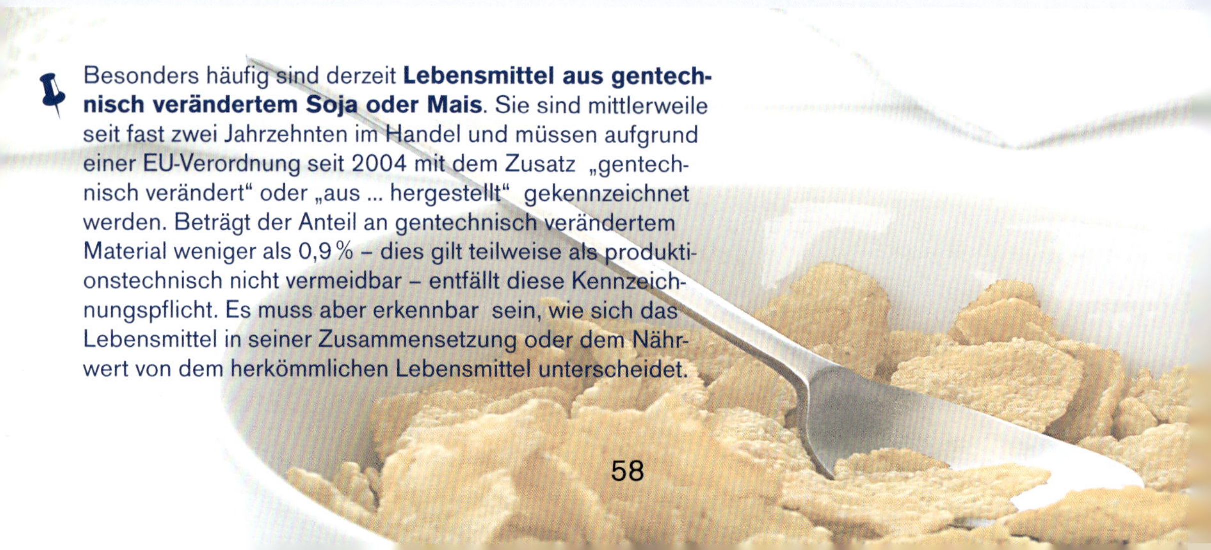

Besonders häufig sind derzeit **Lebensmittel aus gentechnisch verändertem Soja oder Mais**. Sie sind mittlerweile seit fast zwei Jahrzehnten im Handel und müssen aufgrund einer EU-Verordnung seit 2004 mit dem Zusatz „gentechnisch verändert“ oder „aus ... hergestellt“ gekennzeichnet werden. Beträgt der Anteil an gentechnisch verändertem Material weniger als 0,9 % – dies gilt teilweise als produktionstechnisch nicht vermeidbar – entfällt diese Kennzeichnungspflicht. Es muss aber erkennbar sein, wie sich das Lebensmittel in seiner Zusammensetzung oder dem Nährwert von dem herkömmlichen Lebensmittel unterscheidet.

Für und Wider gentechnisch veränderter Lebensmittel

Die Gegensätze zwischen Befürwortern und Gegnern gentechnisch veränderter Lebensmittel sind groß und die Diskussion wird sehr emotional geführt. Befürworter halten diese Lebensmittel aufgrund des extrem strengen Zulassungsverfahrens sogar für sicherer als vergleichbare konventionell hergestellte. Gegner sehen die Relation von Nutzen zu potenziellem Risiko als unvertretbar an. Umweltorganisationen wie Greenpeace raten dem Verbraucher, keine gentechnisch veränderten Lebensmittel zu kaufen und sprechen sich für ein Anbauverbot aus.

Obwohl bisher keine Schäden am Menschen durch zugelassene gentechnisch veränderte Lebensmittel bekannt wurden, haben die Kritiker Zweifel an der Sicherheit gegenwärtiger Zulassungsverfahren. Sie halten es für nicht erwiesen, dass tatsächlich alle Gefahren für den Menschen aufgedeckt werden können. In Tierversuchen konnten Genfragmente aus gentechnisch veränderten Lebensmitteln im Blut und inneren Organen nachgewiesen werden. Es ist unbekannt, ob und welche langfristigen gesundheitlichen Folgen dies haben kann.

Mit Weißer Gentechnik werden gentechnische Verfahren zur Herstellung von Enzymen, Impfstoffen bzw. Arzneimittel oder anderen Rohstoffen durch Mikroorganismen bezeichnet. Die Grüne Gentechnik steht für die genetische Veränderung landwirtschaftlicher Nutzpflanzen, die Rote Gentechnik hat veränderte Nutztiere zum Ziel.

Die Abbildung zeigt die komplexen Vernetzungen der einzelnen Sparten und Produkte.

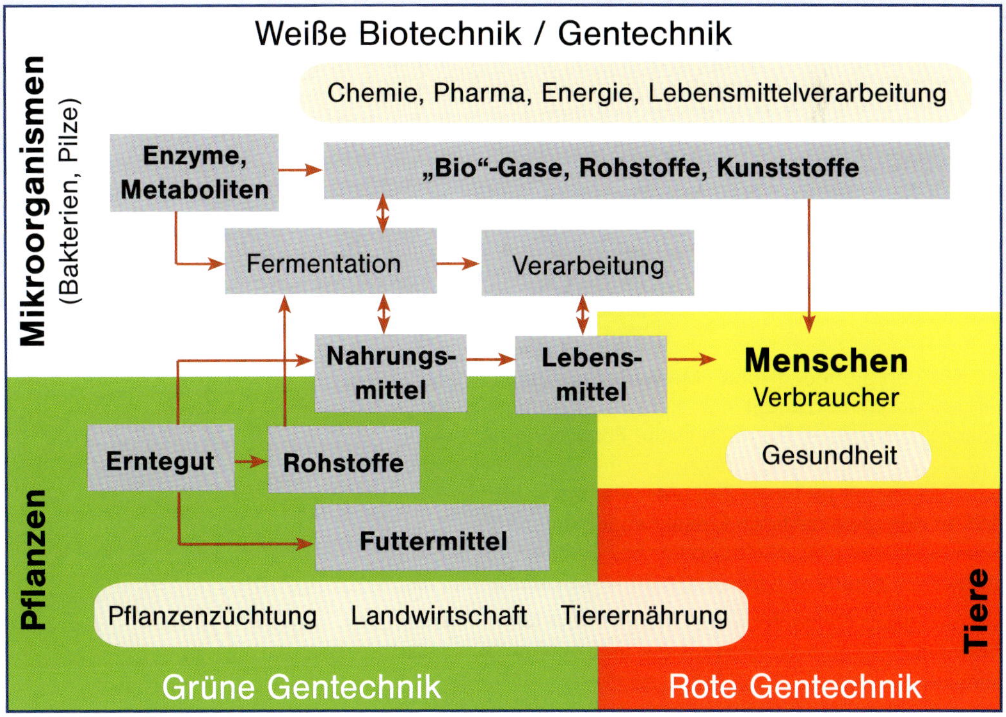

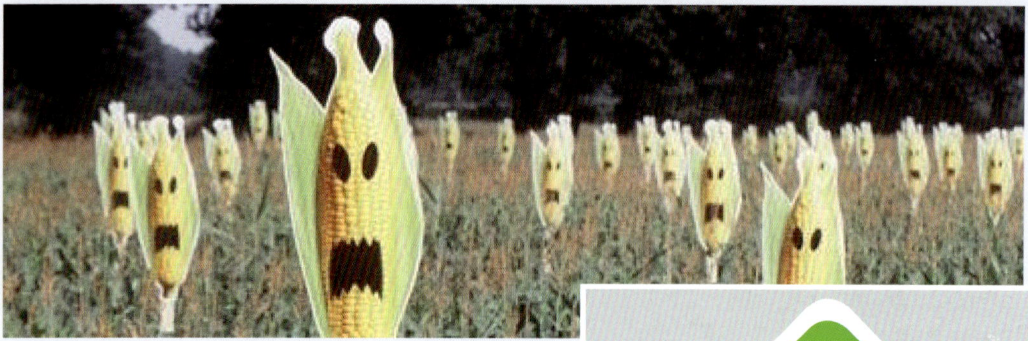

Die Diskussion über Pro und Kontra Gentechnik wird hochemotional geführt. Sachliche Argumente der komplizierten Thematik bleiben dabei oft auf der Strecke.

Das Bild oben stammt von einer Aufmacherseite eines Greenpeace-Einkaufsnetzwerkes für gentechnikfreie Produkte (Zugriff am 11.5.2010; Foto: Martin Langer/Greenpeace)

Zwischenzeitlich gibt es ein einheitliches Logo für Lebensmittel ohne Gentechnik (rechts). Es soll dem Verbraucher erleichtern, sich bewusst für diese Lebensmittel zu entscheiden. Herstellern, die ihre Produkte entsprechend kennzeichnen wollen, wird es unentgeltlich zur Nutzung angeboten. (Quelle: Bundesministerium für Ernährung, Landwirtschaft und Verbraucherschutz, Pressemeldung von 8/2009, www.bmelv.de)

Die Kritik an gentechnischen Methoden vor allem in der Landwirtschaft entzündet sich nicht nur an potenziellen Gesundheitsrisiken: Gentechnische Forschung ist teuer – wird sie von privatwirtschaftlichen Firmen finanziert, stehen die Produkte oft für lange Zeit unter Patentschutz bzw. sind an den gleichzeitigen Einsatz abgestimmter Pflanzenschutzmittel gekoppelt und können so zu finanziellen Problemen gerade von Bauern in ärmeren Ländern führen.

Die Akzeptanz für gentechnisch hergestellte Medikamente ist deutlich höher als die für Lebensmittel mit gentechnischen Hintergrund.

Anbauflächen in den USA und Deutschland

Der Großteil gentechnisch veränderter Pflanzen wird in den USA auf einer Fläche von ca. 50 Mio Hektar angebaut. In Deutschland liegt die Fläche derzeit lediglich bei 1000 Hektar. Als gentechnisch veränderte Nutzpflanzen angebaut werden vor allem Soja, Mais, Baumwolle und Raps, während Reis, Zucchini und Papayas eine untergeordnete Rolle spielen.

Gentechnisch veränderte Nutztiere

In den USA hat die FDA (Food and Drug Administration) Leitlinien für eine eventuelle Zulassung gentechnisch veränderter Tiere vorgelegt. Bisher wurden weltweit noch keine entsprechenden Tiere zugelassen. Diskutiert wird eine Zulassung für gentechnisch veränderte, schnell wachsende Lachse, für Schweine, die weniger umweltbelastende, phosphathaltige Gülle produzieren oder in ihrem Fleisch vermehrt die gesundheitsfördernden Omega-3-Fettsäuren enthalten. Man forscht auch bei Kühen, ob sie durch gentechnische Veränderungen in der Lage wären, eine erhöhte Milchmenge zu produzieren.

Fazit

Die Auflagen für gentechnisch veränderte Lebensmittel sind streng. Man kann heute davon ausgehen, dass sie im Vergleich zu konventionellen Lebensmitteln intensiver untersucht sind.
Bei einer Fülle von verarbeiteten Lebensmitteln kommen heute nahezu ausschließlich gentechnische Verfahren zum Einsatz (weiße Gentechnik in der Lebensmittelverarbeitung, z. B. Hilfsstoffe für die Backindustrie, Labferment, Aromen). Während diese gut etabliert sind, erhitzen sich die Gemüter beim Thema grüne Gentechnik. Die Diskussion ist sehr emotional.
Bislang gibt es keine Hinweise auf eine schädigende Wirkung durch die derzeit zugelassenen Produkte. Ergebnisse aus Tierversuchen lassen sich nicht ohne weiteres auf den Menschen übertragen.
Bei aller Diskussion über potenzielle Risiken sollte man die sich aus dieser Technologie ergebenden Chancen nicht vergessen.

1. Diskurs Grüne Gentechnik des Bundesministeriums für Verbraucherschutz, Ernährung und Landwirtschaft, 2002. S. 29ff (Oktober 2005)
2. Jany KD (2007): Sind Lebensmittel aus gentechnisch veränderten Pflanzen gesundheitsgefährdend? Ernährungs Umschau 54: 238–247
3. Qaim M (2009): Grüne Gentechnik und Welternährung. Ernährungs Umschau 56: 294–299
4. Sachse GE (2009): Gentechnik – Fluch oder Segen? Ernährungs Umschau 56: 300–302
5. www.informationsdienst-gentechnik.de Zugriff 11.07.2009
6. Grüne Gentechnik. URL: www.bmelv.de/cln_154/DE/Landwirtschaft/Pflanze/Gentechnik/gentechnik_node.html Zugriff 20.08.2010
7. Mackenthun G (2009): Blinde Panik – Harte Fakten. Die Wahrnehmung von Lebensmittel-Risiken durch die Bevölkerung und die Einschätzung durch die Wissenschaft. CMA Ernährungsforum Berlin 2006

Gesundheit und unsere Gewohnheiten

„Das ganze Geheimnis, sein Leben zu verlängern, besteht darin, es nicht zu verkürzen".

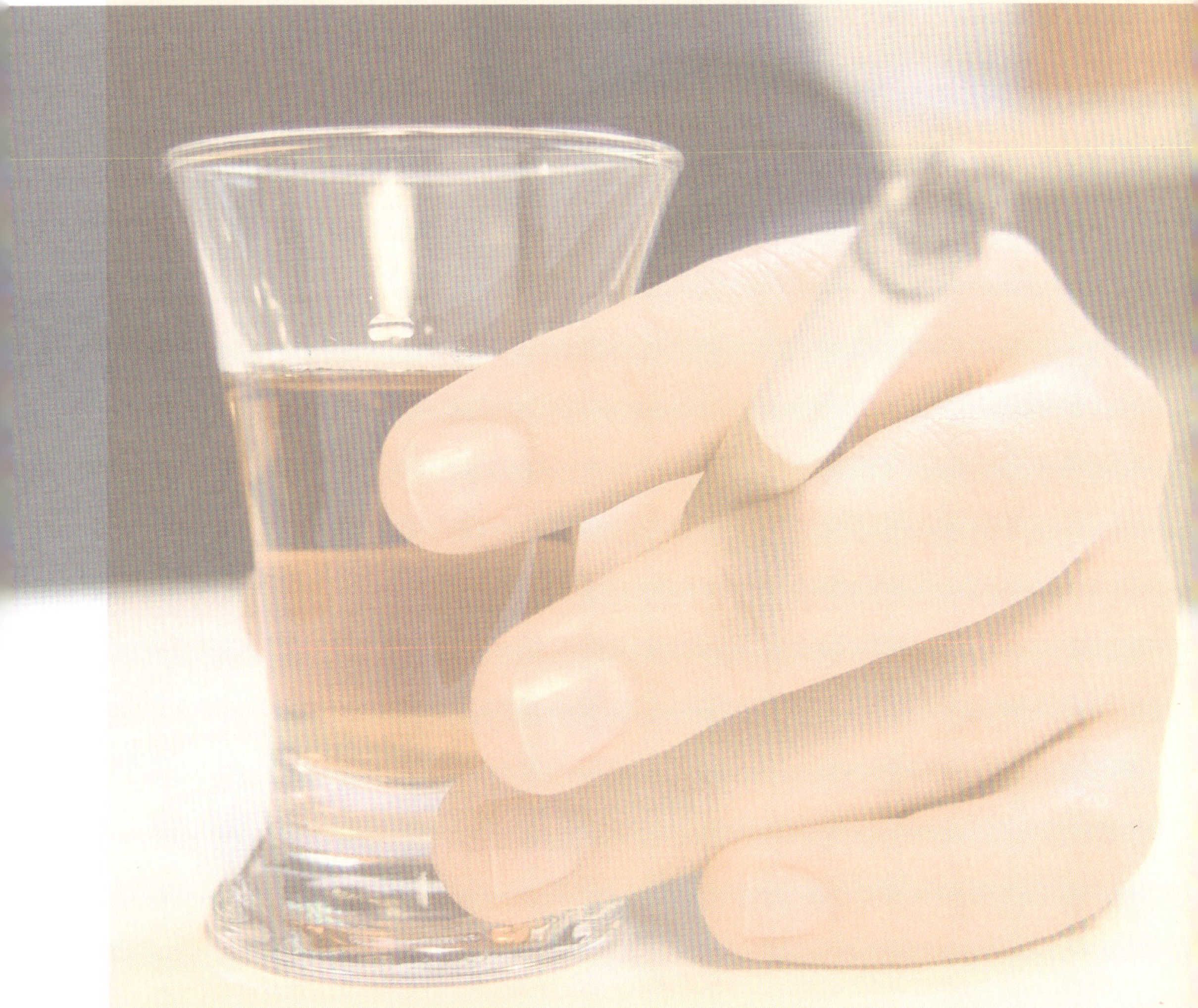

III

Wie gefährlich ist das Rauchen?

Schadstoffe im Tabakrauch

Ein befreundeter Pastor meinte, als er in einer Gesellschaft ein kleines Grüppchen immer noch Rauchender sah: „Hätte der liebe Gott gewollt, dass wir rauchen, so hätte er uns mit einem Schornstein erschaffen." Wie wahr, dachte ich - und ergänzte, wer heute noch raucht, ist unmodern.

Blickt man auf die Schadstoffe und deren Entstehung im *Tabakrauch* wird rasch klar: diese Substanzen können unserer Gesundheit wohl kaum zuträglich sein.

Im Rauch einer durchschnittlichen Zigarette finden sich mehr als 4800 verschiedene chemische Substanzen. Mehr als 70 von ihnen sind nachweislich krebserregend.

In geschlossenen Räumen können Raucher Schadstoffkonzentrationen erzeugen, die auch anwesende Nichtraucher schädigen können. In Zeiten zunehmender Rauchverbote besuche man als Nichtraucher einmal einen der heute in Hotels eingerichteten Raucherräume oder eine der kleinen Kneipen, in denen Rauchen wieder erlaubt wurde. Hier wird rasch klar, ein längerer Aufenthalt in diesen Räumen kann nicht gesund sein.

Wie stark beeinflusst Rauchen die Lebenserwartung?

Wer raucht, lagert reichlich Schadstoffe in seiner Lunge ab: 20 Zigaretten pro Tag, über 20 Jahre geraucht, bedeuten pro Jahr 6 kg Staub oder eine Tasse Teer in der Lunge.

Raucher haben eine verkürzte Lebensdauer. Raucht man pro Tag 10 Zigaretten, hat man 3, bei zwanzig Zigaretten 6 und bei 40 Zigaretten sogar 8 Jahre weniger an Leben zu erwarten.

Raucher leben im Vergleich zu Nichtrauchern durchschnittlich etwa sechs bis zehn Jahre weniger. Allerdings sind die Angaben hierzu nicht einheitlich. Beendigt man das Rauchen vor dem 30. Lebensjahr, soll dies zu einem Zugewinn von etwa sechs bis sieben Lebensjahren führen.

Nicht jeden Raucher kostet das Rauchen von 20 Zigaretten täglich über 20 Jahre das Leben - auf jeden Fall kosten die in diesem Zeitraum gerauchten 150 000 Zigaretten rund 30 000 Euro. Dieses Beispiel zeigt das Dilemma: Der Staat kann kein Interesse an der gesundheitlichen Beeinträchtigung seiner Bürger durch Rauchen haben, zugleich jedoch verdient er an der *Tabaksteuer* erhebliche Summen.

Schadstoffe finden sich beim Rauchen sowohl im inhalierten **Tabakrauch** (Hauptstromrauch) als auch im Rauch an der Spitze der Zigarette (Nebenstromrauch). Die Schadstoffe an der Spitze der Zigarette sind dabei aggressiver und schädlicher als die des inhalierten und wieder ausgeatmeten Rauchs, was auch mit Blick auf das so genannte Passivrauchen von Bedeutung ist.

Jede Zigarette senkt die **Lebenserwartung** rein statistisch um ca. 15 Minuten.

Allein 2007 lagen die **Steuereinnahmen** aus dem Tabakkonsum durch Minderjährige in Deutschland bei ca. 193 Millionen Euro. Dass sich die Raucher für den Staat dennoch nicht „lohnen", wird am Ende dieses Kapitels erläutert.

Lungenkrebs-Sterblichkeit bei Rauchern

Pro Jahr erkranken 33 000 Männer und 13 200 Frauen an Lungenkrebs. 90 % dieser Erkrankungen entstehen durch Zigarettenrauch.

Der Lungenkrebs liegt bei Männern auf Rang 1 der Krebssterblichkeit, bei Frauen bereits auf Rang 3. Frauen wie Männer erkranken im Durchschnitt mit 67 Jahren. Bei den unter 60-Jährigen sind Frauen etwas häufiger betroffen.

Seit Ende der 1980er Jahre sinkt die Lungenkrebsrate bei Männern, steigt aber bei Frauen kontinuierlich an. Frauen rauchen seit dem 2. Weltkrieg ungleich häufiger. Der Tabakkonsum ist auch bei ihnen gesellschaftlich akzeptiert. Der Anstieg der Lungenkrebs-raten ließ nicht lange auf sich warten.

Die Aussichten, einen Lungenkrebs nach dem Erkennen dauerhaft zu überleben, sind schlecht: Nur 10 % aller erkannten Patienten überleben die nächsten fünf Jahre.

Wie gefährlich selbst Passivrauchen ist, war lange unbekannt. Es erhöht das Lungenkrebsrisiko des nicht rauchenden Partners im Vergleich zum Nichtraucher um das zwei- bis dreifache. Kinder von Rauchern sind deutlich anfälliger für Infektionen.

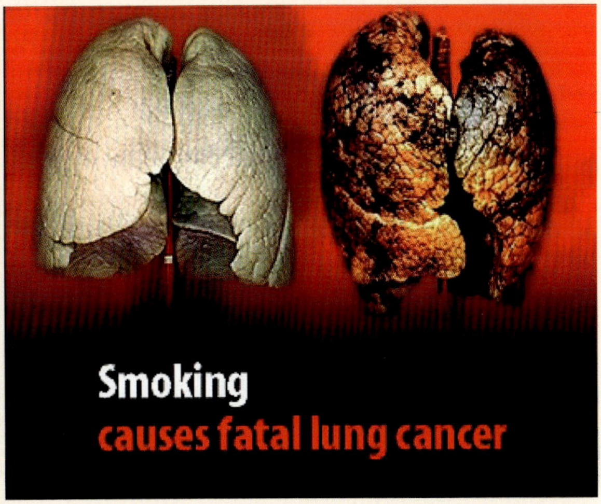

Normale Lunge im Vergleich zur Lunge eines Rauchers (rechts). Die Dunkelfärbung der Lunge durch Teerkondensate bleibt auch nach Aufgabe des Rauchens bestehen. Das Foto stammt aus einer Aufklärungskampagne des britischen Department of Health.

Chronische Bronchitis und Gefäßerkrankungen bei Rauchern

Nur auf den ersten Blick erscheint die beim Raucher häufige chronische Bronchitis harmlos. Meist geht sie in eine chronisch obstruktive Bronchitis über (*COPD*). Im weiteren Verlauf stellt sich eine überblähte Lunge, ein so genanntes Lungenemphysem, ein. Die körperliche Belastbarkeit nimmt ab und die Infektanfälligkeit zu.

Die in der Lunge abgelagerten Schadstoffe schädigen den Organismus. Nikotin wird mit dem Tabakrauch über die Schleimhäute aufgenommen und verengt die Gefäße. Durchblutungsstörungen in nahezu allen Organen sind die Folge. Zu den weit reichenden Schädigun-

COPD steht für engl. chronic obstructive pulmonary disease und beschreibt die im Volksmund oft als „Raucherlunge" bezeichnete Beeinträchtigung der Atmung.

Neben Rauchen gelten auch Umweltschadstoffe als Auslöser (● Kap. 5)

In Deutschland schätzt man etwa 5 Mio. Erkrankte, weltweit etwa 600 Mio.

In den USA gilt COPD als die vierthäufigste Todesursache.

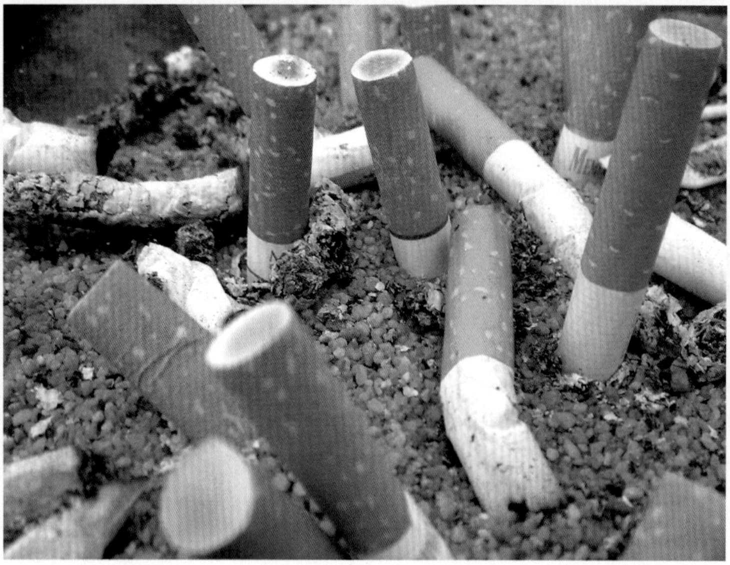

Mit „Light Zigaretten" lässt sich das Gesundheitsrisiko nicht reduzieren. „Light" darf deshalb seit 2003 als Bezeichnung für Zigaretten nicht mehr verwendet werden. Will man mit dem Rauchen aufhören, so erschweren diese Zigaretten sogar das Einstellen des Rauchens. In den USA wurde 2009 per Gesetz die Herstellung von Light Zigaretten und die Beimischung fremder Substanzen zu Zigaretten verboten.

gen gehören Herzinfarkte, Schlaganfälle und die im Volksmund als Raucherbein bezeichneten Durchblutungsstörungen. Bei dieser so genannten peripheren arteriellen Verschlusskrankheit droht der Verlust der Beine. Von allen Personen, die vor dem 40. Lebensjahr einen Herzinfarkt erleiden, sind 98 % Raucher.

Rauchen in der Schwangerschaft

Starke Raucherinnen werden seltener schwanger. Die eingeatmeten Giftstoffe erreichen den Fötus bzw. Embryo über den Blutkreislauf. Selbst im Blut Ungeborener können im Tabakrauch enthaltene Karzinogene bereits nachgewiesen werden. Auch die Sauerstoffversorgung des Kindes verschlechtert sich. Das Risiko für Früh- und Fehlgeburten, Fehlbildungen (z. B. die Lippen-, Kiefer-, Gaumenspalte) und eine mangelhafte Entwicklung ist erhöht. Babys rauchender Mütter haben meist ein deutlich geringeres Geburtsgewicht als Babys nicht rauchender Mütter.

Rauchverbot

2003 wurde von der EG ein weit reichendes Verbot von Werbung für Tabakerzeugnisse beschlossen.
Man könnte zwar annehmen der Staat sei an einem verminderten Tabakkonsum nicht interessiert, da die Steuereinnahmen immens sind. Aber durch Rauchen entstehen allein in den alten Bundesländern Schäden am Bruttosozialprodukt in Höhe von 41,6 Mrd. Euro. Würden alle Raucher das Rauchen einstellen, so entgingen dem Staat Steuereinnahmen von nur 10 Mrd. Euro.
Der Raucher schadet dem Staat also mehr als der Nichtraucher und der Staat verdient trotz Tabaksteuer nicht am Raucher. Die EG-Gesundheitsminister haben sich auf Warnhinweise auf Zigarettenpackungen geeinigt: „Rauchen kann tödlich sein", „Rauchen lässt Ihre Haut altern" oder auch „Rauchen kann zu einem langsamen und schmerzhaften Tod führen".
Mit genormten Verbotsschildern sind heute die Orte des Rauchverbots auf Bahnhöfen, Flughäfen und in öffentlichen Einrichtungen gekennzeichnet. Auf den Schildern ist eine eben angezündete Zigarette dargestellt.

Raucherentwöhnung lohnt sich

Ehemalige Raucher sind jedoch nicht chancenlos. Wer aufhört zu rauchen, dessen Risiko, an Lungenkrebs zu erkranken, sinkt Jahr für Jahr deutlich. Je nach Statistik wird nach ca. 7–15 Jahren sogar das Risikoniveau des Nichtrauchers erreicht!
Nikotin macht süchtig. Die Deutsche Krebsgesellschaft weist auf die Möglichkeit hin, in der

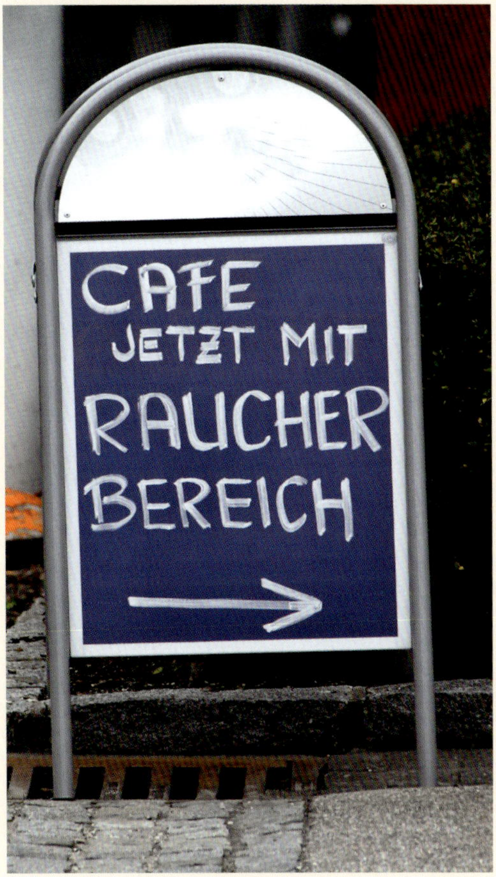

Anfangsphase der Raucherentwöhnung über Nikotinpflaster oder -kaugummis „dem Körper das reine Nikotin ohne die anderen fast 4000 Giftstoffe der Zigarette zuzuführen", um Rauchen in typischen Situationen zu vermeiden: beim Telefonieren, nach dem Essen, zum Kaffee etc. Ingesamt verspricht eine Anwendung dieser Nikotinprodukte über mindestens acht Wochen den besten Erfolg. Rauchstopp mit Nikotingabe in Kombination mit einer bewussten Änderung des Verhaltens schnitt in Studien besser ab als die Verhaltensänderung allein.

Wer ernsthaft das Rauchen aufgeben will, kann dies durchaus alleine schaffen. Alternativ besteht die Möglichkeit, sich einem Raucherentwöhnungsprogramm anzuschließen. Auch - meist kostenpflichtige - Raucherentwöhnungsseminare sind erfolgreich. Die Kosten werden meist allein durch Einsparungen beim Nichtrauchen ausgeglichen. In solchen verhaltenstherapeutisch angelegten Gruppen können Raucher lernen, ihr Suchtverhalten zu verändern und bekommen Tipps zum Umgang mit einem „Rückfall". Auch Hausärzte und Apotheker sind gute Ansprechpartner zum Thema ***Raucherentwöhnung***.

1. Hansewinkel R, Gohlke H (2008): Einnahmen des Bundeshaushaltes aus dem Zigarettenkonsum Minderjähriger. Dtsch Med Wschr 133: 2555–2558 (Suppl. 7)
2. Haustein K-O: Tabakabhängigkeit. Gesundheitliche Schäden durch das Rauchen. Ursachen – Folgen – Behandlungsmöglichkeiten – Konsequenzen für Politik und Gesellschaft. Deutscher Ärzte-Verlag, Köln 2001.
3. www.krebsgesellschaft.de/rauchen_aufhoeren,1056.html (Zugriff am 5.8.2010)
4. Krogh D: Rauchen. Sucht und Leidenschaft. Akademischer Verlag, Heidelberg 1993. (zum Thema psychologische und physiologische Beweggründe für den Nikotinkonsum)
5. Lampert Th (2010): Tabakkonsum, sportliche Inaktivität und Adipositas. Assoziation mit dem sozialen Status. Dtsch Ärzteblatt; 107: 1–7
6. http://webarchive.nationalarchives.gov.uk

Das antidepressiv und angstlösend wirkende Medikament Bupropion ist in der Europäischen Union zur Behandlung der Nikotinsucht zugelassen. In ersten Studien waren nach einem Jahr 20 % der mit dem Medikament behandelten Patienten dauerhaft Nichtraucher, bei Behandlung mit einem Placebo nur 8 %.

Wie ungesund oder gesund ist Alkohol?

Jeder von uns kennt die Bedeutung und Wirkung von Alkohol bei festlichen oder gesellschaftlichen Anlässen. Alkohol ist das Rauschgift Europas. Sehr gerne spricht man über seine angenehmen und positiven Effekte. Die gravierenden negativen Auswirkungen übermäßigen Alkoholkonsums werden oft verharmlost. Allein in Deutschland sind bis zu 2 Millionen Menschen alkoholkrank und etwa 10 Millionen von einer Abhängigkeit bedroht. Im Jahr 2002 starben circa 40 000 Menschen infolge des Alkoholmissbrauchs. Männer waren dreimal häufiger betroffen als Frauen. Alkoholbedingte Schäden sind zwischenzeitlich ein erhebliches Problem in der gesamten westlichen Welt.

Historische Aspekte

Wird der Zucker in Früchten vergoren, entsteht Alkohol. Menschen wurden ohne Kenntnis der chemischen Zusammenhänge bereits früh auf den Alkohol aufmerksam. Alkohol wird in der Bibel erwähnt und war bereits in vorchristlichen Zeiten aufgrund seiner berauschenden Wirkung beliebt.

Um die Entdeckung alkoholischer Getränke ranken sich Geschichten und Legenden. So wird von einem Lebensmüden berichtet, der sich mit „vergessenem" und damit vergorenem Rebensaft das Leben nehmen wollte. Er trank ihn und schlief ein. Überrascht und von seiner trüben Stimmung befreit erwachte er.

Die Industrialisierung ermöglichte die billige Alkoholherstellung. Mit der Alkoholwerbung sprach man zunächst nur Männer, später auch Frauen an. Seit kurzem animiert man auch Jugendliche durch Werbung (z. B. für ***Alkopops*** bzw. alkoholische Mixgetränke) zum Alkoholgenuss.

Etwas Biochemie

Wenn wir umgangssprachlich vom Alkohol sprechen, meinen wir den Äthylalkohol mit der chemischen Summenformel C_2H_5OH. Man spricht auch vom Weingeist, wissenschaftlich eher von Ethanol. Auch Spiritus (z. B. Franzbranntwein) ist Alkohol, der aber durch Zugabe von Bitterstoffen „vergällt" und damit ungenießbar ist.

Alkohol kann nicht nur industriell hergestellt werden, die alkoholische Gärung kommt auch in reifen Früchten und Säften vor. Aus dem Tierreich wird über Elefanten und Affen, aber auch Vögel in freier Wildbahn berichtet, die nach dem Genuss größerer Mengen angegorener Früchte sichtlich berauscht waren.

Der ***Alkoholgehalt*** alkoholischer Getränke ist unterschiedlich und wird in der Regel in Volumenprozent (Vol.%) angegeben. Die ● Tabelle zeigt typische Alkoholgehalte häufig konsumierter Getränke.

Alkohol unterliegt in Deutschland der Branntweinsteuer. Pro Liter reinen Alkohols fallen ca. 13 Euro an.

Beispiele für Alkoholgehalte häufig konsumierter Getränke

Getränk	Vol.%
Vollbiere	um 5
Starkbiere	6–12
Weißwein	um 12
Rotweine	12–14
Met	5–15
Apfelwein	5,5–7
Liköre	15–75 meist jedoch < 35
Spirituosen (Whisky, Cognac, Schnaps, Wodka oder Rum)	40 und mehr

Alkohol in Lebensmitteln

Von Lebensmitteln nimmt man meist an, sie seien alkoholfrei. Teilweise enthalten sie jedoch geringe, praktisch aber ***unbedeutende*** und nicht schädigende ***Alkoholmengen***. Brot bis 0,3 Vol.% , Apfelsaft bis 0,4 Vol.%, Sauerkraut 0,5 Vol.%, Traubensaft bis 0,6 Vol.%, reife Banane bis 1 Vol.%, reifer Kefir bis ca. 1 Vol.% . Der Duft von frischem Brot beruht z.B. teilweise auf dem geringen Alkoholgehalt.
Auch in unserem Organismus wird permanent eine geringe Menge an Alkohol produziert und auch wieder abgebaut.

Für den Alkoholiker können auch alkoholfreie Getränke problematisch sein. So ist der Alkoholgehalt von alkoholfreiem Bier zwar geringer als der von Traubensaft. Dennoch ist alkoholfreies Bier für den abstinenten Alkoholkranken ungeeignet. Es weckt das Verlangen nach „Mehr" und kann so zur Wiedereinstiegsdroge werden.

Wie viel trinkt man in Deutschland?

Vom Säugling bis zum Greis werden seit 1970 in Deutschland pro Kopf und Jahr statistisch durchschnittlich 10,1 l reiner Alkohol getrunken. Bier, Wein und Schnaps sind die bevorzugten alkoholischen Getränke. Weltweit gehört Deutschland zu den fünf Ländern mit dem höchsten Alkoholkonsum. Bedenklich ist der zunehmende Alkoholkonsum bei Jugendlichen.
Der Konsum von Alkohol ist zwar erlaubt, Auto-, Motorrad- oder Radfahren sind unter seinem Einfluss aber ebenso zu unterlassen wie das Führen von Schiffen oder Flugzeugen. Bei Zuwiderhandlungen drohen drastische Strafen.

Wie nimmt unser Organismus Alkohol auf?

Alkohol nehmen wir bereits ab der Mundhöhle auf und auch sonst wird er im gesamten Verdauungstrakt resorbiert. Von hier geht er ins Blut und verteilt sich im ganzen Körper. Mit dem Blut gelangt er in die Leber, wo er teilweise abgebaut wird. Besonders rasch ist die Alkoholaufnahme mit warmen (Grog), zucker- (Likör) oder kohlendioxidhaltigen Ge-

Umgangssprachlich werden als **Alkopops** alle alkoholhaltigen Süßgetränke (Pops = Limonaden) bezeichnet.
Rechtlich zählen hierzu lediglich Mischgetränke mit Branntwein-Anteil (Wodka, Whiskey etc.) und i.d.R. 5–6 Vol.% Alkoholgehalt. Biermischgetränke sind also ausgeschlossen. Dennoch sind auch diese nicht „ohne":

2 Flaschen Biermixgetränke á 0,33 l mit 2,5 Vol.% Alkohol entsprechen
3 Gläsern Schnaps (0,02 l mit 35 Vol.%).

Durch den hohen Zuckeranteil wird bei all diesen Getränketypen der bittere Alkoholgeschmack überlagert.

Alkohol hat eine Dichte von etwa 0,8 g/cm³, d. h. 100 ml reiner Alkohol wiegen ca. 80 Gramm.

Will man den **Alkoholgehalt** in Gramm in einer bestimmten Menge eines alkoholischen Getränkes ermitteln, muss man von den angegebenen Werten für Vol.% 20 % abziehen.

Beispiele: 100 ml Wein mit 12,5 Vol.% enthalten (12,5 x 0,8) = 10 g Alkohol

1 Liter Bier mit 5 Vol.% enthält entsprechend 50 ml bzw. (50 x 0,8) 40 g reinen Alkohol.

Die Alkoholgehalte in Lebensmitteln sind die Folge des Herstellungs- bzw. Konservierungsprozesses: Spuren von Alkohol entstehen, wenn Hefe als Treibmittel zur Lockerung des Teiges eingesetzt wird, als Nebenprodukt der Milchsäuregärung bei Sauerkraut, aber auch durch alkoholische Gärung in Säften und reifen Früchten.

tränken (Kohlensäure im Sekt). Fett dagegen verlangsamt zwar die Alkoholaufnahme, verringert sie jedoch - bezogen auf die getrunkene Alkoholmenge - nicht: Der Alkohol gelangt zwar später, letzlich aber doch in den Blutkreislauf.

In der Leber wird Alkohol durch das Enzym Alkoholdehydrogenase abgebaut. Die landläufig als ***Kater*** bezeichnete Situation entsteht nach reichlichem Alkoholgenuss vor allem durch die Zwischenprodukte des ***Alkoholabbaus***.

Beeinträchtigungen durch Blutalkohol

Die Alkoholkonzentration kann im Blut und in der Ausatemluft gemessen werden. Allerdings sagen die hierbei gefundenen Konzentrationen wenig über das individuelle Reaktionsvermögen aus. Die gesetzlichen Promillegrenzen wurden so festgelegt, dass ab dieser Grenze die statistische Wahrscheinlichkeit von Ausfallerscheinungen oder Unfällen im Vergleich zum nüchternen Zustand erhöht ist. Angegeben wird die Blutalkoholkonzentration in Milligramm Alkohol pro Gramm Blut (mg/g). Dies entspricht dem Promillewert (‰).

Welche Blutalkoholkonzentration nach dem Alkoholgenuss erreicht wird, hängt von der Trinkmenge, dem Körpergewicht, der Resorptionsgeschwindigkeit und dem Geschlecht ab. Auch der Füllungszustand des Magens, das Alter und die Statur der betreffenden Person spielen eine Rolle.

Alkohol in der Ausatemluft kommt durch den Übertritt des Alkohols vom arteriellen Blutkreislauf in die Atemluft der Lungenbläschen (Alveolen) zustande. Die Konzentration in der Ausatemluft kann in Milligramm pro Liter Atemluft (mg/l) gemessen werden. Die gesetzlichen Grenzwerte für die Blutalkoholkonzentration sind 0,5 mg/g, und für die Atemluftalkoholkonzentration 0,25 mg/l.

Alkoholwirkung

Alkohol wirkt auf das Gehirn und führt zu Rauschzuständen. Er kann stimulierend oder betäubend wirken oder einen Stimmungswandel hervorrufen. Er erweitert die peripheren Blutgefäße, was die meisten von uns als Wärmegefühl wahrnehmen.

Trunkenheitssymptome treten meist bei einer Blutalkoholkonzentration von etwa 1 Promille auf. Der „untrainierte" wird ab 0,2-0,4 Promille Beeinträchtigungen erfahren, „trainierte Trinker" und „***Spiegeltrinker***" können immense Alkoholmengen vertragen. Die tödliche Blutalkoholkonzentration beträgt für den ungeübten Trinker ca. 3-4 Promille. Allerdings wurden schon Werte über 7 Promille überlebt.

Genetisch bedingte Unterschiede im Alkoholabbau

Die Alkoholwirkung und der Alkoholabbau können genetisch bedingt höchst unterschiedlich sein. Indianer, Inuit und Ostasiaten bauen den Alkohol langsamer ab als Europäer und vertragen deshalb ungleich geringere Alkoholmengen. Die höhere Alkoholtoleranz der Europäer dürfte sowohl durch den rasche-

Zucker hemmt die Umsetzung dieser Alkohol-Abbauprodukte. Deshalb führt der überreichliche Genuss von süßen alkoholischen Getränken wie Likör, Bowle und süßem Sekt oft zu einem **besonders intensiven Kater**.

In einer Flasche Bier (0,5 l) sind 16–20 g Alkohol enthalten. Erfahrungsgemäß ist diese Menge in 1–3 Stunden abgebaut. Etwa fünf Prozent des konsumierten Alkohols scheidet man mit dem Urin, Schweiß und der Atemluft aus.

In der Regel wird pro 10 kg Körpergewicht und Stunde mindestens 1 g Alkohol abgebaut. Die **Abbaumengen** unterscheiden sich bei Männern und Frauen nur gering.

Aufgrund einer unterschiedlichen Körperzusammensetzung (Frauen haben mehr Körperfett, Männer mehr Körperwasser) verteilt sich Alkohol jedoch im Körper von Männern und Frauen anders. Dies ist ein Grund, weshalb Frauen durchschnittlich weniger Alkohol „vertragen".

ren Alkoholabbau aufgrund ihrer Enzymausstattung, als auch durch einen Gewöhnungseffekt zustande kommen.

Durch Alkohol bedingte Krankheiten

Alkohol kann zur körperlichen und psychischen Abhängigkeit führen. Wurde eine gewisse Alkoholmenge über eine längere Zeit regelmäßig aufgenommenen und dann abgesetzt, kann ein Alkoholentzugsdelir, das so genannte Delirium tremens auftreten. Es geht mit ausgeprägter Unruhe und Verwirrtheitszuständen einher.

Regelmäßiger Alkoholkonsum birgt die Gefahr der Alkoholkrankheit. Alle Organsysteme können geschädigt werden. Vor allem die Bauchspeicheldrüse und die Leber sind betroffen (● Abbildung). Es kann zur akuten und chronischen Bauchspeicheldrüsenentzündung oder der, langfristig tödlich verlaufenden, Leberzirrhose kommen. Auch eine massive, zum Tode führende Herzvergößerung, die Kardiomyopathie, ist seit langem auch als „Münchner Bierherz“ bzw. „Tübinger Weinherz“ bekannt.

Bei etwa 15 % der verstorbenen Alkoholiker finden sich schwere neurologische, das Gehirn betreffende Erkrankungen. Neben diesen unheilbaren Schäden wird auch der ***Krebs*** der Mund- und Rachenhöhle, des Kehlkopfes, der

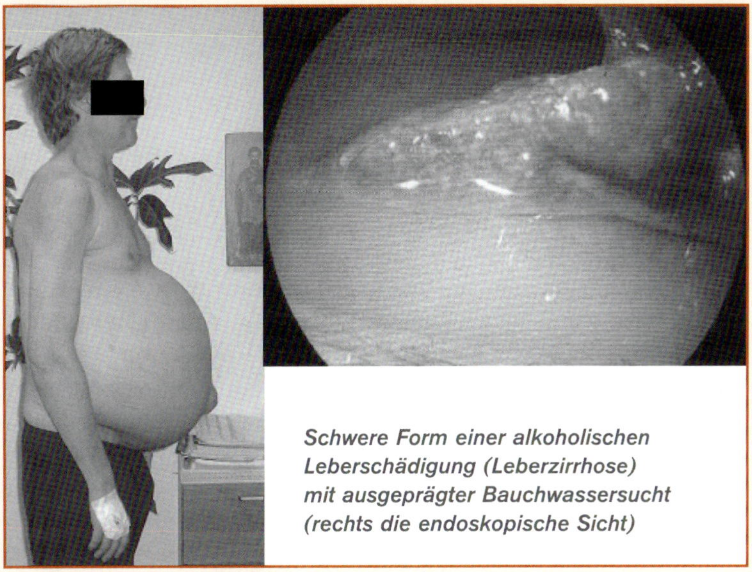

Schwere Form einer alkoholischen Leberschädigung (Leberzirrhose) mit ausgeprägter Bauchwassersucht (rechts die endoskopische Sicht)

Als **Spiegeltrinker** bezeichnet man Alkoholiker, die einen bestimmten Blutalkoholspiegel „benötigen“, um den Tag zu bewältigen bzw. ohne Entzugserscheinungen zu zeigen.

Man ist sich heute sicher, dass die **krebserregende Wirkung** durch den Alkohol selbst und nicht durch die in den alkoholischen Getränken zusätzlich vorhandenen Stoffe bedingt ist.

Speiseröhre, der Leber, der weiblichen Brust und des Dickdarms (Bierkonsum) durch den Alkoholkonsum mitbedingt. Selbst geringe Mengen an Alkohol (ab 30 g/d) erhöhen bereits das Krebsrisiko geringgradig.
Nicht nur die gravierenden körperlichen Schädigungen, die langfristig meist zum Tode führen, sind typisch. Auch sozial gleitet der Alkoholiker ab. Im Beruf ist er den Anforderungen nicht mehr gewachsen. Der Arbeitsplatz geht verloren. Der Ehepartner, der meist über Jahre versucht hat, den Partner in andere Bahnen zu lenken, gibt entnervt auf und reicht die Scheidung ein. Zwangsläufig führt dies zum weiteren sozialen Abgleiten und einer zunehmenden Vereinsamung. Diese Situation ist mitursächlich für den häufig verfrühten Tod von Alkoholikern.

Alkoholkonsum, Sexualität und Fruchtbarkeit

Alkohol beeinflusst die Sexualität und die Fruchtbarkeit negativ. Bei Männern wird die Libido durch Alkohol zwar meist gesteigert, die Erektionsfähigkeit aber herabgesetzt. Alkohol schädigt die Hoden und beeinflusst die Spermienbildung negativ. Er vermindert auch die Bildung des männlichen Sexualhormons Testosteron.
Gravierender sind die Folgen des Alkoholkonsums bei schwangeren Frauen. Bei der so genannten ***Alkoholembryopathie*** ist die geistige Entwicklung des Kindes beeinträchtigt und es kann zu schweren organischen Schäden kommen.

Da es offensichtlich keinen „no effect level" (also keine Untergrenze) gibt, **sollte in der Schwangerschaft jeglicher Alkoholkonsum unterbleiben.**
Bereits kleine Mengen, zu einem ungünstigen Zeitpunkt zugeführt, können dem Ungeborenen schaden.

Positive gesundheitliche Wirkungen

Zweifellos gibt es positive gesundheitliche Auswirkungen eines moderaten Alkoholkonsums. Paracelsus - Theophrastus Bombastus von Hohenheim (1493-1541) - brachte es bereits im Mittelalter auf den Punkt: „Die Dosis macht das Gift". Kurios hört sich eine im 18. Jahrhundert in England praktizierte Maßnahme an: Bei Lebensversicherungen hatte der Abstinenzler einen Risikozuschlag zu bezahlen.

Mäßiger Alkoholkonsum von 10-20 g pro Tag entsprechend 1-2 dl Wein oder einer halben bis einer Flasche Bier erhöht das gute ***HDL-Cholesterin*** signifikant, vermindert die Zusammenballung der Blutplättchen (Thrombozytenaggregation) und verbessert so die Fließeigenschaften des Blutes.

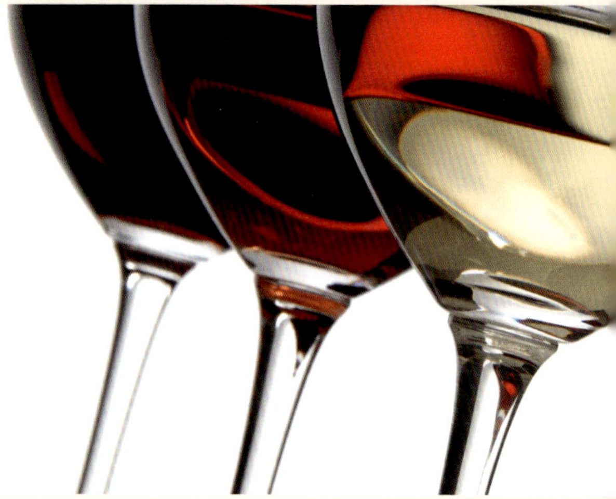

„Rotwein ist für alte Knaben eine von den besten Gaben". Ahnte Wilhelm Busch etwa die positiven Wirkungen des mäßigen Alkoholkonsums?

Wichtig hierfür scheint auch die unmittelbare zeitliche Nähe des Alkoholkonsums zum Verzehr der (fetthaltigen) Speisen zu sein. Nur dann entfaltet sich die beschriebene positive Wirkung.

Lange Zeit wurde diese Wirkung den im Rotwein enthaltenen Substanzen, insbesondere dem Resveratrol zugeschrieben (s. auch French Paradox, ● Kap. 27). Roter Traubensaft enthält zwar ebenfalls Resveratrol, die Wirkung ist aber aufgrund des fehlenden Alkoholgehaltes nicht mit der des Rotweins vergleichbar. Zwischenzeitlich hat sich herausgestellt, dass gleiche oder ähnliche Effekte auch mit geringen Mengen anderer Alkoholika erzielt werden (Bier, Weißwein, Schnaps).

Die Angaben über ***Alkoholmengen***, die der Gesundheit dienlich sein sollen, unterscheiden sich, je nach zugrunde gelegter Untersuchung. Als Richtwert kann folgendes gelten: Bis zu 20 g Alkohol pro Tag für gesunde Männer, 10 g Alkohol pro Tag für gesunde Frauen. Diese Mengen sind der Gesundheit zuträglich und gelten bei sonst Gesunden als unbedenklich. Gelegentlich werden Unbedenklichkeitsgrenzen von 20-40 g pro Tag für den Mann und 10-20 g pro Tag für die Frau angegeben. Die niedrigeren Werte sind zwischenzeitlich in den Empfehlungen der Fachgesellschaften etabliert. Die Richtwerte dürfen aber nicht als Ermunterung zu regelmäßigem, täglichem Alkoholgenuss angesehen werden.

Oberhalb dieser Mengen kehrt sich die positive Wirkung eindeutig um.

Wer bislang keinen Alkohol getrunken hat, sollte nicht „aus gesundheitlichen Gründen“ damit beginnen, denn Alkoholgenuss birgt immer die - geringgradige - Gefahr, eine Alkoholabhängigkeit zu entwickeln.

Der Ernährungsbericht der Deutschen Gesellschaft für Ernährung von 2008 weist auf den überzeugenden Zusammenhang einer risikoerhöhenden Wirkung des Alkohols für Krebserkrankungen hin.
In diesem Bericht wird zur gezielten Tumorprävention sogar der völlige **Verzicht auf Alkohol empfohlen**.

1. Deutsche Gesellschaft für Ernährung; 11. Ernährungsbericht 2008
2. Brönstrup A (2009): Auswirkungen eines moderaten Alkoholkonsums in der Schwangerschaft. Ernährungs Umschau 56: 10–15 (Teil 1), 86–91 (Teil 2)
3. Kauhanen J et al. (1997): Beer binging and mortality, results from the Kuopio ischaemic heart desease risk factor study, a prospective population based study. in: British Medical Journal. London 315: 846
4. Kröger K (2003): Lebenserwartung – Der Mythos vom Rotwein. Deutsches Ärzteblatt 100;42: A-2706, B-2260, C-2120
5. Nanchal K et al. (2000): Alcohol consumption, metabolic cardiovascular risk factors and hypertension in women. International Journal on Epidemiology. 29: 57
6. Power C et al. (1988): U-shaped relation for alcohol consumption and health in early adulthood and implications for mortality. Lancet 352: 877
7. Rimm EB et al. (1999): Moderate alcohol intake and lower risk of coronary heart desease, meta-analysis on effects on lipids and haemostatic factors. British Medical Journal 319: 1523
8. Singer MV, Teyssen S(Hrsg.): Alkohol und Alkoholfolgekrankheiten. 2. Aufl. Springer, Heidelberg 2005
9. www.perfectdrinks.de/alkohol.html (Zugriff 20.8.2009)
10. Verkauf von Alcopops an Jugendliche. Untersuchungsbericht 2004. http://www.verbraucher.de/download/U-Bericht_Alkopops.pdf (Zugriff am 31.5.2010)
11. www.bist-du-staerker-als-alkohol.de/index.php?id=34 (Seite der Bundeszentrale für gesundheitliche Aufklärung zum Thema Jugendliche und Alkohol(mischgetränke)

Zu wenig und zu viel: Unter- und Übergewicht

Unter- und Mangelernährung

Während in der westlichen Welt mit der Überernährung verbundene Erkrankungen die Haupttodesursachen sind, ist es in der dritten Welt der Mangel an Nahrung und die mit ihm verbundene Mangel- und Unterernährung. Neben Infektionskrankheiten gehören sie hier zu den häufigsten Todesursachen.
Definitionsgemäß liegt eine ***Mangelernährung*** dann vor, wenn die zugeführte Nahrung mengenmäßig unzureichend ist oder in ihrer Zusammensetzung Art und Menge der wesentlichen (essenziellen) Nährstoffe nicht in ausreichendem Umfang enthält. Bei einer ***Fehlernährung*** kann auch die Überzufuhr bestimmter Nährstoffe zu Schäden führen. Klassisches Beispiel sind die Überzufuhr an Energie, die zwangsläufig zur Adipositas führt oder eine übermäßig hohe Vitamin- oder Alkoholzufuhr.

Untergewicht

Zur Klassifizierung von Untergewicht, Übergewicht usw. dient heute meist der ***Body Mass Index*** (BMI). Ein Untergewicht wird angenommen, wenn ein BMI unter 20 (Männer) bzw. 19 kg/m² (Frauen) vorliegt. Die WHO definiert die Grenze bei 18,5 kg/m² (● S. 85).

Untergewicht in der Dritten Welt

Vor allem in den ärmeren Regionen der dritten Welt ist die Unterernährung häufig. Teilweise wird geschätzt, dass es als Folge der Unterernährung in einer Reihe von Ländern pro Jahr zu 20 000 bis 100 000 Todesfällen kommt. Von offizieller Seite gibt es keine Zahlen, so dass sich unter den genannten, geschätzten Todesfällen auch eine Reihe von Infektionskrankheiten als Ursache finden.
Vor allem bei Kindern unter fünf Jahren kann durch Messung des Oberarmumfangs die Diagnose Unterernährung rasch gestellt werden. Hilfsorganisationen, wie Ärzte ohne Grenzen, nehmen die Kinder dann, wenn der Oberarmumfang unter 12,5 cm beträgt, in ein Notdernährungszentrum auf.

Untergewicht in den Industrienationen

Das aus der Mangelernährung resultierende Untergewicht findet sich auch in den Industrienationen. Hier sind vor allem konsumierende Erkrankungen wie Krebs oder schwere Infektionskrankheiten die Ursache. Alten Menschen ist es häufig infolge des Alters und aufgrund fehlender sozialer Kontakte nicht mehr möglich sich ausreichend Lebensmittel zu beschaffen bzw. diese zu essen. Auch der

Der **BMI** beschreibt den Quotienten aus Körpergewicht (kg) und Körperlänge im Quadrat (m²). **Beispiel:** Körpergewicht 75 kg, 180 cm Körperlänge:
BMI = 75 kg : (1,8 m x 1,8 m) = 23,14 kg/m²

Findet sich ein BMI zwischen 18 und 19,9 so gilt man als dünn, die extremste Form des Untergewichts, die Kachexie, liegt bei einem BMI unter 15 kg/m² vor.

Die Aussagekraft des BMI in Bezug auf körpergewichtsbezogene Gesundheitsrisiken wird aktuell vermehrt diskutiert, da es bei gleichem BMI durchaus unterschiedliche Anteile z. B. von Körperfett und Muskulatur geben kann und die derzeitigen BMI-Einstufungen nicht von allen Fachleuten geteilt werden. Ein wichtigeres Kriterium gerade mit Blick auf das Übergewicht (● Kap. 14) ist der Bauch- bzw. Hüftumfang bzw. der so genannte Taille-Hüft-Quotient (engl. Waist-Hip-Ratio). Dieser ist jedoch aufwändiger zu bestimmen und hat sich deshalb bislang nicht durchgesetzt.

Appetit kann im Alter oder bei Erkrankungen durch den beeinträchtigten Geschmackssinn stark herabgesetzt sein. Mangelversorgung und Untergewicht sind dann die zwangsläufige Folge.

Models und Anorexia nervosa

Bei jungen Menschen, vor allem bei pubertierenden Mädchen, findet man gelegentlich einen regelrechten Schlankheitswahn: Von Models wird oft ein BMI von unter 20 kg/m^2 erwartet. Sie gelten bereits bei diesem Wert in ihrer Branche oft als zu „fett" und chancenlos.

Die Vorbildfunktion der Models motiviert junge Mädchen zur Gewichtsabnahme. Übertreibungen können zum Abgleiten in ein schweres Krankheitsbild, die Anorexia nervosa, führen. Die auch als nervöse oder Pubertäts-***Magersucht*** bezeichnete Krankheit kann beim Erreichen einer kritischen Gewichtsgrenze zum Tode führen. Es ist eine Krankheit des ausgehenden 20. und beginnenden 21. Jahrhunderts, die sich zu 95 % bei jungen Frauen und nur zu 5 % bei Männern findet. Die Ursachen sind komplex. Man spricht auch von einer seelisch bedingten Appetitlosigkeit.

Während früher überwiegend intelligente Mädchen aus mittleren und gehobenen Schichten von dieser ***Essstörung*** betroffen waren, sind mittlerweile Personen aller sozialer und Bildungsschichten betroffen. Schätzungsweise bei 1 % der Frauen in Deutschland liegt eine Anorexie vor. Charakteristisch ist eine Abneigung gegen nahezu alles Essba-

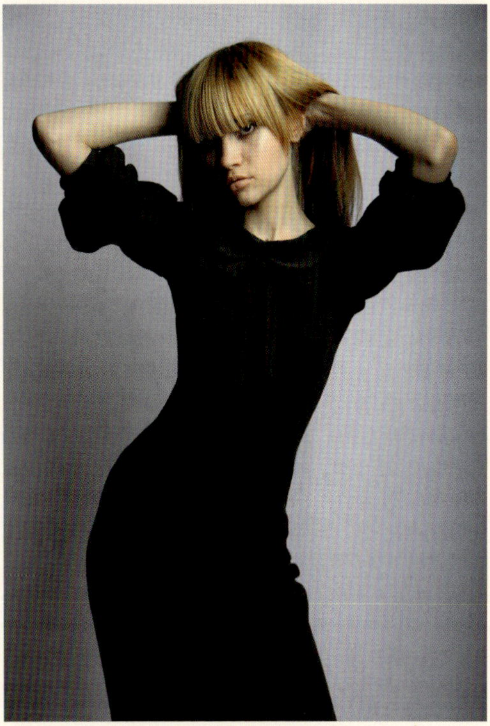

„Wer hat Frauen eingeredet, dass Knochen erotisch sind? Das tut doch weh!" (Michael Mittermeier, Kabarettist).
Bei einigen Modenschauen wird jetzt bereits ein „Mindest-BMI" vorgeschrieben, um dem Magerwahn der Modebranche zu begegnen. Die Zeitschrift Brigitte geht noch weiter: „Weil Schönheit viele Gesichter hat, startet Brigitte die Initiative ‚Ohne Models': Ab sofort werden sämtliche Fotostrecken nicht mehr mit Models fotografiert, sondern mit Frauen wie Ihnen und uns." www.brigitte.de/mode/ohne-models/ohne-models-1037114/

Anorexie/Magersucht ist nur eine Form von **Essstörungstypen**. Die Bulimie („Ess-Brech-Sucht"), bei der sich Heißhungerattacken mit Essanfällen und selbst herbeigeführtes Erbrechen ablösen, oder die sog. Binge-Eating-Störung sind weitere Formen. Auch Mischtypen kommen vor.
Die Therapie von Essstörungen ist aufgrund der komplexen, häufig psychischen (Mit-) Ursachen (traumatische Erlebnisse, Persönlichkeitsstörungen) schwierig. Gute Erfolge haben z.B. psychotherapeutische Ansätze in betreuten Wohngruppen.

Bei einer **Körperbildstörung** ist die Wahrnehmung des eigenen Körpers gestört, die Körperkonstitution anderer Personen kann korrekt eingeschätzt werden: So werden Bilder fremder Personen richtig nach Körpergewicht sortiert, das eigene Bild jedoch falsch einsortiert. Fremde Silhouetten werden korrekt gezeichnet, der eigene Körper auffallend zu dick.

re. Das Ziel dünn zu werden wird allen anderen Zielen vorangestellt. Selbst bei extremsten Formen des Untergewichts empfindet man sich als zu dick ***(Körperbildstörung)***.
Magersucht ist gefährlich: 6% versterben an den Folgen und 20% behalten dieses Zustandsbild, bleiben also anorektisch.
Die Problematik ist zwischenzeitlich auch von offizieller Seite erkannt worden. Man steuert dem magersüchtigen Model-Image entgegen und will auch bei Wettbewerben einen unteren Grenzwert für den BMI festlegen.
Eine Hypothese zur Erklärung des Magerwahns in der Modewelt ist sicherlich „politisch unkorrekt", aber bedenkenswert: Die Welt der Models wird von Modedesignern dominiert. Viele von ihnen sind homosexuell. Möglicherweise haben sie im Vergleich zum heterosexuellen Mann andere Vorstellungen von einer attraktiven weiblichen Figur.

Folgen extremer Gewichtsabnahme

Bei jeder Gewichtsabnahme baut unser Organismus zunächst Eiweiß ab. Sofern eine gewisse Menge an biologisch hochwertigem Eiweiß (Protein) zugeführt wird, ist dies unproblematisch. Ist dies aber nicht der Fall, dann wird in größerem Umfang körpereigenes Eiweiß – z.B. Skelettmuskulatur – abgebaut und zur Energiegewinnung „verbrannt".

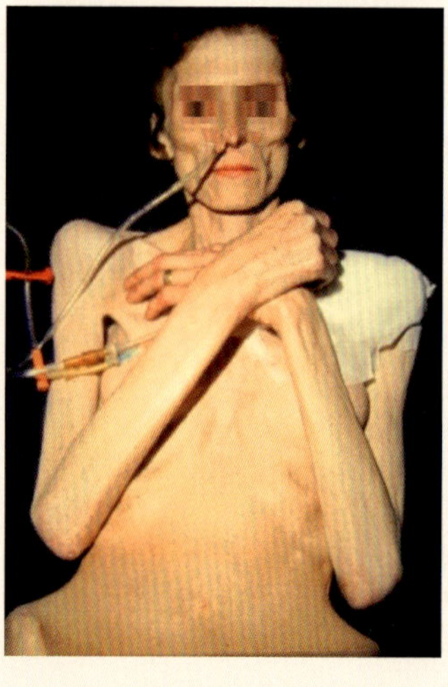

Typische Anzeichen der Kachexie, also schwerster Abmagerung/Auszehrung: Die Skelettmuskulatur ist geschwunden, Knochen treten hervor und die Haut ist dünn. Der Organismus arbeitet auf Sparflamme. Erkennbar ist dies am langsamen Puls und dem niedrigen Blutdruck. Auch die für den Verdauungsvorgang wichtigen Proteine, die Enzyme, werden abgebaut. Im Endstadium kommt es zu sehr starken Durchfällen, die als schlechtes Zeichen gelten.

Schreitet der Gewichtsverlust fort, verliert der Organismus auch so genannte Strukturproteine, die aus dem Herzen, der Leber, der Niere und den Verdauungsorganen abgebaut werden. Man erkennt den schwer abgemagerten, kachektischen Menschen auf den ersten Blick (● Abbildung). Durch den Abbau von Herzmuskelproteinen können lebensbedrohliche, teils tödlich verlaufende Herzrhythmusstörungen auftreten. Diese gefährliche Nebenwirkung kann auch als Komplikation beim ausgedehnten Fasten auftreten. Sie findet sich insbesondere dann, wenn eine lang dauernde Nulldiät durchgeführt wird, also auf jegliche Nahrungsaufnahme verzichtet und damit keine Energie, insbesondere kein Eiweiß, zugeführt wird. So wird über einen Todesfall infolge eines Herzstillstands bei einer 18-Jährigen, nach einer längeren Zeit unter Nulldiät, berichtet.
Auch längeres Fasten mit biologisch minderwertigem Eiweiß kann zu gleichen Problemen führen. Aus den USA wurden mehr als 30 Todesfälle durch eine Flüssigdiät mit minderwertigem Protein mitgeteilt. Es war biologisch minderwertiges Eiweiß aus Tierhäuten und Knorpelsubstanz verabreicht worden.

Untergewicht und Mangelernährung bei alten Menschen

Auf die zahlreichen auch in unserer Gesellschaft möglichen Ursachen des ***Untergewichts*** soll nicht eingegangen werden. Lediglich eine weitere Risikogruppe soll kurz erwähnt werden:
Der Begriff Untergewicht und Mangelernährung verbindet sich bei uns mit der Situation in Entwicklungsländern, in den westlichen Industrienationen allenfalls noch mit dem Vorliegen einer schweren Grunderkrankung. Untersucht man aber den Gesundheits- und Ernährungszustand älterer Menschen in Pflege-Einrichtungen und Seniorenheimen, so stellt man fest, dass viele Senioren die Referenzwerte unterschreiten und Maßmahnen angezeigt wären die Situation zu verbessern. Ca. 60 % der Bewohner sind von einer ***Mangelernährung*** betroffen oder durch sie gefährdet. Letztlich wird dadurch die Infektanfälligkeit erhöht und es kann zu einer deutlichen Reduktion der Lebenserwartung kommen.

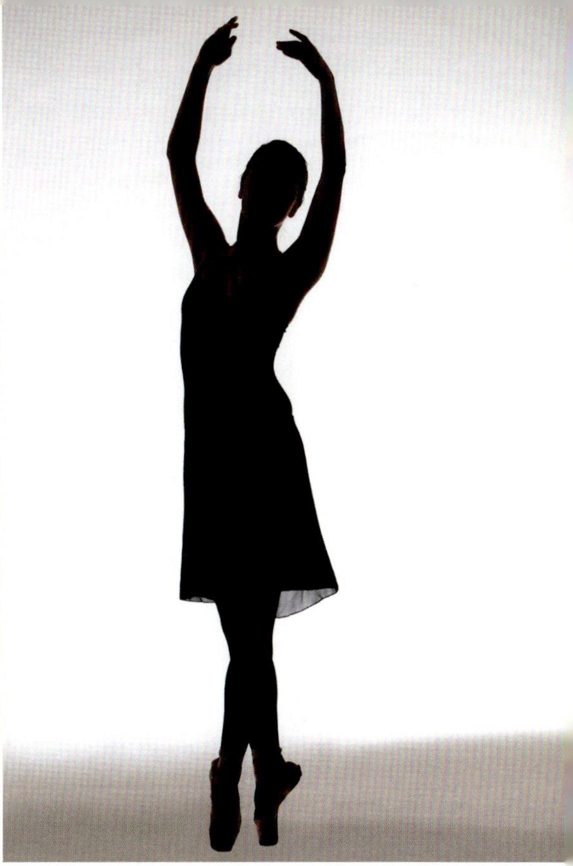

Eine Sonderform des Untergewichts stellt die **Anorexia athletica** dar. Ziel ist es hier ein möglichst geringes Gewicht auf die Waage zu bringen, um die sportliche Leistung zu verbessern (Skispringer) oder in eine niedrigere Gewichtsklasse eingeordnet zu werden (Boxer, Bodenturner). Nach Beendigung des Leistungssportes wird meist wieder ein normales Körpergewicht angestrebt und auch erreicht.

Andererseits ist exzessiver Sport für viele Jugendliche mit Essstörungen ein Mittel, um Kontrolle über den eigenen Körper zu erlangen.

Die Deutsche Gesellschaft für Ernährungsmedizin (DGEM) gibt die durch **Mangelernährung** allein im Deutschen Gesundheitswesen anfallenden Kosten mit ca. 9 Mrd. Euro jährlich (Stand 2010) an.

Gibt es Mangelernährung bei Adipositas?

Mangelernährung bedeutet zunächst eine zu geringe Energiezufuhr und einen Mangel in der Eiweißversorgung. Auf die Idee, ein Adipöser könnte mangelernährt sein, kommt man daher nicht von vornherein.

Man kann aber durchaus zu viel an Energie zuführen und zugleich unter Mangelzuständen leiden. Werden ***energiedichte***, aber qualitativ minderwertige Lebensmittel verzehrt, so bleibt der Mangel an Mikronährstoffen, wie Vitaminen und Spurenelementen nicht aus.

Meist werden bei diesen Ernährungsformen auch Fette mit einem ungünstigen Fettsäuremuster zugeführt. Es werden unzureichend einfach ungesättigte und Fischölfettsäuren aufgenommen (● Kap. 21 + 28); es überwiegt der Verzehr von Fett mit überwiegend gesättigten Fettsäuren.

Bei den Kohlenhydraten dominieren die raffinierten, rasch resorbierbaren Kohlenhydrate, mit denen weder zusätzliche Nährstoffe noch Ballaststoffe zugeführt werden. Wiederholt konnte man bei Adipösen Vitamin-D- und Eisenmangelzustände beobachten.

Unsicherheit in der Nahrungsmittelauswahl fördert das Auftreten von Mangelzuständen. Auch bei Personen, deren soziale und finanzielle Situation eine der Gesundheit dienliche Ernährung nicht zulässt, beobachtet man häufig Mangelzustände:

- Bei 264 Fabrikarbeitern und -arbeiterinnen fand man zu 42 % Übergewichtige und Adipöse. Dennoch waren die Serumkonzentrationen für Zink, Vitamin A, B_1 und Kalzium vor allem bei jungen Frauen vermindert.
- In einer schwedischen Studie fand man übergewichtige, aber mangelernährte Kinder. Die westlich industriell geprägte Form der Ernährung mit der reichlichen Zufuhr von „Junk Food“ führte auch hier zur verminderten Aufnahme von Vitamin D, Eisen und Kalzium.
- Gerade bei adipösen Kindern fand man eine zwei- bis dreifach erhöhte Wahrscheinlichkeit für einen Eisenmangel. Da auch unzureichend Vitamin C (Obst, Gemüse) aufgenommen wurde, war auch die Eisenresorption unzureichend.
- Je mehr Softdrinks und damit Zucker zugeführt wurde, umso höher war der BMI.
- Auch adipöse Amerikaner, bei denen die empfohlenen Zufuhrmengen für Vitamin A, C, E, D, Magnesium, Kalium und Selen nicht erreicht wurden, führten reichlich Zucker zu.

Ein weiterer Anstieg von mit der Adipositas verbundenen Krankheiten wird befürchtet. Die Situation verschlimmert sich noch, wenn betroffene Personen eine Gewichtsreduktion mit untauglichen Mitteln anstreben und in der Folge unzureichend Obst, Gemüse und Vollkornprodukte verzehrt werden.

Obwohl Vitaminmangelzustände in den westlichen Industrienationen selten sind, empfiehlt man Risikopatienten, entsprechend zu substituieren. In den USA nimmt man bei Kindern und Jugendlichen mit dem National School Lunch Programm bereits direkten Einfluss auf die Schulmahlzeiten. Die Lebensmittel werden u. a. mit bestimmten Nährstoffen angereichert. Es wird auch vorgeschlagen, an arme Bevölkerungsteile Gutscheine für den Bezug von Lebensmitteln zu verteilen. Das Ergebnis der Maßnahmen ist nicht zufriedenstellend. Nicht in allen Haushalten wurde die Ernährungsweise gesünder.

Auch wenn Adipositas das Risiko für zahlreiche Erkrankungen erhöht – es gibt auch den „gesunden Dicken“ und Personen, die bei Normalgewicht einen schlechten Gesundheitsstatus haben (z. B. rauchende Bewegungsmuffel).

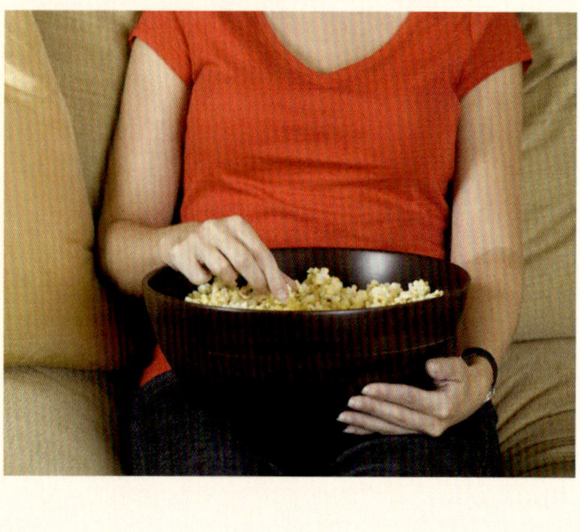

Wie kann man bei Untergewicht zunehmen?

Untergewicht kann ein ernstes, das Leben verkürzendes und die Lebensqualität beeinträchtigendes Problem sein. Untergewicht besteht bei einem BMI unter 18,5kg/m². Jeder klinisch tätige Arzt kennt die vielfältigen Ursachen und Probleme, die zum Untergewicht führen und die mit ihm verbunden sind, und er weiß um die Schwierigkeiten der Therapie. Ein nicht alltäglicher Fallbericht soll beispielhaft das mögliche therapeutische Vorgehen bei vorliegendem Untergewicht schildern. Die gegebenen Empfehlungen können analog bei den meisten Formen des Untergewichtes, gegebenenfalls in Absprache mit einem mit der Ernährungsmedizin vertrauten Arzt, Anwendung finden (● Kasten):

Auch bei ausreichender Energiezufuhr kann es zu einer unzureichenden Zufuhr essenzieller Nährstoffe kommen. Schlüsselbgriff ist hier die **Nährstoffdichte**: Sie beschreibt den Gehalt an essenziellen Nährstoffen (vgl. ● Kap. 21, 22) bezogen auf den Energiegehalt:

$$\frac{\text{Menge eines Nährstoffs in z. B. 100 g Lebensmittel}}{\text{Brennwert der gleichen Menge des Lebensmittels}}$$

Alkoholkonsum bewirkt z. B. eine hohe Energiezufuhr, gleichzeitig können Vitaminmangelzustände auftreten.

Die **Energiedichte** eines Lebensmittels hingegen beschreibt den Energiegehalt (in kcal bzw. kJ pro 100 g, vgl. ● Kap. 20)

Fallbeispiel

Ein Kollege mittleren Alters hat nach einer kompletten Magenentfernung wegen eines bösartigen Tumors erheblich abgenommen, fühlt sich abgeschlagen und berichtet über die Unverträglichkeit zahlreicher Lebensmittel. Frühere Ratschläge hätten ihn nicht weitergebracht. Klinisch ist der Arzt in einem schlechten Allgemein- und Ernährungszustand: Mit einem Körpergewicht von 46 kg bei einer Körperlänge von 170 cm ist er deutlich untergewichtig (BMI 15,9 kg/m²). Er ist blass, wirkt schwach und man muss den Verdacht auf ein weiteres Fortschreiten des Tumorleidens haben. Er nimmt häufig kleine Mahlzeiten zu sich, meidet alles Unverträgliche, auf jeden Fall reinen Zucker und stark zuckerhaltige Speisen und Getränke und bevorzugt fettarme Lebensmittel.

Die Beratung in derartigen Situationen ist schwierig, stellt sie doch eher einen empirischen Therapieversuch als eine Therapie dar. Der Patient mit einer Total- oder Teilentfernung des Magens sollte tatsächlich zuckerhaltige Speisen meiden. Durch die beschleunigte Aufnahme von Zucker aus dem Magen-Darm-Trakt kann es bei ihm zu einer überschießenden Insulinfreisetzung kommen. Da letztlich mehr Insulin freigesetzt als Zucker nachgeliefert wird, kann es zu einer schweren und teilweise lebensbedrohlichen Unterzuckerung kommen. Zucker enthält jedoch pro Gramm auch 4 kcal. Heute weiß man, dass Patienten wie der geschilderte pro Stunde 20 g Zucker dann vertragen, wenn er schrittweise zugeführt wird. Untergewichtigen Patienten wird man deshalb empfehlen, keine energiefreie Flüssigkeit zu trinken. Anstelle von Mineralwasser dürfen sie, in kleinen Schlucken und verdünnt, durchaus Limonade trinken. Wird Kaffee oder Tee getrunken, sollten sie diese mit Zucker und Milch anreichern. Nimmt man pro Stunde mit einem Getränk oder einer Mahlzeit 20 g Zucker auf, so können innerhalb von 10 Stunden etwa 800 kcal zusätzlich, ohne nachhaltiges Sättigungsgefühl, zugeführt werden.

Eine gute Möglichkeit, Energie auf einfache Art zuzuführen, bieten Formuladiäten. Die im Volksmund als „Astronautenkost“ bekannten, meist fertig flüssigen Diäten sind oft sehr süß und werden als Trinknahrung von den Patienten nach kurzer Zeit häufig abgelehnt. Die Abneigung lässt sich oft durch das Verdünnen der Formeldiät mit Leitungswasser im Verhältnis von 1:1 verhindern. Die Verwendung von Mineralwasser ist nicht erforderlich, da Leitungswasser in unseren Breiten hygienisch einwandfrei und eines der best überwachten „Lebensmittel“ ist.

Derart verdünnte Formeldiät liefert pro Milliliter 0,5 kcal Energie und kann schluckweise zwischen den Mahlzeiten getrunken werden. Ferner kann man Speisen mit Maltodextrin (MD-19), einem weitge-

hend geschmacksneutralen Kohlenhydrat aus der Gruppe der Polysaccharide anreichern. Auch dieses bewirkt kaum einen zusätzlichen Sättigungseffekt.
Fett sollte nicht generell gemieden werden. Es ist nicht nur der energiereichste Nährstoff, es macht auch viele Speisen erst schmackhaft, denn die meisten Aromastoffe sind fettlöslich. Diese positive Eigenschaft fettreicher Speisen lässt sich auch für den Untergewichtigen vorteilhaft nutzen. Er sollte wohlschmeckende, energiedichte Speisen in seinen Tageskostplan mit aufnehmen. Hier darf es ein Stück Sahne - oder Buttercremetorte - ebenso sein wie der Verzehr von Käse mit einem höheren Fettgehalt.
Von Kranken und Gesunden wird die Bekömmlichkeit von Butter bzw. Butterfett gleichermaßen betont. Selbst Gallensteinträger bezeichnen es meist als besonders bekömmlich. Einen wissenschaftlichen Beleg hierfür gibt es allerdings nicht. Im Klinikbereich gestattet man schwerer Kranken und Untergewichtigen eine Wunschkost, also eine Kost, die sich an den Wünschen der Patienten orientiert. Diese kann selbst oder mit Hilfe einer Diätassistentin zusammengestellt werden. Der Verzehr möglichst energiereicher Nahrungsmittel (● Kap. 45), die man gezielt auswählen kann, ist auch hier zu empfehlen. Der Verzehr fett- und kohlenhydratreicher Nahrungsmittel kann durchaus erwünscht sein. Individuelle Unverträglichkeiten (● Kap. 42) wird man berücksichtigen und die entsprechenden lebensmittel meiden. Erhebliche Probleme bestehen allerdings dann, wenn eine Abneigung gegen alles Essbare und Übelkeit bestehen. Auch mit dem Angebot noch so attraktiver Lebensmittel oder einer geschmacklich attraktiven Kost wird man diese Patienten nicht zum Essen bewegen können. Unterstützende medikamentöse Maßnahmen können hilfreich sein. Man wird versuchen die Grundkrankheit zu bessern und hoffen, dass damit die Übelkeitssymptomatik gelindert wird.

Der im Fallbeispiel beschriebene Patient erreichte nach zwei Jahren mit einem BMI von 20 kg/m^2 Normalgewicht. Sein Kommentar: „Ich mache alles auch heute noch genauso, wie Sie es mir empfohlen haben. Kaffee und Tee setze ich Zucker und Milch zu und pro Tag nehme ich noch 500 kcal mit Wasser verdünnte Formeldiät schluckweise zu mir".

Fazit für die praktische Anwendung

Die Beseitigung des zwar seltenen, aber das Leben erheblich verkürzenden schweren Untergewichtes kann in der Behandlung erhebliche Probleme bereiten. Ausgeklügelte „Diätpläne" sind nicht unbedingt hilfreich, hingegen können bereits kleine Veränderungen langfristig weiterhelfen. Auf diese Weise kann man sowohl das (Über-)Leben verlängern als auch die Lebensqualität verbessern. Im Einzelnen gehören hierzu: Meiden energiefreier Getränke. Statt Mineralwasser Limonade in kleinen Schlucken. Tee und Kaffee Milch und Zucker zugeben, Formeldiät 1:1 mit Leitungswasser verdünnt (pro Tag ca. 500 kcal zusätzlich) trinken. Energieanreicherung der Speisen mit dem geschmacksneutralen Maltodextrin MD 19. Energiereiche, geschmacklich attraktive Speisen (durchaus fett- und kohlenhydratreich) unter Berücksichtigung individueller Unverträglichkeiten auswählen.

1. Baumer V, Wunderer E (2009): Ernährungstherapie bei Essstörungen. Ernährungs Umschau 56: B25–B28
2. Deutsche Gesellschaft für Ernährung: 11. Ernährungsbericht 2008
3. DGEM-Pressemitteilung zum Kongress Ernährung 2010, Leipzig, 17.6.2010
4. Kasper H: Magersucht, Psychogene Essstörungen. In Ernährungsmedizin und Diätetik 10. Auflage. Urban und Fischer 2009
5. Rabast U, Götz M-L: Unterernährung, Untergewicht, Anorexia nervosa, Bulimia nervosa. S. 359–361. In: Götz M-L, Rabast U: Diättherapie. Lehrbuch mit Anwendungskonzepten 2. Aufl. Thieme 1999
6. Schneider K (2008): Mangelernährung bei Adipositas. Epidemiologie, Diagnostik und Therapie. Aktuel Ernähr Med 33: 28–283
7. Wunderer E (2007): Essen gegen die innere Leere. Essstörungen erkennen, erklären und behandeln. Ernährungs Umschau 54: 180–187

Wie beeinflussen Übergewicht und extremes Übergewicht (Adipositas) unsere Lebenserwartung?

Anders als in großen Bevölkerungsteilen in Entwicklungsländern stellen sich die Probleme in den Industrienationen dar: Nicht der Mangel, sondern Überernährung, aber auch unausgewogene Ernährung, unzureichendes Wissen über eine gesunde Ernährung, ungünstige Essgewohnheiten und der Missbrauch von Nikotin und Alkohol gefährden hier die Gesundheit von weiten Teilen der Bevölkerung.

Trotzdem steigt unsere Lebenserwartung Jahr für Jahr. Obwohl die Zahl Übergewichtiger und extrem Übergewichtiger (Adipöser) in allen Industrienationen drastisch zugenommen hat, blieb dies bislang ohne Einfluss auf die stetig steigende Lebenserwartung. Erstmals werden jedoch von der Münchner Rückversicherung (dem Versicherer der Versicherer) andere Zahlen mitgeteilt: Die Lebenserwartung könnte aufgrund der zunehmenden Zahl Adipöser und der über kurz oder lang sich einstellenden Folgeerkrankungen stagnieren oder sogar sinken.

Wir haben in Deutschland in der Bevölkerung 50 % Übergewichtige und 20–25 % stark Übergewichtige (Adipöse). Erschreckend ist die zunehmende Zahl adipöser Kinder im Vorschulalter. Schuleingangsuntersuchungen aus den Jahren 2007 und 2008 ergaben bereits bei 13 % ein Übergewicht und bei 5 % ein krankhaftes Übergewicht. Die Folgeerkrankungen der Adipositas verschlingen je nach zugrunde liegender Statistik 30–60 Mrd. €/Jahr. Letztlich ist die Adipositas kein rein kosmetisches Problem, sondern eine ernst zu nehmende Erkrankung.

Als Ursache der Häufigkeitszunahme des schweren Übergewichtes, der Adipositas, werden heute zahlreiche Faktoren diskutiert. Zweifelsfrei spielen ***genetische Einflüsse*** und der Bewegungsmangel eine wesentliche Rolle, doch „nihil fit ex nihilo" (aus nichts wird nichts) gilt auch hier.

Lebensmittelauswahl und Getränke

Seit den 1950er Jahren stehen uns energiereiche Lebensmittel in beliebiger Menge jederzeit zur Verfügung. In allen Industrienationen kommt es deshalb verständlicherweise zu einer wachsenden Zahl Adipöser. Raffinierte Kohlenhydrate wie Zucker oder Stärke und Fette wie Butter, Margarine oder Fett von Schlachttieren können jederzeit gekauft und in beliebiger Menge auch verzehrt werden. Das Tückische dabei: Viele „Kalorienbomben" bewirken nicht einmal ein Sättigungsgefühl.

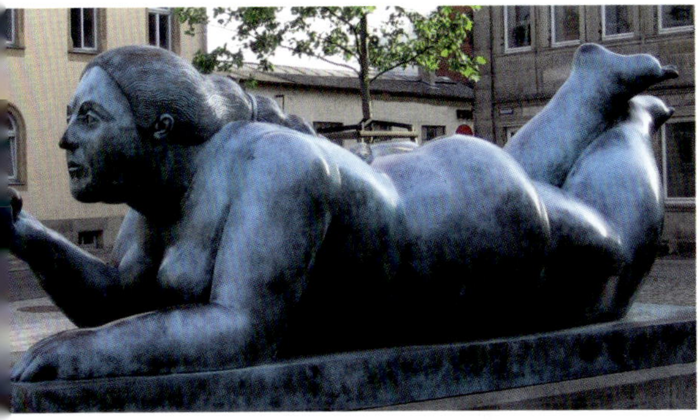

Genetisch ist der Mensch eher auf eine optimale Verwertung und Speicherung von Nahrungsenergie ausgelegt. Entwicklungsgeschichtlich macht dies Sinn, denn die Zeiten von Nahrungsmangel überwogen über große Epochen der Menschheitsgeschichte. In Zeiten allzeit verfügbarer Nahrung jedoch gereicht uns diese genetische Veranlagung zum Nachteil, da sich in solch entwicklungsgeschichtlich kurzen Zeiträumen unsere Gene nicht schnell genug an den Überfluss anpassen können.

Ein zuckerhaltiger Softdrink (Cola oder Limonade, Dose zu 0,33 l) enthält ca. 150 kcal. Eine Dose Limonade können wir innerhalb von 1–2 Minuten trinken. Wollen wir die gleiche Energiemenge mit Äpfeln zuführen, müssten wir 300 g essen, das sind etwa 2 mittelgroße Äpfel. Da wir nach dem Genuss der Dose Cola nicht satt sind, können wir „problemlos" eine zweite trinken. Dem Verzehr von 2 weiteren Äpfeln würde zu diesem Zeitpunkt bereits das Sättigungsgefühl entgegenstehen.

Jeder Softdrink enthält pro Liter ca. 450 kcal. Mit zwei Litern Softdrinks kann man nahezu die Hälfte des täglichen Energiebedarfs decken. Wenn Softdrinks (im angloamerikanischen „Pops") praktisch das Hauptgetränk darstellen, wird dies problematisch: In den USA hat der gestiegene Konsum von Softdrinks bereits eine zunehmende Zahl Adipöser bewirkt.

Besonders heikel ist jedoch die in Softdrinks eingesetzte Zuckerart (● Kap. 21, Kohlenhydrate). In den USA werden diese mit Fruktose gesüßt. Der Fruchtzucker Fruktose wird preiswert aus Maisstärke hergestellt (***high Fruktose corn syrup,*** ● ***Abbildung***). Fruktose wird rascher als Traubenzucker (Glukose) verstoffwechselt. Ghrelin, ein Appetit steigerndes Hormon, wird bei Fruktosezufuhr unverändert ausgeschüttet und verhindert das Eintreten eines ***Sättigungsgefühls***.

Seit in den USA Limonaden vorwiegend mit Fruktose gesüßt werden, nahm der Limonadenkonsum von 148 auf 355 ml pro Person und Tag zu. Parallel hierzu stieg die Zahl Adipöser. In Deutschland werden Limonaden zu 82 % mit dem Haushaltszucker Saccharose gesüßt.

In einer Studie halbierte man bei 5- bis 8-jährigen Kindern die tägliche Fruktoseaufnahme von 46 g/Tag, der BMI sank dabei von 23 auf 22,3 kg/m^2.

Auch kleine Zwischenmahlzeiten können Kalorienbomben sein. Unkontrolliert verzehrte Snacks und alkoholische Getränke können zur stetigen Gewichtszunahme führen. Man bedenke: "Two seconds on the lips, but two years on the hips." (Zwei Sekunden auf den Lippen, aber zwei Jahre auf den Hüften.)

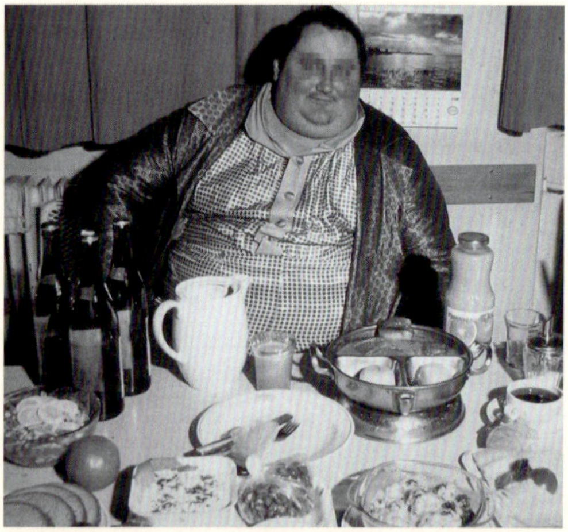

Die Verzehrsmengen stark adipöser Menschen können das 5-fache der empfohlenen Tageszufuhr übersteigen (vgl. auch Tabelle rechts)

Die **Hunger-Sättigungs-Regulation** ist ein komplexer Vorgang, bei dem neben Außenreizen (Gesellschaft, Portionsgrößen) und dem Blutzuckerspiegel auch Dehnungsreflexe des Magen-Darm-Traktes eine Rolle spielen. Ferner werten Sensoren die chemische Zusammensetzung der aufgenommenen Nahrung aus. Immer jedoch sind hormonelle Regelkreise beteiligt, die diese Informationen an das Gehirn weiterleiten.

Wer häufig isst, wird dick?

Die Diskussion um die sinnvolle Anzahl der pro Tag zugeführten Mahlzeiten reißt nicht ab. Untersuchungen zeigen, dass drei Mahlzeiten täglich ebenso mit einer gesunden Ernährung zu vereinbaren sind wie fünf Mahlzeiten. Fachgesellschaften sehen Zwischenmahlzeiten als positiv an und empfehlen sie. Aber es gibt auch andere Meinungen: Wer häufiger esse, werde dicker. Hingegen würden Menschen, die Mahlzeiten ausfallen lassen, auch weniger wiegen. Dieser Zusammenhang gilt jedoch nur für Personen im Bereich des Normalgewichts, wie eine neuere Untersuchung an 330 Männern zeigte.

Von Adipösen ist sogar bekannt, dass sie häufiger Mahlzeiten ausfallen lassen und insgesamt weniger Mahlzeiten zu sich nehmen als Normalgewichtige. Offensichtlich gehen die Uhren bei ihnen anders als bei Normalgewichtigen.

Tagesverzehrsmengen einer 50-jährigen Patientin mit einem Körpergewicht von 230 kg

250 g	Brot
80 g	Butter
100 g	Käse
160 g	Wurst
300 g	Obst
50 g	Salat
300 g	Schnitzel
600 g	Kartoffelsalat
1 Dose	Mais
150 g	Obst
150 g	Nüsse
150 g	Joghurt
150 g	Pudding
200 g	Kuchen
300 g	Schokolade
600 g	Plätzchen
400 g	Eiscreme
1 Dose	Würstchen
1 Dose	Fischkonserve

Gesamtgewicht zugeführter Lebensmittel: 4,8 kg
Energiegehalt ca. 13 000 kcal / 54 500 kJ

Werbung und Portionsgrößen

Werbemaßnahmen können sowohl Erwachsene als auch Kinder dazu verleiten mehr zu verzehren als vorgesehen. Kinder reagieren ab dem 4. Lebensjahr auf Werbemaßnahmen und können gezielt überfüttert werden. Die Werbung nutzt dies bewusst. An Supermarktkassen finden sich die Süßigkeiten in Augenhöhe der Kleinkinder. Ein gut aufgemachtes Bild (Umweltreiz) kann Erwachsene und Kinder selbst dann zum Essen animieren, wenn kein Hunger besteht. Wird in einen Kinofilm pro Minute ein Bild mit einer Popcornwerbung eingestreut, so wird dieses Bild nicht bewusst wahrgenommen. Beim Verlassen des Kinos angebotenes Popcorn aber wird häufiger gekauft als ohne diese Manipulation. In einer neueren Arbeit wird der Zusammenhang von Fast Food, Werbung und Adipositas belegt. Verbot man die Werbung für Kinder zwischen drei und elf Jahren, kam es zu einem Rückgang der Adipositas um 18%.

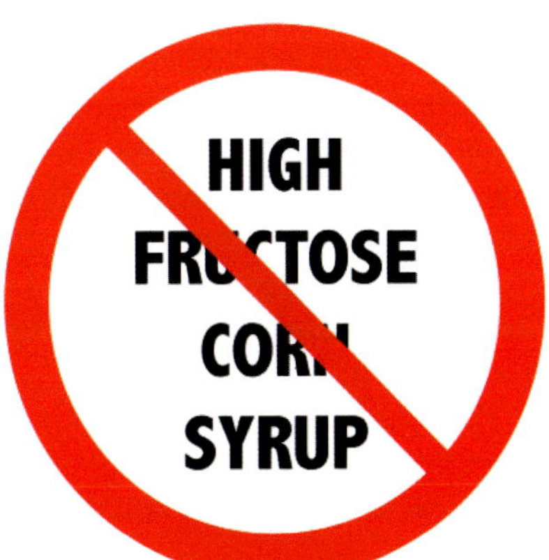

Die Problematik der mit Fruktose gesüßten Lebensmittel hat bereits zu Kampagnen von Verbraucherschützern gegen diese billige Süße geführt.

Der verkaufsfördernde Effekt großer Portionen ist gut untersucht.

- In der Nachkriegszeit gab es Schokolade als 50-g-Tafeln, heute findet man neben 100-g- sogar 300-g-Tafeln.
- 1916 enthielt die Coca-Cola-Flasche 200 ml, heute sind Halbliter-, Liter und 1,5-Literflaschen die Regel.
- Pop Corn in 5-Liter-Eimern, Pommes und Hamburger in XL- und XXL-Portionsgrößen waren in den 1950er Jahren unbekannt.

Es versteht sich von selbst, dass diese Mengen auch verzehrt werden.

Bewegungsmangel

Früher kannte man in wohlhabenden Gesellschaften Diener. Heute haben wir „elektrische Arbeitssklaven", sie reduzieren die zur Erledigung unserer täglichen Verrichtungen nötige körperliche Aktivität erheblich. Bewegungsmangel ist damit ein Merkmal unseres „obesogenic environments" (eine die Adipositas fördernde Umgebung). Haushaltsgeräte, die komfortable Energie- und Wasserversorgung, eigene und öffentliche Verkehrsmittel reduzieren die früher übliche körperliche Aktivität drastisch.

Adipöse sind bewegungsärmer als Normalgewichtige. Beeindruckend der bereits vor 40 Jahren durchgeführte Versuch von S. Schachter: Er filmte Kinder im Schwimmbad: Schlanke schwammen Bahnen, Adipöse blieben am Beckenrand. Bei einem Gesprächstermin setzte er geknackte und ungeknackte Nüsse vor. Normalgewichtige verzehrten jeweils einige der geknackten und ungeknackten Nüsse. Adipöse verzehrten die ganze Portion der geknackten Nüsse, rührten aber die ungeknackten nicht an.

Die regelmäßige ***körperliche Aktivität*** ist auch im Rahmen der Gewichtsreduktion bedeutsam. Der Verlust fettfreier Körpermasse (lean body mass) lässt sich so reduzieren, die kleinsten Gefäße (Kapillaren) in der Muskulatur nehmen zu und der Glukosetransport, die Speicherung von Kohlenhydraten (Glykogenbildung) und die Fettverbrennung verbessern sich.

In einer über 24 Monate durchgeführten Studie erhielten 170 Teilnehmer eine Reduktionsdiät von 1200 bzw. 1500 kcal und die Empfehlung zu einer dosierten, individuell festgelegten sportlichen Aktivität. Die Gewichtsunterschiede in den einzelnen Sportgruppen differierten nicht. Es zeigte sich aber, dass Teilnehmer, die nach 24 Monaten noch einen Gewichtsverlust von mehr als 10 % hatten, sportlich aktiver waren als die anderen Teilnehmer. Sie hatten eine Reduktionsdiät eingehalten und durchschnittlich 275 Minuten Sport pro Woche betrieben.

Hat man - genetisch bedingt - ein erhöhtes Adipositasrisiko, eine so genannte FTO-Gen-Prädisposition (Fat Mass and Obesity associated Gene), so ist man keineswegs machtlos. Man weiß zwischenzeitlich, das sich das erhöhte Risiko durch eine vermehrte körperliche Aktivität deutlich senken lässt.

Andererseits gelingt es nur schwer, ein durch zu reichliche Ernährung überhöhtes Gewicht durch alleinige Steigerung der körperlichen Aktivität zu verlieren. Der Abbau von einem halben Kilo Fett erfordert immerhin einen Langstreckenlauf von 69 km, 16 Stunden Foxtrott-Tanzen oder 30 Stunden Klavierspiel! Soll durch körperliche Aktivität Gewicht reduziert werden, so müssen an 5 Tagen in der Woche jeweils 500 kcal zusätzlich „verbrannt" werden. Da der Energieverbrauch beim Sport auch vom individuellen Trainingsstatus abhängt, sind genaue ***Zeiten*** für sportliche Betätigungen nur schwer zu definieren.

Weitere Aspekte der „Adipositas-Epidemie"

Die ausgeprägteste Gewichtszunahme erfolgt zwischen dem 30. und 60. Lebensjahr. Isst man als 40-Jähriger die gleiche Energiemenge wie als 20-Jähriger, so nimmt man zu. Um Gewichtskonstanz zu erreichen, muss daher die Energiezufuhr pro Lebensjahrzehnt um ca. 270 kcal, also zwischen dem 35. und 75. Lebensjahr um eine Spanne von 1200 kcal pro Tag reduziert werden.

Typische Portionsgrößen im Restaurant sind für den 20-Jährigen ausgelegt. Der über 50-Jährige ist gut beraten, die Portionen zu

halbieren oder zu den heute üblichen Senioren-Portionen zu greifen.
Adipöse sind heute in sozioökonomisch niedrigen Schichten häufiger anzutreffen. Im 18. Jahrhundert war die Adipositas ein Zeichen von Wohlstand und damit nur Wenigen vorbehalten. Zwischenzeitlich hat die Adipositas auch China erreicht: Steigender Wohlstand führte zu erhöhtem Fleischkonsum, zugleich wurde in vielen traditionellen Rezepten das Dünsten (in Wasser) durch Frittieren (in Fett) ersetzt. So finden sich heute auch in China extrem Adipöse. Erschreckend ist die wachsende Zahl extrem adipöser Kinder. Sie stammen in der Regel aus begüterten Familien.
Besorgniserregend in den letzten Jahrzehnten ist die in westlichen Industrienationen beobachtete, kontinuierliche Zunahme des Körpergewichtes während der Schwangerschaft. Auch das Geburtsgewicht der ***Neugeborenen*** nimmt zu und oft erfolgt ein zu starker Gewichtsanstieg im ersten Lebensjahr. Epidemiologische Studien weisen in diesem Zusammenhang auf ein hohes Risiko für die spätere Entwicklung einer Adipositas hin.

Diagnose

Die Diagnose „Übergewicht" bzw. „Adipositas" ist einfach zu stellen. Häufig reicht der klinische Blick. Waage und Maßband und die Berechnung des ***Body Mass Index*** (BMI), der sich heute durchgesetzt hat, reichen zur Erhebung objektiver Parameter aus.
Wie bei der Klassifikation des Untergewichtes (Kap. 13, S. 74) wird der BMI auch zur Einteilung des Übergewichtes und der Adipositas eingesetzt.

Broca-Gewicht oder BMI?

Eine ältere, einfach zu handhabende Berechnungsgrundlage ist das Broca-Gewicht (Körperlänge in cm -100). Das Normgewicht nach Broca beträgt für den 170 cm Langen 70 kg. Dem Broca-Gewicht wird eine zu günstige Beurteilung kleiner und die zu schlechte Beurteilung großer Menschen angelastet. Die gleichen Schwächen finden sich jedoch auch beim BMI: Der 150 cm Lange ist mit 50 kg und einem optimalen BMI von 22,2 rein optisch zu

Schlüssel **körperliche Aktivität**
(vgl. ● Kap. 20)

- Adipöse verbringen im Vergleich zu Normalgewichtigen einen größeren Anteil des Tages im Sitzen und bewegen sich signifikant weniger.
- Bei gleicher beruflicher Tätigkeit sitzen Adipöse pro Tag im Schnitt zwei Stunden mehr.
- Kinder und Jugendliche mit einem Fernsehkonsum von mehr als fünf Stunden haben im Vergleich zu Kindern mit zweistündigem Konsum ein fast fünffach erhöhtes Adipositasrisiko.

Verhaltenstherapeutisch ergibt sich hier ein erhebliches Potenzial.

Unabhängig vom Effekt der Gewichtsabnahme: Bereits **1/2 Stunde moderate körperliche Aktivität pro Tag** (etwa flottes Gehen) senkt das Risiko für zahlreiche Zivilisationskrankheiten (Herz-Kreislauf-Erkrankungen, Diabetes mellitus) deutlich.

Bereits in bestimmten Phasen der **Schwangerschaft** wird der Stoffwechsel des ungeborenen Kindes auf die späteren Lebensbedingungen „eingestellt". Überernährung der Mutter („Glukose-Mast") gilt als ein Risikofaktor für das Kind, später an Diabetes zu erkranken. Diese Zusammenhänge sind Gegenstand des neuen Forschungsgebietes der „Metabolischen Programmierung".

BMI (kg/m^2)	Einstufung
<18,5	Untergewicht
>18,5–25	Normalgewicht
>25–30	Übergewicht
>30–40	Adipositas
>40	Extreme Adipositas

Die BMI-Skala der Weltgesundheitsorganisation (WHO technical report, Genf 2000) dick, der 190 cm Lange mit einem grenzwertigen BMI von 24,9 kg/m² dagegen ist rein optisch zu dünn. Es bleibt abzuwarten, ob das als überholt geltende Broca-Gewicht und der Broca-Index aufgrund ihrer einfachen Handhabung eine Renaissance erleben.

Der erstrebenswerte, weil mit dem geringsten Gesundheitsrisiko einhergehende BMI liegt beim 19- bis 25-Jährigen bei 19–24 kg/m², während für den über 50-Jährigen ein BMI von bis zu 29,9kg/m² mit der höchsten Lebenserwartung einhergeht. Wer es schafft, den BMI aus der Jugendzeit beizubehalten, sollte dies tun. Hat jemand im höheren Alter einen BMI bis 29,9 kg/m² und sonst keine Risikofaktoren, so bedarf es keiner Behandlung.

Bauch- bzw. Taillenumfang

Neben dem reinen Körpergewicht spielt die Verteilung des Körperfetts eine wichtige Rolle für bestimmte Krankheitsrisiken. Es ist dabei entscheidend, ob eine bauchbetonte (androide, sog. Apfeltyp) oder eine hüftbetonte Form der Adipositas (gynoide, sog. Birnentyp, Reithosenfettsucht) vorliegt.

Ab einem BMI von 25–35 kg/m² sollte der Taillenumfang gemessen werden. Liegt er beim Mann über 102 cm, bei der Frau über 88 cm, dann besteht ein Risiko für metabolische Komplikationen (Bluthochdruck, Fettstoffwechselstörungen, Zuckerkrankheit).

Der Taillenumfang als Maß für das Fettgewebe innerhalb der Bauchhöhle (***intraabdominales Fettgewebe***) korreliert in der Regel gut mit der aufwändigeren Bestimmung der Fettgewebeverteilung mittels Computer- bzw. Magnetresonanz-Tomographie.

Der Bauchumfang wird im Vergleich zum BMI hinsichtlich einer Beurteilung gesundheitlicher Risiken vielfach als der aussagekräftigere Parameter angesehen, vor allem dann, wenn ein BMI zwischen 25 und 30kg/m² vorliegt. Bei gleichem Bauchumfang kann allerdings das Fett entweder in der Bauchhöhle (häufiger) oder lediglich unter der Bauchhaut (subcutanes Fett) vorliegen (seltener). Daher sind weitere Faktoren zu berücksichtigen:

Treten zusätzlich zum erhöhten Bauchumfang erhöhte Triglyceridwerte im Blut auf, so besteht ein hohes Risiko für die Ausbildung der Arteriosklerose. Dieser so genannte hypertriglyceridämische Bauchumfang geht mit erhöhtem Serum-Insulin, erhöhten Triglyceriden, niedrigem HDL-Cholesterin, höheren Glukose- und Harnsäurewerten und einem deutlich erhöhtem Diabetesrisiko einher.

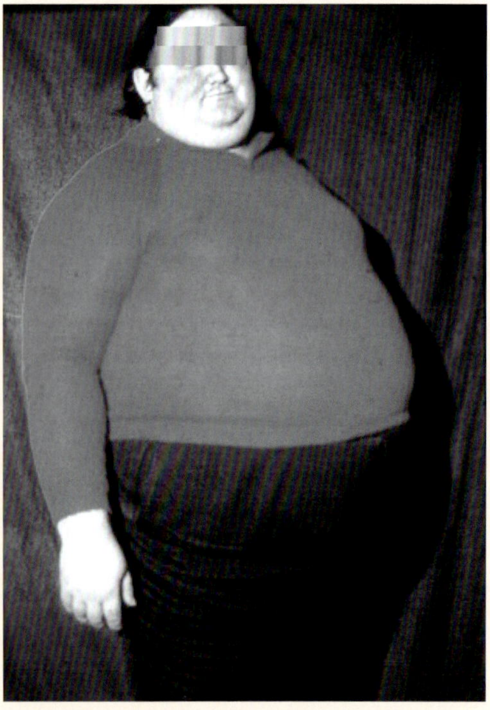

Körperfett ist nicht gleich Körperfett – besonders problematisch ist die bauchbetonte Fettsucht, der so genannte Apfeltyp.

Zweit- und Folgeerkrankungen

Die Adipositas ist durch die mit ihr verbundenen Folgeerkrankungen nicht als rein kosmetisches Problem zu betrachten - sie verkürzt deutlich die Lebenserwartung.
Ein Blick auf die Stoffwechselparameter verdeutlicht dies: 25-30% aller Adipösen haben ein erhöhtes Serumcholesterin, 20-30% erhöhte Triglyceride, 35% eine erhöhte Serumharnsäure, 15% leiden unter einer Zuckerkrankheit und 30% unter Bluthochdruck. Im Vergleich zur Normalbevölkerung bedeutet dies für alle genannten Parameter eine zwei- bis vierfach erhöhte Rate.
Nach einer WHO-Statistik aus dem Jahr 2000 erhöht Adipositas das Risiko für einen Diabetes mellitus Typ 2, für Gallensteine, Fettstoffwechselstörungen, Bluthochdruck, Herzinfarkt, Schlaganfall, verschleißbedingte Gelenkerkrankungen, Gicht und hohe Harnsäurewerte im Vergleich zur Normalbevölkerung auf das Dreifache. Auch das Risiko für bestimmte Krebserkrankungen ist deutlich erhöht.

Wie stark beeinflusst Adipositas die Lebenserwartung?

Betrachtet man die Liste der Begleit- und Folgeerkrankungen, so stellt sich zwangsläufig die Frage, ob die Adipositas einen lebensverkürzenden Effekt hat. Bislang galt ein BMI von 25 kg/m² oder mehr als ein Faktor, der mit einer Abnahme der Lebenserwartung assoziiert war. Eine in England durchgeführte Untersuchung ergab, dass bereits ein BMI von 25 kg/m² die Lebenserwartung um ca. 2 Jahre senkt. Besteht im 40. Lebensjahr eine Adipositas, so führt jeder zusätzliche BMI-Punkt zur Reduktion der Lebenserwartung um 7 Jahre.
Man geht davon aus, dass sich aufgrund der Häufigkeitszunahme Adipöser bis zum Jahr 2050 die Lebenserwartung um 5 Jahre verkürzt. Wird bei einem Adipösen eine Zuckerkrankheit (Diabetes mellitus Typ 2) neu entdeckt, lohnt sich die Gewichtsabnahme umso mehr: Eine Gewichtsreduktion von 10 kg führt zu einen Gewinn von 4 Lebensjahren.

Lange Zeit wurde **Fettgewebe** im Hinblick auf seine Stoffwechselaktivität als träge angesehen. Heute weiß man, es ist ein hochaktives Organ: In ihm werden eine Fülle unterschiedlicher hormonähnlicher Substanzen, die sog. Adipokine (u.a. Leptin) produziert. Je mehr Fettgewebe in der Bauchhöhle vorliegt, umso mehr werden von diesen – die Arteriosklerose meist fördernden – Substanzen gebildet. Ist der Fettanteil in der Bauchhöhle hingegen gering, wird mehr Adiponektin gebildet. Diese Substanz stellt einen gewissen Schutz vor der Arteriosklerose dar.

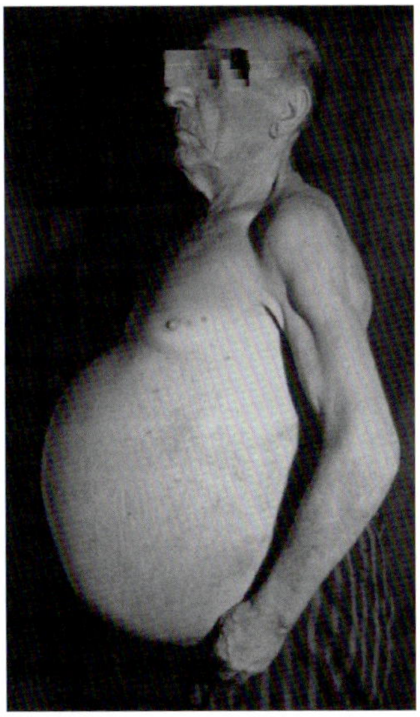

Nicht jeder dicke Bauch bedeutet Überernährung. Die Abbildung zeigt einen Mangelernährten (man beachte die dünnen Arme) mit einer durch den Proteinmangel ausgelösten ausgeprägten Bauchwassersucht.

Was sagen neuere Daten?

2006 publizierte Untersuchungsergebnisse des National Institute of Health (NHI) der USA aus den Jahren 1995 und 1996 an 527 265 Untersuchten im Alter von 50–71 Jahren ergaben bis 2005 61 317 Todesfälle. Die höchste Sterblichkeitsrate fand sich für den höchsten und niedrigsten BMI, also bei den Dicksten und den Dünnsten. Besonders erhöht (Faktor 3) war das Sterberisiko bei Adipösen im mittleren Alter.

Eine Studie des Center for Disease Control Washington DC korrigierte bislang vorliegende Sterblichkeitsdaten. Nahm man früher an, dass es infolge der Adipositas in der untersuchten Kohorte zu 400 000 Todesfällen kommen würde, so fanden sich de facto bis zum Beobachtungszeitpunkt lediglich 120 000 Todesfälle infolge adipositasbedingter Erkrankungen. Das Risiko war am geringsten bei einem BMI von 25–30, während ein BMI von >30 nur bei unter 70-Jährigen das Sterberisiko erhöhte. Ein BMI von >35 kg/m² führte aber in allen Altersgruppen zur erhöhten Sterblichkeit. Ein BMI unter 25 erbrachte dagegen keinen Zugewinn an Lebensjahren.

Die Ergebnisse einer im gleichen Jahr erschienen Arbeit regen ebenfalls zum Nachdenken an: In einer Metaanalyse aus 40 Studien, in der über einen Zeitraum von 3,8 Jahren 250 125 Patienten nachverfolgt wurden, fand man bei einem BMI von unter 20 die höchste Sterblichkeit und beim BMI von 25–29,9 die geringste Sterblichkeit. Dies galt sowohl für die Sterblichkeit an Herz-Kreislauf-Erkrankungen als auch für die Gesamtsterblichkeit. Ältere hatten auch bei einem BMI von >30 keine erhöhten Sterblichkeitsraten.

In einer Metaanalyse aus dem Jahre 2009 wird unter 894 576 Patienten über die höchste Lebenserwartung bei einem BMI zwischen 22,5 und 25 kg/m² berichtet. Ein höherer oder niedrigerer BMI erhöhte die Sterblichkeitsrate. (Todesfälle innerhalb der ersten 10 Jahre des Beobachtungszeitraumes blieben unberücksichtigt. Auch fehlten alterskorrelierte Angaben.)

Welches Gewicht sollten wir anstreben?

Offensichtlich ist es nicht gleichgültig, wie lange wir dick sind. Untersuchungen zeigen, dass extrem adipöse Kinder bereits sehr früh eine Arteriosklerose entwickeln können. Der junge Mensch im Alter von 19–25 Jahren ist offensichtlich gut beraten, wenn er sich in einem BMI-Bereich zwischen 19 und 25 bewegt und nicht bereits in diesem Alter alle Risiken, die mit der Adipositas einhergehen, schultert. Diese könnten sonst ein Leben lang auf ihn einwirken und müssten zwangsläufig Spuren hinterlassen.

Für den über 55-Jährigen darf es insbesondere dann, wenn keine zusätzlichen Erkrankungen oder Risiken wie hoher Blutdruck, Fettstoffwechselstörungen, Gelenkgicht oder durch Übergewicht bedingte Gelenkbeschwerden bestehen, durchaus etwas mehr sein. Auch ein BMI von 29,9 kg/m² verkürzt seine Lebenserwartung nicht und erhöht auch nicht sein Risiko für einen Herzinfarkt.

Ab wann sollte man behandeln?

- Eine medizinische Indikation zur Therapie wird ab einem BMI von 30 kg/m² gesehen. Selbst dann, wenn keine weiteren Risiken einer bauchbetonten Adipositas vorliegen, sollte behandelt werden.
- Haben Patienten nur mäßiges Übergewicht (BMI 25–29,9 kg/m²), bestehen aber zusätzliche Risikofaktoren oder damit verbundene Erkrankungen, so sollten auch sie behandelt werden.
- Da Patienten jenseits des 55. Lebensjahres bei einem BMI bis 29,9 kg/m² keine Reduktion der Lebenserwartung aufweisen, sollte dies beim Fehlen von Risikofaktoren berücksichtigt werden.
- Als relevanter Risikofaktor gilt die bauchbetonte Adipositas. Sie ist ein Maß für das intra-abdominale Fett. Ab einem BMI >25kg/m² sollte deshalb der Bauchumfang gemessen werden. Er sollte beim Mann <102cm, bei der Frau <88cm liegen.

Behandlungsziele

Die Fachgesellschaften empfehlen heute bei Adipositas eine Gewichtsreduktion von 5–10 % des Ausgangsgewichtes. Die dauerhafte Stabilisierung des Gewichts und die Besserung adipositasbedingter Risikofaktoren sind vorrangige Therapieziele.
Diese von Fachgesellschaften vorgeschlagene Größenordnung für eine erfolgreiche Gewichtsreduktion verwundert, mutet sie doch gering an. Für einen 80 kg Schweren sind 5–10 % Gewichtsverlust akzeptabel. Was aber bedeutet für den 140 kg Schweren die Gewichtsreduktion von 5 %, also 7 kg? Einen kosmetischen Effekt wird man hier vermissen, meist verbessern sich aber die Stoffwechselparameter bereits signifikant.

Behandlungsmöglichkeiten

Der ● Infokasten zeigt die Empfehlungen der Fachgesellschaften bei unterschiedlichen Adipositas-Graden.
Abzulehnen sind die häufig mit großem Werbeaufwand propagierten Außenseiterdiäten in Form von Blitz- oder Crashdiäten.
Bei mehr als 3- bis 6-monatiger erfolgloser Therapie werden zusätzlich medikamentöse Verfahren empfohlen. Hier können die Fettabsorption reduzierende Medizinprodukte oder Medikamente eingesetzt. Von Interesse ist hier auch ein frei verkäufliches Medizinprodukt. Es enthält aus Krebstierschalen gewonnenes Polyglucosamin. Die Substanz ist Herstellerangaben zufolge in der Lage, pro Gramm mehr als 700 g Olivenöl zu binden. Klinische Studien belegen die Wirksamkeit zur Gewichtsreduktion.
Zwischenzeitlich ist auch ein Medikament frei verkäuflich. Es hemmt die Wirkung der fettspaltenden Enzyme (Lipasen) im Magen-Darm-Trakt und senkt so die Absorption des zugeführten Fetts. Ausreichende körperliche Aktivität, möglichst 3 bis 5 Stunden Bewegung pro Woche und die Verhaltensänderung gelten zusätzlich als wichtige Faktoren der Therapie.
Bei einem BMI >40 kg/m², bei schwerwiegenden Begleit- oder Folgeerkrankungen ab einem BMI >35 kg/m² und mehrfacher erfolgloser konservativer Therapie sind operative Verfahren zu erwägen.

Adipositas-Behandlung

Als Stufe 1 der Adipositastherapie empfehlen Fachgesellschaften die Reduktion des Fettverzehrs. Wir führen in Deutschland durchschnittlich 120 g Fett pro Tag zu. Von den Fachgesellschaften wird der Verzehr von lediglich 60 g/Tag und selbst für den schwer Arbeitenden werden nur 80 g/Tag empfohlen.
Eine Senkung des Fettverzehrs auf 60 g/Tag entspräche einer eingesparten Energiemenge von etwa 600 kcal.
Als sinnvollste Maßnahme der Langzeittherapie gilt Stufe 2, die moderate Reduktion der Energiezufuhr um ca. 500–800 kcal/d. Der Sättigungseffekt kann durch Bevorzugung ballaststoffreicher Kohlenhydrate, den Verzehr von 500 g Gemüse pro Tag und einen Proteingehalt der Kost von 20 Energie-% optimiert werden. So lässt sich das Nahrungsvolumen nahezu verdoppeln. Der Fettverzehr sollte unter 20 % und der Zuckerverzehr unter 5 % der zugeführten Energiemenge liegen. Pflanzliche Fette (z. B. Rapsöl, Olivenöl) sind zu bevorzugen und es ist auf einen ausreichenden Anteil an Omega-3-Fettsäuren (Fischölfettsäuren) zu achten. Die zu erwartende Gewichtsreduktion liegt bei 5,1 kg in 12 Monaten.
1000- bis 1200-kcal-Diäten gelten im Vergleich hierzu als stressbeladener und deshalb als ungünstig für die erfolgreiche Abnahme und den dauerhaften Therapieerfolg.
Bei einem unzureichenden Gewichtsverlust kommt der Einsatz von Formuladiäten (Mahlzeitenersatz oder als alleinige Therapie) in Frage. Hier können zwei Mahlzeiten durch eine Formuladiät z. B. in Form eines Proteindrinks oder eines Riegels ersetzt werden. Bei einem BMI über 30 kg/m² kommt auch die alleinige Behandlung mit 800 bis 1200 kcal/Tag einer Formeldiät in Betracht. Die Behandlung sollte nicht länger als 12 Wochen dauern.
Bei einer höhergradigen Adipositas kann auch das proteinsparende Fasten mit einer drastisch reduzierten Energiemenge von 500 kcal/Tag angewandt werden.

Wer übernimmt die anfallenden Kosten?

Die Weltgesundheitsorganisation bezeichnet die Adipositas als Krankheit, durch die die Leistungsfähigkeit eingeschränkt wird und die zu einem hohen Krankheits- und Sterblichkeitsrisiko führt. Die langfristige Betreuung ist deshalb erforderlich. Anders sieht es das für uns geltende Sozialgesetzbuch (SGB V). In ihm ist die Adipositas bislang nicht als Krankheit anerkannt und therapeutische Leistungen sind nicht erstattungsfähig.

Für den Patienten, der in irgendeiner Form eine Behandlung des Übergewichtes anstrebt, werden die Kosten im Allgemeinen nicht von den Krankenkassen übernommen. Es gibt jedoch Ausnahmen. So wird beim Einsatz etablierter Therapieprogramme auf Antrag durchaus ein Teil der Kosten von den Kassen getragen.

1. Abeiln J, Alan I: L112 Biopolymer-fat binder as a weight reducer in patients with moderate obesity. ARS Medicina Stockholm 10/94
2. Deutsche Adipositas-Gesellschaft: Evidenzbasierte Leitlinie. Prävention und Therapie der Adipositas. Version 2005. www. Adipositas-gesellschaft.de
3. Gannon MC, Nuttal PQ (2004): Effect of a high protein, low-carbohydrate diet on blood glucose control in people with type 2 diabetes. Diabetes 53: 2357–2382
4. Haslam DW et al. (2005): Obesity. Seminar Lancet 366: 1197–20
5. Hauner H (2008): Perinatale Prävention der Adipositas. Adipositas 4: 222–223
6. Jakicic JM et al. (2008): Effect of exercise on 24 month weight loss maintenance on overweight women. Arch Intern Med 168: 1550–1559
7. Müller MJ (2009): Behandlung und Prävention der Adipositas – Gegenwart und Zukunft. Med Welt 60: 257–261
8. Popkin B (2009): Adipositasepidemie. Plenarvortrag zum 46. Wissenschaftlichen Kongress der DGE in Gießen.
9. Potaczna N, Steffen R, Horber FF (2006): Chirurgische Verfahren bei krankhafter Adipositas. Internist 47: 150–158
10. Prospective Studies Collaboration (2009): Body-mass index and cause-specific mortality in 900 000 adults. Lancet 373: 1083–1096
11. Romero-Corral A, Montori VM, Somers VK et al. (2006): Association of body weight with total mortality and with cardiovascular events in coronary artery disease – A systematic review of cohort studies Lancet 368: 666–678
12. Rabast U (2000): Möglichkeiten der Adipositastherapie. Aktuel Ernähr Med 25: 170–175
13. Rabast U, Schönborn J, Kasper H (1979): Dietetic Treatment of obesity with low and high carbohydrate diets, Int J Obes 13: 201–211
14. Schachter S (1968): Obesity and eating. Science 161: 751–756

Kann Bewegungsmangel das Leben verkürzen und körperliche Aktivität es verlängern?

Insgesamt ist das Ausmaß an körperlicher Aktivität in unserer Gesellschaft gering. Unsere Freizeitaktivität beträgt anstelle der empfohlenen 3,5 Stunden pro Woche nur 1,5 Stunden. Dafür sehen wir durchschnittlich 3,5 Stunden pro Tag fern. Schwimmen, Rad fahren, Joggen, Gehen, Tanzen und eine Reihe anderer Möglichkeiten wären aber hilfreich für das Herz.

Für den Adipösen ist die Intensivierung der körperlichen Aktivität eine wesentliche Voraussetzung, um Gewicht zu verlieren und die Risikosituation zu verbessern. Fachgesellschaften sehen in der regelmäßigen körperlichen Aktivität generell den Bestandteil eines gesunden Lebensstils. Dies gilt auch für den Normalgewichtigen. Die Empfehlungen reichen von drei- bis fünfmal wöchentlich einer halben Stunde bis zu einer Stunde pro Tag. Das Bundesministerium für Gesundheit favorisiert die Aktion „Mit 3000 Schritten extra – einfach gesünder" (www.die-praevention.de).

Was empfiehlt sich für den gesunden Erwachsenen?

Für den gesunden Erwachsenen zwischen dem 18. und 65. Lebensjahr werden 30 Minuten intensive Bewegung an fünf Tagen in der Woche am häufigsten empfohlen. Für den 65 Jahre Alten oder Älteren und auch für den 50- bis 64-Jährigen mit chronischen Erkrankungen oder einer eingeschränkten Bewegungsfähigkeit (z.B. bei Arthrosen) bzw. Fitness gelten andere Empfehlungen. Das Alter, der Gesundheitszustand, Geschlecht und Sozialstatus beeinflussen das Ausmaß der körperlichen Aktivität in hohem Maße.

Verlängert Sport das Leben?

Die Gretchenfrage aber ist: Verlängert körperliche Aktivität in Form von Sport das Leben? Spötter behaupten: Ja, aber nur um die Zeit, in der Sport betrieben wird. Allerdings wird bereits um 1800 von rudernden College-Studenten berichtet, dass sie eine längere Lebenserwartung hatten als ihre nicht rudernden Kommilitonen. Verglich man ehemalige Leistungssportler und ehemalige Rekruten eines Jahrgangs, so lebten die Leistungssportler mit durchschnittlich 76 Jahren signifikant länger als Rekruten mit 69 Jahren. Die Lebenserwartung von Ausdauersportlern war höher als die von Kraftsportlern.

In anderen Untersuchungen zeigte sich bei „fitten" Menschen eine insgesamt höhere Lebenserwartung als bei „unfitten". Die jährli-

Eigentlich allgemein bekannt, aber zu wenig umgesetzt: Sport verlängert die Lebenserwartung!
Spötter sagen zwar „nur um die Zeit, in der man Sport treibt" – objektive Daten unterstützen jedoch die Empfehlung zu mindestens 1/2 Stunde körperlicher Aktivität pro Tag.

Auch im mittleren und fortgeschrittenen Alter reduziert Sport viele Gesundheitsrisiken.

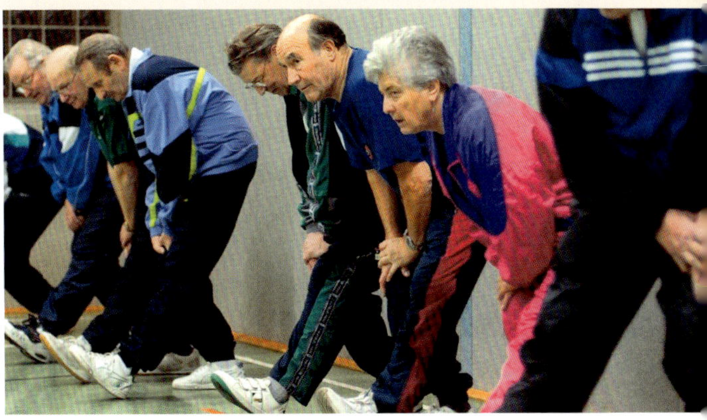

che Sterberate der Fitten lag bei 20, der Unfitten bei 64 pro 10 000 Personen.
Es lohnt sich durchaus, auch mit 50, 60 oder 70 Jahren noch körperlich aktiv zu sein bzw. zu bleiben. In einem körperlich aktiven Kollektiv 75-Jähriger reduziert sich die Sterberate um 16%. Ähnliche Ergebnisse zeigt die zurzeit noch laufende große europäische EPIC-Studie.

Empfehlungen der Fachgesellschaften

Die Empfehlungen der Fachgesellschaften definieren häufig nicht, ob die leichte körperliche Aktivität im Sinne von Spazierengehen ausreicht oder ob eine definierte Pulssteigerung erforderlich ist. Das amerikanische Center for Disease Control and Prevention (CDC) favorisiert eine intensive körperliche Aktivität anstelle einer moderaten. Leichte und starke körperliche Aktivität werden national unterschiedlich definiert. Aber man ist sich einig, körperliche Aktivität, angefangen von einfachen Bewegungen bis hin zum Sport, beeinflusst die Gesundheit positiv.
Der Bundes-Gesundheitssurvey, eine 1998 durchgeführte Erhebung, zeigte eine defizitäre Situation in Deutschland. Sie gilt als mitursächlich für die Häufigkeitszunahme von Diabetes mellitus und Herz-Kreislauf-Krankheiten in der Bevölkerung. Die hohe Technisierung und im gesamten Lebensalltag reduziert das Ausmaß an Bewegung, die zur Bewältigung unserer täglichen Aufgaben nötig sind, erheblich. Uns „versklavende" Erfindungen wie Computer oder Fernsehen tragen zur weiteren Reduktion unserer körperlichen Aktivität bei. Es ist deshalb sinnvoll, die Alltagsaktivitäten zu steigern oder sich ein Fitnessprogramm zusammenzustellen. Alles was man tut, hat einen positiven Effekt für das Herz.

Fazit für den Alltag

Eine regelmäßige körperliche Aktivität gilt als wichtiger Schutzfaktor für das Auftreten von Herz-Kreislauf-Erkrankungen. Ist sie ausreichend, so kann man mit ihr die erneute Gewichtszunahme verhindern und eventuell durch sie auch Gewicht verlieren. Dem jeweiligen Gesundheitszustand angepasst sollte man an 5 Tagen pro Woche „körperlich aktiv" sein. Es gibt eine Fülle von Möglichkeiten (Rad fahren, Tanzen, Gehen, Schwimmen etc.). Als besonders gelenkschonend gilt das Schwimmen. Auch Alltagsaktivitäten lassen sich durch kleine Veränderungen steigern: Beim Einkauf im Supermarkt vom Eingang entfernt parken und dann zu Fuß gehen. Bei der Heimfahrt mit dem Bus zwei bis drei Haltestellen früher als üblich aussteigen. Fahrstühle gezielt meiden und statt dessen Treppen benutzen. Wesentliche berufliche Tätigkeiten nicht per Telefon, sondern im direkten Gespräch erledigen.
Mit einer regelmäßigen körperlichen Aktivität lässt sich auch im Alter noch das Leben verlängern. Untersuchungen zeigen, eine angepasste körperliche Aktivität führt auch im Alter von 60 plus zur Lebensverlängerung.

1. Bundesministerium für Gesundheit, Die Prävention, 3000 Schritte extra. www.die-praevention.de/bewegung/steps/index.html
2. Lichtenstein AH, Appel LJ, Brands M et al. (2006): Diet and lifestyle recommendations revision 2006: a scientific statement from the American Heart Association Nutrition Committee. Circulation 114(1): 82–96
3. Mensink G (1999): Gesundheitssurvey, Körperliche Aktivität, Gesundheitswesen. Sonderheft 2, Robert Koch-Institut, pp. 126 ff., Berlin
4. Orsini N, Mantzoros CS, Wolk A (2008): Association of physical activity with cancer incidence, mortality, and survival: a population-based study of men. Br J Cancer 98(11): 18641869
5. Sjöström M, Oja P, Hagströmer M et al. (2006): Health-enhancing physical activity across European Union countries: The Eurobarometer study Journal of Public Health 14: 291–300
6. Wohlfahrt B: Verlängert Sport das Leben? Vortrag. 50. Seminar für ärztliche Fort- und Weiterbildung Sylt 6/2009

Ernährung früher und heute

Könnte Steinzeiternährung bzw. Steinzeitdiät unser Leben verlängern?

Einige Zeitgenossen sehen in nahezu allem, was im Industriezeitalter entstanden ist, eine Lebensweise, die uns schadet und unser Leben möglicherweise verkürzt. So erstaunt es nicht, dass es auch heute noch Anhänger der „Steinzeitdiät" gibt. Sie sind davon überzeugt, mit dieser Kostform könne man das Auftreten von Zivilisationskrankheiten verhindern und damit unser Leben verlängern. Der Suchbegriff „Steinzeitdiät" ergibt bei Google mehr als 25 000 Treffer!

Die Steinzeit umfasst allerdings insgesamt einen Zeitraum von über zwei Millionen Jahren. Sie endete in Europa etwa 2000 v. Chr., als der Mensch lernte, Metalle zu bearbeiten. Selbst der letzte Abschnitt - die so genannte Jungsteinzeit (Neolithikum) - steht noch für einen Zeitraum von ca. 35 000 Jahren. „Die Steinzeit" steht also für zahlreiche Epochen und Kulturen, die man aus unterschiedlichen Blickwinkeln betrachten kann. Die Menschen der Steinzeit lebten in den verschiedensten Regionen der Erde in den unterschiedlichsten Lebensräumen und es gab sogar bis in die Jungsteinzeit verschiedene Spezies der Gattung Mensch (Homo). Eine einheitliche „Steinzeiternährung" gab es deshalb nicht.
Die Entwicklung des Menschen, darunter auch die der Vorfahren des heutigen modernen Menschen (Homo sapiens), ist verbunden mit der „Erfindung" des aufrechten Gangs.
Über lange Epochen ernährte sich der Mensch wohl überwiegend von Samen, Wurzeln, Blättern, Früchten, Pilzen, Vogeleiern und ***kleinen Tieren***. Die Kost hatte nur einen niedrigen Anteil an Fleisch. Später ergänzte man die Pflanzennahrung auch durch Jagdbeute; nach Ansicht einiger Forscher gehörte auch Aas - vor allem das nahrhafte Knochenmark von Tieren - zum Speiseplan unserer Vorfahren.
Bevor die Menschen sesshaft wurden, waren sie auf das angewiesen, was die Natur ihnen bot. Sie waren Jäger und Sammler. Diese Lebensweise umfasst etwa 99 % der Menschheitsgeschichte. Gelang es mit den damaligen Fangmethoden Wildtiere zu erlegen oder Fische zu fangen, so war dies sicher kein alltägliches Ereignis.
Obst, Samen, Kräuter, Nüsse, Pilze standen auf der Speiseliste, mussten aber erst gesucht und gefunden werden. Wenn man Glück hatte, fand man auch einmal einen mit Honig gefüllten Bienenstock. Auch im Zeitalter des Jägers und Sammlers waren diese Nahrungs-

Teilweise vertritt man die Meinung, der Steinzeitmensch habe Insekten und deren Larven sowie Würmer verzehrt. In unserem Kulturkreis stößt der Verzehr dieser Tiere auf weitgehende Ablehnung. Sie sind jedoch gute Eiweißquellen und konnten bei dem sonst knappen Angebot an Protein sicher einen wesentlichen Beitrag zur Eiweißversorgung leisten. In anderen Kulturkreisen tragen – teilweise industriell produzierte – Insekten zur Eiweiß- und Energieversorgung durchaus bei.

mittel ungleich leichter zugänglich als jagdbare Tiere. Aber sie standen nur saisonal und eher spärlich zur Verfügung. Auch die Auswahlmöglichkeit an Getränken war eher gering. In der Regel musste man sich auf Wasser beschränken.
Revolutionär war sicherlich die Beherrschung des Feuers. Erst ab jetzt konnten Speisen gegart und Heißgetränke wie Tee hergestellt werden, außerdem konnten Fleisch und Fisch zur Verbesserung der Haltbarkeit geräuchert werden (vgl. ● Kap. 18 + 19).
Der Steinzeitmensch wurde keineswegs alt. Häufiger Mangel an Nahrung, ungünstige hygienische Verhältnisse und damit verbundene Infektionskrankheiten bedingten eine von vornherein geringe ***Lebenserwartung***.

War der Steinzeitmensch hauptsächlich Pflanzen-, Fleisch- oder Allesesser?

Wie bereits erwähnt, hat nach Ansicht vieler Forscher der Fleischkonsum beim frühen Menschen keine entscheidende Rolle gespielt. Eine andere Hypothese sieht den Steinzeitmenschen hingegen als überwiegenden Fleischesser (Karnivor) an: Falls er selbst kein Jagdglück hatte, habe er die Reste von Beutetieren der anderen Großtiere verzehrt. Funde von teilweise aufgebrochenen Knochen größerer Tiere stützen derartige Hypothesen. In den aufgebrochenen Knochen gelangte man leicht an das nahrhafte Knochenmark.
Aus Kratzspuren an den Knochen konnte man teilweise Rückschlüsse ziehen, wie der Steinzeitmensch aß. Rohes Fleisch konnte erst mit der Beherrschung des Feuers zubereitet werden. Die Schmackhaftigkeit gebratenen oder gegarten Fleisches könnte zufällig entdeckt worden sein. Durch Blitzschlag getötete und teilweise verbrannte Tiere können zu dieser Entdeckung beigetragen haben.
Die ***wissenschaftlich vorherrschende Meinung*** sieht den Menschen weder als reinen Pflanzen- noch als reinen Fleischesser, sondern als Allesesser (Omnivor). Hierzu passt

Der als Gletschermumie berühmt gewordene „Ötzi" hatte mit vermutlich 45 Jahren für die Zeit vor 5 000 Jahren ein relativ hohes Alter erreicht. Er schien zum Todeszeitpunkt auch keineswegs ein alter Mann zu sein. Bis zur Entdeckung Ötzis sah man das Erreichen des 40. Lebensjahres eher als Ausnahme an.

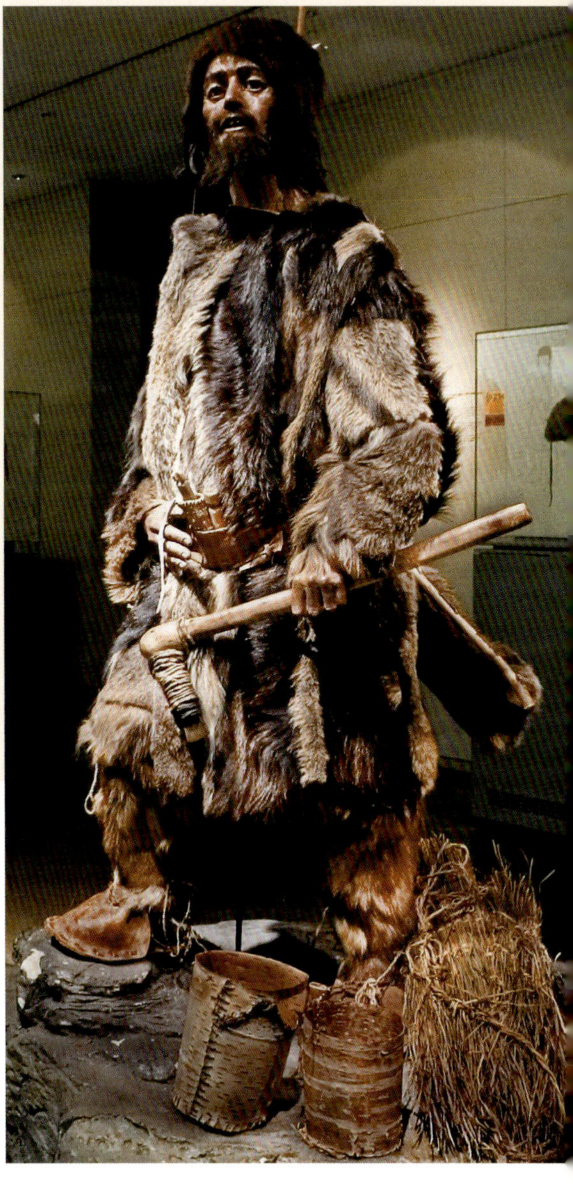

Rekonstruktion des „Mannes aus dem Eis" – Ötzi wurde mit ca. 45 Jahren durch einen Pfeil getötet.
©Südtiroler Archäologiemuseum/M. Tessaro m. frdl. Genehmigung

die Ausstattung seines Gebisses mit Schneidezähnen und den noch angedeutet als Reißzähnen erkennbaren Eckzähnen. Die kräftigen Backenzähne ermöglichen auch das Zerkleinern gröberer pflanzlicher Nahrung, wie Samen und Nüsse. Die Enzymausstattung der Verdauungssäfte im Magen-Darm-Trakt ist in der Lage, sowohl Nahrung pflanzlichen wie auch tierischen Ursprungs aufzuschließen. Die pflanzlichen und tierischen Speisereste im gefüllten Magen und Darmtrakt von Ötzi bestätigten es: Der Mensch war schon damals Omnivor.

Sicherte Spezialisierung das Überleben?

Um die ***Kost des Steinzeitmenschen*** ranken sich eine Reihe zum Teil kontrovers diskutierter Theorien. Unter anderem beinhalten sie das Gedankengut der Evolutionstheorie von Charles Darwin (Darwinismus). Er sieht die Überlebenschancen einer Spezies dann als aussichtsreich an, wenn sie sich am besten an ihre Umwelt und damit auch an die vorhandenen Nahrungsquellen anpassen kann.

Unter diesem Gesichtspunkt ist die Hypothese, der Homo sapiens habe damals reichlich Fisch und Meerestiere verzehrt, durchaus interessant. Aus 20 000–30 000 Jahre alten Knochenfunden zog man durch Bestimmung der Konzentration bestimmter Isotope den Rückschluss, dass der damalige Mensch bis zu 50 % seines Proteinbedarfs durch den Verzehr von Fischen, Muscheln und Wasservögeln deckte. Diese frühe Form der Spezialisierung hat möglicherweise das Überleben einzelner menschlicher Populationen mit beeinflusst: So könnte der ***Neandertaler*** vor 30 000 Jahren ausgestorben sein, da er sich überwiegend von Fleisch ernährte. Beutetiere waren Rotwild, Rentiere und sogar Mammuts. Eine Wildknappheit könnte ihm schließlich zum Verhängnis geworden sein.

Gruppen, die sich dagegen überwiegend von Fisch ernährten, waren nicht auf Großwild angewiesen. Man beherrschte möglicherweise bereits das Trocknen von Fisch und konnte so Vorräte anlegen (● Kap. 18).

Ackerbau und Vorratshaltung

Als vor etwa 12 000 Jahren der Ackerbau möglich wurde und es gelang, Nahrungsmittel anzubauen und zu verarbeiten, änderte sich die Ernährungssituation grundlegend: Man konnte Getreideprodukte in größeren Mengen gewinnen. Erstmals vor rund 10 000 Jahren gelang es, Wildtiere an die Lebensbedingungen der Gefangenschaft anzupassen (Domestizierung) und Haustiere zu halten. Im Hinblick auf die Menschheitsgeschichte sind Milch- und Getreideprodukte deshalb relativ neue Nahrungsmittel.

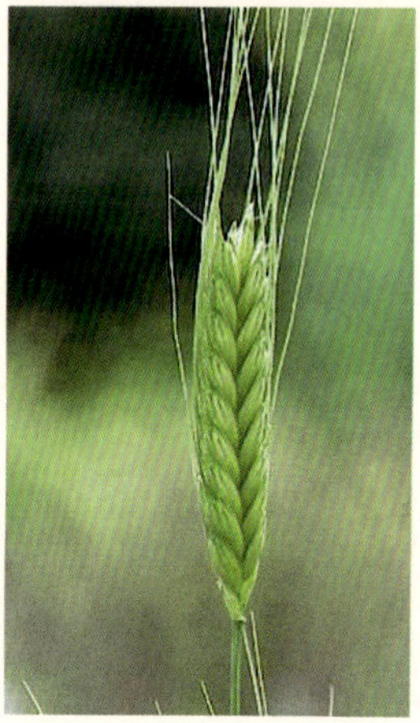

Einkorn, ein Vorläufer unserer Weizens, wurde z.B. in Jericho bereits um 7 000 v. Chr. angebaut. Unsere Vorfahren hatten gezielt Getreidesorten ausgelesen, deren Körner bei der Reife nicht so leicht aus der Ähre brachen.

Auch bei „Ötzi" fanden sich Hinweise auf den Verzehr „moderner Nahrungsmittel". Der Darm wies den Befall mit einer bestimmten Wurmart auf, der durch den Verzehr von Schweinefleisch bedingt sein könnte. Ferner fand man zwei gut erhaltene Getreidekörner.

Ist eine „Steinzeitdiät" auch heute sinnvoll?

Verfechter der „Steinzeitdiät" sehen in ihr eine gesunde Lebensweise. Begründet wird dies u.a. damit, dass das Erbgut des Menschen sich seit der Steinzeit kaum grundlegend verändert habe. Für die Anhänger ist die steinzeitliche Ernährung deshalb die einzig „artgerechte Ernährung" des Menschen. Der menschliche Organismus habe mehrere Millionen Jahre benötigt, um sich perfekt anzupassen und die Zeiträume nach der Altsteinzeit seien mit etwa 15 000 Jahren zu kurz gewesen, um den Organismus an neue Nahrungs-

mittel anzupassen: Immerhin 100 000 Generationen von Jägern und Sammlern stünden nur 500 Generationen Ackerbauern gegenüber. Seit dem Beginn des Industriezeitalters haben sogar nur zehn Generationen gelebt. Letztlich, so wird argumentiert, entspreche unsere heutige Ernährung nicht den biochemischen und molekularen Bedürfnissen des Homo sapiens.
Anhänger dieser Hypothese sehen im Wandel unserer Ernährung die Ursachen für eine erhöhte Säuglingssterblichkeit, eine Zunahme von Infektionskrankheiten, eine verringerte Körperlänge und eine deutlich niedrigere Lebenserwartung. Auch Knochen- und Zahnschäden hätten zugenommen. Vertreter der „Evolutionsmedizin" sehen in der „nicht artgerechten" Ernährung mit nachsteinzeitlichen Nahrungsmitteln auch die Hauptursache der Zivilisationskrankheiten.

Viele dieser angeblich ***evolutionsbiologischen Überlegungen*** basieren auf falschen Annahmen bzw. sind „zu kurz gedacht":

- So wirken sich Evolutionsvorteile hauptsächlich bis Ende des fortpflanzungsfähigen Alters aus (es geht um die Weitergabe der „erfolgreichen" Gene). In heutiger Zeit leben viele Menschen jedoch noch mehrere Jahrzehnte über das reproduktive Alter (der Frau) hinaus - mit eine Grundlage für die kulturelle Entwicklung des Menschen, aber auch die Lebensspanne, in der Alterserscheinungen auftreten.
- Ein Erfogsrezept des Menschen ist nach Ansicht vieler Evolutionsbiologen gerade seine geringe „Spezialisierung" (Hände statt Hufe, Flügel oder Krallen, mehr bzw. weniger Kleidung an Stelle eines Fells). Der Mensch ist demnach eher Generalist und kann sich so vielen Lebensräumen und -umständen anpassen. Vermutlich gilt dies auch für sein Nahrungsspektrum, wie die unterschiedlichen Ernährungsweisen von ***Naturvölkern*** rund um den Globus nahelegen.

Gleichwohl holt den Menschen in der heutigen Zeit des Nahrungsüberflusses sein gene-

Eine genaue Beantwortung der Frage, wie sich „der" Steinzeitmensch und seine Vorfahren tatsächlich ernährte, ist aber nahezu unmöglich.

Nahm man bislang an, Homo sapiens und **Neandertaler** hätten sich nicht vermischt, so ergaben 2010 publizierte Untersuchungen auf Basis von Knochenfunden, dass sich im Genom des heutigen Menschen Spuren (1–4 %) des Genmaterials vom Neandertaler finden.
Zum Aussterben des Neandertalers gibt es zahlreiche Theorien, auf die hier nicht eingegangen werden soll.

Bedenken sollte man auch die damals sehr geringe Zahl der Weltbevölkerung: Über große Zeiträume lebten vermutlich nicht mehr als einige hunderttausend Menschen gleichzeitig auf der Welt (das entspricht z. B. der Einwohnerzahl von Frankurt am Main). Dies spiegelt neben anderen schwierigen Lebensbedingungen (Kindersterblichkeit) wohl auch das geringe Nahrungsangebot für das „Säugetier" Mensch wider. Die heutige Weltbevölkerung liegt bei >7 Mrd. Menschen.

Es gibt auch heute noch Menschen, die als Nomaden oder Jäger und Sammler leben. Bei ihnen lassen sich Knochenuntersuchungen und im begrenzten Umfang klinische Studien durchführen. Hieraus können aber nur bedingt Rückschlüsse auf die Ernährungs- und Gesundheitssituation von Menschen in der Steinzeit gezogen werden.

Die Ernährungsweise dieser **Naturvölker** differiert allerdings erwartungsgemäß in Abhängigkeit von ihrer Umwelt erheblich! Die Inuit in Grönland ernähren sich fast ausschließlich von Fisch und Fleisch, manche afrikanische Bevölkerungsgruppen ernähren sich überwiegend vegetarisch und bei den Massai wiederum ist die Milch das Hauptnahrungsmittel.

tisches Erbe ein: Über große Zeiträume hat sich die sog. Hunger-Sättigungs-Regulation an Nahrungsknappheit angepasst. Zugleich war der Nahrungserwerb praktisch immer mit körperlicher Aktivität verbunden. In einer Lebenswelt (neudeutsch „Setting") mit allzeit verfügbaren Speisen und wenig Bewegung ist das innere Programm „Essen, wenn Essen da ist", eine der Ursachen für Übergewicht und dessen Folgekrankheiten (● Kap. 14).

Fazit

Selbst wenn man die hohe Säuglingssterblichkeit bei Naturvölkern unberücksichtigt lässt, ist deren Lebenserwartung deutlich niedriger als die in den Industriestaaten. Eine einheitliche Form der menschlichen Ernährung in der Steinzeit ist nicht belegt und hat es mit hoher Wahrscheinlichkeit nie gegeben, der Bezug auf eine solche Ernährungsform ist von daher bereits fragwürdig. Es gibt außerdem keine wissenschaftlich gesicherten Erkenntnisse, dass die heute propagierte „Steinzeiternährung" oder „Steinzeitdiät" eine Reduktion von arteriosklerotischen und Krebserkrankungen bewirkt und damit einen lebensverlängernden Effekt hat.

Der Mensch ist in der Lage, sich auf unterschiedlichste Art und Weise zu ernähren, ohne Schaden zu nehmen. Dabei hängt die Art der Ernährung in den einzelnen Bevölkerungsgruppen überwiegend vom jeweiligen Lebensraum ab. So ist die traditionelle Kost der Japaner extrem kohlenhydratreich, die der Inuit (Grönlandeskimos) fett- und eiweißreich, die der afrikanischen Gwi und Kung überwiegend vegetarisch und damit kohlenhydrat- und ballaststoffreich. Bei den afrikanischen Nomadenvölkern der Massai und Turkana wiederum ist Milch das Hauptnahrungsmittel.
Für das menschliche Verdauungssystem stellen solch unterschiedliche Ernährungsweisen kein Problem dar (zu den seltenen Ausnahmen vgl. ● Kap. 42). Die Verdauungssäfte des Magen-Darm-Traktes enthalten Enzymsysteme, die sowohl tierische wie pflanzliche Nährstoffe wie Eiweiß, Fett und Kohlenhydrate aufspalten können. Im Dünndarm werden diese Spaltprodukte aufgenommen (resorbiert) und in der Leber - als großem Stoffwechsellabor - verarbeitet und damit für den Organismus verfügbar gemacht.

1. Abuissa H, O´Kefee jr., Cordain L (2005): Realigning our 21th Century Lifestyle with... Directions in Psychiatry 25: Special Issue report SR 1–10
2. Kiple KF (2001): Was wir von der Steinzeit lernen können. GEO Sonderheft Wissen Nr. 28, „Ernährung" 64–69
3. Lindeberg S, Cordain L, Eaton B (2003): Biological and Clinical Potential of a Palaeolithic Diet. Journal of Nutritional & Environmental Medicine 13: 149–160
4. Ötzis letzte Mahlzeit waren Moose. Scinex. Das Wissensmagazin. Springer 27.12.2009
5. „War ‚Ötzi' Vegetarier wider Willen?" Spektrum der Wissenschaft 4/2001
6. Klinholz R (2006): Bevölkerung und Bevölkerungspolitik. Beitrag für das „Evangelische Staatslexikon", 4. Aufl., Verlag W. Kohlhammer, Stuttgart, 2006

Ernährte man sich im Mittelalter gesund?

Während die Grundlagen der Steinzeiternährung nur mühsam rekonstruiert werden können und vieles im Bereich der Spekulation anzusiedeln ist, stellt sich die Situation im Mittelalter anders dar. Schriftliche Aufzeichnungen, oft durch eindrucksvolle, detaillierte Abbildungen ergänzt, machen die Lebens- und Ernährungsweisen der Menschen im Mittelalter gut nachvollziehbar.

Für manchen von uns verbindet sich mit der Ernährung im Mittelalter die Vorstellung einer Ernährung bei Hofe oder das ausschweifende Festgelage einer Ritterrunde. Hierbei sollte man berücksichtigen, dass das Mittelalter eine Spanne von rund 1 000 Jahren (vom Ende des Römischen Reiches bis zum Beginn der Neuzeit mit dem Zeitalter der Entdeckungen) umfasst. In dieser Epoche gab es in Europa keine einheitliche Regierung/Gesetzgebung und aufgrund bestehender Handelsbeziehungen zu Nachbarländern bestanden regional große Unterschiede in der Lebensweise. Unser Bild vom „Mittelalter" meint meist das so genannte Hochmittelalter (11.–13. Jahrhundert).

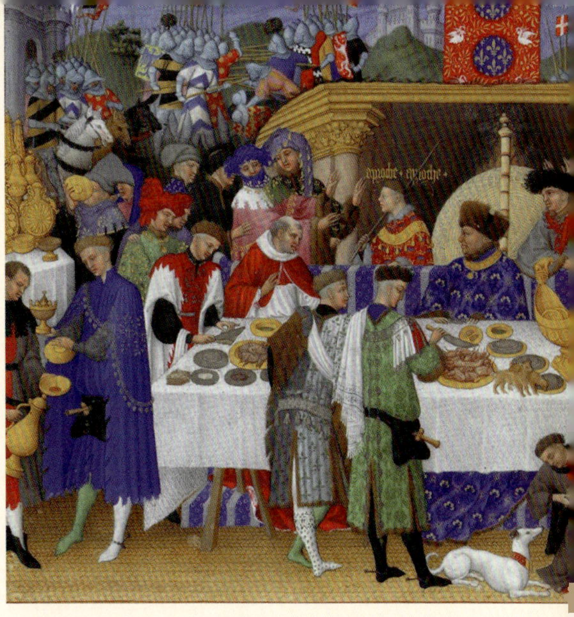

Das typische „mittelalterliche Gelage" war nur wenigen Mitgliedern der Oberschicht vorbehalten. Die Kost der einfachen Bevölkerung war kärglich.
(Ausschnitt aus: Les Très Riches Heures du duc de Berry; Janvier, Musée Condé, Chantilly)

Was aß man im Mittelalter?

Das Mittelalter war in Europa geprägt durch das Feudalsystem. Der Großteil der Bevölkerung lebte als leibeigene Bauern in Abhängigkeit von ihren jeweiligen Grundherrn.

Das gemeine Volk musste sich in diesen Zeiten tagtäglich die Frage stellen, ob überhaupt etwas auf den Tisch kam. Nahrungsmittel verschlangen zwei Drittel bis drei Viertel der Gesamtausgaben einer Familie. Gehörte man nicht zur kleinen Gruppe der Oberschicht, so wurde der Alltag vom Kampf um die ausreichende Ernährung bestimmt. Zwei Mahlzeiten pro Tag, in der Regel das Mittag- und das Abendessen, mussten ausreichen.

Der Anbau von ***Getreidearten*** wie Roggen, Weizen und Hafer wurde beherrscht, sodass Brot hergestellt werden konnte. Aber nicht jeder konnte sich Brot leisten.

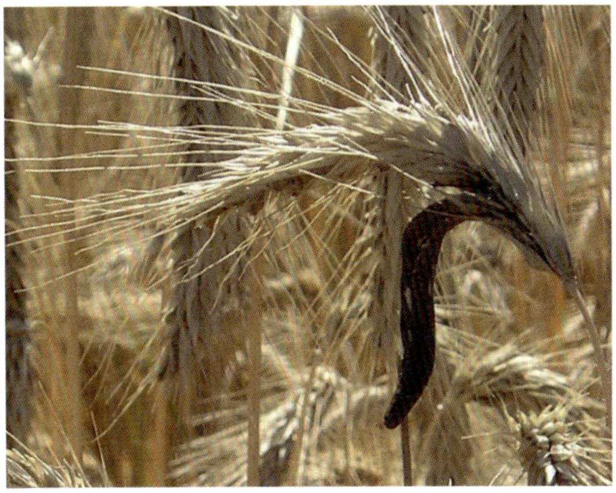

Die Gewinnung eines zur Weiterverarbeitung geeigneten Mehles war nicht unproblematisch. Im **Getreide** – besonders anfällig ist Roggen – findet sich häufig das sog. Mutterkorn (der Pilz Claviceps purpurea, ● Abb. links). Die hierdurch ausgelösten schweren Vergiftungen waren im Mittelalter durchaus häufig und konnten zum Tod führen.
Heute reduzieren die Mühlen den Mutterkorngehalt durch verschiedene technische Maßnahmen (Windsichten, Filter mit Farbscannern) auf ein ungefährliches Maß.

In armen Bevölkerungsschichten wurden vor allem Breie aus geschrotetem Getreide verzehrt. Die Möglichkeiten, den Geschmack zu verbessern, waren begrenzt und beschränkten sich meist auf das Kochen mit Salzwasser oder Buttermilch. Von der Konsistenz her waren die „Breie“ teigig oder sogar schnittfest.
Gehörte man zu den besser Gestellten, so war Brot das Hauptnahrungsmittel. Ärmere aßen dunkles, aus verschiedenen Mehlen und Körnern hergestelltes Brot. Die Oberschicht verzehrte ein unserem heutigen Weißbrot entsprechendes, teures Brot.
In der typischen Bauernkost fand man als Gemüse bestenfalls einmal Kraut, Kohl, Zwiebeln, Knoblauch und Pastinaken.

Fleisch und tierische Produkte

Fleisch kam bei dem Großteil der mittelalterlichen Bevölkerung nicht täglich auf den Tisch. Wichtigster Fleischlieferant war das ***Schwein***. Andere Haustiere gab es zwar, aber sie waren als Fleischlieferanten ungleich weniger bedeutsam: Rinder dienten vor allem der Milchlieferung oder als Zugtiere. Rindfleisch kam daher höchst selten auf den Tisch. Es war teuer und für das normale Volk nur ausnahmsweise ein Nahrungsmittel.
Schafe lieferten Wolle. Sie wurden nur geschlachtet, wenn sie als Wolllieferanten nutzlos geworden waren. Pferdefleisch verzehrte man nicht. Die Kirche hatte es verboten. Enten und Gänse bereicherten allenfalls gelegentlich den Speiseplan. In Fastenzeiten waren Milch, Käse und Eier die bevorzugten Nahrungsmittel. Auch Fisch wurde dann von allen Teilen der Bevölkerung verzehrt.
Jagdwild war nichts für das gemeine Volk. Es durfte weder von ihm erlegt noch verzehrt werden und war dem Adel vorbehalten.

Lagerung, Haltbarmachung

Die Lagerung und Haltbarmachung von Lebensmitteln stellte in einer Zeit ohne Kühl- und Gefrierschränke ein Problem dar. Lebensmittel wurden in Gruben oder Kellern gelagert. Als Fortschritt galten die Speisekammern in vornehmeren Küchen, in denen man die Vorräte lagerte. Um Speisen vor dem Zugriff von Ratten zu schützen, wurden in einer bestimmten Höhe Stangen angebracht. Lebensmittel wurden gebeizt, gepökelt, geräuchert, gedörrt und eingemacht. Als Beilage stand in den Wintermonaten Sauerkraut zur Verfügung.

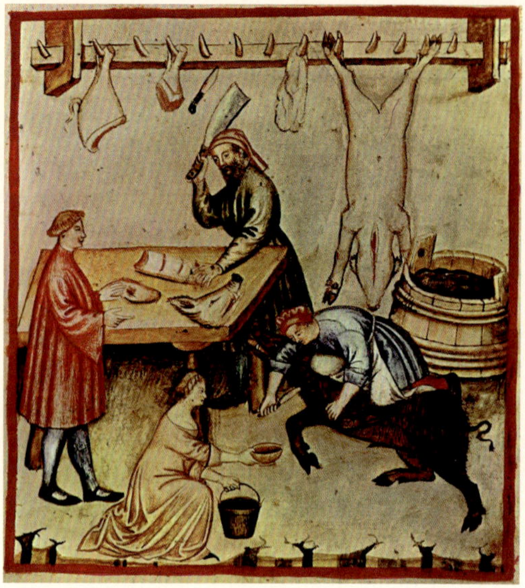

Schlachttag im Mittelalter. Geschlachtet wurde überwiegend zu Beginn der kalten Jahreszeit. Man sparte damit das Futter in den Wintermonaten. Trocknen, Räuchern und Pökeln wurden zur Fleischkonservierung eingesetzt.
(Ausschnitt aus dem Codex Tacuinum Sanitatis)

Gewürze und Zucker

Gewürze waren als Importwaren dem Adel und den Reichen vorbehalten (Pfeffersäcke). Die ärmere Bevölkerung hatte kein Geld, um importierte Gewürze zu kaufen. Selbst Salz war teuer.
Das Bedürfnis nach etwas Süßem ließ sich nicht ohne Weiteres befriedigen. Rohrzucker musste importiert werden. Die Herstellung von Zucker aus ***Zuckerrüben*** war nicht bekannt. Das Süßen von Speisen war teuer und wieder einmal den gut Betuchten vorbehalten. Etwas Süßes war auf dem mittelalterlichen Speiseplan deshalb stets etwas Besonderes.

Obst und Gemüse

Auch Obst war weitgehend dem Adel und den Reichen vorbehalten. Man kannte Äpfel, Birnen, Kirschen, Maulbeeren, Quitten und Feigen. Der einfache Bauer konnte zwar Obstbäume anpflanzen, musste seine Ernte aber meist an die Adeligen abgeben.
Verständlicherweise bestimmten Obst und Gemüse den Speiseplan ungleich weniger als heute. Frisches Gemüse stand lediglich in der Erntezeit der Sommer- und Herbstmonate und bei weitem nicht in der heute üblichen Menge zur Verfügung. Die heute von den Fachgesellschaften gegebene Empfehlung, fünfmal am Tag Obst und Gemüse zu verzehren, wäre damals selbst für den Adel nicht realisierbar gewesen.

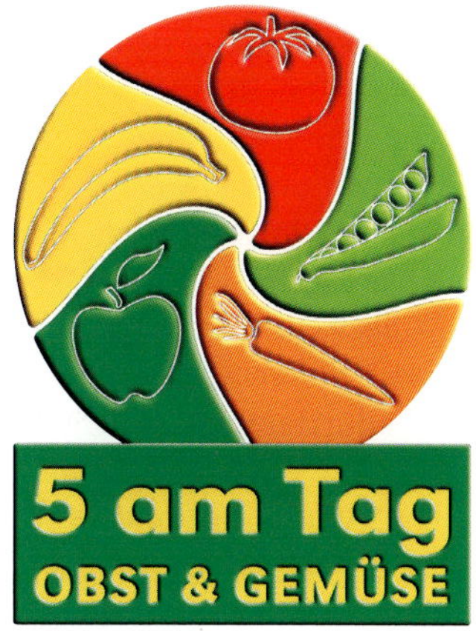

5 am Tag – diese Ernährungsweise (vgl. ● Kap. 34) hätten sich im Mittelalter nur wenige, sehr reiche Personen leisten können.

Getränke

In Deutschland, Holland und England war vor allem Bier beliebt. Dort, wo natürlich vorkommendes Wasser nicht ohne vorheriges Abkochen getrunken werden konnte, waren alkoholarme Dünnbiere als Durstlöscher (auch für Kinder!) verbreitet. ***Wein*** wurde vor allem in Frankreich getrunken. Weißweine wurden bevorzugt, erst später gewannen auch die alkoholreicheren Rotweine an Bedeutung. Für die arme Bevölkerung gab es den Wein aus der zweiten Pressung der Trauben. Ihn verdünnte man dann noch mit Wasser oder Essig.

Im späten Mittelalter konnte man **Branntwein** herstellen. Er galt damals allerdings lediglich als Chemikalie und Arznei.

Das damalige **Hausschwein** war ungleich kleiner als das heutige Schwein und seine Verwandtschaft zum Wildschwein ist in zeitgenössischen Abbildungen durchaus erkennbar.

Wie aß man im Mittelalter?

Die einfache Bevölkerung aß und trank aus gemeinsamen Schüsseln und Bechern aus Holz, teilweise auch direkt vom Tisch. Nach den Speisen griff man aber auch sonst mit der Hand. Messer, ***Gabel*** und Löffel waren lange Zeit bei Tisch unbekannt. Das Fleisch wurde allerdings bereits mit einem Messer auf einem Schneidebrett zerteilt. Der Löffel war ein liturgisches Gerät und Gabeln waren als „teuflisches“ Instrument sogar mit dem Kirchenbann belegt.

Noch im 17. Jahrhundert schrieb man in Europa Streitschriften gegen den Gebrauch der **Gabel** als Essbesteck. Sie galt als Symbol des Teufels.

Medizinische Aspekte

Bereits im Mittelalter machte man sich Gedanken über die Bekömmlichkeit einzelner Nahrungsmittel. In der Verdauung sah man einen dem Kochen ähnlichen Vorgang. Um diesen Zu-

Erst ab 1800 begann die Zuckergewinnung aus **Zuckerrüben**. Heute produziert allein die EU ca. 13–15 Mio. t Kristallzucker aus Zuckerrüben.

bereitungsvorgang richtig zu gestalten, musste die Nahrung in einer bestimmten Reihenfolge verzehrt werden. Anfangs wurden die leicht verdaulichen und im weiteren Verlauf einer Mahlzeit die schwerer verdaulichen Lebensmittel aufgenommen. Ein guter Ernährungszustand galt als Zeichen des Wohlstandes und wurde bei der verbreiteten Nahrungsknappheit auch sozial durchaus akzeptiert.

Lebensmittelskandale im Mittelalter

Bereits damals kannte man Lebensmittelskandale. So versuchte man die Existenz von Weißbrot vorzutäuschen indem man dunkles Mehl mit Kreide oder Knochenmehl einfärbte. Die Strafen für derartige Verfehlungen waren drakonisch. Bäcker, deren Ware zu leicht war, wurden in einen eisernen Käfig gesperrt und unter Wasser getaucht. Teilweise wurden betrügerische Bäcker auch in einem Korb über eine Jauchegrube gehängt. Betrug aller Art wurde so sehr bald seltener.

In Städten schlossen sich die Bäcker zu Zünften zusammen. Sie legten den Preis und die Größe des Brotes fest und vereinbarten, dass Brot mit dem Siegel des Bäckers zu versehen sei. So konnte in Zweifelsfällen der Hersteller ermittelt werden. Generell wurde das Inverkehrbringen verdorbener oder gepanschter Nahrungsmittel schwer bestraft. Es gab bereits Lebensmittelverordnungen, die diesem Problem Einhalt gebieten sollten.

Verboten und unter Strafe gestellt waren z. B. das Schlachten kranker oder noch nicht ausreichend entwickelter Tiere. Ebenso verboten war die Veränderung des Aussehens von bereits angefaulter Ware, um sie als frisch zu überhöhten Preisen auf den Markt zu bringen, das Verwässern und Verschneiden von Wein und das Fälschen von Gewürzen.

Fazit

Menschen im Mittelalter wurden nicht alt. Ein Alter von 45 Jahren galt als hoch. Die Kindersterblichkeit, aber auch Infektionskrankheiten, die sich damals nur unzureichend beherrschen ließen, sorgten auch in der jüngeren Bevölkerung für hohe Sterblichkeitsraten.

Die Ernährung war keineswegs ausgewogen. Obst und Gemüse standen nur saisonal und keineswegs jedem zur Verfügung und konnten auch nur zeitlich begrenzt gelagert werden. Südfrüchte, die in den Wintermonaten für eine ausreichende Vitaminversorgung gesorgt hätten, gab es nicht. Insgesamt war der Obstverzehr ohnehin nur den gehobenen Schichten vorbehalten. Die Kartoffel, lange Zeit die Hauptquelle der Vitamin-C-Versorgung in unseren Breiten, war vor der Entdeckung Amerikas noch unbekannt. Die arme Bevölkerung ernährte sich durch den Verzehr des schweren Brotes zumindest im Hinblick auf die Zufuhr von Getreideballaststoffen gesünder als die reiche Oberschicht.

Heute gängige Empfehlungen zur gesunden Ernährung hätten sich damals nicht realisieren lassen. Mit Blick auf die durch Infektionskrankheiten und hohe Kindersterblichkeit insgesamt kurze Lebenserwartung hätte eine solche Ernährungsweise jedoch auch kaum eine Zunahme der mittleren Lebenserwartung bewirkt.

1. Behre K–E: Die Ernährung im Mittelalter. In: Herrmann B (Hrsg.), Mensch und Umwelt im Mittelalter, Frankfurt am Main (1989) 74–87
2. Bitsch IT, Ehlert X, v. Ertzdorff (Hrsg.): Essen und Trinken in Mittelalter und Neuzeit. Vorträge eines interdisziplinären Symposions vom 10.–13. Juni 1987 an der Justus-Liebig-Universität Gießen, 2. Auflage Sigmaringen 1990
3. Laurioux B: Tafelfreuden im Mittelalter. Die Eßkultur der Ritter, Bürger und Bauersleut, Weltbild Verlag Augsburg (1999)
4. Montanari M. Der Hunger und der Überfluß. Kulturgeschichte der Ernährung in Europa. C. H. Beck Verlag, München (1993)
5. Schubert E: Essen und Trinken im Mittelalter, Wissenschaftliche Buchgesellschaft, Darmstadt (2006)
6. van Winter JM: Kochen und Essen im Mittelalter. In: Herrmann B (Hrsg.): Mensch und Umwelt im Mittelalter, Frankfurt am Main (1989) 88–100
7. www.deutschland-im-mittelalter.de. (Zugriff 30.8.2009)

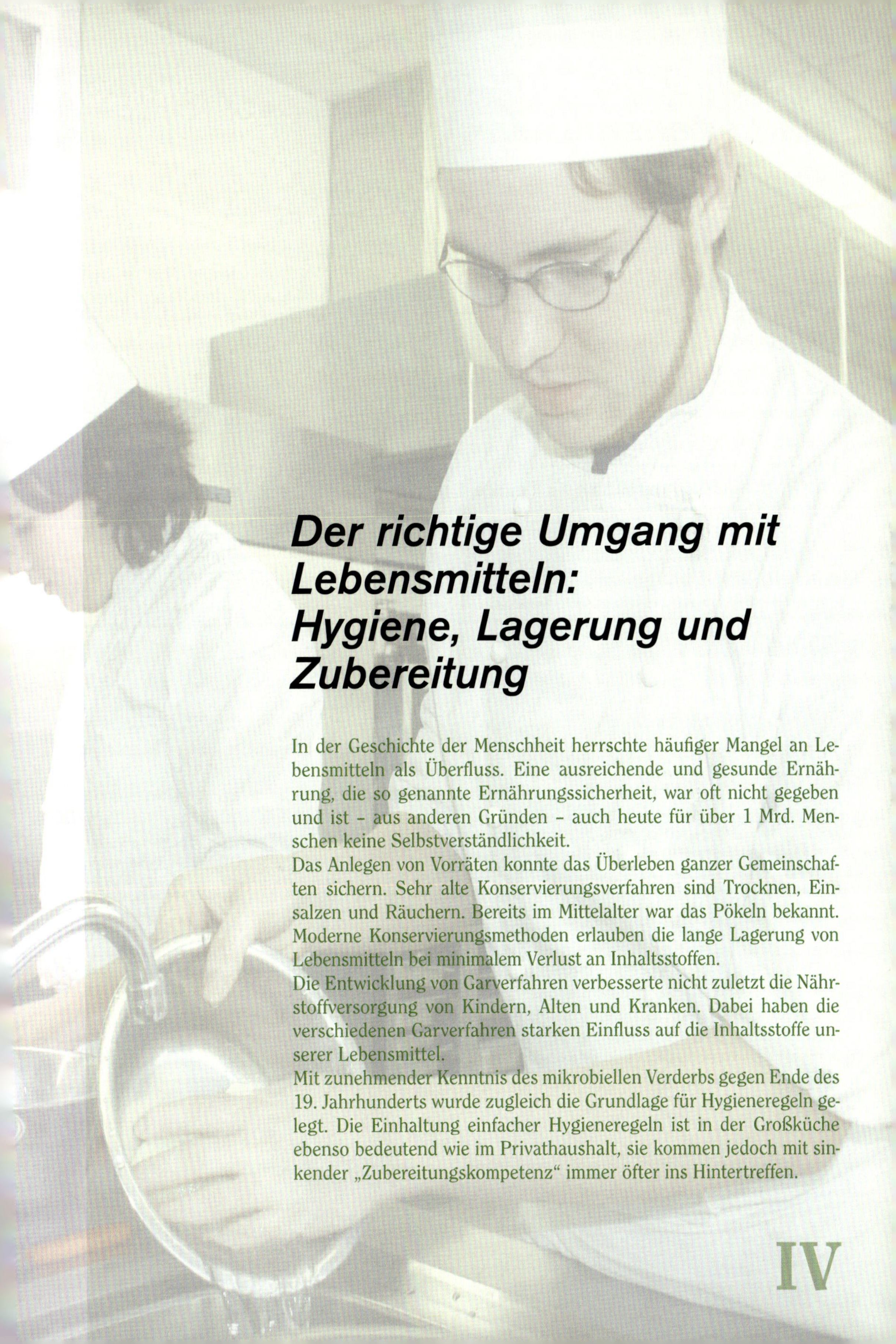

Der richtige Umgang mit Lebensmitteln: Hygiene, Lagerung und Zubereitung

In der Geschichte der Menschheit herrschte häufiger Mangel an Lebensmitteln als Überfluss. Eine ausreichende und gesunde Ernährung, die so genannte Ernährungssicherheit, war oft nicht gegeben und ist - aus anderen Gründen - auch heute für über 1 Mrd. Menschen keine Selbstverständlichkeit.

Das Anlegen von Vorräten konnte das Überleben ganzer Gemeinschaften sichern. Sehr alte Konservierungsverfahren sind Trocknen, Einsalzen und Räuchern. Bereits im Mittelalter war das Pökeln bekannt. Moderne Konservierungsmethoden erlauben die lange Lagerung von Lebensmitteln bei minimalem Verlust an Inhaltsstoffen.

Die Entwicklung von Garverfahren verbesserte nicht zuletzt die Nährstoffversorgung von Kindern, Alten und Kranken. Dabei haben die verschiedenen Garverfahren starken Einfluss auf die Inhaltsstoffe unserer Lebensmittel.

Mit zunehmender Kenntnis des mikrobiellen Verderbs gegen Ende des 19. Jahrhunderts wurde zugleich die Grundlage für Hygieneregeln gelegt. Die Einhaltung einfacher Hygieneregeln ist in der Großküche ebenso bedeutend wie im Privathaushalt, sie kommen jedoch mit sinkender „Zubereitungskompetenz“ immer öfter ins Hintertreffen.

IV

Hygienischer Umgang mit Lebensmitteln

Seit den 1950er Jahren haben die leichter verlaufenden infektiös bedingten Magen-Darm-Erkrankungen (Gastroenteritisfälle) eklatant zugenommen. Ursächlich ist ein teilweise sorgloser Umgang mit Lebensmitteln. Diesen kann man bedauernswerterweise auch in den zahlreichen Fernseh-Kochsendungen beobachten: Starköche zeigen hier zum Teil wenig Verständnis für die Grundprinzipien der Hygiene, indem beispielsweise zum Kochen benutzte Löffel gemeinsam auch zum Probieren verwendet werden, Gemüse und Fleisch mit einem Messer zubereitet und angerichtet werden oder derselbe Wischlappen während der gesamten Sendung für verschiedene Tätigkeiten dient. Ihrer Vorbildwirkung und der negativen Folgen unhygienischer Zubereitung in der Praxis sind Fernsehköche sich offensichtlich nicht bewusst.

Lebensmittel sind Naturprodukte und deshalb in der Regel nicht keimfrei. Sie können Viren oder Mikroorganismen enthalten, die den Verderb (Fäulnis, ● Kap. 6 + 18) beschleunigen oder Vergiftungen und Krankheiten auslösen. *Krankmachende Keime* (z.B. Salmonellen) können dabei ebenso enthalten sein wie der Gesundheit dienliche Keime (Laktobazillen, Bifidumbakterien).

Kauft man Hähnchen oder Hähnchenteile ein, so liegt das Risiko, Salmonellen mit nach Hause zu tragen, bei ca. 40–50 %. Korrekt und sorgfältig zubereitet, stellt dies kein Problem dar und alles kann problemlos und mit Genuss verzehrt werden. Wird jedoch eine Zwiebel für den Kartoffelsalat auf dem gleichen Brett geschnitten, auf dem das Hähnchen tranchiert wurde, bringt man eventuell Salmonellen in den Kartoffelsalat ein. Sommerliche Temperaturen tun ein Übriges und sorgen für die explosionsartige Keimvermehrung. Die Folge: Nach dem Verzehr des Kartoffelsalates kommt es bei der gesamten Verzehrsgemeinschaft zu einer unangenehmen Darminfektion.

Empfehlungen der WHO

Die Weltgesundheitsorganisation (World Health Organization, WHO) hat die Problematik seit langem erkannt und betrachtet die Entwicklung mit Sorge.
Kommt es zu Erkrankungen durch Lebensmittel, so ist nach Angaben der WHO meist ein fehlerhafter Umgang mit diesen als Ursache anzusehen. Sind abwehrgeschwächte oder sensible Personen/-gruppen (ältere Menschen, Kinder, Schwangere, Immunsupprimierte etc.) betroffen, so kann es zu schweren, auch tödlichen Verläufen kommen.

In Deutschland werden jährlich mehr als 200 000 durch Lebensmittel verursachte Erkrankungsfälle gemeldet. Die Dunkelziffer nicht gemeldeter Erkrankungen ist beträchtlich. Angeführt wird die Liste krankheitsauslösender Erreger von Salmonellen und Campylobacter jejuni (beide >50 000 Erkrankungen/Jahr) gefolgt von Rotaviren (ca. 50 000). 2008 kam es zu einem starken Anstieg von Norovirus-Erkrankungen mit allein > 200 000 Fällen.

Das Robert Koch-Institut in Berlin veröffentlicht die Zahlen in einem jährlichen epidemiologischen Bulletin.

Bei Reisen in Länder mit fraglichem Hygienestandard beherzige man den Satz: **cook it, peel it, or forget it** (koch es, schäl es oder vergiss es).
In Mitteleuropa betrifft eine gefährliche Keimbelastung von rohen Lebensmitteln hauptsächlich tierische Lebensmittel. Rohe pflanzliche Lebensmittel müssen gründlich gewaschen werden, brauchen aber nur bei einer befürchteten Verunreinigung von Trink- und Oberflächenwasser mit infektiösen Keimen oder in anderen Ausnahmefällen gegart werden (z. B. Kontamination von bodennahen Waldbeeren und -früchten mit dem Fuchsbandwurm in bestimmten Regionen Deutschlands).

„Zehn goldene Regeln der WHO" für eine hygienische Lebensmittelzubereitung

1. *Bestimmte Lebensmittel nicht roh verzehren (z. B. Rohmilch) oder gründlich waschen (z. B. grüner Salat).*

2. *Speisen ausreichend kochen und braten. Im Rohzustand enthalten viele Lebensmittel Krankheitskeime, die erst durch sachgemäßes Garen abgetötet werden. Fleisch und Geflügel aus der Tiefkühltruhe müssen vor der Zubereitung vollständig aufgetaut sein.*

3. *Zubereitete Speisen sofort verzehren. Beim Abkühlen der Speisen vermehren sich gesundheitsgefährdende Keime.*

4. *Zubereitete Speisen richtig und sorgfältig aufbewahren. Will man Speisen oder Reste aufbewahren, sollte dies entweder bei Temperaturen über 60 °C oder unter 10 °C geschehen. Säuglingsnahrung sollte überhaupt nicht aufbewahrt werden.*

5. *Vorgegarte Speisen ausreichend aufwärmen. Bester Schutz gegen evtl. entstandene Krankheitserreger ist ein Aufwärmen auf Temperaturen von mindestens 70 °C.*

6. *Berührung zwischen rohen und zubereiteten Lebensmitteln vermeiden. Schon beim Benutzen desselben Messers könnten Keime vom rohen Fleisch auf das gegarte Fleisch übertragen werden. Diese vermehren sich dort so stark, dass das gleiche Krankheitsrisiko entsteht wie bei rohem Fleisch.*

7. *Häufig die Hände waschen. Vor der Essenszubereitung, bei jeder Unterbrechung und insbesondere nach der Berührung von rohen Lebensmitteln sollte man sich die Hände waschen.*

8. *Arbeitsflächen in der Küche sauber halten. Lebensmittel sind gute Nährböden für Keime. Daher ist auch der Übertragungsweg möglicher Keime von Arbeitsflächen auf die Lebensmittel auszuschließen.*

9. *Lebensmittel vor Insekten, Nagern und anderen Tieren schützen. Da Tiere oft Träger von Krankheitserregern sind, sollten Lebensmittel in dicht geschlossenen Behältern aufbewahrt werden.*

10. *Sauberes Wasser verwenden. Für die Lebensmittelzubereitung ist sauberes Wasser ebenso wichtig wie für Trinkzwecke. Falls Zweifel bestehen, sollte man das Wasser vor der Verwendung abkochen.*

Werden die zehn Regeln der WHO eingehalten, lassen sich Lebensmittelinfektionen und -intoxikationen weitgehend vermeiden. Ziel der Maßnahmen ist es, Bakterien und Schimmelpilze abzutöten bzw. deren Vermehrung oder Wachstum zu verhindern. Ebenso gilt es, die Bildung von giftigen Stoffwechselprodukten zu vermeiden.

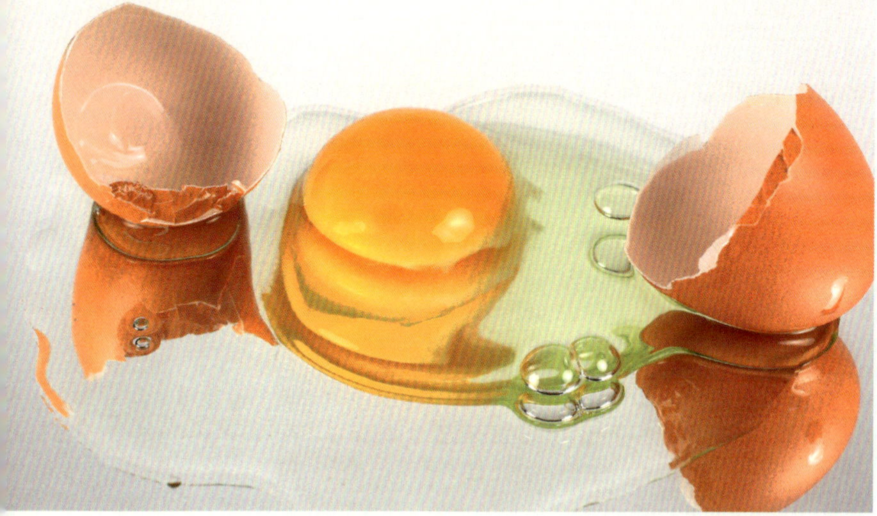

Die „üblichen Verdächtigen": Rezepturen mit rohen Eiern, rohe Milch bzw. Rohmilchkäse, Geflügel , Hackfleisch/ Mett, frischer Fisch und Meeresfrüchte, aber auch abgepackte, fertige Schnittsalate gehören zu den Lebensmitteln, bei denen besondere Vorsicht und sorgfältige Lagerung/Weiterverarbeitung geboten sind.

Die WHO hat bereits früh „zehn goldene Regeln" zum hygienischen Umgang mit Lebensmitten publiziert (● Kasten S. 105). Ziel ist es, ***lebensmittelbedingte Erkrankungen*** zu verhindern bzw. deren Häufigkeit zu reduzieren.

Weitere Empfehlungen

Es gibt eine Reihe weiterer Vorsichtsmaßnahmen, deren Einhalten im Sinne einer gesunden Ernährung sinnvoll ist. Das Bayerische Landesamt für Gesundheit und Lebensmittelsicherheit hat 2008 Erklärungen und Ergänzungen zu diesen Empfehlungen erarbeitet, die hier - stark gekürzt - ebenfalls wiedergegeben werden sollen:

Der erste Schritt zur Verhinderung von Lebensmittelinfektionen besteht im richtigen Einkaufsverhalten:

- Leicht verderbliche Lebensmittel (z.B. rohes Fleisch, Fleischerzeugnisse, roher Fisch) sollten stets in einer Kühltasche transportiert werden. Beim Kauf von Eiern achte man auf Frische, Sauberkeit, Unversehrtheit und Kennzeichnung, aber auch auf eine kühle Lagerung. Eier können stets einige wenige Salmonellen enthalten, deren Zahl bei längerer Lagerung und fehlender Kühlung zunimmt.

Auch die richtige Zubereitung *(*● auch Kap.19) ist von entscheidender Bedeutung:

- Die Hände sind vor der Zubereitung von Essen und vor dem Essen mit warmem Wasser und Seife zu reinigen. Wunden können mit Keimen behaftet sein. An den Händen sind sie vor der Essenszubereitung mit einem wasserdichten Verband abzudecken.
- Bakterien können von einem Lebensmittel auf ein anderes übertragen werden (Kreuzkontamination). Problembehaftet sind rohes Fleisch, Geflügel, Eier, Fisch, Meerestiere und Salate. Der Kontakt dieser Lebensmittel oder von ihnen austretender Flüssigkeiten mit verzehrsfertigen Speisen sollte unbedingt vermieden werden.
- Für die Bearbeitung gegarter/verzehrfertiger Lebensmittel und roher Lebensmittel (z. B. rohes Fleisch, Salat) sollten getrennte Geräte verwendet werden. Schneidbretter, Besteck, Gerätschaften sollten nach dem Gebrauch gründlich gereinigt werden.
- Von gefrorenem Fleisch und Geflügel sind die Auftauflüssigkeit und das Verpackungsmaterial sorgfältig zu entfernen. Der Kontakt mit anderen Speisen ist zu vermeiden.
- Geflügel, Fleisch, Eier und Rohmilch sowie generell rohe Lebensmittel können mit Krankheitserregern (z. B. Salmonellen) be-

fallen sein. Diese Bakterien werden erst durch gründliches Erhitzen für die Dauer von mindestens 10 Minuten auf Kerntemperaturen von 70 bis 80 °C (z. B. Fleisch) abgetötet.

- Ein vollständiges Garen bzw. Durchbraten von Fleisch und Fleischgerichten ist wichtig. Alle Teile müssen eine Temperatur von mindestens 70 °C erreichen. Ist ein gebratenes Hähnchen am Knochen noch rötlich, so muss es nachgegart werden.
- Rühr- und Spiegeleier sollten immer durchgebraten, Frühstückseier mindestens 5 Minuten gekocht werden.
- Frischen Fisch garen, bis er undurchsichtig und mit einer Gabel leicht in Schichten teilbar ist.
- Muscheln und Austern in kleinen Mengen mindestens 10 Minuten kochen. Nach dem Kochen noch geschlossene Muscheln und Austern nicht verwenden.

Wichtige Regeln für das Aufbewaren und Haltbarmachen von Lebensmitteln sind:

- Fertig gegarte Speisen, vor allem Kindernahrung, möglichst sofort verbrauchen. Zum Warmhalten sind mindestens 65 °C erforderlich.
- Speisenreste beim Aufwärmen gründlich durchgaren.
- Rohe Milch (Frischmilch vom Hof) vor dem Verzehr abkochen.
- Bei Speisen, die in der Mikrowelle gegart werden, muss sicher sein, dass sie gleichmäßig und ausreichend lang erhitzt werden.
- Um Botulismuserreger sicher abzutöten, müssen gefährdete Lebensmittel, (z.B. Bohnen oder Spargel) zum Einmachen zweimalig bzw. an zwei aufeinanderfolgenden Tagen erhitzt werden. Der Inhalt undicht gewordener Einmachgläser und bombierter Dosen (Deckel aufgewölbt) darf keinesfalls verzehrt werden.

Durch mikrobiologische Ursachen ausgelöste lebensmittelbedingte Erkrankungen

Der Begriff **Lebensmittelvergiftung** wird teilweise unscharf gebraucht und fasst die Lebensmittelintoxikation und die Lebensmittelinfektion zusammen.

Unter **Lebensmittelintoxikation** versteht man die Aufnahmer giftiger (toxischer), in einem Lebensmittel enthaltener Substanzen. Im Zusammenhang mit der Lebensmittelhygiene interessieren hier besonders durch Mikroorganismen im Lebensmittel gebildete Gifte (Toxine).
Wichtige Beispiele sind Botulinum-Toxin, von Staphylokokken gebildete Toxine, aber auch die bereits an anderer Stelle erwähnten Mykotoxine (z. B. Aflatoxine, ● Kap. 6).

Lebensmittelinfektionen hingegen werden durch lebende Mikroorganismen im Lebensmittel ausgelöst, die sich nach Aufnahme mit der Nahrung im menschlichen Körper vermehren und hier z. B. die Darmschleimhaut, aber auch andere Organsysteme schädigen.
Ob es nach Aufnahme kontaminierter Lebensmittel zu einer Erkrankung kommt, ist von der Menge der Verunreinigung, der sog. Pathogenität (Stärke der krank machenden Wirkung), aber auch vom Immunstatus des jeweiligen Menschen abhängig.

Eine der Hauptursachen lebensmittelbedingter Erkrankungen ist die unzureichende Kühlung.

- Der Kühlschrank sollte eine Temperatur unter 7–8 °C, Gefrierschrank und -truhe –18 bis –20 °C haben.
- Bakterien vermehren sich am besten bei Temperaturen zwischen 10 und 60° C. Diesen Bereich sollten gefährdete Lebensmittel möglichst rasch verlassen. Verderbliche Lebensmittel, fertig gekochte Speisen und Speisereste sollten deshalb umgehend gekühlt oder eingefroren werden. Dies gilt vor allem für Hackfleisch und anderes zerkleinertes Fleisch.
- Frischer Fisch und frische Fischereierzeugnisse dürfen nur bei Temperaturen unter +2° C (z.B. auf zerstoßenem Eis) gelagert werden.
- Fleisch und Geflügel stets im Kühlschrank oder in der Mikrowelle, nie bei Zimmertemperaturen oder im warmen Wasserbad auftauen.
- Bevor Speisen in den Kühlschrank gestellt werden, abkühlen lassen. Um die Abkühlzeit abzukürzen sind größere Mengen zu portionieren.
- Eier immer im Kühlschrank lagern.

Weitere Tipps:

- Rohes Obst und Gemüse sind ungleich seltener als tierische Produkte mit Erregern belastet, die zu Lebensmittelinfektionen führen können. Dennoch können auch sie, vor allem, wenn sie in Bodennähe gewachsen sind, mit Keimen behaftet sein. Früchte, Salat und Gemüse möglichst wiederholt mit Trinkwasser waschen. Nach dem Waschen Obst und Gemüse nicht nass liegen lassen. Eine eventuelle Kontamination kann durch Schälen wirksam reduziert werden. Angeschimmeltes oder Angefaultes rigoros wegwerfen.
- Auch Pflanzenschutzmittelrückstände und andere mögliche Kontaminationen von Obst und Gemüse lassen sich durch die oben genannten Maßnahmen wirksam reduzieren.
- Lebensmittel und fertige Speisen müssen vor der Übertragung von Keimen durch Insekten, Nager und andere Tiere geschützt werden. Lebensmittel immer durch Folie abdecken oder in geschlossenen Gefäßen lagern.
- Haustiere stets von Lebensmitteln fernhalten.

1. Bayerisches Staatsministerium für Arbeit und Sozialordnung, Familie, Frauen und Gesundheit: Lebensmittelinfektionen durch Bakterien. EHEC, Salmonellen, Eitererreger. Broschüre RB-Nr. 10/97/41
2. Bayerisches Staatsministerium für Umwelt, Gesundheit und Verbraucherschutz: www.stmug.bayern.de
3. World Health Organization: The WHO Golden Rules for Safe Food Preparation. URL: www.paho.org/english/dd/ped/te_gold.htm Zugriff 28.04.2010
4. World Health Organization. Food Safety Unit: Surface decontamination of fruits and vegetables eaten raw: a review. URL: www.who.int/foodsafety/publications/fs_management/en/surface_decon.pdf Zugriff 28.04.2010
5. Steinmüller R (2008/2009): Lebensmittel-relevante Mikroorganismen.Teil 2 u. 3. Ernährungs Umschau 55 (10): B37–B40 sowie 56 (2): B5–B8
6. Robert Koch-Institut: Infektionsepidemiologische Jahrbücher sowie www.rki. de

Bevorraten und Haltbarmachen

Wintervorräte sicherten das Überleben

Eines der elementaren Bedürfnisse des Menschen in Zeiten der Nahrungsknappheit war es, den Winter (in anderen Regionen: die Trockenzeit) zu überstehen, ohne zu (ver-)hungern oder zu (er-)frieren. Ersteres gelang nur, wenn in der Zeit des Überflusses ein ausreichender Vorrat angelegt wurde. Er musste vorhalten, bis die Natur wieder ausreichend Nahrung hergab – für den Menschen, aber auch für die Nutztiere.

Auch Tiere legen Wintervorräte an. Der Polarfuchs stiehlt Brutgänsen Eier und vergräbt sie. In unseren Breiten können wir sehr früh im Herbst das Eichhörnchen beobachten, das mit vollgestopften Backentaschen in Verstecke verschwindet und gesammelte Nüsse vergräbt. Für Gartenbesitzer ist dies an der wachsenden Zahl seiner Haselnussbüsche erkennbar.

Wintervorräte sind jedoch nur dann wertvoll, wenn es gelingt, die häufig rasch verderblichen Lebensmittel haltbar zu machen. Hierzu wurden im Laufe von Jahrtausenden eine Vielzahl von Techniken entwickelt: In nördlichen Regionen lag von je her das Einfrieren nahe. In südlicheren Gegenden konnten Fisch und Fleisch getrocknet, geräuchert oder gepökelt werden. Obst wurde gedörrt und aus Kohl konnte man Sauerkraut herstellen. Getreide, Samen und Nüsse wurden auf Trockenböden gelagert. Tiere schlachtete man vor allem in der kalten Jahreszeit. Ihr Fleisch half über die nahrungsknappe Jahreszeit hinweg und man konnte sich so die Bevorratung von Futtermitteln für die Wintermonate zumindest teilweise sparen.

Welche Faktoren bestimmen die Haltbarkeit von Lebensmitteln?

Lebensmittel bestehen aus organischem Material. Sie verderben deshalb nicht nur bei unsachgemäßer, sondern auch bei zu langer Lagerung. Hauptverantwortlich sind Mikroorganismen, die ihre organischen Bestandteile zersetzen. Daneben finden jedoch auch enzymatisch bedingte, oxidative oder andere chemische Reaktionen statt. Endprodukte dieser „Fäulnisreaktionen“ sind niedermolekulare, meist übel riechende, schlecht schmeckende und unverträgliche organische Substanzen wie Essig- oder Buttersäure (letztere entsteht beim Fettverderb und schmeckt „ranzig“). Werden Aminosäuren abgebaut, entstehen stickstoffhaltige Verbindungen, so genannte Amine. Bei der Gärung entsteht auch Ethylalkohol.

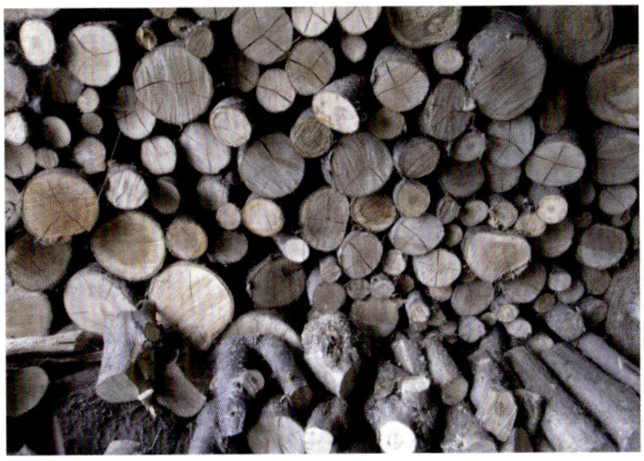

Zu allen Zeiten und in allen Kulturen und Regionen war und ist das Haltbarmachen von Lebensmitteln wichtig zur Sicherstellung der täglichen Ernährung – sei es, um die saisonal schwankenden Ernteerträge auszugleichen oder um Zeiten mit weniger Jagdglück zu überstehen. In Regionen mit kalten Wintern ist zusätzlich die Bevorratung von Brennmaterial nötig.

Bei aufbewahrten Lebensmitteln möchte man derartige Fäulnisprozesse verhindern, denn sie machen das Lebensmittel ungenießbar. Mit ***Konservierungsverfahren*** und Konservierungsmitteln können das Wachstum von Mikroorganismen gehemmt und Verderbnisprozesse verlangsamt werden. Die Haltbarkeit von Lebensmitteln wird verlängert, Geschmack, Struktur und Nährwert lassen sich weitgehend erhalten.

Bereits in der Antike kannte man eine Fülle von Konservierungsverfahren, die zumindest teilweise auch heute noch ihren Platz haben. Zu ihnen gehören u. a. das Einsalzen, Pökeln und Räuchern.

Einsalzen

Einsalzen ist eines der ältesten Verfahren der Lebensmittelkonservierung. Das Lebensmittel wird hierbei vollständig mit Salz so eingerieben, dass es von diesem komplett durchdrungen wird. In dieser stark salzhaltigen Umgebung sind Mikroorganismen nicht lebensfähig, da Salz seiner Umgebung Wasser entzieht.

Heute wird das Einsalzen von Lebensmitteln nur noch selten praktiziert, da es wirksamere und geschmacklich bessere Verfahren der Konservierung gibt. Lediglich zur Herstellung einiger kulinarischer Spezialitäten, z. B. Bündner Fleisch oder Serrano Schinken, wendet man die Methode auch heute noch an. Die Lebensmittel reifen durch diese Maßnahme, es dauert teilweise ein bis zwei Jahre, bis der beste Geschmack erzielt wird.

Pökeln

In der Seefahrt wurde ***Pökeln*** als Konservierungsverfahren bereits früh angewandt. Nur so konnte auch bei längeren Fahrten Fleisch in einer gewissen Menge mitgeführt werden.

Durch Pökeln werden v. a. Fleisch- und Wurstwaren konserviert. Wie beim Einsalzen verwendet man Kochsalz, dem aber Natriumnitrat, Natriumnitrit oder Kaliumnitrat (Salpeter) beigemischt wird. Nitritpökelsalz wirkt allgemein antibakteriell und ist im Besonderen zusätzlich wirksam gegen das Bak-

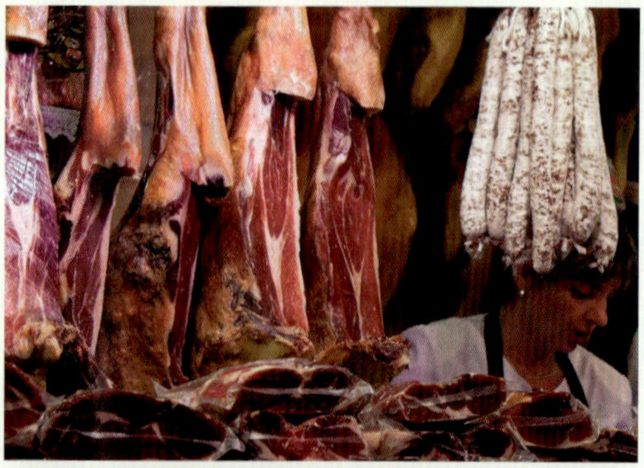

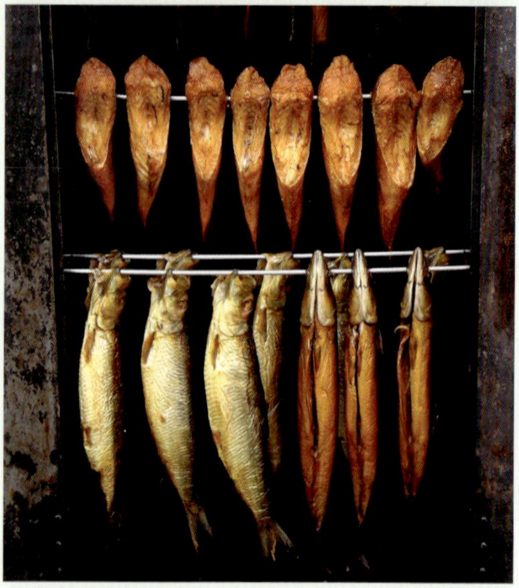

Einsalzen, Pökeln und Räuchern sind kulturgeschichtlich sehr alte Konservierungsverfahren, sie „gelten allgemein als sicher" (in der Abkürzung der amerikanischen Lebensmittelbehörde werden solche Verfahren mit dem Begriff „GRAS = Generally Recognized As Safe" bezeichnet). Aufgrund teilweise problematischer Nebenprodukte (s. Text) hätten sie allerdings als neue Verfahren heute keine Chance mehr auf eine Zulassung. Gesalzene, gepökelte bzw. geräucherte Lebensmittel sollten nicht zu häufig verzehrt werden.

terium Clostridium botulinum, dessen Stoffwechselprodukte eine schwere Erkrankung, den so genannten Botulismus hervorrufen. Nitrit führt daneben auch zu einer schönen Rotfärbung des Fleisches (daher auch der Name „Umröten" für das Pökeln).
In einer Zeit, in der es kaum andere Konservierungsverfahren gab, war vor allem in ländlichen Gegenden der reichliche Verzehr von Geräuchertem und Gepökeltem durchaus üblich. Heute übliche Konservierungsarten wie Tiefkühlen und Sterilisieren sind als gesündere Alternativen der Lebensmittelkonservierung anzusehen.

Räuchern

Das Räuchern ist ebenfalls eines der ältesten Haltbarmachungsverfahren, vor allem Fleisch und Fisch werden so haltbar gemacht. Beim Räuchern werden die Lebensmittel längere Zeit dem Rauch von Holzfeuer ausgesetzt. Rauch enthält mehr als 300 Einzelbestandteile, u. a. Asche, Ruß, Teer, Harze, aber auch reichlich gasförmige Substanzen wie Phenole und Aldehyde. Letztere wirken gegen Bakterien (antimikrobiell), Pilze und Hefen.
Räuchern wird nicht nur zur Erhöhung der Haltbarkeit, sondern auch zur Verbesserung von Geruch und Geschmack eingesetzt. Auch hierbei entstehen allerdings krebserregende Stoffe. Zu ihnen gehören die polyzyklischen aromatischen Kohlenwasserstoffe (PAK), die Benzo(a)-pyrene. Heute werden sie bei industriell hergestellten geräucherten Produkten meist aus dem Rauch herausgefiltert.

Kost aus der Konservendose

Konservendosen werden aus Blech hergestellt und nach dem Füllen hermetisch verschlossen. Bei früheren Konservendosen erfolgte dies mit Blei. Unter ungünstigen Umständen konnte dies zur Bleivergiftung führen. Heute werden Konservendosen durch andere Verfahren luftdicht verschlossen und, je nach Lebensmittel, durch Wärmebehandlung pasteurisiert oder sterilisiert und so haltbar gemacht. Sogar mikrowellengeeignete Dosen gibt es inzwischen.

Gäbe es die modernen **Konservierungsverfahren** wie Tiefgefrieren, Sterilisieren und chemische Konservierung nicht, wäre die heute übliche industrielle Herstellung von Fertigprodukten nicht möglich.

Aus gesundheitlicher Sicht ist das **Pökeln** kritisch zu betrachten, denn im Lauf der Lebensmittelverarbeitung können aus Nitrat/Nitrit krebserregende Nitrosamine entstehen. Das Deutsche Krebsforschungszentrum sieht einen Zusammenhang zwischen der sinkenden Zahl von Magenkrebserkrankungen und dem Rückgang des Verzehrs von Gepökeltem und Geräuchertem. Aus ernährungsphysiologischer Sicht ist der reichliche Verzehr gepökelter Lebensmittel deshalb keineswegs günstig. Neben der Nitratbelastung liefern sie zusätzlich reichlich Kochsalz.

Der Verzehr des Inhalts von aufgeblähten, bombierten **Konservendosen** ist zu unterlassen. Man erkennt sie am aufgewölbten Deckel. Wird der Inhalt dennoch verzehrt, so kann eine lebensbedrohliche Erkrankung die Folge sein (Botulismus).

Seriöse Hersteller gewährleisten heute ähnlich wie bei Tiefkühlgerichten eine rasche und schonende Verarbeitung der Lebensmittel. Wird z. B. Gemüse frisch verarbeitet abgefüllt, bleiben das Aroma des Lebensmittels und ein Teil der Vitamine über Jahre erhalten.

Im Haushaltsbereich wurde und wird auch heute Obst, Gemüse und auch Fleisch ebenfalls „eingekocht" und damit „konserviert", allerdings aufgrund der leichteren Verschließbarkeit in Gläsern. Auf hygienische Verarbeitung (● Kap. 17) und luftdichtes Verschließen der Gläser ist zu achten, dann können Köstlichkeiten aus dem eigenen Garten für Jahre haltbar gemacht werden.

Lebensmittelbestrahlung

Es gibt wohl kaum ein Thema der Lebensmittelkonservierung, welches derart kontrovers diskutiert wird wie die Lebensmittelbestrahlung. Lebensmittel werden dabei durch Anwendung von ionisierenden Strahlen konserviert. Ziel der Lebensmittelbestrahlung ist es, Keime, v. a. krankheitserregende Mikroorganismen, Insekten und Parasiten, abzutöten, das Lebensmittel so zu sterilisieren und es damit länger haltbar zu machen.

Nach Meinung internationaler und nationaler Gremien sind bestrahlte Lebensmittel nicht gesundheitsschädlich. Gegner der Bestrahlung sehen diese Frage nicht abschließend geklärt, da Langzeitversuche beim Menschen über die ***Wirkung bestrahlter Lebensmittel*** fehlen. In Versuchen an Testsystemen, Tieren und an Freiwilligen konnten keine Schäden festgestellt werden. Als die Hitzepasteurisierung der Milch eingeführt wurde, wurden nahezu die gleichen Einwände geltend gemacht. Heute ist die Pasteurisierung der Milch allgemein akzeptiert. Inzwischen gibt es in der Verarbeitung von Lebensmitteln kein anderes Verfahren, welches derart gründlich untersucht wurde wie die Bestrahlung.

Die Notwendigkeit der Bestrahlung von Lebensmitteln wird zum Teil bezweifelt. Die Lebensmittelhygiene sei so hoch entwickelt, dass sich eine Bestrahlung erübrige. Auch die ***Entkeimung von Gewürzen*** sei mit anderen Methoden möglich. Das Risiko des Salmonellenbefalls wiederum könne man durch artgerechte Tierhaltung reduzieren. Mit Salmonellen verunreinigte Paprika-Kartoffelchips, die vor einigen Jahren zu etwa 1000 schweren Erkrankungen führten, zeigen allerdings, dass trotz hoher Hygienestandards die traditionellen Methoden nicht immer ausreichen. Ein „Restrisiko" für das Auftreten von Mikroorganismen in Lebensmitteln und ein dadurch ausgelöstes Auftreten von Erkrankungen besteht zweifelsfrei. Durch den Einsatz ionisierender Bestrahlung ließe sich das Risiko von mikrobiellen Lebensmittelvergiftungen deutlich reduzieren. Deren Anwendung wird deshalb auch von der Weltgesundheitsorganisation empfohlen. Auch diese Empfehlung wird allerdings kontrovers diskutiert.

Tiefkühlkost

Das wohl am häufigsten eingesetzte moderne Verfahren zur Haltbarmachung von Lebensmitteln ist heute das Tiefgefrieren. Dabei wird dem Lebensmittel Wärme entzogen. Man verhindert so das Wachstum von Mikroorganismen und die Alterung des Gefriergutes.

Lebensmittel sind nach dem Einfrieren über Wochen und je nach Gefriergut mehr als ein Jahr haltbar. Dabei bedarf es keinerlei vorheriger Veränderung der Lebensmittel. Man muss weder Salz noch Konservierungsstoffe zusetzen. Lebensmittel müssen weder durch vorheriges Kochen, Trocknen oder Räuchern verändert werden. Auch die Auswahl der zu konservierenden Lebensmittel ist nahezu unbegrenzt. Man kann sie sowohl im frischen wie auch im bereits zubereiteten Zustand einfrieren. Nahezu alles, ob Obst, Gemüse, Fleisch oder Fisch, kann umgehend nach Ernte, Schlachtung, Fang oder Kauf, aber auch nach vollständiger Zubereitung, eingefroren und damit haltbar gemacht werden.

Das Tiefkühlen von Lebensmitteln ist eine relativ schonende Form der Lebensmittelkonservierung. Die Verluste an Vitaminen und essenziellen Nährstoffen sind vergleichsweise gering. Werden Obst und Gemüse unmittelbar nach der Ernte eingefroren, können sie sogar im Vergleich zu länger gelagerten „frischen“ Produkten mehr Vitamine enthalten.

Wird industriell tiefgefroren, benutzt man die so genannte Schockfrostung. Das Tiefgefrieren erfolgt hierbei besonders schnell. Tierische oder pflanzliche Zellen werden nicht zerstört und es werden keine größeren Eiskristalle gebildet. Um den ***Gefrierbrand*** zu verhindern, werden die Lebensmittel luftdicht abgepackt und gelagert. Tiefgefrorene Produkte müssen innerhalb einer geschlossenen Kühlkette transportiert werden.
In der häuslichen Gefriertruhe erfolgt das Einfrieren dagegen meist langsam. Dabei können große Eiskristalle entstehen und die Zellen im Gefriergut können aufbrechen, was dessen Qualität vermindern kann.
Beim Kauf von Tiefkühlkost sollte man Zusammengeklebtes ebenso wenig kaufen wie Fleisch mit braunen, trockenen Rändern. Letztere zeigen einen Gefrierbrand an. Waren Lebensmittel erkennbar angetaut und liegen in der Tiefkühltruhe ganz oben, sollte man auf den Kauf verzichten.

Im Umgang mit aufgetauten Tiefkühl-Lebensmitteln ist im Allgemeinen eine größere Umsicht erforderlich. In aufgetauten Lebensmitteln können sich vorhandene Mikroorganismen wesentlich schneller vermehren als in frischen Lebensmitteln, da sich die durch die Tiefkühlung unterbrochene Alterung und das Wachstum von vorhandenen Mikroorganismen fortsetzen. Die Qualität verschlechtert sich schneller und die Mindesthaltbarkeit kann sich stark verkürzen. Industriell hergestelltes Gefriergut muss innerhalb der EU auf der Verpackung den Hinweis erhalten, dass es nach dem Auftauen nicht erneut eingefroren werden darf. Dies ist eine Sicherheitsmaßnahme. Es soll verhindert werden, dass Tiefkühlkost vor dem erneuten Einfrieren zu lange in der Wärme gelagert wird. Wurde das Lebensmittel unter hygienisch einwandfreien Bedingungen aufgetaut (z. B. im Kühlschrank) und war zum Verzehr geeignet,

Kontroverse um Lebensmittelbestrahlung:

Nach lang anhaltenden Diskussionen wurde die Lebensmittelbestrahlung 2000 von der Europäischen Union für den europäischen Handel einheitlich geregelt: Lediglich getrocknete aromatische Kräuter und Gewürze dürfen mit einer bestimmten Höchstdosis bestrahlt und europaweit vertrieben werden. Jedes EU-Land darf innerstaatlich auch andere Lebensmittelgruppen zur Bestrahlung zulassen. In einzelnen Ländern (z. B. Frankreich, Belgien) dürfen so z. B. auch Geflügel, gefrorene Froschschenkel oder Garnelen bestrahlt werden, diese dürfen jedoch nur nach Zulassung in andere Länder der EU exportiert werden.

In Deutschland sind keine weiteren Lebensmittel zur Bestrahlung zugelassen. Bestrahlte Lebensmittel müssen in der EU ausnahmslos als solche gekennzeichnet sein. In deutschen Supermärkten finden sich – auch aufgrund dieser strengen Regelung – mit Ausnahme der Gewürze kaum bestrahlte Lebensmittel.

Der so genannte **Gefrierbrand** ist eine Qualitätsminderung, die bei Gefriergut auftreten kann. Durch unsachgemäße oder beschädigte Verpackung und/oder durch größere Temperaturschwankungen mit leichtem Antauen verliert das Gewebe Wasser, trocknet also aus, und verfärbt sich grau-braun. Ein ranziger Geschmack kann entstehen. Beim Einfrieren ist daher auf eine wasserdampfdichte, fest verschlossene und möglichst eng anliegende Verpackung (z. B. spezielle Gefrierbeutel oder -dosen) zu achten. Angetautes darf nicht wieder eingefroren werden. Ein Lebensmittel mit Gefrierbrand ist nicht verdorben im Sinne von gesundheitlich riskant, aber geschmacklich oft, zumindest an den befallenen Stellen, nicht mehr akzeptabel.

so ist ein erneutes Einfrieren unproblematisch. Allerdings können sich, vor allem beim Gemüse, Konsistenz und Nährwertgehalt verändern. Werden aufgetaute Lebensmittel gegart, so können sie problemlos erneut eingefroren werden.

Chilled Food

Eine besondere Form der gekühlten Kost sind vakuumverpackte oder in Schutzgas eingeschweißte gekühlte Lebensmittel. Sie werden industriell hergestellt, gehören zur Fertignahrung aus dem Kühlregal und werden „Chilled Food" genannt. In der Regel ist diese Kühlkost länger haltbar als frische Kost. Auch das Risiko für eine mikrobielle Belastung ist geringer als für ungekühlte frische Kost.
Im Gegensatz zur Tiefkühlkost oder zu Konserven ist die Haltbarkeit allerdings ungleich kürzer. Sie reicht nur von mehreren Tagen bis zu wenigen Wochen. Anders als bei der Tiefkühllagerung bei -18 °C verhindert eine Lagerung bei Temperaturen um 6 °C das Verderben von Lebensmitteln nicht. Auch der Nährstoffgehalt ist im Vergleich zur sachgemäß gefrosteten Tiefkühlkost geringer.

Chemische Konservierung

In der Lebensmittelindustrie werden chemische Verbindungen als Konservierungsstoffe eingesetzt, die das Wachstum von Mikroorganismen wie Schimmelpilzen und Bakterien hemmen und so die Haltbarkeit und Sicherheit der Produkte verlängern. Häufig eingesetzt werden Konservierungsstoffe z. B. in Feinkostsalaten, Käse, Rohwurst, Fischkonserven, Obstprodukten und Backwaren.
Die meisten Konservierungsstoffe wirken nur gegen bestimmte Mikroorganismen und nur unter bestimmten Umgebungsbedingungen, Sorbinsäure (E200) z.B. wirkt nur in saurem Milieu. Um so viele Keime wie möglich zu bekämpfen, werden daher häufig mehrere Konservierungsstoffe in einem Lebensmittel kombiniert. Häufig ist die Kombination von Sorbinsäure und Benzoesäure (E210). Für Konservierungsstoffe gelten gesetzliche Höchstmengen. Bei der Lebensmittelkennzeichnung werden Konservierungsstoffe mit den 200er E-Nummern bezeichnet. Auch Säuerungsmittel wie die Ascorbinsäure (Vitamin C, E300) oder Citronensäure (E330) wirken konservierend, gehören aber rechtlich zu den Antioxidationsmitteln.

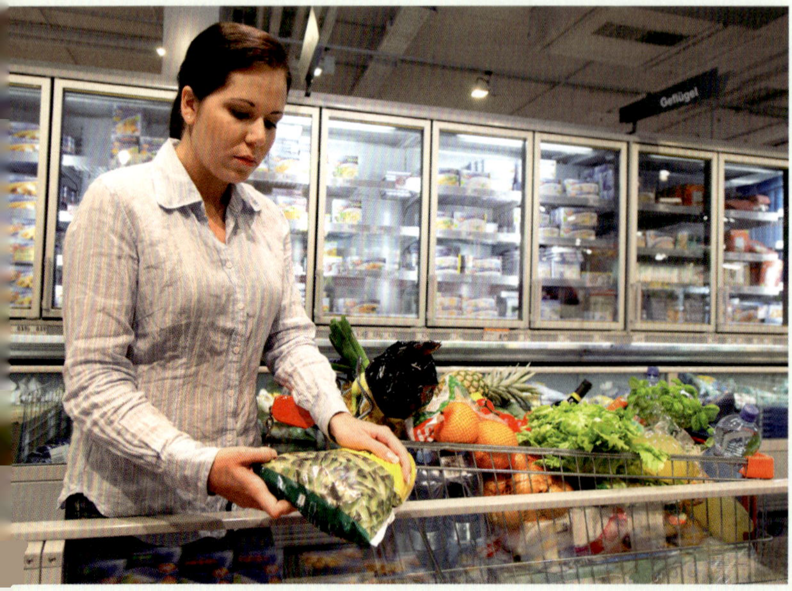

Tiefkühlprodukte und sog. Chilled Food bereichern heute ganzjährig das Angebot an schonend zubereiteten Lebensmitteln mit hohen Nährstoffgehalten.

Wichtig ist, dass sowohl auf dem Weg vom Erzeuger zum Händler als auch von Seiten der Verbraucher die Kühlkette nicht unterbrochen wird. Sorgfalt beim Auftauen tiefgefrorener Lebensmittel sowie ausreichend hohe Gartemperaturen schützen vor anhaftenden Mikroorganismen.

Fazit: Moderne Konservierungsverfahren nutzen

- Früher übliche Methoden der Lebensmittelkonservierung führten teilweise zur Herstellung von gesundheitlich bedenklichen Lebensmitteln (Einsalzen, Räuchern, Pökeln). Ein häufiger Verzehr solcher Produkte ist deshalb heute nicht mehr zu empfehlen.
- Dosenkost wird heute schonend verarbeitet, erfreut sich aber in unseren Breiten geringer Beliebtheit und ist in einigen Produktbereichen von der Tiefkühlkost abgelöst worden.
- Bestrahlte Lebensmittel sind im Prinzip zwar „sicher“, die generelle Lebensmittelbestrahlung ist aber bei uns nicht zugelassen.
- Moderne Konservierungsverfahren wie Frosten bzw. Einfrieren sind energieaufwändig, aber ernährungsphysiologisch den älteren Verfahren zweifelsfrei überlegen. So lassen sich lange haltbare Lebensmittel mit hohem Nährstoffgehalt herstellen.
- Sofort nach der Ernte gefrostete Lebensmittel können einen höheren Vitamingehalt aufweisen als „frische“, nach der Ernte längere Zeit gelagerte Produkte.

1. Bundesjustizministerium: Verordnung über tief gefrorene Lebensmittel (TLMV) Neugefasst durch Bek. v. 22.2.2007 I 258; geändert durch Art. 12 V v. 8.8.2007 I 1816 URL: http://bundesrecht.juris.de/tlmv/BJNR020510991.html Zugriff 04.05.2010
2. Bundesjustizministerium: Verordnung über die Behandlung von Lebensmitteln mit Elektronen-, Gamma- und Röntgenstrahlen, Neutronen oder ultravioletten Strahlen (Lebensmittelbestrahlungsverordnung - LMBestrV) URL: http://bundesrecht.juris.de/lmbestrv_2000/BJNR173000000.html Zugriff 04.05.2010
3. Konservierungsstoffe. URL: www.zusatzstoffe-online.de/information/667.doku.html#Konservierungsstoffe Zugriff 04.05.2010
4. Lexikon der Ernährung. Spektrum Akademischer Verlag (2001)
5. Rademacher C, Rapp H: Haltbarmachen von Lebensmitteln. aid-Broschüre Nr. 1270. aid infodienst Ernährung, Landwirtschaft, Verbraucherschutz, Bonn (1994)
6. Spiekermann U: Zeitensprünge: Lebensmittelkonservierung zwischen Haushalt und Industrie 1880–1940. In: Ernährungskultur im Wandel der Zeiten. Hrsg. v. Katalyse e.V. und Buntstift e.V. Köln (1997) S. 30–42
7. Pökeln. URL: www.lebensmittellexikon.de/p0000440.php Zugriff 04.05.2010
8. Tüntsch J: Bestrahlung in Deutschland. URL: www.aid.de/presse/presseinfo_archiv.php?mode=beitrag&id=2674 Zugriff 04.05.2010
9. www.wikipedia.de; Stichworte: einsalzen, pökeln, räuchern Zugriff 04.05.2010
10. www.waswiressen.de/zubereitung/haltbarmachen.php Zugriff 04.05.2010

Zubereitungsmethoden – welche sind gesund und welche können uns schaden?

Im Rahmen der Lebensmittelkonservierung konnten Verfahren entwickelt werden, die die Herstellung und Haltbarmachung von Lebensmitteln ohne negative Effekte ermöglichten. Konservierte Lebensmittel wurden im Laufe von Jahrhunderten letztlich „gesünder“.
Das „gesündeste“ Konservierungsverfahren ist jedoch nutzlos, wenn eine Zubereitungsmethode gewählt wird, die unserer Gesundheit schaden kann. Im Einzelfall gilt es zu überlegen, welcher Zubereitungsart bei welchem Lebensmittel aus ernährungsphysiologischer Sicht der Vorzug gegeben werden sollte. Sollte man ein bestimmtes Zubereitungsverfahren bevorzugen, andere (Braten, Grillen) dagegen nur selten einsetzen?

Kochen, Dämpfen, Dünsten

Kochen, Dämpfen und Dünsten sind so genannte feuchte ***Gartechniken***, bei denen Lebensmittel durch Kontakt mit heißem Wasser (-dampf) erhitzt werden.
Im Vergleich zum Braten oder Grillen werden die Lebensmittel hierbei schonend erhitzt, beim Dämpfen und Dünsten wird zusätzlich vermieden, dass wasserlösliche Nährstoffe durch das Kochwasser verloren gehen. Wird beim Kochen das Kochwasser z. B. für Saucen mit verwendet, können auch hier zusätzlich Nährstoffe erhalten werden. Dämpfen und Dünsten werden als ***„nährstoffschonend“*** bezeichnet und als tägliche Zubereitungsverfahren empfohlen.

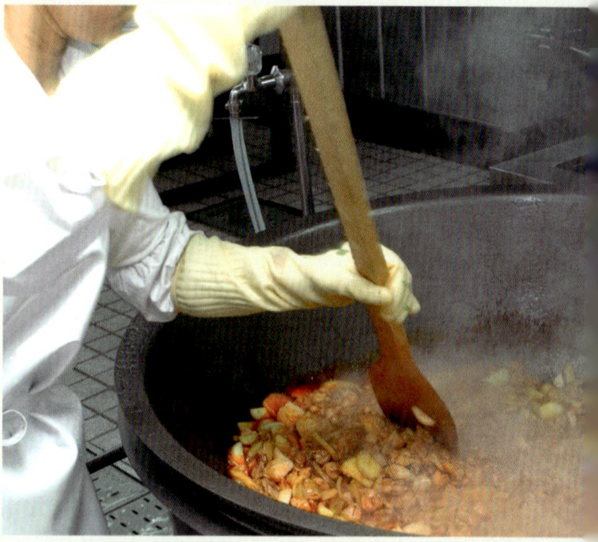

Die „Erfindung“ von Garverfahren war ein wichtiger Schritt für die Menschheit: so konnten vorhandene Lebensmittel besser verwertet (z. B. auch von Älteren und Kindern gekaut) und neue Nahrungsquellen erschlossen werden. Bohnen sind z. B. nur gegart ungiftig.

Durch die Hitzebehandlung wird das Eiweiß im Lebensmittel ausgefällt und die enthaltene Stärke verkleistert. Im Vergleich zum rohen Lebensmittel ändert sich der Geschmack. Eine Reihe von Lebensmitteln, z. B. die Kartoffel, wird auf diese Weise erst verzehrsfähig. Eventuell enthaltene Mikroorganismen werden abgetötet und potenziell vorhandene Gifte (z. B. Solanin in der rohen Kartoffel) zerstört. Auch macht Garen Lebensmittel haltbarer.

Hier noch einige weitere Tipps, wie man Nährstoffe beim Garen von Gemüse schonen kann:

- **Erst waschen, dann zerkleinern**
- **Nicht wässern**
- **Gemüse nicht zerkochen**
- **Nur dünn schälen und nur, wenn nötig**
- **Lagern, Warmhalten und Aufwärmen bringen Vitaminverluste mit sich**

Braten, Backen und Grillen

Trockene Gartechniken sind das Braten in der Pfanne und das Backen bzw. Braten im Ofen. Auch Grillen und Frittieren gehören dazu. Die vorherrschenden hohen Temperaturen lassen die äußeren Eiweißschichten sofort gerinnen. Es entsteht eine knusprige Kruste, die den Saft im Inneren zurückhalten soll.

Grillen ist ein Braten über dem offenen Feuer. Gegrillt wird in der Regel über einem Glutbett von Holzkohle, aber auch Gas- oder Elektrogrills werden eingesetzt. Auf diese Weise wird vor allem Fleisch zubereitet; aber auch Fisch, bestimmte Gemüsesorten und selbst Pilze können gegrillt werden.

Die Oberfläche des Grillgutes wird geröstet und es kommt rasch zu einer ***Krustenbildung***. Die beim Röstvorgang (Maillard Reaktion) entstehenden Röststoffe prägen den typischen Grill-Geschmack. Auch die aus der Holzkohle stammenden Aromastoffe tragen zur Geschmacksintensivierung bei.

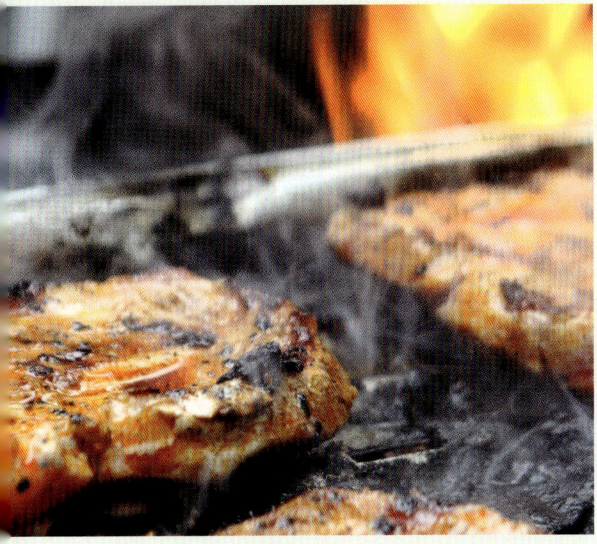

Scharf angebratene Speisen sollten nicht regelmäßig verzehrt werden! Gerade in der schmackhaften Kruste finden sich die krebserregenden heterozyklischen Amine.

Ist Grillgut ungesund?

Ein Vorteil des Grillens ist, dass in der Regel kein oder kaum Fett verwendet wird. Das im Fleisch vorhandene Fett wird zusätzlich zum Teil ausgebraten und tropft aus dem Grillgut ab. Gegrillte Lebensmittel sind deshalb fettärmer als in der Pfanne gebratene.

Nachteilige Effekte können hingegen von gesundheitsschädlichen Stoffen ausgehen, die durch das Rösten und den Kontakt mit dem Feuer entstehen. Tropft Fett ins Feuer, entstehen sog. polyzyklische aromatische Kohlenwasserstoffe (PAK) bzw. heterozyklische aromatische Amine (HAA), die als krebserregend gelten und zurück ins Grillgut gelangen. Reduzieren lässt sich deren Entstehung durch Verwendung eines Elektrogrills, gelochte Alu-Grillpfannen oder eine seitliche Befeuerung.

Grillkohle muss erst ***vollständig durchglühen***, bevor Grillgut aufgelegt werden kann.

Auch die Beigabe von typischen Grillgewürzen wie Oregano, Rosmarin, Salbei, Thymian

Gesundheitliche Bewertung scharf angebratener Speisen:

Beim Braten entstehen in der Kruste so genannte heterozyklische Amine. Diese werden teilweise als krebserregend angesehen. Aussagen beschränken sich allerdings auf Tierversuche.

Reichlich heterozyklische Amine finden sich in Bratenanschnitten. Vom übermäßigen Verzehr scharf angebratener Speisen ist abzuraten.

Über stark rauchenden Feuerstellen sind die Gehalte an polyzyklischen aromatischen Kohlenwasserstoffen (PAK, z. B. Benzpyrene) bis zu achtzig Mal höher als über fast rauchfreien. Besonders viele PAK stecken in der braunen Fleischkruste.

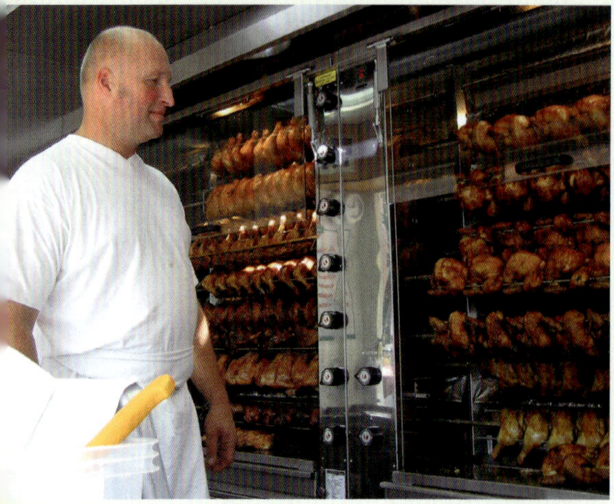

Grillen ist ein relativ fettarmes Garverfahren. Ist die Wärmequelle wie bei diesem Grillstand seitlich vom Grillgut angebracht, so kann austretendes Fett nicht verbrennen, was bei vielen Gartengrills ein Problem ist.

Frittierte Speisen haben teilweise sehr hohe Fettgehalte. Die Zunahme von Übergewicht in den asiatischen Ländern wird z. B. unmittelbar mit fallenden Preisen für Fette und Öle bzw. zunehmender Kaufkraft in diesen Ländern in Verbindung gebracht: Traditionelle Dampfgarverfahren wurden durch „deep fried" Gerichte abgelöst.

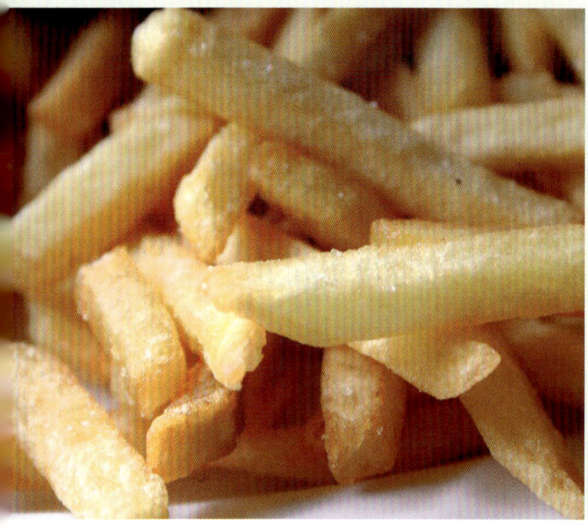

und Knoblauch kann möglicherweise helfen, die gesundheitsschädliche Wirkung abzumildern: Der Gehalt an heterozyklischen aromatischen Aminen (HAA) in Fleisch kann so während der Zubereitung um bis zu 25 % reduziert werden.

Ein permanenter Verzehr von Gegrilltem sollte unterbleiben, die Aufnahme gesundheitsgefährdender Substanzen ist sonst erhöht. In der Regel beschränkt sich in unseren Breiten der Verzehr von Grillgut auf die Sommermonate und erfolgt auch hier nicht tagtäglich.

Frittieren

Frittieren ist das schwimmende Garen in Fett, welches hitzebeständig sein muss. Die Temperaturen liegen bei ca. 140 bis 180 °C. Frittierfett dringt beim Frittieren in das Frittiergut ein: Frittierte ***Pommes frites*** enthalten etwa 6 bis 12 % Frittierfett. Die Beurteilung, ob frittierte Nahrungsmittel weniger gesund sind als anderweitig zubereitete, hängt von der Art des verwendeten Fettes, von seinem regelmäßigen Austausch im Frittiergerät und von der Fettaufnahme des einzelnen Nahrungsmittels ab. In der Regel kann man davon ausgehen, dass frittierte Nahrungsmittel relativ fettreich sind und deshalb nicht regelmäßig verzehrt werden sollten.

Garen mit der Mikrowelle

Wasserhaltige Lebensmittel können in einem Mikrowellenherd gegart werden. Die Einwirkung der ***Mikrowellen*** bewirkt eine Erhitzung durch Bewegungsanregung der Moleküle im Gargut. Im Mikrowellenherd können Speisen frisch zubereitet, bereits gegarte Speisen aufgewärmt und eingefrorene Speisen aufgetaut werden. Auftretende Veränderungen der Inhaltsstoffe entsprechen denen beim Kochen. Ernährungsphysiologisch ist das Gargut der Mikrowelle ähnlich günstig wie Gedünstetes oder Gedämpftes zu beurteilen.

Vorsicht ist bei Lebensmitteln geboten, die krankheitserregende Mikroorganismen enthalten können, z. B. bei Hühnerfleisch, Aufgetautem oder Speisen, die wieder aufgewärmt werden. Diese müssen an allen Stellen durcherhitzt sein, um sicher zu sein, dass Erreger abgetötet werden (● Kap. 17 + 18). Um eine gleichmäßige Hitzeverteilung zu gewährleisten, sollten mikrowellenerhitzte Speisen zwischendurch umgerührt, und nach der Erhitzung einige Minuten Standzeit eingehalten werden.

Fazit für den Alltag

- Bei Gegartem meide man den häufigen Verzehr von allzu scharf Angebratenem. Die hierin enthaltenen heterozyklischen Amine können krebserregend sein.
- Gegrilltes sollte nur gelegentlich verzehrt werden, auch hier können sich bedingt durch den Garvorgang kanzerogene Stoffe finden.
- Frittierte Speisen sind in der Regel relativ fettreich und sollten schon deshalb nicht täglich verzehrt werden.
- Als nährstoffschonende tägliche Zubereitungsverfahren sind Dämpfen und Dünsten zu empfehlen.
- Befürchtungen, beim Garvorgang in der Mikrowelle würden zusätzliche schädigende Stoffe entstehen, haben sich nicht bestätigt. Aus ernährungsphysiologischer Sicht ist diese Form des Garens ähnlich wie das Dünsten oder Dämpfen zu beurteilen.

So genannte Backofen-Frites, die vorfrittiert und tiefgekühlt sind und im Backofen aufgebacken werden, sind deutlich fettärmer. Hier ist beim Aufbacken auf eine Backtemperatur unter 170 °C zu achten, um der Entstehung von Acrylamid entgegenzuwirken (● Kap. 7)

Anfangs geäußerte Bedenken, die besondere Art des Garvorganges in der Mikrowelle könne zu einer Entstehung schädlicher Substanzen führen, haben sich nicht bestätigt.

1. www.waswiressen.de/zubereitung/zubereitung_uebersicht.php Zugriff 20.07.2009
2. Brokjans C, Gomm U: Richtig kochen – schonend zubereiten. aid-Heft 1056. aid infodienst, Bonn (2007)
3. Brokjans C, Gomm U: Kochen, Garziehen, Dämpfen, Dünsten. Aid-Heft 3222. aid infodienst, Bonn (1998)
4. Lebensmittel Lexikon: Sanft Garen und Dampf Garen. Zabert Sandmannn Verlag 2008
5. Dr. Oetker: Sanft garen – die besten Rezepte. 2008
6. www.netdoktor.de/Magazin/Gesund-grillen-2306.html (Zugriff: 20.7.2009)
7. www.vegetarismus.ch/info/42.htm (Zugriff: 20.7.2009)
8. Ist Grillen ungesund? www.mdr.de/mdr1-radio-thueringen/161819-hintergrund-161610.html
9. Weniger krebsauslösende Stoffe in der Fleischkruste: Rosmarin und Salbei senken den Gehalt an HAA. www.aid.de/presse/presseinfo_archiv.php?mode=beitrag&id=3969
10. www.gesundheit.de/ernaehrung/gesund-durchs-jahr/gesund-im-sommer/gesund-grillen (Zugriff: 9.9.2010)

Nährstoffe und andere Nahrungsinhaltsstoffe

Um die Funktionen unseres Organismus aufrechtzuerhalten, benötigen wir zahlreiche in der Nahrung enthaltene Bestandteile. Energie führen wir täglich mit den drei Hauptnährstoffen unserer Nahrung zu: Kohlenhydrate, Fett und Protein (Eiweiß). Die zugeführte Energie ist mitverantwortlich für den Erhalt der Körperfunktionen (Betriebsstoffwechsel), sorgt aber auch für den Aufbau unserer Körpersubstanz (Baustoffwechsel). So sind z.B. bei Kindern und Jugendlichen das Wachstum und damit der Aufbau von Muskulatur und Knochensubstanz von einer ausreichenden Versorgung mit Energie und Protein abhängig. Dies ist aber nur dann möglich, wenn auch ausreichend Vitamine, Spurenelemente und Mineralstoffe (Salze oder Elektrolyte) aufgenommen werden. Etwa zu zwei Dritteln besteht unser Körper aus Wasser. Auch dieses müssen wir deshalb regelmäßig und ausreichend aufnehmen. Wasser ist eine unabdingbare Voraussetzung für die Funktionsfähigkeit unserer Organe und letztlich für unser Leben.

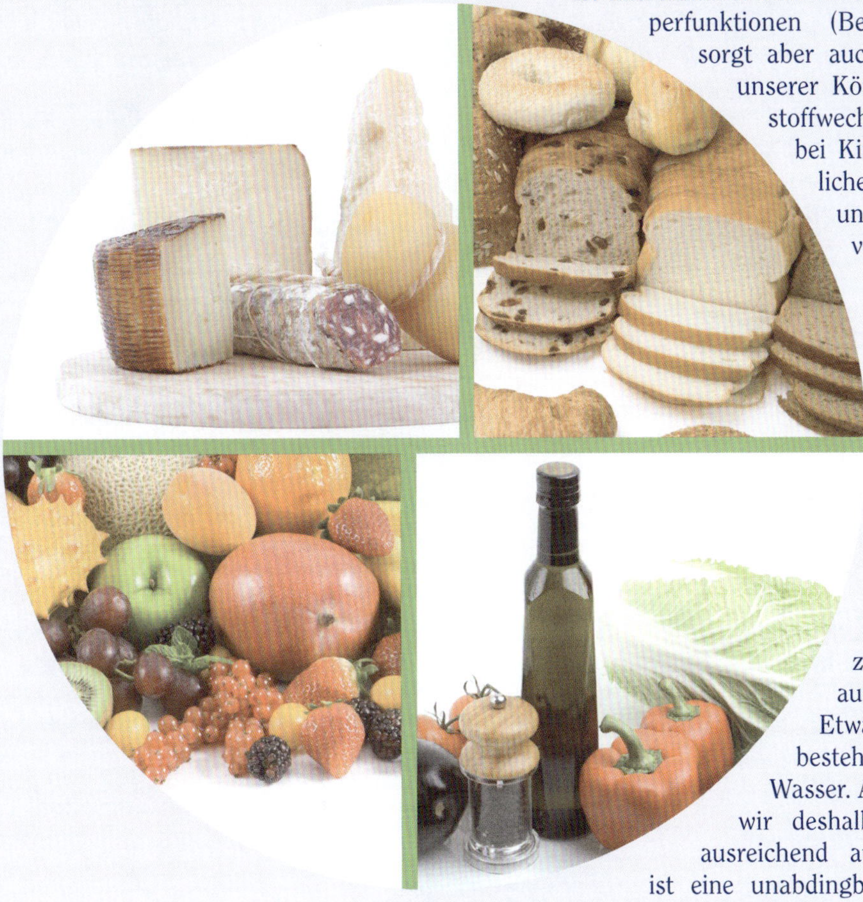

Erst vor ca. 30 bis 40 Jahren hat man schließlich erkannt, dass nicht nur die Energie und die bis dahin bekannten essenziellen Nährstoffe in der Ernährung bedeutsam sind. Auch Ballaststoffen und Pflanzeninhaltsstoffen kommt eine wesentliche Bedeutung zu.

Energie

Energiebedarf im Ruhezustand – der Grundumsatz

Man kann davon ausgehen, dass wir 1 kcal (Kilokalorie) pro Kilogramm Köpergewicht und Stunde, also 24 kcal pro Kilogramm Körpergewicht (kg KG) pro Tag dann benötigen, wenn wir ruhig liegen. Diese als ***Grundumsatz*** bezeichnete Energiemenge benötigt der Organismus pro Tag auch bei völliger Ruhe - also auch im Schlaf - zur Aufrechterhaltung seiner Funktion. Spricht man von Grundumsatz, so ist immer die Energiemenge pro 24 Stunden gemeint.
Die Definition ist stark vereinfacht und nur bedingt korrekt. Neuere Untersuchungen zeigen, dass auch der Grundumsatz individuell unterschiedlich sein kann. Der Näherungswert hängt auch von Alter, Körpergewicht, Körperlänge, Muskelmasse, Geschlecht und dem Gesundheitszustand ab (erhöhte Temperatur erhöht auch den Grundumsatz). Für Alltagsberechnungen ist diese vereinfachte Formel aber durchaus tauglich.

Vor Jahren wurde empfohlen, anstelle der Bezeichnung Kalorie bevorzugt die Bezeichnung Joule (J, bzw. Kilojoule = kJ) zu verwenden. In der Alltagspraxis hat sich dies nicht durchgesetzt.

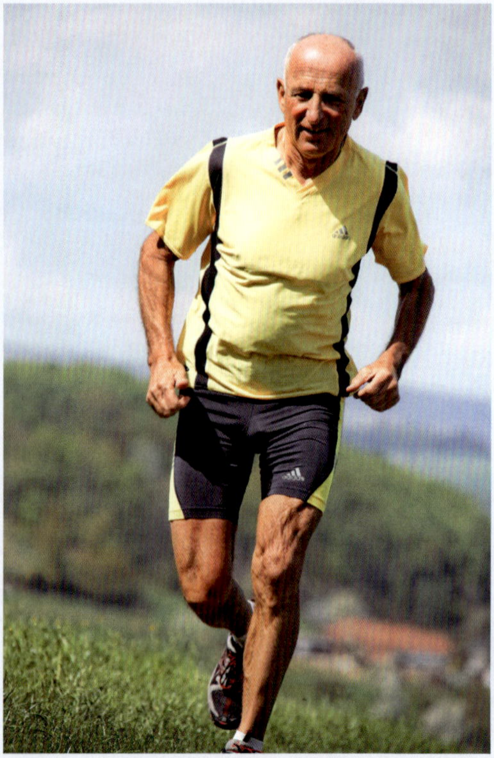

Nicht nur für Wachstum und Bewegung benötigt der Körper Energie: Der Energiebedarf im Ruhezustand (liegend, bei Raumtemperatur) wird als Grundumsatz bezeichnet. Dieser Herr verbraucht beim Jogging ca. 500–700 kcal pro Stunde zusätzlich. Der Energieverbrauch hängt von der Laufintensität (und dem Trainingsstatus) ab und ist nicht exakt definierbar.

Grundumsatz
= 1 kcal/kg KG/h = 24 kcal/kg KG/24 h

oder in der korrekten, dennoch seltener gebrauchten Einheit J (Joule)

Grundumsatz
= 0,24/kJ KG/h = 5,7 kJ/kg KG/24 h

Achtung: Umgangssprachlich spricht man oft von „Kalorien“ wenn eigentlich Kilokalorien gemeint sind.

1 kcal = 1000 cal = 4,186 kJ

1 kJ = 0,239 kcal

Mit steigendem Körpergewicht nimmt der Grundumsatz pro Kilogramm Körpergewicht ab. Ab einem Body-Mass-Index von 30 kg/m^2 (● Kap. 13) sollte dies berücksichtigt werden. Es gibt allerdings auch Untersuchungen, in denen bei Adipösen, aufgrund der bei ihnen erhöhten Muskelmasse, ein erhöhter Grundumsatz gefunden wurde. Generell scheint das Verhältnis Fettgewebe/Muskelmasse bei gleichem Körpergewicht Einfluss auf den Grundumsatz zu haben, da Muskelzellen stoffwechselaktiver sind. Auch Krankheiten (z. B. Infektionen, chronische Atemwegserkrankungen) können den Grundumsatz erheblich erhöhen.

Leistungszuschlag und PAL-Wert

Da wir uns bewegen bzw. arbeiten, wird zunächst entsprechend unserer körperlichen Aktivität ein ***Leistungszuschlag*** berechnet. Dies ist die Energiemenge, die der Organismus zusätzlich zum Grundumsatz benötigt. Sie kann bei Schwerstarbeitern und bei Ausdauersportlern deutlich mehr als das Doppelte des Grundumsatzes betragen.

Unter Alltagsbedingungen gilt:
Der Energiebedarf entspricht der Summe aus Grundumsatz und Leistungsumsatz.

PAL-Werte

PAL 1
Entspricht dem Grundumsatz

PAL 1,2
Ausschließlich sitzende oder liegende Lebensweise, z. B. alte, gebrechliche Menschen

PAL 1,4–1,5
Ausschließlich sitzende Tätigkeit mit wenig oder keiner anstrengenden Freizeitaktivität, z. B. Sekretärin, Bürotätigkeit

PAL 1,6–1,7
Überwiegend sitzende Tätigkeit, zeitweilig auch gehende und stehende Tätigkeiten, z. B. Parkplatzwächter, Sprechstundenhilfe, Bademeister

PAL 1,8–1,9
Überwiegend gehende und stehende Arbeit, z. B. Verkäufer, Kellner

PAL 2,0–2,4
Körperlich anstrengende Arbeiten, z. B. Bauarbeiter, Bergarbeiter, Leistungssportler

Der PAL-Wert von Frauen und Männern ist unterschiedlich, auch das vorliegende Körpergewicht sollte berücksichtigt werden. Die angegebenen PAL-Werte sind Richtwerte und gelten mittlerweile teilweise als zu hoch angesetzt.

Anstelle der Bezeichnung Leistungszuschlag wird heute der **PAL-Wert (PAL-Faktor, physical activity level)** verwendet.

Mit diesem Faktor muss der Grundumsatz multipliziert werden, um den Gesamtenergiebedarf zu errechnen. Da der Umfang der täglichen Muskelarbeit nicht bei jedem Menschen gleich ist, wird dem Ausmaß der körperlichen Aktivität ein bestimmter PAL-Faktor bzw. PAL-Wert zugewiesen (● Kasten).

Mit dem PAL-Wert kann der **tägliche Gesamtenergiebedarf** berechnet werden. Liegt er beispielsweise bei einem Menschen mit einem Grundumsatz von 1500 kcal bei 2, so beträgt der Gesamtenergiebedarf 3000 kcal/Tag.

Für eine grobe Berechnung kann man einen Energiebedarf von (25–)30 kcal/kg Körpergewicht und Tag für den leicht Arbeitenden zugrunde legen. Für einen etwa 170 cm großen Menschen mit einem Körpergewicht von 70 kg entspräche dies einer wünschenswerten Energiezufuhr von ca. 2000 kcal pro Tag.
(exakt: 30 kcal/kg Körpergewicht × 70 = 2100 kcal)

Die Hauptnährstoffe: Kohlenhydrate, Fette, Eiweiß

Als Hauptnährstoffe bezeichnet man die mit der Nahrung in der Regel täglich zugeführten Energieträger Kohlenhydrate, Fett und Protein (Eiweiß).

Kohlenhydrate

Kohlenhydrate dienen dem Organismus vor allem zur schnellen Energieversorgung. Sie können nur in geringem Umfang (300 bis 500g) als Glykogen in der Leber und in der Muskulatur gespeichert werden. Der Organismus ist auf ihre Zufuhr nicht unbedingt angewiesen, er kann sie bei Bedarf auch aus den im Eiweiß enthaltenen Aminosäuren herstellen (man bezeichnet dies als Glukoneogenese aus sog. glukoplastischen Aminosäuren). Auch aus dem bei der Fettspaltung anfallenden Glycerin können in geringer Menge Kohlenhydrate hergestellt werden. Führt man Kohlenhydrate im Übermaß zu, werden sie im Organismus umgewandelt und als Fett gespeichert. In einem Gramm Kohlenhydrate sind 4,1 kcal enthalten.
Bedeutsame Kohlenhydrate sind die täglich mit der Nahrung aufgenommene Stärke und Stärkeprodukte. Stärke findet sich im Getreide und in Getreideprodukten, aber auch in Reis, Mais, Kartoffeln, in Samen, Gemüse und Früchten.
Stärke besteht aus zahlreichen aneinander gekoppelten Traubenzucker-(Glukose-)molekülen in teilweise verzweigten Ketten, sie gehört damit zu den so genannten ***komplexen Kohlenhydraten***, den ***Polysacchariden***. Bevor wir Stärke aus dem Magen-Darm-Trakt aufnehmen können, muss sie von den Enzymen des Verdauungstraktes - über Zwischenschritte - wieder in die einzelnen Bausteine (Monosaccharide) aufgespalten werden.

Als einfache Kohlenhydrate werden der Traubenzucker - die Glukose - und der Fruchtzucker - die Fruktose - bezeichnet. Trauben- und Fruchtzucker finden sich vor allem in Obst und Honig. Auch der Rohrzucker aus Zuckerrohr und der Rübenzucker aus der Zuckerrübe (Saccharose) gehören zu den einfachen Kohlenhydraten. Beide sind chemisch identisch und bestehen aus je einem Molekül Glukose und einem Molekül Fruktose. Milchzucker (Laktose) ist aus je einem Molekül Glukose und Galaktose aufgebaut. Er findet sich in der Milch und in Milchprodukten, wird aber in der Industrie auch gerne als Füllstoff (Fertiggerichte, Tabletten) verwendet.

Zuckeraustauschstoffe

Neben einer Reihe von anderen Kohlenhydraten werden Fruktose, Sorbit, Mannit und Xylit als so genannte Zuckeraustauschstoffe bezeichnet. Sie werden in zuckerfreien Bonbons und Kaugummis eingesetzt, aber auch in so genannten Diabetiker-Lebensmitteln, deren diätetischer Wert aber inzwischen als gering bemessen wird.

Im Gegensatz zu den energiefreien Süßstoffen (Saccharin, Cyclamat, Aspartam, Acesulfam etc.) wird mit Zuckeraustauschstoffen, abgesehen von Mannit, eine ähnliche Energiemenge wie mit Glukose oder Saccharose zugeführt. Sie greifen jedoch im Gegensatz zum Zucker die Zähne nicht an.

Auch Hauptnährstoffe können bei entsprechend disponierten Personen zu Unverträglichkeitsreaktionen führen. Neben Lebensmittelallergien, bei denen es zu immunologischen Reaktionen gegen Nahrungsinhaltsstoffe – zumeist aus der Gruppe der Eiweiße (z. B. Milcheiweiß, Eiweiß aus Erdnüssen) – kommt, können auch der Abbau oder die Aufnahme der Nährstoffe im Magen-Darm-Trakt gestört sein und zu Beschwerden führen.

Wichtige Beispiele sind:

Unverträglichkeit von Fruktose und Sorbit

Fruktose und/oder Sorbit werden von 30 bis 50 % der Bevölkerung schlecht vertragen. Da beide Zuckeraustauschstoffe wesentlich langsamer als Glukose absorbiert werden, können sie bei übermäßiger Zufuhr in tiefere Darmabschnitte gelangen und dort bakteriell abgebaut werden. Dies kann bei entsprechend empfindlichen Personen zu Bauchschmerzen, vermehrten Blähungen und Durchfall führen.

Milchzuckerunverträglichkeit

Etwa 15 bis 20 % in der europäischen Bevölkerung vertragen keinen Milchzucker. Nach dem Abstillen sinkt bei den meisten Menschen die Aktivität des milchzuckerspaltenden Enzyms Laktase. Sie bilden zu wenig oder keine Laktase und können deshalb den Milchzucker – die Laktose – nicht in Glukose und Galaktose spalten. Laktose gelangt in tiefere Darmabschnitte und wird bakteriell abgebaut. Die anfallenden Gase führen bei manchen Menschen zu Bauchschmerzen und Durchfällen. Betroffene sollten dann reine Milch und reichlich Laktose enthaltende Nahrungsmittel meiden.

Auf diese und weitere Lebensmittelunverträglichkeiten wird ausführlicher in ● Kap. 42 eingegangen!

Stevia

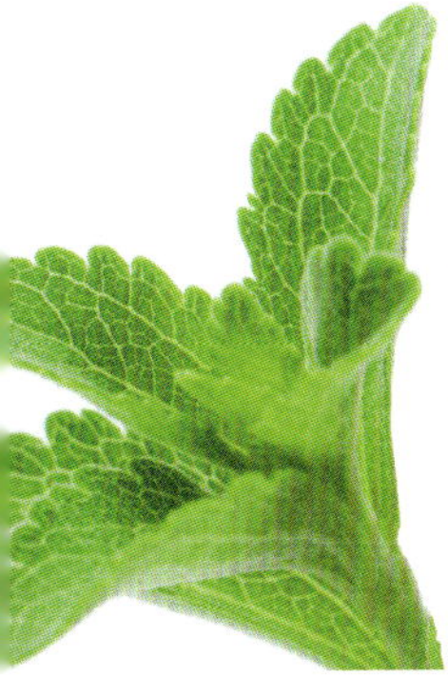

Viel beachtet wird zurzeit der Süßstoff „Stevia". *Stevia rebaudiana*, auch Süßkraut, Süßblatt oder Honigkraut genannt, ist eine in Südamerika beheimatete und heute meist in Asien angebaute Pflanze aus der Familie der Korbblütler (Asteraceae), aus der (neben anderen süß schmeckenden Inhaltsstoffen) der Süßstoff Steviosid gewonnen wird. Dieser ist 300-mal süßer als Zucker, praktisch kalorienfrei und hitzestabil und kann daher zum Kochen und Backen verwendet werden.
In Asien, v. a. in Japan, ist er als Süßungsmittel weit verbreitet. In Deutschland ist Stevia noch nicht zugelassen, in der Schweiz und in Frankreich gibt es befristete Einzelzulassungen. Toxikologische Untersuchungen haben gezeigt, dass Steviolglycoside weder genotoxisch noch krebserregend sind. Mit einer Entscheidung der Europäischen Kommission, ob Stevia-Extrakte künftig auch in der EU als Süßungsmittel eingesetzt werden dürfen, wird in 2011 gerechnet.

Fette

Fett ist der energiereichste Hauptnährstoff: Ein Gramm enthält 9,3 kcal. Es kann im Organismus in erheblichem Umfang gespeichert werden – es wird im Unterhautfettgewebe und, je nach Ernährungszustand, in die Organe eingelagert.

Wo findet sich Fett?

Fette pflanzlicher Herkunft sind v. a. Pflanzenöle wie Olivenöl, Rapsöl, Sonnenblumenöl, Distelöl, Palmöl, Sojaöl. Aber auch Nüsse und einzelne Früchte wie die Avocado enthalten nennenswerte Mengen pflanzlicher Fette. Fette tierischer Herkunft sind enthalten in Butter und Schmalz und in unterschiedlichen Mengen und Zusammensetzungen in den verschiedenen Fleischsorten, aber auch in fettreichen Fischen (z.B. Lachs, Makrele, Hering, Sardine, Sardelle, Aal).

Wie sind Fette aufgebaut?

Der chemische Aufbau aller Fette ist nahezu identisch. Ein Glycerinmolekül ist mit verschiedenen Fettsäuren verknüpft (verestert, ● Abbildung).

Fettsäuren bestehen aus einem Kohlenstoffgerüst. Je nach Anzahl der im Molekül enthaltenen Kohlenstoffatome unterscheidet man kurzkettige mit weniger als 6, mittelkettige mit 6 bis 10 und langkettige Fettsäuren mit mehr als 12 Kohlenstoffatomen. Je nach dem, ob die Fettsäure keine, eine oder mehrere Doppelbindungen zwischen Kohlenstoffatomen enthält, wird sie als gesättigte (keine), einfach ungesättigte (eine) oder mehrfach ungesättigte (mehrere Doppelbindungen) Fettsäure bezeichnet. Auch die Lage der Doppelbindung im Molekül ist für die Eigenschaften einer Fettsäure mit entscheidend.

Bezeichnungen wie omega-3- oder omega-6-Fettsäure geben die Stellung der Doppelbindung im Molekül an.

Ernährungsphysiologisch sind sowohl die Kettenlänge als auch die Zahl der Doppelbindungen und deren Stellung im Molekül der Fettsäure bedeutsam.

Welche Fettsäuren sind in Fett enthalten?

Ein Beispiel für eine kurzkettige Fettsäure ist die unangenehm riechende Buttersäure. Mittelkettige Fettsäuren findet man nach der Aufarbeitung von Kokosnussöl. Als so genannte mittelkettige Triglyceride (MCT) werden sie bei bestimmten Erkrankungen, bei denen die Fettspaltung und -resorption unzureichend sind, eingesetzt. Langkettige Fettsäuren findet man in tierischen und ebenso in pflanzlichen Fetten.

Sind vorwiegend gesättigte Fettsäuren enthalten, so weist das Fett eine feste Konsistenz auf. Die flüssige Konsistenz von Ölen wird dagegen durch die reichlich enthaltenen ungesättigten Fettsäuren bedingt. Raps- und Olivenöl enthalten reichlich einfach ungesättigte Fettsäuren, während im Maiskeimöl vorwiegend mehrfach ungesättigte Fettsäuren enthalten sind.

Schematischer Aufbau eines Fettmoleküles: Ein Glycerinmolekül ist mit verschiedenen Fettsäuren (FS) verknüpft. In der Abbildung sind dies eine gesättigte, eine einfach ungesättigte und eine dreifach ungesättigte Fettsäure.

Die Bezeichnung kurz-, mittel- bzw. langkettig hängt von der Anzahl der Kohlenstoffatome (C) ab. Enthalten Fettsäuren keine Doppelbindung, spricht man von gesättigten, bei einer Doppelbindung von einfach, bei mehreren Doppelbindungen von mehrfach ungesättigten Fettsäuren.

Die Bezeichnung omega-3- bzw. omega-6-FS hängt von der Position der ersten Doppelbindung (gezählt vom Kettenende) ab. Sie findet sich bei omega-3-FS am dritten und bei omega-6-FS am sechsten Kohlenstoffatom.
Vgl. ● Infokasten auf S. 127

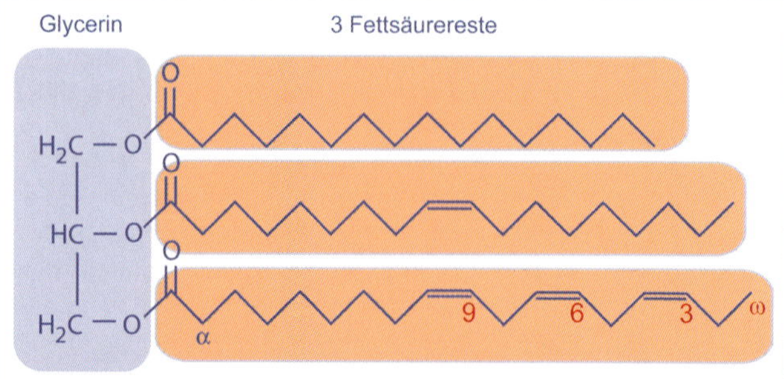

Welche Fettsäuren sind essenziell?

Bestimmte im Fett enthaltene Fettsäuren kann der Organismus nicht selbst herstellen, er benötigt sie aber und muss sie mit der Nahrung zuführen. Sie gelten deshalb als essenziell. Zu ihnen gehören die omega-3-Fettsäuren: Eicosapentaen- und Docosahexaensäure in Fischöl, alpha-Linolensäure in bestimmten pflanzlichen Ölen, v. a. in Raps-, Lein- und Walnussöl. Letztere kann in unserem Organismus durch Kettenverlängerung und den Einbau von Doppelbindungen - wenn auch nur in geringen Mengen (5 %) - in die Fischölfettsäuren umgewandelt werden.

Auch omega-6-Fettsäuren sind essenziell und müssen mit der Nahrung aufgenommen werden. Die häufigste omega-6-Fettsäure ist die Linolsäure, die in bestimmten pflanzlichen Lebensmitteln vorkommt. Fachgesellschaften empfehlen als Verhältnis der Zufuhr von omega-6-Fettsäuren zu omega-3-Fettsäuren ein Verhältnis von 5:1. Diese Empfehlung ist kaum umsetzbar und wird zwischenzeitlich aus mehreren Gründen relativiert.

Der Anteil gesättigter/ungesättigter Fettsäuren bestimmt sowohl die küchentechnischen als auch die ernährungsphysiologischen Eigenschaften eines Fettes bzw. Öles.

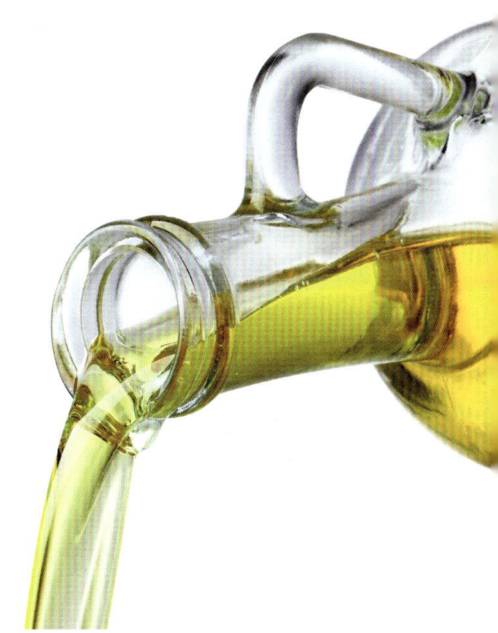

Fettzufuhr und Krebsrisiko

Das American Institute for Cancer Research bezeichnet in seinen Empfehlungen zur Krebsprävention von 1997 einen Zusammenhang zwischen Darmkrebsrisiko und Gesamtfettzufuhr als „wahrscheinlich nicht gegeben“. Allerdings können die in Fleisch und Wurst reichlich enthaltenen gesättigten Fettsäuren bei hoher Zufuhr das Krebsrisiko erhöhen. Dagegen können Olivenöl und Fischöle wegen ihres Gehalts an ungesättigten Fettsäuren das Risiko vermindern.

Ähnliche Zusammenhänge fanden sich für das Brustkrebsrisiko. Die reichliche Aufnahme von einfach ungesättigten Fettsäuren (z. B. enthalten in Oliven- und Rapsöl) kann das Risiko für das Auftreten von Brustkrebs vermindern. Eine Gesamtfettaufnahme in einem Bereich von 20–40 Energieprozent, wie sie in unserer Alltagsernährung üblich ist, weist keine Beziehung zur Häufigkeit von Brustkrebs auf.

Beim Prostatakrebs existieren einige Hinweise auf einen Zusammenhang zwischen der Aufnahme von gesättigten Fettsäuren (Fleisch, Wurst) und dem Risiko der Krebsentstehung.

Im World Cancer Report wurden 2007 folgende Ernährungsempfehlungen zur Vorbeugung von Krebserkrankungen herausgegeben: Empfohlen wurde, Übergewicht zu vermeiden, körperlich aktiv zu bleiben, reichlich Obst, Gemüse und Vollkornprodukte zu verzehren, den Verzehr von Fleisch und tierischen Fetten einzuschränken, das Essen aber zu genießen. Man geht davon aus, dass sich allein damit die Häufigkeit der Darmkrebserkrankungen um 50 Prozent senken ließe. Die Empfehlungen europäischer Fachgesellschaften sind gleichlautend. Allerdings ist die Evidenz der Empfehlungen unterschiedlich. Sie werden dadurch teilweise relativiert (● Kap. 26).

Was sind trans-Fettsäuren?

Als „trans"-Fettsäuren bezeichnet man (im Gegensatz zu den häufigeren „cis"-Fettsäuren) Fettsäuren mit einer abweichenden Stellung der Kohlenstoffatome. Die Kohlenstoffdoppelbindung findet sich hier in der sog. trans-Position. Natürlicherweise kommen sie nur in geringen Mengen im Pansen von Wiederkäuern vor, bei der Lebensmittelherstellung entstehen sie im Rahmen der Fetthärtung, z. B. bei der *Margarineherstellung*.
Trans-Fettsäurehaltige Lebensmittel werden mit der Entstehung der Koronaren Herz-Erkrankung und arteriosklerotischen Erkrankungen in Verbindung gebracht. In der Regel nehmen wir maximal 4 % der Gesamtenergie als trans-Fettsäuren zu uns, sollten aber aus gesundheitlichen Gründen nur 1 % zuführen. Gehören wir zu regelmäßigen Besuchern von Schnellimbissrestaurants, kann sich eine andere Situation ergeben. Vor allem in den USA werden beim Frittieren und Braten von Lebensmitteln vorzugsweise gehärtete Pflanzenfette verwendet. Auf diese Weise können dann bis zu 25–30 % der Gesamtenergie mit trans-Fettsäuren aufgenommen werden.
Trans-Fettsäuren sind zweifelsfrei ungesund. Sie erhöhen das „schlechte" LDL-Cholesterin und die Triglyceride. Das „gute" HDL-Cholesterin sinkt. In Dänemark und den USA hat deshalb der Gesetzgeber eingegriffen. Der Gehalt an trans-Fettsäuren darf in dänischen Produkten 2 % des Gesamtfettgehalts nicht übersteigen. In den USA muss der Gehalt von trans-Fettsäuren deklariert werden. In Deutschland ist bislang nur der Vermerk „enthält teilweise gehärtete Fette" erforderlich. Wie viel an ungesunden trans-Fettsäuren enthalten sind, lässt sich auf diese Weise nicht erkennen.

Proteine (Eiweiß)

Proteine sind ein essenzieller Bestandteil unserer Nahrung. Langfristig könnten wir ohne Eiweiß nicht leben. Ernähren wir uns komplett ohne Eiweiß (oder essen überhaupt nichts), so wird Tag für Tag eine gewisse Menge körpereigenes Protein in unserem Organismus abgebaut. Ist eine kritische Grenze überschritten, so kommt es auch zum Abbau so genannter Strukturproteine aus dem Herz, der Leber, der Niere und dem Darm. Auf Dauer ist dies nicht mit dem Leben vereinbar.
Proteine haben im Organismus vielfältige Aufgaben. Sie sind als Strukturproteine Bestandteil der Muskeln, Knochen, Bänder und aller inneren Organe. Als Funktionsproteine sind sie aber auch im Blut und im Verdauungstrakt bedeutsam, z. B. als Enzyme.
Proteine bestehen aus zahlreichen aneinander gekoppelten Aminosäuren. Verzehren wir proteinhaltige Nahrungsmittel tierischer oder pflanzlicher Herkunft, so werden sie im Magen-Darm-Trakt zunächst in einzelne Aminosäuren zerlegt und erst danach resorbiert.
In begrenzter Menge kann der Organismus Aminosäuren aus Einzelbausteinen selbst herstellen. Derartige Aminosäuren werden als „nicht essenziell" bezeichnet. Daneben gibt es Aminosäuren, auf deren Zufuhr der Organismus angewiesen ist. Da er sie nicht syntheti-

Der reichliche Verzehr von gesättigten und trans-Fettsäuren beschleunigt auch den altersbedingten Hirnabbau mit Verlust kognitiver Fähigkeiten. Verzehrt man wenig von diesen Fettsäuren, aber reichlich einfach und mehrfach ungesättigte Fettsäuren, so lässt sich der kognitive Abbau verzögern.

Die Industrie hat bei Bekanntwerden dieser gesundheitlichen Zusammenhänge reagiert und stellt zwischenzeitlich **Margarinearten** mit deutlich herabgesetztem trans-Fettsäureanteil her. Durch die Beimischung von durchgehärteten Fetten zu Ölen entstehen feste Produkte, in denen der Anteil an trans-Fettsäuren reduziert ist.

Fachgesellschaften der USA und Kanada (Food and Nutrition Board des National Academic Institute of Medicine 2002) lassen einen ungleich weiteren Spielraum für die einzelnen **Hauptnährstoffe** zu:

Kohlenhydrate	45–65 Energieprozent,
Fett	20–35 Energieprozent,
Protein	10–35 Energieprozent.

Auch der Anteil an Monosacchariden darf hier bei bis zu 25 Prozent liegen.

sieren kann, werden sie als „essenzielle" Aminosäuren bezeichnet.
Der Energiegehalt von 1g Protein entspricht mit 4,1 kcal dem der Kohlenhydrate. Beispiele für Lebensmittel mit hohem Gehalt an pflanzlichem Protein sind Getreide und Getreideprodukte, Kartoffeln, Reis, Mais, Soja und Hülsenfrüchte. Tierisches Protein findet sich z. B. in Fleisch, Wurstwaren, Milch, Käse, Eiern und Fisch.

Empfehlungen zur Aufnahme der Hauptnährstoffe

Die ***Relation der zugeführten Hauptnährstoffe*** sollte sich an den aktuellen Empfehlungen der Fachgesellschaften orientieren. Die Deutsche Gesellschaft für Ernährung (DGE) empfiehlt zurzeit eine Kost, die 45–55 Energieprozent Kohlenhydrate, 30–35 Energieprozent Fett und 15–20 Energieprozent Protein enthält.

Von den Kohlenhydraten dürfen bis zu 10 Energieprozent als Mono- oder Disaccharide (Einfachzucker wie Glukose bzw. Traubenzucker oder Fruktose bzw. Fruchtzucker oder Saccharose bzw. Haushaltszucker) verzehrt werden.
Bezüglich der Art und Menge des zugeführten Fettes sollten unter präventivmedizinischen Gesichtspunkten nicht mehr als 60 g pro Tag, bei schwerer körperlicher Arbeit 80 g pro Tag aufgenommen werden. Davon sollten jeweils ca. ein Drittel in Form von gesättigten, einfach ungesättigten und mehrfach ungesättigten Fettsäuren zugeführt werden (Verhältnis 1:1:1). Die Empfehlungen hierzu variieren allerdings. In neueren Empfehlungen wird ein Verhältnis von <0,7 : 1–1,5 : < 1 empfohlen. Da erkannt wurde, dass vor allem in Oliven- und Rapsöl enthaltene einfach ungesättigte Fettsäuren das „schlechte" LDL-Cholesterin senken, wird die bevorzugte Verwendung dieser Öle empfohlen.
Es sollten weniger als 300 mg Cholesterin pro Tag, bei Vorliegen erhöhter Cholesterinwerte weniger als 250 mg pro Tag aufgenommen werden.

Die empfohlene Eiweißzufuhr liegt bei 0,8 g pro kg Körpergewicht. Eine höhere Zufuhr gilt nicht als problematisch. Bevorzugen sollte man fettarme Lebensmittel (mageres Fleisch, magere Milchprodukte). Andernfalls kann leicht die wünschenswerte, niedrige Gesamtfettzufuhr überschritten werden.

Fazit

Für den Laien dürfte es schwierig werden, die auf den ersten Blick unterschiedlich gehaltenen Empfehlungen praktisch umzusetzen. Nicht alles kann und muss mit Punkt und Komma oder im Gramm- und Milligrammbereich berücksichtigt werden. Es gibt relativ einfache Wege zur gesunden Ernährung und ebenso einfache Kontrollmöglichkeiten, das Ansprechen zu überprüfen (● Kap. 40).

1. American Institute for Cancer Research 1997: Diet and cancer risk: www.aicr.org (Zugriff am 22.6.2010)
2. Deutsche Gesellschaft für Ernährung et al.: Referenzwerte für die Nährstoffzufuhr. 1. Aufl., 3. korr. Nachdruck. Umschau/Braus, Frankfurt/M. (2008)
3. Deutsche Gesellschaft für Ernährung: Ernährungsbericht 2008. DGE, Bonn (2008)
4. Devore EE, Stampfer MJ, Breteler MMB et al. (2009): Dietary fat intake and cognitive decline in women with type 2 diabetes. Diabetes Care 32: 635–640
5. Götz ML, Rabast U. Diättherapie: Lehrbuch mit Anwendungskonzepten. Thieme, Stuttgart (1999)
6. Kasper H: Ernährungsmedizin und Diätetik. 11. Aufl. Urban und Fischer, München (2009)
7. Rabast GA, Rabast U, Kasper H (2000): Laktosemalabsorption bei Patienten mit Reizdarmsyndrom, Kolondivertikulose und einem Kontrollkollektiv. Aktuel Ernähr Med 25: 238–241
8. Schäfer C (2009): Fruktose: Malabsorption oder Intoleranz? Ernährungs Umschau 56: 694–700
9. World Cancer Research Fund, American Institute for Cancer Research: Food, nutrition, physical activity, and the prevention of cancer – a global perspective. American Institute for Cancer Research Fund, Washington DC (2007)

Fettgehalt von Lebensmitteln

Entsprechend der Empfehlungen der Fachgesellschaften sollten nicht mehr als 20 g (2 Esslöffel) gesättigtes Fett pro Tag verzehrt werden. Meist haben fettreiche Lebensmittel auch einen hohen Anteil an gesättigten Fettsäuren.

Schweineschmalz enthält 99,7 %, Kokosfett, Palmkernfett und Öle enthalten je ca. 96 %, Butter 83,2 %, Margarine 80 %, Halbfettmargarine 40 % Fett.

Als **versteckte Fette** bezeichnet man die nicht so augenfälligen Fettgehalte bestimmter Lebensmittel: >30 % in den meisten Wurstsorten, >45 % Fett in der Trockenmasse in fettreichen Käsesorten (die meisten Schnittkäse wie Emmentaler, Gouda, Butterkäse; Weichkäse wie Camembert, Roquefort, Brie).

Auf 10–35 % Fett bringen es Schokoladenprodukte, Süß- und Backwaren. Meist werden diese zudem mit gehärteten Pflanzenfetten, Kokos-, Palmkernfett oder Butter hergestellt. „Pflanzliches Fett" enthält (im Gegensatz zu Butter) zwar kein Cholesterin, aber nicht weniger Kalorien.

Als **fettarme Lebensmittel** gelten Gemüse, Kartoffeln, Salate (<0,5 % Fett, dafür reichlich Vitamine, Mineralstoffe, Wasser), doch: Zubereitung (Dressing) beachten! Auch die meisten Getreide (Dinkel, Weizen, Roggen, Reis, Gerste) sowie Vollkornbrot und Teigwaren sind fettarm (1–2 % Fett). Hafer und Hirse bringen es auf 5–7 % Fett.

Mit 1–5 % Fett können Schellfisch, Kabeljau, Steinbutt, Zander, Scholle, Seelachs, Flussbarsch, Tintenfisch, Hecht, Steinbutt und Heilbutt als fettarm gelten. Ebenfalls fettarm, aber cholesterinreich sind Schalentiere (Hummer, Krabben, Garnelen) und Muscheln.

Fettarme (<1,5 %) Milch und Milchprodukte (Jogurt, Buttermilch) liefern wichtiges Kalzium.

Obst kann mit <2 % Fett als vitaminreicher Ersatz für fettreiche Süßigkeiten dienen.

Cholesterin in Lebensmitteln

Cholesterin ist ein sog. Fettbegleitstoff, kommt also zusammen mit Fetten vor. Allerdings enthalten nur Lebensmittel tierischer Herkunft Cholesterin, alle pflanzlichen Lebensmittel – auch fettreiche – sind cholesterinfrei.

Lebensmittel		mg Cholesterin
Eigelb	(**20 g**/1 Ei)	250
Schweineleber	(100 g)	350
Shrimps (ausgelöst)	(100 g)	200
Miesmuscheln (ausgel.)	(100 g)	160
Schweinefleisch (mager)	(100 g)	70
Hähnchenbrust	(100 g)	60–80
Rindfleisch (mager)	(100 g)	60–70
Butter	(10 g/1 EL)	25
Schnittkäse	30 g (1 Scheibe)	20–30

Extrem cholesterinreich sind Eigelb, Hirn, Innereien, Krabben. Fleisch, Fisch, Geflügel, Butter, fetter Käse, Sahne und Mayonnaise (aufgrund des Gehaltes an Ei) sind immer noch relativ cholesterinreich (● Tabelle).

Zur Bedeutung des Cholesteringehaltes von Butter ● S. 189.

Kohlenhydratreiche Lebensmittel

Zum Verzehr in größeren Mengen werden v. a. Vollkornprodukte empfohlen: Vollkorngetreide, Vollkornbrot, Vollkornbrötchen, Naturreis, Vollkornnudeln.

Auch Kartoffeln, Hülsenfrüchte (Linsen, Erbsen, Bohnen, Sojabohnen), Obst (Äpfel, Zitrusfrüchte, Bananen etc.), Gemüse (Karotten, Kohlarten, Gurken, Tomaten etc.) liefern nicht nur Kohlenhydrate, sondern auch Ballaststoffe, Vitamine und Mineralstoffe.

Sparsam und nur gelegentlich sollten wir kohlenhydratreiche Lebensmittel mit viel Stärke (Weißmehl und Weißmehlprodukte, Weißbrot, Kuchen, Gebäck, Kekse), zuckerhaltige Nahrungsmittel wie Süßwaren (Gummibärchen, Marzipan etc.), Schokolade und zuckerhaltige Getränke verzehren.

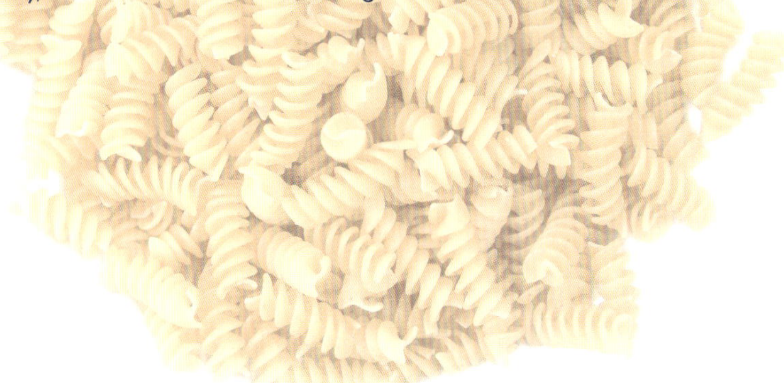

Eiweißreiche Nahrungsmittel

Neben tierischem Eiweiß (in Milch und Milchprodukten , Fleisch, Fisch, Ei) sollten wir auch pflanzliches Eiweiß nutzen. Eiweißreich sind z. B. Getreide, Kartoffeln, Hülsenfrüchte (Bohnen, Erbsen, Linsen), einige Gemüse, Samen und Sojaprodukte. Nützlicher Nebeneffekt: Mit diesen Lebensmitteln werden zugleich Ballaststoffe, Vitamine, Mineralstoffe sowie sekundäre Pflanzenstoffe aufgenommen.

Weitere Informationen und Zufuhrempfehlungen der Fachgesellschaften zu den hier genannten Lebensmittelgruppen finden Sie in den ● Kapiteln 26, 28, 40 und 45.

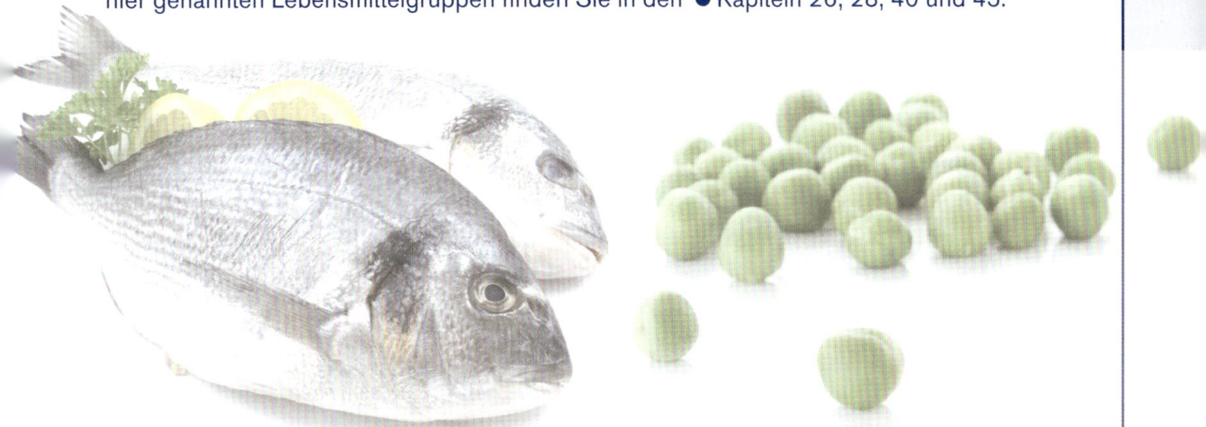

Vitamine, Spurenelemente und Mineralstoffe

Sie sind nur im Milligrammbereich in unserer Nahrung enthalten, aber trotzdem unersetzbar: Vitamine, Spurenelemente und Mineralstoffe!

Vitamine

Während die Hauptnährstoffe in einer Menge von mehreren hundert Gramm, Ballaststoffe mit 30 bis 40 g und selbst sekundäre Pflanzenstoffe mit mehr als einem Gramm pro Tag aufgenommen werden, liegen die Zufuhrmengen von Vitaminen im Milligrammbereich, eventuell auch im Bruchteil eines Milligramms. Und dennoch sind Vitamine lebenswichtige (essenzielle) Bestandteile unserer Nahrung. Der Organismus kann sie entweder gar nicht oder nicht in ausreicheichender Menge (z.B. Vitamin D) selbst synthetisieren. Nur bei manchen ist er in der Lage, aus Vorstufen - den so genannten Provitaminen - das Vitamin zu bilden.

Vitamine erfüllen in unserem Organismus zahlreiche Aufgaben. Als Radikalfänger sind insbesondere Vitamin C, E und Beta-Carotin bedeutsam. Sie schützen uns vor den von außen einwirkenden oder im Organismus entstehenden freien Radikalen (● Kap. 24).

Unterschieden werden wasserlösliche von fettlöslichen Vitaminen. Zu den wasserlöslichen gehören die Vitamine B_1 (Thiamin), B_2 (Riboflavin), Nicotinsäureamid (Niacinamid), B_6 (Pyridoxin), Biotin, Folsäure, B_{12} (Cobalamin) und C (Ascorbinsäure). ***Fettlöslich*** sind die Vitamine A (Retinol), D, D_2, D_3 (Calciferol), E (Tocopherol) und K, K_1, K_2 (Phyllochinon).

Messbare ***Vitaminmangelzustände*** (Hypovitaminosen) kommen in unseren Breiten praktisch nur beim Vorliegen schwerer Erkrankungen oder extrem einseitiger Ernährung vor. Eine reichliche Energiezufuhr führt allerdings keineswegs automatisch zu einer optimalen Vitamin- und Nährstoffversorgung.

Auch eine massive Überzufuhr von Vitaminen (Hypervitaminosen) mit krankmachender Wirkung gibt es in Deutschland bei normaler Ernährung kaum. In arktischen Gegenden, in denen man reichlich Eisbär- oder Seehundleber verzehrt, wurden dagegen Fälle von Vitamin-A-Hypervitaminosen, einhergehend mit Haarausfall und schwerer Leberschädigung, beobachtet.

Anders stellt sich die Situation bei übermäßiger Einnahme von Vitaminpräparaten dar. Wasserlösliche Vitamine werden bei einer normalen Nierenfunktion in hohem Maße wieder über die Nieren ausgeschieden. Trotzdem ist von einer hoch dosierten Einnahme von wasser- wie auch fettlöslichen Vitaminen abzuraten. Dass die Einnahme von Vitaminpräparaten nicht nur kaum Vorteile bietet, sondern im Gegenteil sogar negative Wirkungen haben kann, bewies ein Reihe von Studien zu den Antioxidanzien Beta-Carotin, Vitamin C und Vitamin E:

- Gab man Rauchern über längere Zeit täglich 15 bis 50 mg Beta-Carotin, fand sich kein gesundheitsschützender Effekt - im Gegenteil, es starben in den darauffolgenden Jahren sogar etwas mehr Personen als bei der Vergleichsgruppe, die kein Beta-Carotin erhalten hatte. In einer anderen Studie erkrankten Raucher, die Beta-Carotin erhalten hatten, nicht seltener, sondern häufiger an Lungenkrebs. Das Bundesamt für gesundheitlichen Verbraucherschutz und Veterinärmedizin (BgVV) warnte deshalb Raucher vor der regelmäßigen Einnahme von Beta-Carotin.
- Mit einer ergänzenden Zufuhr von Vitamin E verband sich die Hoffnung, die Rate an Herzkranzgefäßerkrankungen und Herzinfarkten zu senken. Egal, welche Dosis aber gewählt wurde, man konnte allenfalls negative Auswirkungen beobachten. Erhöhte man dagegen die tägliche Vitamin-E-Zufuhr durch eine entsprechende Nahrungsmittel-

auswahl, indem vermehrt Pflanzenöle und Nüsse verzehrt wurden, sanken die Infarktraten.

- Auch Prostatakrebserkrankungen ließen sich durch die Gabe von Vitamin C und Vitamin E nicht reduzieren. 14 600 Ärzte erhielten über acht Jahre täglich oder alternierend diese Vitamine. Dies schützte weder vor einem Prostatakarzinom noch vor anderen Krebserkrankungen. Erhöhte man aber die Zufuhr von Vitamin-E, Beta-Carotin oder Lycopin (ein Farbstoff der Tomate mit Provitaminwirkung) durch den entsprechenden Mehrverzehr von Nahrungsmitteln, so fanden sich die gewünschten positiven Effekte.

Offensichtlich ist also die Vielfalt der mit Nahrungsmitteln zugeführten Substanzen bedeutsam. Ob in Einzelfällen mit nachweisbaren Vitaminmangelzuständen die Einnahme einer oder mehrerer dieser Substanzen als Nahrungsergänzungsmittel oder Medikament sinnvoll ist oder der Mangel besser durch eine Änderung des Ernährungsverhaltens ausgeglichen wird, sollte von Fall zu Fall entschieden werden. Eine generelle Vitamingabe insbesondere mit hoch dosierten Präparaten ist dagegen problematisch.

Vitaminversorgung in Deutschland

Die für den täglichen Bedarf gesunder Personen erforderlichen Vitaminmengen werden mit einer ausgewogenen Mischkost mit wenigen Ausnahmen problemlos zugeführt.
Auch die Daten der aktuellen Nationalen Verzehrsstudie (NVS II) weisen darauf hin: Diese Studie wurde vom Bundesministerium für Ernährung, Landwirtschaft und Verbraucherschutz veranlasst. Die Daten wurden im Zeitraum zwischen 2005 und 2006 erhoben, mittlerweile liegt die Auswertung vor: Die Zufuhr von Vitaminen entsprach weitgehend den Referenzwerten. Deutlich unter den Zufuhrempfehlungen lag allerdings die Aufnahme von Vitamin D und ***Folsäure***. Zu wenig Folsäure führten 79 % der Männer und 86 % der Frauen, zu wenig Vitamin D 82 % der Männer und 91 % der Frauen zu. Als kritisch gilt laut

Will man sich die fettlöslichen Vitamine merken, so helfen die Begriffe „ADEK“ oder „EDEKA“ weiter, in denen alle vier fettlöslichen Vitamine „enthalten“ sind.

Vor allem aus Zeiten der Seefahrer ist der Skorbut als Vitamin-C-Mangelzustand bekannt. Er geht mit Haut- und Schleimhautblutungen einher.

Vitamin-A-(Retinol-)Mangel führt zur Nachtblindheit (Xerophthalmie) und evtl. zu vollständiger Erblindung. Man rechnet mit 250 000 bis 500 000 Kindern, die in den Entwicklungsländern pro Jahr aufgrund unzureichender Vitamin-A-Zufuhr erblinden.

Die Behandlung kann durch direkte Verabreichung des Vitamins oder durch entsprechend angereicherte Nahrungsmittel erfolgen.

Unter dem Namen Gold-Reis wurde gentechnisch veränderter Reis bekannt. Ihm wurden die Gene fremder Pflanzen (Narzisse, Bohnen) eingesetzt, wodurch dieser Reis Provitamin A (Beta-Carotin) bildet. Es gibt dem Reis eine goldgelbe Farbe. Man hat diesen Ansatz gewählt, da Reis die Nahrungsgrundlage vieler Entwicklungsländer ist. Allerdings war/ist das Projekt nicht unumstritten, da es sich um gentechnisch veränderten Reis handelt (vgl. ● Kap. 10)

Infos zur **Folsäurezufuhr** der Mutter bereits vor der Schwangerschaft auf S. 135!

Vitamin	Bedeutung, Vorkommen in Lebensmitteln und Zufuhrempfehlungen
fettlösliche Vitamine	
Vitamin A	Bestandteil des Sehfarbstoffs und für die Neubildung der Haut und Schleimhäute wichtig. Vor allem in Leber, Fisch und Milchprodukten. Empfohlene Zufuhr: 0,8 mg/Tag (Frauen) und 1 mg/Tag (Männer) Beta-Carotin: Vorstufe des Vitamin A, wirkt als Antioxidans, zellschützend. In rotem und gelbem Gemüse. Bis zu 40% der Nordeuropäer können genetisch bedingt Beta-Carotin als Provitamin nur schlecht verwerten.
Vitamin D	Für den Mineralgehalt des Knochens und damit für die Knochenfestigkeit mitverantwortlich. In Milch, Butter, Hefe, Fisch, Leber, Innereien. Wird auch unter Sonnen(UV-)einstrahlung in der Haut gebildet. Problematisch ist daher z. B. in Deutschland bzw. Mittel- und Nordeuropa die Vitamin-D-Versorgung in den Wintermonaten und bei Personen, die sich wenig im Freien aufhalten. Empfohlene Zufuhr: 5 µg/Tag, ab dem 65. Lebensjahr 10 µg/Tag
Vitamin E	Wirkt als Antioxidans, schützt vor freien Radikalen. Auswirkungen von Mangelerscheinungen beim Menschen noch weitgehend unklar. In Pflanzenöl, Nüssen, Getreide, Vollkornbrot, Eigelb, Milch, Sahne, grünen Pflanzen. Empfohlene Zufuhr: 11–15 mg/Tag
Vitamin K	An der Blutgerinnungskaskade beteiligt. Mangel führt zu Gerinnungsstörungen und einer erhöhten Blutungsneigung. In grünem Gemüse, Tomaten, Schweineleber, Milch, Soja-, Rapsöl. Kann im Organismus von Darmbakterien hergestellt werden. Möglicherweise ist eine Zufuhr nicht erforderlich, da die Eigensynthese ausreicht. Empfohlene Zufuhr: 60–80 µg/Tag (Schätzwert)
wasserlösliche Vitamine	
Vitamin B_1 (Thiamin)	Bestandteil zahlreicher Enzyme. Mangel führt zu Muskelschwäche, Krämpfen, Hauterscheinungen (Beriberi). In Hefe, Kleie, Getreidekorn, -keimling, Kartoffeln, Hülsenfrüchten, Eigelb, Leber, Fleisch, Milch. Empfohlene Zufuhr: 1–1,3 mg/Tag
Vitamin B_2 (Riboflavin)	Bestandteil zahlreicher Enzyme. Mangel bedingt Schleimhautstörungen. In Hefe, Grünkohl, Spinat, Kartoffeln, Hülsenfrüchten, Vollkornprodukten, Leber, Milch, Käse, Eier. Empfohlene Zufuhr: 0,7–1,5 mg/Tag
Nicotinsäureamid (Niacin)	Mangel bedingt Durchfälle, Hauterkrankungen (Pellagra). In Hefe, Erdnüssen, Getreide, Kleie, Gemüse, Reis. Empfohlene Zufuhr: 13–18 mg/Tag
Vitamin B_6	Bestandteil zahlreicher Enzyme. Mangel bedingt Hautveränderungen, Nervenentzündungen. In Hefe, Vollkorn, Spinat, Kohl, Kartoffeln, Innereien, Eigelb, Fleisch, Fisch, Milch. Empfohlene Zufuhr: 1,4–1,6 mg/Tag
Folsäure	Bestandteil wichtiger Enzyme. Ist an der Blutbildung beteiligt, Mangel kann zur Anämie führen. In grünem Blattgemüse, Weizenkeimen, Hefe, Leber. Empfohlene Zufuhr: 400 µg/Tag
Vitamin B_{12}	An der Blutbildung beteiligt. Mangel führt zur perniziösen Anämie (bestimmte Form der Blutarmut). In Eigelb, Milch, Käse, Fisch. Empfohlene Zufuhr: 3 µg/Tag
Vitamin C	Steuert wichtige Stoffwechselvorgänge u.a. bei der Synthese von Bindegewebe. Mangel führt zu Haut- und Schleimhautblutungen, Zahnausfall, verminderter Leistungsfähigkeit (Skorbut). In Früchten und Gemüse, Paprika, Kartoffeln, Zitrusfrüchten, Kiwi, Hagebutten, Leber, Milch. Empfohlene Zufuhr 75 mg/Tag. Bedarf erhöht bei fieberhaften Erkrankungen und erhöhter körperlicher Belastung. Hier bis 200 mg/Tag empfohlen.

Vitamin	Bedeutung, Vorkommen in Lebensmitteln und Zufuhrempfehlungen
wasserlösliche Vitamine (Fortsetzung)	
Pantothensäure	Bestandteil der für den Stoffwechsel zentral bedeutenden Substanz Coenzym A. Mangelsymptome nur bei extrem einseitiger Ernährungsweise oder als Nebenwirkung von Medikamenten. In Muskelfleisch, Fisch, Vollkornprodukten und Hülsenfrüchten. Schätzwert für eine angemessene Zufuhr: bis 6 mg/Tag
Biotin	Kofaktor wichtiger Enzyme (Carboxylasen) des Kohlenhydrat- und Aminosäurestoffwechsels sowie der Fettsäurebiosynthese. Hohe Gehalte u. a. in Leber, Sojabohnen, Nüssen und Haferflocken. Schätzwert für eine angemessene Zufuhr: bis 30–60 µg/Tag

Tabelle oben und auf linker Seite: Kurzsteckbriefe und DACH-Referenzwerte (Erwachsene) für die empfohlene Zufuhr von Vitaminen

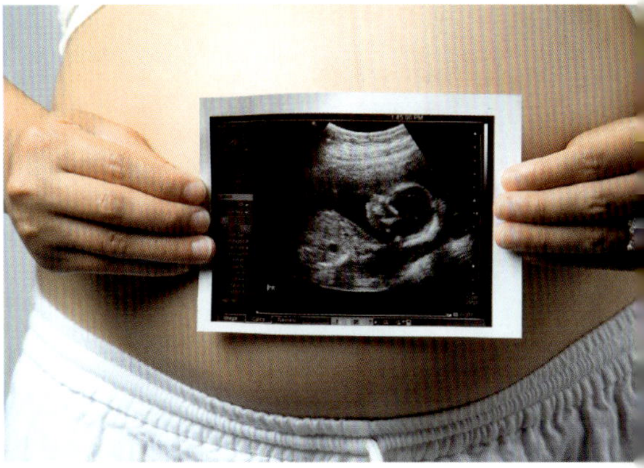

NVS II auch die Versorgung mit Kalzium. Sofern die zu geringe Zufuhr nicht durch eine gezielte Lebensmittelauswahl zu beheben ist, wird die ergänzende Zufuhr der Nährstoffe durch ***Supplemente*** diskutiert.

Die Plasmakonzentrationen der einzelnen Vitamine können in der Bevölkerung stark unterschiedlich sein. Für Zufuhrempfehlungen können deshalb in der Regel nur Bereiche bzw. die wünschenswerte Zufuhr angegeben werden. Da eine überhöhte Zufuhr von Vitaminen schädlich sein kann, werden für eine Reihe von Vitaminen Mengenbeschränkungen angegeben. Z. B. für Vitamin A (3 mg = 10 000 IE/Tag), Vitamin D (50 µg = 2000 IE/Tag), Vitamin E (200 mg/Tag) und Vitamin C (1 000 mg/Tag).
Teilweise werden aufgrund neuerer Studienergebnisse heute ungleich geringere Zufuhrmengen als sinnvoll angesehen.

Eine ausreichende **Folsäurezufuhr** der Mutter bereits vor der Schwangerschaft gilt als wichtiger Faktor zur Vermeidung des sog. Neuralrohrdefektes („offener Rücken") des Neugeborenen. Junge Frauen mit Kinderwunsch sollten daher ergänzend ein Folsäurepräparat einnehmen.

Da die Aufklärungsmaßnahmen hinsichtlich dieser wichtigen Folsäurewirkung nicht alle Bevölkerungsschichten erreichen und es nicht ausreicht, Folsäurepräparate erst bei bestehender Schwangerschaft einzunehmen, wird auch über eine Anreicherung (Supplementierung) von Grundnahrungsmitteln (Mehl) nachgedacht.

Pro und Kontra **Vitaminsupplemente**: Problematisch ist eine unkoordinierte Anreicherung verschiedener Lebensmittel, ggf. in Kombination mit der Einnahme von Vitaminpräparaten, da es dann schnell zu Überdosierungen kommen kann.

Mineralstoff	Bedeutung, Vorkommen in Lebensmitteln und Zufuhrempfehlungen
Mengenelemente	
Natrium	Reguliert im Organismus den Wasser- und Säure-Basen-Haushalt. Als Kochsalz in zahlreichen Nahrungsmitteln (v. a. Pökelwaren, Wurst, Käse, Brot, Fertiggerichten) enthalten. Mit Kochsalz nehmen wir den größten Teil an Natrium zu uns. Insgesamt sollten nicht mehr als 6 g Kochsalz pro Tag aufgenommen werden.
Kalium	Sorgt für die normale Muskel- und Herztätigkeit und reguliert den Stoffwechsel in der Zelle. Ein Zuviel im Blut kann ebenso wie ein Zuwenig zu lebensbedrohlichen Herzrhythmusstörungen führen. Vor allem in Trockenfrüchten, Bananen, Aprikosen, Avocados, Feigen, Johannisbeeren, Kakao, Schokolade, Kartoffeln Fleisch, Fisch und Milch enthalten. Bei Durchfall und Erbrechen verlieren wir reichlich Kalium. Die wünschenswerte Zufuhr liegt bei 2–3g/Tag.
Kalzium	Zu 99 % in Zähnen und Knochen. Aber auch für die normale Funktion der Nerven, der Muskulatur und der Blutgerinnung wichtig. In Milch, Käse, Hartkäse, Milchprodukten. Die empfohlene Zufuhr liegt bei 1000–1200 mg/Tag .
Phosphor	Kommt meist gemeinsam mit Kalzium vor (Knochen, Zähne). Phosphor findet sich auch in energiereichen Verbindungen im Organismus und in bestimmten Proteinen. In Milch, Milchprodukten, Schalen-, Krustentieren, Eigelb, Hering, Hülsenfrüchten, Trockenfrüchten. Empfohlene Zufuhr 700 mg/Tag.
Magnesium	Setzt die Erregbarkeit der quergestreiften Muskulatur (Skelettmuskeln) herab, hemmt die Funktion des Zentralnervensystems. Erforderlich für zahlreiche Enzyme. In Milchpulver, Eiweißkonzentraten, Getreide, Vollkornprodukten, Hülsenfrüchten, Kakao, Schokolade. Empfohlene Zufuhr 300–350 mg/Tag, der obere Grenzwert bei der Zufuhr mit Supplementen, Wasser, angereicherten Lebensmitteln liegt bei 2500 mg.
Wesentliche Spurenelemente (der exakte Bedarf ist teilweise noch nicht bekannt)	
Eisen	Wichtig für die Blutbildung, wird in der Leber gespeichert. In der Muskulatur und im Blutfarbstoff enthalten. In Fleisch, Wurst, Leber. Pflanzliches Eisen in Getreide, Obst, Gemüse. Empfohlene Zufuhr: 10–15 mg/Tag
Kupfer	Bestandteil vieler Enzyme, wichtig für Blutfarbstoffbildung. In Kakao, Brokkoli, Leber, Fleisch. Exakter Bedarf unbekannt. Oberer Grenzwert 5 mg/Tag.
Zink	Enzymbestandteil. In roten und weißen Blutkörperchen enthalten. In Rindfleisch, Weizen, Paranüssen, Haselnüssen. Empfohlene Zufuhr: 10 mg/Tag (Männer), 7 mg/Tag (Frauen). Oberer Grenzwert 25 mg/Tag.
Selen	Antioxidans, Enzymbestandteil. In Weizen, Fisch, Ei. Zufuhr 30–70 µg/Tag, oberer Grenzwert 300 µg/Tag.
Mangan	Enzymbestandteil. Wichtig für das Wachstum und die normale Skelettentwicklung. In Spinat, Weizen.
Kobalt	Bestandteil von Vitamin B_{12}. In Leber, Getreide, Hülsenfrüchten.
Molybdän	Enzymbestandteil. Mangelerscheinungen unbekannt. In Hafer, Weizen, Hülsenfrüchten, Nüssen.
Chrom	Kofaktor für die Insulinreaktion an Rezeptoren. Bedarfsmenge unbekannt.
Fluor	Hemmt Karies, baut Zahnschmelz auf. Überdosierung bedingt Schäden an Skelettsystem und Zahnschmelz. In Zahnpasta, Trinkwasser. Zufuhr 2,9–3,8 mg/Tag, oberer Grenzwert 0,12 mg/kg Körpergewicht.
Jod	Baustein für Schilddrüsenhormone. Mangel bedingt Kropfbildung. In Leber, Trinkwasser, Meerestieren. Empfohlene Zufuhr 180–200 µg/Tag, oberer Grenzwert 500 µg/Tag.

Mineralstoffe

Auch Mineralstoffe werden nur in geringen Mengen aufgenommen. Die meisten von ihnen sind lebenswichtig. Sie können Bestandteile von so genannten Funktionsproteinen sein oder bei biochemischen Reaktionen eine Rolle spielen. So ist Eisen ein Bestandteil des Blutfarbstoffes (Hämoglobin). In das Skelett werden Kalzium und Phosphat eingebaut. Sie sorgen für seine Festigkeit.

Man unterscheidet bei den Mineralstoffen Mengen- von Spurenelementen. Mengenelemente sind zu mehr als 50 mg/kg Körpergewicht (KG) in der Trockenmasse unseres Körpers enthalten, während Spurenelemente ihrem Namen entsprechend zu weniger als 50 mg/kg KG enthalten sind. Eine Ausnahme stellt das Eisen dar, das zu 60 mg /kg KG enthalten ist. Es gehört zwar zu den Spurenelementen, wird aber aufgrund des höheren Gehaltes auch als Übergangselement bezeichnet.

Aus den angegebenen Mengen für die Zufuhr von Spurenelementen erkennt man, dass sie sich nicht exakt berechnen und damit exakt dosiert zuführen lassen. Sie werden aber üblicherweise mit der Mischkost in den erforderlichen Mengen aufgenommen.

Es gibt allerdings Gegenden, in denen landwirtschaftlich genutzte Böden manche Spurenelemente in zu geringen Mengen enthalten. Folglich enthalten auch die hier angebauten Nahrungsmittel diese Spurenelemente kaum. Dies trifft bei uns für Jod und in einigen Gegenden eingeschränkt für Selen zu. Der Bekämpfung des verbreiteten Jodmangels dient in Deutschland der seit Jahren propagierte Einsatz von jodiertem Speisesalz.

Auch der Mangel an Selen hat negative Folgen. Obwohl wir in Deutschland kein generelles Selenmangelgebiet sind, enthalten die Böden in manchen Gegenden zu geringe Selenmengen. Extremer Selenmangel findet sich in manchen Gegenden Chinas. Hier fand man häufig Leberkrebserkrankungen. Nach entsprechender Substitution war die Rate rückläufig.

Selen war das einzige Nahrungsergänzungsmittel, von dem positive Effekte in der Tumor-

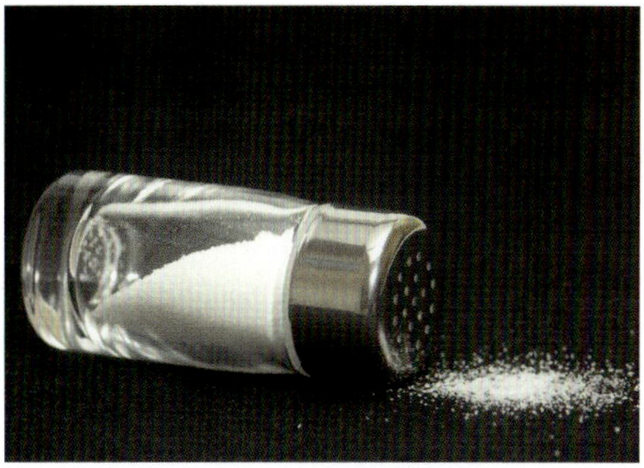

Der Kochsalzkonsum in der Bevölkerung liegt meist deutlich über 6g pro Tag. Mit den größten Anteil an der täglichen Salzzufuhr haben dabei Wurst, Käse und viele Fertiggerichte.

2009 wurde eine erhöhte Rate an Schlaganfällen und Herz-Kreislauf-Erkrankungen bei einem hohen Salzkonsum mitgeteilt. In den USA nehmen Männer pro Tag 10,4 g und Frauen 7,3 g zu sich. Schätzungen ergaben, dass allein die Reduktion des täglichen Kochsalzkonsums um 3 g pro Tag in den USA 60 000–120 000 neue Fälle an Herzerkrankungen verhindern und die Kosten im Gesundheitswesen um 10–24 Mrd. US $ senken könnte.

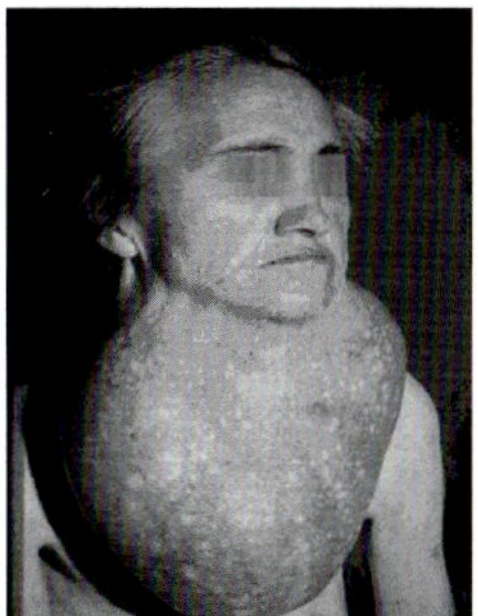

In den Alpenländern war der durch Jodmangel verursachte Kropf (Struma) früher weit verbreitet und tauchte daher in manch makabrem Witz auf: Ein kleiner Junge berichtet seinem Vater, vor der Tür stehe ein Krüppel. Die Nachfrage des Vaters, was denn dem Krüppel fehle, führt zur prompten Antwort: „Der Kropf.“ Heute kann durch jodiertes Speisesalz oder mit Jod in Tablettenform die Kropfentstehung wirksam verhindert werden.

prävention angenommen wurden. Ergebnisse einer neueren Untersuchung lassen allerdings Zweifel an der Wirksamkeit der Selensubstitution aufkommen: 35 500 gesunde Männer erhielten mehr als fünf Jahre pro Tag 200 µg Selen oder Vitamin E, beide Substanzen oder ein Placebo. Die Untersuchung wurde 2008 gestoppt, denn weder Vitamin E noch Selen konnten das Risiko für die Entstehung des Prostatakarzinoms senken.

1. Bechthold A (2009): Referenzwerte für die Nährstoffzufuhr. Ernährungs Umschau 56 (6): 346–353
2. Bibbins-Domingo K: Projected effect of dietary salt reductions on future cardiovascular disease. New Eng J Med: 2010 online: content.nejm.org/cgi/ Full10.1056/NEJMoa0907355
3. Deutsche Gesellschaft für Ernährung et al.: Referenzwerte für die Nährstoffzufuhr. 1. Aufl., 3. korr. Nachdruck. Umschau/Braus, Frankfurt/M. (2008)
4. Gaziano M et al. (2009): Vitamins E and C in the Prevention of Prostate and Total Cancer in Men. The Physicians' Health Study II Randomized Controlled Trial. JAMA 301: 52–62
5. Gramm A, Herrmann ME, Irlenkäuser F, Götz ML: Grundlagen der Ernährungslehre und Biochemie. In Götz ML, Rabast U: Diättherapie. Thieme, 1999
6. Kasper H: Ernährungsmedizin und Diätetik. Urban und Fischer (2009)
7. Lippman SM et al (2009): Effect of Selenium and Vitamin E on Risk of Prostate Cancer and other Cancers. The Selenium and Vitamin E Cancer Prevention Trial (SELECT). JAMA 301: 39–51
8. Reid IR et al. (2008): Randomized controlled trial of supplementation in healthy, nonosteoporotic older men. Arch Intern Med 168: 2276–2282
9. Strazullo P et al. (2009): Salt intake, stroke and cardiovascular disease: Meta-analysis of prospective studies. BMJ 339: b4567

Welche Rolle spielen Ballaststoffe in unserer täglichen Ernährung?

Ballaststoffe sind (bis auf wenige Ausnahmen, s.u.) Kohlenhydrate, die im Dünndarm nicht verdaut werden und deshalb in den Dickdarm übertreten. Erst in den 60er Jahren des vorigen Jahrhunderts setzte sich die Erkenntnis durch, dass Ballaststoffe in der täglichen Ernährung bedeutsam sind.

Den englischen Forschern Burkitt, Painter und Trowell fiel bei ihrer Forschungstätigkeit in Ostafrika auf, dass eine Reihe von Erkrankungen der westlichen Welt dort selten waren. Menschen in den Industrienationen ernähren sich ballaststoffarm, Menschen in Ostafrika meist ballaststoffreich. Trowell betonte, er habe bei seiner anfänglichen Tätigkeit auf dem afrikanischen Kontinent keine Fälle von Diabetes mellitus gesehen, während er 30 Jahre später in jeder größeren Stadt Diabeteskliniken vorfand.

Auf Grundlage dieser Erkenntnisse ging man davon aus, dass eine ballaststoffreiche Ernährung mit einem reichlichen Verzehr von Getreideprodukten, Obst und Gemüse vor dem Auftreten einer Reihe von Erkrankungen schützt. Inzwischen sind weitere die Gesundheit positiv beeinflussende Wirkungen dieser Lebensmittel bekannt. Man geht daher davon aus, dass sich bei Einhalten einer ballaststoffreichen Kost die Anzahl ernährungsabhängiger Erkrankungen – insbesondere arteriosklerotische und teilweise auch Tumorerkrankungen – drastisch senken ließe. Die ohnedies hohe Lebenserwartung in den Industrienationen ließe sich so noch steigern.

Was sind Ballaststoffe und welche Eigenschaften haben sie?

Biochemisch sind die meisten Ballaststoffe komplexe Kohlenhydrate (● Kap. 21; ● Tabelle S. 140. Sie sind Bestandteile bzw. Inhaltsstoffe von Pflanzen und können wasserlöslich oder wasserunlöslich sein.

Wasserunlösliche Ballaststoffe bestehen überwiegend aus Zellulose, Hemizellulose und Lignin und dienen der Pflanze als Gerüstsubstanzen. Sie werden auch im Dickdarm praktisch nicht abgebaut. Im Darm binden sie Wasser, erhöhen das Stuhlgewicht und verkürzen die Transitzeit des Stuhls im Dickdarm. Sie sind für die Stuhlregulation bedeutsam und können zur Behandlung der Verstopfung (Obstipation) genutzt werden (z.B. Weizenkleie). Meist unerwünscht ist ihre Eigenschaft, mit Mineralstoffen und Spurenelementen, z.B. Kalzium oder Eisen, unlösliche, nicht resorbierbare Komplexe zu bilden.

Wasserlösliche Ballaststoffe dagegen werden im Dickdarm durch Bakterien fermentativ ab-

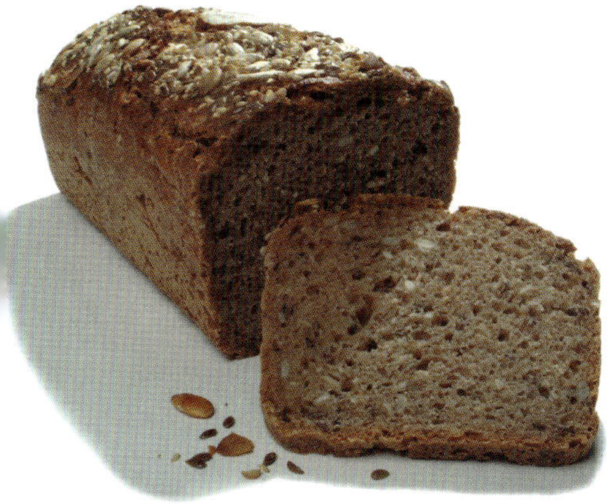

Ballaststoffe sind nicht nur Ballast. Insbesondere Getreideballaststoffen kommen vielfältige Funktionen zu. Ihr reichlicher Verzehr kann vor dem Auftreten von einer Reihe von Erkrankungen schützen.

gebaut. Zu ihnen gehören u. a. die in Früchten enthaltenen Pektine. ***Wasserlösliche Ballaststoffe*** haben vielfältige positive Wirkungen. Bei ihrem bakteriellen Abbau fallen die kurzkettigen Fettsäuren Essig-, Propion- und Buttersäure an, die zur Ernährung der Dickdarmzellen beitragen.

Welche Lebensmittel enthalten reichlich Ballaststoffe?

Hauptlieferanten von Ballaststoffen sind pflanzliche Lebensmittel wie Getreide, Kartoffeln, Obst und Gemüse, aber auch Hülsenfrüchte und Nüsse. Der Gehalt an Ballaststoffen kann in den einzelnen Lebensmitteln höchst unterschiedlich sein. Getreide enthalten reichlich (Weizenkleie ca. 50 g/100 g, Roggenvollkornbrot ca. 8 g/100 g, Weizenmischbrot ca. 5 g/100 g), Kartoffeln, Äpfel, Blattsalat und Bananen mit ca. 2 g/100 g dagegen vergleichsweise wenig Ballaststoffe.

Welche positiven Wirkungen haben Ballaststoffe im Körper?

Burkitt, Trowell und Painter sahen einen Zusammenhang zwischen ballaststoffarmer Ernährung und dem Auftreten von Verstopfung (Obstipation), Blinddarmentzündung, Dickdarmdivertikeln (Ausstülpungen im Dickdarm), dem Reizdarmsyndrom, chronisch entzündlichen Darmerkrankungen (Morbus Crohn, Colitis ulcerosa), Dickdarmpolypen und dem Dickdarmkrebs. Aber auch das Auftreten von Gallensteinen, Zahnkaries, Adipositas, Bluthochdruck, Diabetes mellitus, Herzinfarkt, Durchblutungsstörungen im Gehirn und in anderen Gefäßregionen galten als Folgen des Ballaststoffmangels.

Heute wird diese sog. ***Ballaststoffhypothese*** nüchterner als vor dreißig Jahren betrachtet. Nicht für alle Erkrankungen, für die eine ballaststoffarme Ernährung als ursächlich galt, hat sich der Zusammenhang bestätigt.

Bevölkerungsgruppen mit einem hohen Ballaststoffverzehr haben niedrige Serumcholesterinspiegel, sind seltener übergewichtig und leiden seltener an einem Diabetes mellitus. Arteriosklerotische Gefäßprozesse treten bei ihnen später und seltener auf. Als mitursächlich gilt u. a. das in Äpfeln und anderen Früchten enthaltene Pektin. Von ihm geht ein Serumcholesterin senkender Effekt aus.

Patienten mit einer Dickdarmdivertikulose empfahl man früher eine ballaststoffarme Ernährung und stellte sich vor, so entlaste man die Divertikel und beuge der Divertikelentzündung (Divertikulitis) vor. Heute sieht man im reichlichen Ballaststoffverzehr eine die Divertikel reinigende Wirkung, die einer Entzündung vorbeugen kann.

Bei Patienten mit Reizdarmsyndrom ist eine Ballaststoffgabe nicht immer positiv. Eine ballaststoffreiche Kost kann hier sogar zur Verschlechterung der Beschwerdesymptomatik führen.

Ballaststoffgruppe	Beispiele – Vorkommen in Lebensmitteln
Oligosaccharid-Ballaststoffe	Raffinose, Stachyose, Verbascose, Fructooligosaccharide In Hülsenfrüchten (Leguminosen), Prebiotika (● Kap. 27)
Nicht-Stärke-Polysaccharide	Inulin (Polyfruktan), Agar-Agar, Carageen, Alginate, Guar, Gummi arabicum, Traganth, Cellulose, Carboxymethylcellulose Quellstoffe aus Algen, Pflanzensamen und anderen Pflanzenfasern, Baum"harze", Prebiotika, synthetische Quellstoffe
Stärke-Abkömmlinge	Resistente Stärke, modifizierte Stärke, *retrogradierte Stärke* sog. native Stärke in Zellwänden und Stärkekörnern von Lebensmitteln (Banane), synthetische Stärke-Derivate
Nicht-Kohlenhydrat-Ballaststoffe	*Lignin* (Holzstoff), *Cutin, Suberin und andere Wachse*, Salze organischer Säuren (z. B. Phytate, Oxalate) In verholzten Pflanzenteilen, Pilzen, Wachsschichten von Blättern und Früchten

Tabelle: Ballaststoffe sind chemisch sehr unterschiedliche Substanzen. Zumeist sind sie pflanzlicher Herkunft. Die Kursiv gesetzten Substanzen sind wasserunlöslich.

Die Frage, ob mit einer ballaststoffreichen Kost das Risiko für Dickdarmkrebs gesenkt werden kann, wurde kontrovers diskutiert. Ballaststoffe verkürzen die Dickdarmtransitzeit und verringern so die Kontaktzeit der Dickdarmschleimhaut mit krebserregenden Stoffen (Kanzerogenen). Sie erhöhen das Stuhlvolumen und verdünnen die in der Nahrung möglicherweise enthaltenen krebserregenden Stoffe. Die Dickdarmflora verbessert sich unter ihrem Einfluss, dadurch entstehen weniger krebserregende Stoffe. Werden Ballaststoffe abgebaut, fallen kurzkettige Fettsäuren an. Diese normalisieren eine eventuell gesteigerte Zellneubildung. Dem Entstehen bösartiger Vorstufen wird so vorgebeugt. In Zellkulturen ließ sich mit der kurzkettigen Fettsäure Butyrat (Buttersäure) sogar das Wachstum von Dickdarmkrebszellen verhindern.

Die Ergebnisse der Nurses Health Studie in den USA ließen zunächst wieder Zweifel an der krebsvorbeugenden Wirkung der Ballaststoffe aufkommen: Über 16 Jahre wurden hier 88 000 Frauen beobachtet. Die Gruppe mit dem niedrigsten und dem höchsten Ballaststoffverzehr zeigte keinen Häufigkeitsunterschied im Auftreten von Dickdarmkrebs. Allerdings nahm man in beiden Gruppen mit 9,8 bzw. 24,9 g pro Tag deutlich weniger Ballaststoffe auf als von den Fachgesellschaften mindestens empfohlen.

In einer mehr als 500 000 Personen umfassenden europäischen Studie, der European Prospective Investigation in Cancer and Nutrition Study (EPIC-Studie), kam man zu anderen Ergebnissen: Die Gruppe mit dem höchsten Ballaststoffverzehr nahm durchschnittlich 33 g pro Tag auf und erkrankte signifikant seltener an Dickdarmkrebs als die anderen Gruppen. Auch unter 34 000 Probanden in einer weiteren Untersuchung hatte die Gruppe mit dem höchsten Ballaststoffverzehr im Vergleich zur Gruppe mit dem niedrigsten Ballaststoffverzehr eine um 27 % reduzierte Rate an Adenomen. Adenome sind gutartige Dickdarmtumore und in vielen Fällen das Vorstadium von Dickdarmkrebs.

Der World Cancer Research Fund hat 2007 die Evidenz der Empfehlungen zur Verringerung der Krebshäufigkeit eingestuft: gelten

Einige Ballaststoffe – z. B. Pektine, aber auch die in Hafer- und Gerstenkleie und den Leguminosen enthaltenen Ballaststoffe – senken das Serum-Cholesterin. Ballaststoffe wie das Guar senken den postprandialen (unmittelbar nach einer Mahlzeit auftretenden) Blutzucker- und Insulinspiegel.

Neuere Forschungsergebnisse diskutieren die Zusammenhänge differenzierter als die historische **Ballaststoffhypothese**, denn eine ballaststoffreiche Ernährung beinhaltet in der Regel auch andere die Gesundheit positiv beeinflussende Inhaltsstoffe, z. B. einen hohen Gehalt antioxidativ wirksamer Vitamine und Pflanzenstoffe (● Kap. 25). Daneben ernährt man sich mit einer ballaststoffreichen Kost meist fettärmer als mit einer ballaststoffarmen Kost.

Weizenkleie zur Behandlung von Verstopfung

Wer Weizenkleie zur Behandlung der Verstopfung einnimmt, kann dies bedenkenlos tun. Es gibt unter einer normalen gemischten Kost keine Hinweise für durch Weizenkleie verursachte Mangelzustände an Mineralstoffen und Spurenelementen. Allerdings sollten ggf. bisher eingenommene Abführmittel oder Abführmaßnahmen zunächst weiter eingenommen bzw. durchgeführt werden. Eine Dosisreduktion kann nach 8 bis 14 Tagen je nach Besserung der Beschwerdesymptomatik erwogen werden.

Eine Kleiebehandlung sollte einschleichend mit dreimal täglich einem Teelöffel begonnen und allmählich auf dreimal einen Esslöffel (3 × 10 g/Tag) gesteigert werden. Um ein Verklumpen der Kleie im Dickdarm zu verhindern, sollte zu jeder Kleieportion ein Glas Wasser (ca. 125 ml) getrunken werden.

diese als „überzeugend“ oder „wahrscheinlich positiv“, so sind Empfehlungen gerechtfertigt. Eine Einstufung als „begrenzt möglich“ bzw. „möglich“ oder gar „unwahrscheinlich“ rechtfertigt keine Empfehlungen. Allgemeines Übergewicht und vermehrter Alkoholkonsum werden z.B. als „überzeugende Risiken“ eingestuft. Wahrscheinlich positiv ist die Bewegung, wahrscheinlich negativ das bauchbetonte Übergewicht. Möglich negativ ist der Verzehr von rotem Fleisch, Fleischwaren, Eiern, Fett (Gesamtfett + gesättigte Fettsäuren), möglich positiv ein vermehrter Obst-, Gemüse- und Fischverzehr sowie die Ballaststoffzufuhr. Für die einzelnen Krebsarten wurden die Empfehlungen noch weiter differenziert. Dabei darf nicht übersehen werden, dass diese Einstufungen nur das Risiko der Tumorentstehung betreffen. Ernährungseinflüsse auf die Entstehung arteriosklerotischer Erkrankungen sind hier nicht berücksichtigt. Hier gelten die Empfehlungen der Fachgesellschaften, insbesondere mit Blick auf den vermehrten Obst- und Gemüseverzehr, unverändert.

Haben Ballaststoffe auch negative Effekte?

Die Bindung von Spurenelementen und Mineralstoffen durch Ballaststoffe wurde als negativer Effekt viel diskutiert. Vor allem Eisen, Kalzium und Zink sollen dem Organismus durch ihre Bindung an Ballaststoffe verloren gehen. Ein Mangel an Mineralstoffen wurde vor allem dann angenommen, wenn reichlich Weizenkleie verzehrt wird, denn Getreide, und damit auch Kleie, enthält reichlich Phytinsäure. Diese kann mit den genannten Mineralstoffen unlösliche Komplexe eingehen. Ob Ballaststoffe die Eisenresorption tatsächlich beeinflussen, ist aber nicht sicher. Das in pflanzlicher Nahrung reichlich enthaltene Vitamin C hebt den negativen Effekt von Phytinsäure auf die Eisenresorption weitgehend auf. Der Verzehr phytinsäurereicher Vollkornprodukte führt zusammen mit der in unseren Breiten üblichen Mischkost also nicht zu einer Unterversorgung mit Mineralstoffen.

Werden Ballaststoffe bakteriell abgebaut (fermentiert), so erhöhen sich die Bakterienmasse und das Stuhlgewicht. Es fallen aber auch Gase wie Wasserstoff, Methan und Kohlendioxid an. Diese geben dem Stuhl eine lockere Beschaffenheit. Bei einer Stuhlverstopfung ist diese Wirkung erwünscht. Aber diese Gase sind es auch, die zu den lästigen Blähungen unter ballaststoffreicher Kost führen können. Bei einer Ernährungsumstellung kann dies vor allem in den ersten drei bis vier Wochen zum Problem werden.

Fazit für die praktische Anwendung

Die ausreichende Zufuhr von Ballaststoffen ist Bestandteil einer gesunden Ernährung. Die Deutsche Gesellschaft für Ernährung (DGE) empfiehlt mindestens 30 g Ballaststoffe pro Tag. Eine ausreichende Zufuhr lässt sich durch den Verzehr von Vollkorngetreideprodukten, Gemüse, Obst, Nüssen und Samen erreichen. Teilweise empfohlene Mengen von 40 bis 45 g/Tag (20g/1000kcal), stoßen dagegen an die Grenze der Praktikabilität.

1. Burkitt, DP, Trowell, HC (1977): Dietary fibre and western diseases. Ir Med J 70 (9): 272–277
2. Lairon et al. (2005): Dietary fiber intake and risk factors for cardiovascular disease in French adults. Am J Clin Nutr 82 (6):1185–1194
3. Rabast U, Götz ML: Aktuelle Berliner Fortbildungsreihe 1980. Nierenerkrankungen – Ballaststoffe
4. Rabast U (1997): Ballaststoffe in der Gastroenterologie. Akt Ern Med 22: 315–320
5. Rabast U (1993): Problem Obstipation: Helfen Ballaststoffe? Med Mo Pharm 16: 325–329
6. Scheppach W et al. (1992): Effect of short-chain fatty acids on the human colonic mucosa in vitro. J Parent Ent Nutr 16: 43–48
7. Weinreich J: Zur Therapie von Dickdarmerkrankungen mit pflanzenfaser-ballaststoffreicher Kost: Ergebnisse einer Studie. In: Rottka J: Pflanzenfasern-Ballaststoffe in der menschlichen Ernährung. Thieme, Stuttgart (1980)
8. World Cancer Research Fund, American Institute for Cancer Research: Food, nutrition, physical activity, and the prevention of cancer – a global perspective. American Institute for Cancer Research Fund, Washington DC (2007)

Was sind sekundäre Pflanzenstoffe und wie wichtig sind sie für uns?

Noch vor zwanzig Jahren nahm man an, Krebserkrankungen seien vor allem durch schädliche äußere Einflüsse bedingt. Zunehmend misst man aber auch der unausgewogenen Zufuhr bestimmter Nahrungsinhaltsstoffe Bedeutung bei. Zunächst galt das wissenschaftliche Interesse den Wirkungen der Ballaststoffe (● Kap. 23). Bei einer ballaststoffreichen Ernährung, vor allem mit Obst und Gemüse, werden aber auch reichlich weitere Pflanzeninhaltsstoffe und damit reichlich so genannte Antioxidanzien zugeführt. Diese in pflanzlichen Nahrungsmitteln enthaltenen Substanzen könnten in den nächsten Jahrzehnten an der weiteren Zunahme der Lebenserwartung beteiligt sein, wenn es gelänge, den Obst- und Gemüseverzehr in der Bevölkerung zu erhöhen.

Was sind sekundäre Pflanzenstoffe?

Die Einteilung in „primäre“ - also hauptsächliche - und „sekundäre“ - also „weniger bedeutende“ Inhaltsstoffe ist historisch bedingt und spiegelt die ursprüngliche Wertbeimessung dieser Substanzen wider. Mit den sog. primären Pflanzenstoffen, den Kohlenhydraten, Eiweiß (Protein) und Fett, führen wir Energie zu. Sie tragen zur täglichen Ernährung bei und sind seit langem bekannt (● Kap. 21).

„Sekundäre“ Pflanzenstoffe - oder genauer Pflanzeninhaltsstoffe - sind in Pflanzen meist nur in geringen Mengen enthalten. Ursprünglich war von vielen keine Funktion (für die Pflanzen) bekannt, sie galten teilweise als Nebenprodukt bei der Synthese der „primären“ Inhaltsstoffe oder gar als Abfall des pflanzlichen Stoffwechsels und waren bestenfalls (Pflanzengifte) für Pharmazeuten interessant.

Diese Einschätzung hat sich gewandelt - mittlerweile ist unser Wissen um die Rolle der sekundären Pflanzeninhaltsstoffe für die Pflanze und deren Nutzen für die Menschen immens angewachsen. Für die Pflanzen haben sie zahlreiche Funktionen, z. B. als Farbstoffe, als Wachstumsregulatoren oder bei der Abwehr von Fraßschädlingen und mikrobiellen Angreifern. In den USA werden sie als Phytochemicals, im übrigen englischen Sprachraum als Phytoprotectants bezeichnet.

Ihre Zahl ist enorm. Wahrscheinlich gibt es mindestens so viele verschiedene Pflanzenstoffe wie es Pflanzenspezies gibt, von denen 400 000 bekannt sind. Zurzeit sind ca. 30 000 sekundäre Pflanzenstoffe entdeckt bzw. chemisch näher charakterisiert. In unserer Alltagskost kommen etwa 5 000 bis 10 000 vor. Pro Tag nehmen wir etwa 1,5 g sekundäre Pflanzenstoffe auf.

Sekundäre Pflanzenstoffe: Wichtige Stoffgruppen, Vorkommen und Wirkungen	
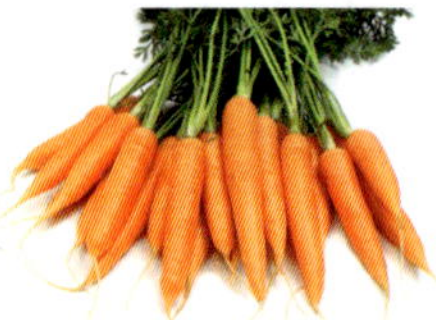 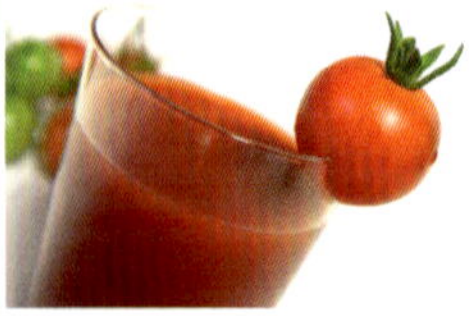	**Carotinoide** sind der Oberbegriff für die sauerstoffhaltigen Xanthophylle und die Carotine (diese enthalten keinen Sauerstoff im Molekül). Während Carotine recht hitzestabil sind, werden Xanthophylle durch Kochen bzw. in der Mikrowelle zerstört. Vorkommen in roten, gelben, aber auch in grünen Pflanzenteilen/Früchten: Kürbis, Karotten, Tomaten, Grapefruit Viele Carotinoide wirken als Antioxidanzien und einige – wie das Beta-Carotin – als Provitamin A. Bestimmten Vertretern dieser Gruppe werden antikanzerogene (Lycopin, ● S. 148) und immunmodulierende Eigenschaften zugesprochen. Zur Verbesserung der Aufnahme im Darm (Resorption) sollten die entsprechenden Lebensmittel mit etwas Fett/Öl verzehrt werden.
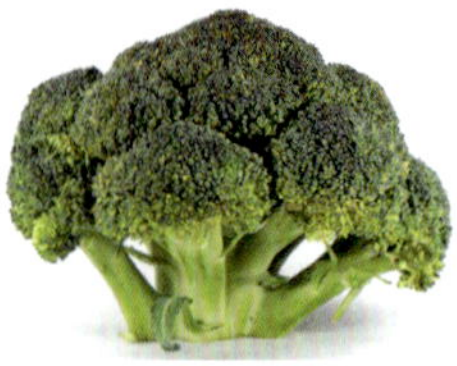	**Glukosinolate** (auch Senfölglykoside oder Thioglukoside) sind eine Substanzgruppe, die v. a. in Kohlgewächsen vorkommt. Sie haben sowohl positive (antikanzerogen, cholesterinsenkend und antimikrobiell) als auch ungünstige Wirkungen (schwache Verstärkung eines Jodmangels). Prominent ist derzeit das Sulforaphan aus Brokkoli, dem u. a. eine Schutzwirkung vor dem Prostatakarzinom zugeschrieben wird.
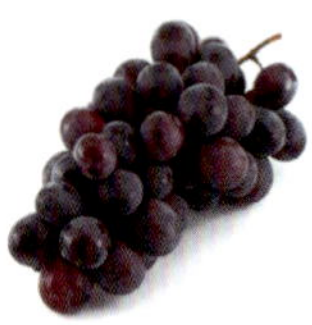 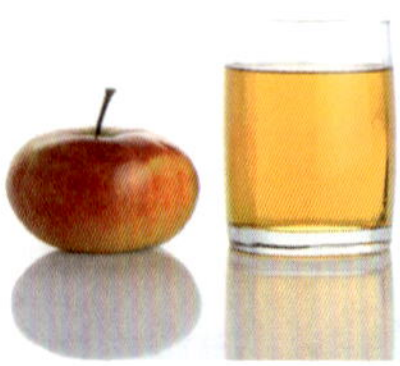	Zu den **Polyphenolen** gehören u. a. die Stoffgruppen der Phenolsäuren (z. B. Kaffeesäure, Chlorogensäure), der Flavonoide (hierzu zählen die Catechine) sowie der Anthocyane (überwiegend blau-rote, wasserlösliche Farbstoffe). Auch das Resveratrol (● S. 146) gehört zu den Polyphenolen. Eine weitere Untergruppe sind die sog. Phytoöstrogene. Auch viele Polyphenole wirken antioxidativ; sie haben positive Einflüsse auf das Immunsystem und die Blutgefäße (Schutz vor Thrombose) und bieten möglicherweise Schutz vor bestimmten Krebsarten. Epigallocatechin (z. B. in grünem Tee) und diverse Proanthocyanidine (z. B. in Cranberries) wirken antimikrobiell. Zu beachten ist die Wirkung der Flavonoide in Grapefruitsaft: Diese können die Wirkung bestimmter Medikamente erheblich steigern. Medikamente sollten daher nicht zusammen mit Grapefruitsaft eingenommen werden.
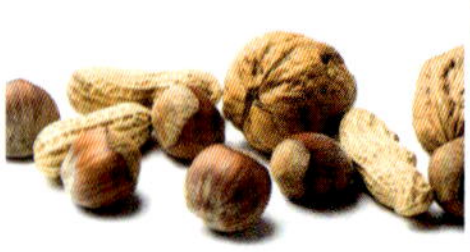	**Phytosterine** sind Pflanzenstoffe, deren Molekülstruktur derjenigen des Cholesterins ähnelt. Hierauf beruht ihre cholesterinsenkende Wirkung, die man sich z. B. in speziellen Margarinen zunutze macht: Phytosterine hemmen die Aufnahme von Cholesterin. Hohe Gehalte findet man in Nüssen und Erdnüssen.
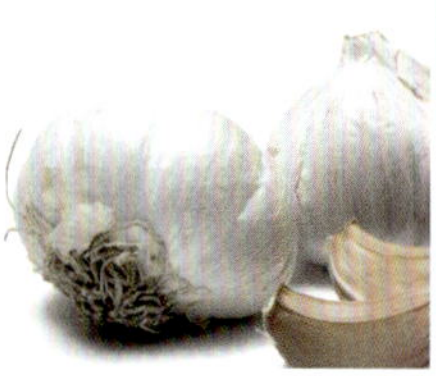	**Sulfide** sind schwefelhaltige Verbindungen. Am bekanntesten ist das Diallylthiosulfat, welches – nach enzymatischer Spaltung – für den typischen Geruch von Knoblauch verantwortlich ist. Sulfide haben vielfältige Wirkungen, sie wirken u.a. entzündungshemmend, antimikrobiell und verdauungsfördernd, cholesterinsenkend und vermindern die Thrombozytenaggregation.

Sekundäre Pflanzenstoffe in unserer Alltagsernährung sind, von Ausnahmen abgesehen, unschädlich. Ernährt man sich z. B. ein Leben lang ovo-lakto-vegetarisch (● Kap. 33), führt man leicht das Doppelte der sonst üblichen Menge zu und wird sich damit eher nutzen als schaden.

Zu den bekanntesten Pflanzenstoffen gehören die Carotinoide, die Polyphenole, die Phytosterine und die Phytoöstrogene (● Tabelle). Ferner kennt man Saponine, Glucosinolate, Proteaseinhibitoren, Monoterpene, Sulfide und Lektine. Im Folgenden sollen nur die wichtigsten besprochen werden.

Carotinoide – Farbgeber für rot und gelb

Es gibt in der Natur mehr als 600 verschiedene Carotinoide. Sie sorgen für die Farben rot und gelb im Obst und Gemüse. In grünen Pflanzen überdeckt das grüne Chlorophyll die *Farbe der Carotinoide*.

Nur etwa 40 der in der Natur vorkommenden Carotinoide sind als Lebensmittelbestandteile bedeutsam, pro Tag verzehren wir etwa 6 mg von ihnen. Selbst sehr viel höhere Mengen wirken allerdings nicht schädlich, denn Carotinoide werden nur schlecht resorbiert. Die Aufnahmerate kann zwischen 2 und 50 % schwanken. Nehmen wir zu viel Vitamin A zu uns, kann dem Organismus allerdings geschadet werden. Aus etwa 10 % der Carotinoide kann Vitamin A gebildet werden, diese bezeichnet man als Provitamine.

Das häufigste Carotinoid ist Beta-Carotin. Aus rohen Möhren oder Möhrensaft wird es kaum resorbiert. Vermischen wir den Saft aber mit Milch oder etwas Öl oder essen gleichzeitig etwas Fettes, verbessert sich die *Resorption* deutlich. In gewissen Mengen können wir Carotinoide auch im Fettgewebe speichern.

Carotinoide wirken antioxidativ und schützen damit den menschlichen und den tierischen Organismus vor oxidativem Stress (s. u.). Nehmen wir mit der Nahrung vermehrt Carotinoide auf, können wir das Risiko für bestimmte Krebserkrankungen, für Herz-Kreislauf- und Gefäßerkrankungen und die altersbedingte *Makuladegeneration* senken.

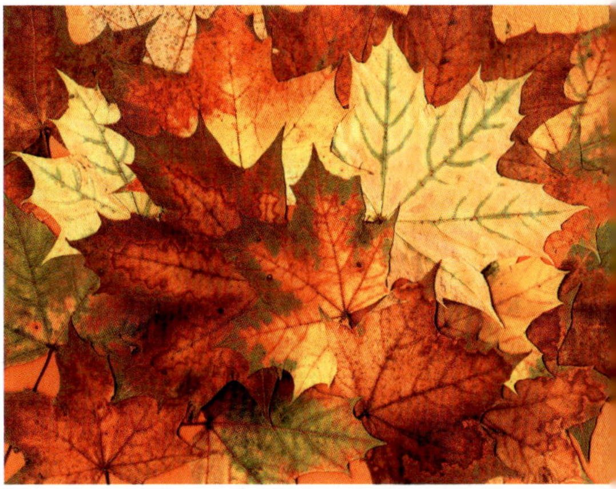

Auch die Herbstlaubfärbung wird durch Carotinoide bedingt. Die Bausteine der stickstoffreichen und damit für die Pflanze wertvolleren Chlorophylle verlagern sich in die Zweige und den Stamm. Die in den Blättern verbleibenden Carotinoide bedingen die Farbenpracht.

Bis zu 40% der Nordeuropäer tragen eine Genmutante, die die Verwertung von Beta-Carotin deutlich herabsetzt. Welche Konsequenzen dies für den Vitamin-A-Status hat, ist derzeit Gegenstand der wissenschaftlichen Diskussion.

Bei der altersbedingten **Makuladegeneration** führen Ablagerungen in der Umgebung der sog. Makula lutea, der Stelle schärfsten Sehens auf unserer Netzhaut, zum Absterben von Sehzellen und einer zunehmenden Einschränkung des Sehvermögens.

Polyphenole – die häufigsten Pflanzenstoffe

Die größten Mengen an sekundären Pflanzenstoffen nehmen wir als Polyphenole auf. Sie finden sich in den äußeren Schichten des Obstes, auch im Gemüse, im Vollkorn und im grünen und schwarzen Tee. Der grüne Tee enthält reichlich, der schwarze Tee durch den anderen Herstellungsprozess weit weniger Polyphenole. Reichlich Polyphenole enthalten auch grüne Blätter (z. B. Kopfsalat). Freilandprodukte sind polyphenolreicher als Produkte aus Gewächshäusern.

Zur Gruppe der Polyphenole gehören die *Flavonoide*. Sie können vor Krebs und Thrombosen schützen, wirken antioxidativ und beeinflussen das Immunsystem positiv. Reich an Flavonoiden sind Äpfel, Birnen, Aprikosen, Pflaumen, Brokkoli, Grünkohl, Zwiebeln, rote Weintrauben, Rotwein.

Am weitesten verbreitet ist das Flavonoid Quercetin. Es wirkt stark antioxidativ und findet sich u. a. in Zwiebeln und in Rotwein. Auch roter Traubensaft enthält reichlich Quercetin und andere Polyphenole, Weißwein dagegen enthält diese nur in geringer Menge. Das gleiche gilt für Resveratrol, ein antioxidativ wirksames Polyphenol, das u. a. in der Haut der roten Trauben vorkommt und sich deshalb reichlich in rotem Traubensaft und in noch wesentlich höheren Konzentrationen in Rotwein findet (● Kap. 27).

Phytosterine – Cholesterinsenker

Zu den Pflanzeninhaltsstoffen gehören auch die in Gemüse, Nüssen und Pflanzenölen enthaltenen Phytosterine. Sie senken das Serum-Cholesterin und können vor Krebs schützen. Werden 4 Wochen lang 2 g Phytosterine pro Tag aufgenommen, so sinken das Gesamt- und LDL-Cholesterin. Phytosterine werden nur in geringen Mengen resorbiert und es gibt keine Hinweise auf unerwünschte oder schädigende Wirkungen. Extrem selten findet sich anlagebedingt eine Neigung Phytosterine vermehrt zu resorbieren. Die resultierenden hohen Konzentrationen im Blut (Phytosterinämie) gehen dann mit einem hohen Risiko für Herz-Kreislauf-Erkrankungen einher.

Andere sekundäre Pflanzenstoffe

Phytoöstrogene haben östrogenähnliche Wirkungen, die aber ungleich geringer ausgeprägt sind als bei den körpereigenen Östrogenen. Man findet sie vor allem in Sojaprodukten.

In Kreuzblütlern (Brokkoli, Blumenkohl) finden sich **Glucosinolate**. Ihre Abbauprodukte sind in Senf, Meerrettich und Kohlrabi enthalten. In den letzen Jahren wurde das Isothio-

Freie Radikale, Antioxidanzien, oxidativer Stress – was ist das?

Die Beispiele im Text zeigen, wie wichtig Ballaststoffe und Pflanzeninhaltsstoffe in unserer Alltagsernährung sind. Aber was sind eigentlich freie Radikale und was bedeutet oxidativer Stress?

Bei bestimmten Stoffwechselabläufen entstehen in unserem Organismus die so genannten freien Radikale – sehr reaktionsfreudige Ionen, Atome oder Moleküle mit ungepaarten Elektronen auf der äußeren Schale. Meist sind es hochreaktive Sauerstoffabkömmlinge. Die freien Radikale ziehen Elektronen aus anderen Molekülen ab und stören so deren Funktion. Dies nennt man oxidativen Stress.

Freie Radikale können in unserem Körper sowohl unter normalen als auch unter krankhaften Bedingungen entstehen. Sie können das Erbgut, die DNA, mehrfach ungesättigte Fettsäuren der Zellmembran oder Eiweißstrukturen in der Zelle schädigen. Es kann zu einer Kettenreaktion kommen, bei der die Zelle völlig zerstört wird. Reichen die Reparaturmechanismen nicht aus und wird die Zelle durch die freien Radikale anhaltend geschädigt, kann es zum Untergang der Zelle (Apoptose) und je nach Ausmaß der Schädigung auch zu Erkrankungen kommen. Hierzu gehören Gewebeentzündungen, Störungen des Immunsystems, der graue Star (Katarakt), ein frühzeitiges Einsetzen der Arteriosklerose und natürlich auch die Entstehung von Tumoren.

Ursachen für die Entstehung von oxidativem Stress können täglich mit der Nahrung aufgenommene Krebs erregende Stoffe, Tabakrauch (der nicht nur auf den Raucher einwirkt), Belastungen durch Feinstaub, die Einwirkung zyanat Sulforaphan intensiv untersucht. Man nimmt an, dass es in der Lage ist, bestimmte Formen von Krebs zu verhindern.

Terpene sind Aromastoffe wie das Limonen im Zitronenöl, das Menthol im Pfefferminzöl und das Carvon im Kümmelöl. Auch sie verfügen über Krebs hemmende Eigenschaften.

Sulfide sind schwefelhaltige Inhaltsstoffe, sie finden sich im Knoblauch und in Liliengewächsen.

ultravioletter Strahlung, Zytostatika, Antibiotika, Unfälle und Stresssituationen sein.

Wir verfügen aber auch über eine Reihe von Schutzmechanismen, mit denen wir den schädigenden Faktoren entgegentreten können. Zu ihnen gehören vor allem die bereits erwähnten Antioxidanzien. Sie sind in der Lage, freie Radikale abzufangen. So werden diese inaktiviert und die von ihnen ausgehende Gefahr wird gebannt. Beispiele für antioxidativ wirksame Substanzen sind die mit der Nahrung zugeführten Vitamine C und E und eine Fülle der bereits erwähnten sekundären Pflanzenstoffe. Pro Tag nehmen wir nur etwa 100 mg Vitamin C, aber mehr als 1 g an sekundären Pflanzenstoffen zu uns. Polyphenole gehören dabei mengenmäßig zu den am meisten zugeführten Pflanzeninhaltsstoffen.

Zusätzlich kann unser Organismus Stoffwechselwege beschreiten, auf denen er selbst Antioxidanzien bildet. Zu diesen gehören z. B. alpha-Liponsäure, Coenzym-Q_{10} und Harnsäure. Daneben besitzen wir Enzymsysteme, die Schutzwirkungen entfalten können. Bekannt sind die Glutathionperoxidase oder die Superoxiddismutase.

Unter normalen Bedingungen besteht ein Gleichgewicht zwischen den schützenden und den schädigenden Mechanismen, den „Oxidanzien“ und den „Antioxidanzien“. Ist das Gleichgewicht zugunsten der schädigenden Mechanismen verschoben, spricht man vom oxidativen Stress. Die Belastung durch die freien Radikale wird dann zu hoch und es ist mit Zellschädigungen und allen sich daraus ergebenden Folgen zu rechnen.

Es gibt Länder, in denen größere Mengen an **Flavonoiden** verzehrt werden, z. B. in Japan (Tee, Zwiebel, Äpfel). In den USA und Finnland nimmt man nur einen Bruchteil der in Japan üblichen Menge auf.

Coenzym – Q_{10} (Ubichinon-10) wird als Nahrungsergänzungsmittel angeboten, da es als Antioxidans eine Reihe positiver Effekte haben soll. Es wird sowohl im Körper produziert als auch mit der Nahrung aufgenommen. Vor allem Organe mit hohem Energiebedarf wie Herz, Lunge und Leber enthalten reichlich Q_{10}. Daher ist es in der Leber von Schlachttieren, aber auch in fettem Fisch, Nüssen, Hülsenfrüchten, Pflanzenölen und einer Reihe von Gemüsen enthalten. Ein permanenter Q_{10}-Mangel tritt selten auf.

Das Bundesinstitut für Risikobewertung stufte 2001 positive Effekte als „nicht nachgewiesen“ ein und stellt deshalb die Werbeaussagen zu Q_{10} in Frage.

Vor Krebs schützende Wirkungen der sekundären Pflanzenstoffe

Sekundäre Pflanzenstoffe verfügen, v. a. durch ihre Eigenschaften als Antioxidanzien, über krebsvorbeugende Wirkungen, sie schützen die Erbsubstanz DNA vor Schädigungen und verhindern so die Entstehung von Krebszellen.
Pflanzenstoffe beeinflussen daneben das Immunsystem, wirken auf Bakterien ein und senken das Serumcholesterin. Auch Vitamin C wirkt als Antioxidans krebshemmend, u. a. unterdrückt es die Bildung der krebserregend wirkenden Nitrosamine (● Kap. 6 + 18). Seine Wirkung lässt sich aber massiv verstärken, wenn Vitamin C gemeinsam mit Tomatensaft, also gleichzeitig mit sekundären Pflanzenstoffen, aufgenommen wird.
Die vor Krebs schützende Wirkung bestimmter Gemüsearten wurde bereits 1982 vom National Research Council der USA erwähnt. In mehr als 250 Studien zeigte sich, dass bei einem hohem Obst- und Gemüseverzehr bestimmte ***bösartige Tumoren*** signifikant seltener auftreten. Am besten wirksam waren frisches, rohes Gemüse und Salate.
Allerdings ist die anfängliche Euphorie zwischenzeitlich einer eher nüchternen Betrachtungsweise gewichen. Neuere Untersuchungen weisen insgesamt auf geringere Effekte hin als ursprünglich angenommen. Bis geklärt ist, welche Faktoren welche Wirkungen in einzelnen Obst- und Gemüsesorten bedingen, wird es voraussichtlich noch Jahrzehnte dauern. Vielleicht wird deshalb erst die nächste Generation von diesen Erkenntnissen profitieren können.

Welche Bedeutung haben Tomaten in der Vorbeugung des Prostatakrebses?

Für den Prostatakrebs gilt der reichliche Verzehr von Tomaten und daraus hergestellten Nahrungsmitteln als Schutzfaktor. Das Lycopin in der Tomate wird als mit ursächlich für diesen Effekt angesehen. Aber es reicht möglicherweise nicht aus, nur Lycopin zu sich zu nehmen. Dieses ist zwar das Hauptcarotinoid der Tomate, aber diese enthält auch zahlreiche andere Substanzen. Für eine vorbeugende Wirkung müssen eventuell alle Inhaltsstoffe der Tomate aufgenommen werden. Tomaten werden überall verzehrt und kontrollierte Studien können deshalb kaum durchgeführt werden. Ohne solche ist aber eine definitive Klärung dieses Zusammenhangs unmöglich.

In den meisten Studien war der Zusammenhang zwischen dem Verzehr von Tomaten und deren Produkten und dem reduzierten ***Prostatakarzinomrisiko*** eindeutig. So ergab eine über sechs Jahre laufende Studie bei 47 000 Männern ein um 35 Prozent reduziertes Prostatakrebs-Risiko. Dagegen wurde in einer 2007 publizierten Studie des American Institute for Cancer Research (AICR) mit 28 000 Teilnehmern kein Zusammenhang gefunden.

Es besteht kein Zweifel, dass die **Häufigkeit bösartiger Tumoren** stark von den Ernährungsgewohnheiten abhängt. In Ländern mit unterschiedlichen Essgewohnheiten sind auch verschiedene Tumore verbreitet: Unter traditioneller japanischer Ernährung (extrem kohlenhydratreich) ist Magenkrebs häufig, Dickdarmkrebs aber selten. Unter landestypischer Ernährung in den USA (fett- und eiweißreich) tritt dagegen Dickdarmkrebs häufig auf, Magenkrebs aber selten.

Auch für Isoflavone aus Sojaprodukten gibt es Hinweise, dass sie vor der Entwicklung eines **Prostatakrebses** schützen. Daten für die Flavonoide sind noch spärlich, aber man vermutet schützende Zusammenhänge. So soll reichlicher Sojaverzehr eventuell vor Brustkrebs, grüner Tee vor Magenkrebs und reichlicher Zwiebelverzehr vor Lungenkrebs schützen können.

Krebsvorbeugende Wirkungen von Vollkornprodukten

Ein reichlicher Verzehr von Vollkornprodukten ist nicht nur aufgrund der enthaltenen Ballaststoffe sinnvoll (● Kap. 23). Sie enthalten auch reichlich Polyphenole. Hohe Polyphenolgehalte findet man im Mais, gefolgt von Weizen, Hafer und Reis. Ein reichlicher Vollkornverzehr senkt das Risiko, an Dickdarmkrebs zu erkranken, und schützt eventuell vor anderen Krebsarten im Magen-Darm-Trakt sowie vor Brust- und Prostatakrebs. Der reichliche Verzehr von raffinierten Kohlenhydraten dagegen wird immer wieder mit Brust- und Dickdarmkrebs in Verbindung gebracht.

Unterstützen sich verschiedene pflanzliche Lebensmittel in ihrer krebshemmenden Wirkung gegenseitig?

Wahrscheinlich wird die positive Wirkung einer Kost durch das Zusammenspiel verschiedener Pflanzenstoffe bestimmt. In Asien werden reichlich Sojaprodukte verzehrt und viel grüner Tee getrunken. Der kombinierte Verzehr beider Nahrungsmittel wirkt synergistisch, er senkt die Tumorrate und reduziert die Größe entstandener Tumoren. Je mehr unterschiedliche Obst- und Gemüsearten verzehrt werden, umso besser ist vermutlich der vorbeugende Effekt. Wurden bei gleicher Verzehrsmenge mehr als acht verschiedene Gemüsearten pro Woche verzehrt, sank das Brustkrebsrisiko zusätzlich.

Zu beachten ist bei derartigen Zusammenhängen aber, dass ein Tumor nicht innerhalb von Tagen oder Wochen entsteht. In der Regel dauert dies Jahre, zum Teil auch Jahrzehnte. Deshalb sind Ergebnisse kurzfristiger Studien lediglich als Hinweise und keinesfalls als Beweise anzusehen. Wenn Studien vorausschauend über Jahrzehnte durchgeführt werden, kann es sein, dass die zunächst sehr optimistisch stimmenden Ergebnisse nach Beendigung der Studie ganz anders aussehen (siehe EPIC-Studie, Quelle 1).

Phytochemicals als Pillen – eine sinnvolle Ergänzung der Alltagsernährung?

Es wäre verlockend, wenn man sekundäre Pflanzenstoffe isolieren, in Tablettenform verpacken oder Nahrungsmitteln zusetzen könnte. Die Industrie ist seit längerem an der Herstellung verkäuflicher pflanzlicher Einzelkomponenten interessiert. Im Blickpunkt des Interesses stehen Sulforaphan (Brokkoli), Resveratrol (Trauben) und andere Pflanzenstoffe. Man überlegt auch, ob man Phytochemicals anderen Nahrungsmitteln zusetzen kann. Bei der Herstellung von Apfelsaft z. B. fallen Tonnen von Apfelschalen an. Sie enthalten reichlich Polyphenole. Würde man die Schalen trocknen und pulverisieren, könnte man das Pulver und damit die Polyphenole anderen Nahrungsmitteln zusetzen.

Wir wissen allerdings nicht, wie sich die aus der Pflanze isolierten Phytochemicals bei der Lagerung verändern und bei welchen Mengen gesundheitsfördernde Effekte zu erwarten sind. Es werden zwar Studien zur Frage

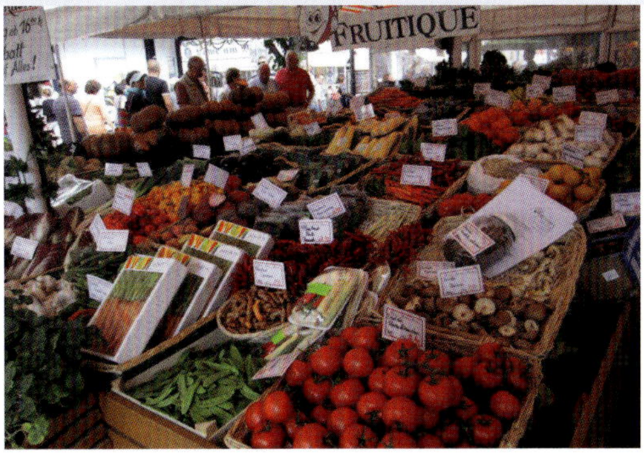

Es gibt bislang keine gesicherten Erkenntnisse, dass die Einnahme einzelner Substanzen als Nahrungsergänzungsmittel gleiche oder ähnliche Effekte haben könnte wie die Vielfalt der durch regelmäßigen Obst- und Gemüseverzehr zugeführten Pflanzenstoffe.

Vom ungleich höheren Geschmackserlebnis frischer Lebensmittel (hier ein Bild vom Münchner Viktualienmarkt) ganz zu schweigen!

der Wirkungen einzelner Stoffe durchgeführt, aber Untersuchungen zu Fragen, wie die Substanzen resorbiert werden und ob sie überhaupt einzeln im Körper wirksam sind, liegen nicht vor.
Die Einnahme von Vitaminpräparaten zusätzlich zur täglichen Ernährung ist seit langem weit verbreitet. Die zugeführten Mengen liegen z. T. erheblich über den empfohlenen Tagesmengen. Anfangs wurden auch positive Effekte mitgeteilt. Erst weitere Untersuchungen zeigten, dass man sich mehr schaden als nützen kann. Man weiß zwar, dass man für die vorbeugende Wirkung antioxidativ wirkender Vitamine eine deutlich höhere Aufnahmemenge benötigt als zur Verhinderung von Mangelerscheinungen, aber man weiß nicht, welche Dosis und welche Kombination effektiv ist. Ähnlich stellt sich die Situation für die Phytochemicals dar.

Fazit für den Alltag

- Der vermehrte Verzehr von Obst und Gemüse ist empfehlenswert. Wir nehmen damit regelmäßig eine Vielzahl sekundärer Pflanzenstoffe in Kombination mit Vitaminen, Mineralstoffen und Ballaststoffen auf. Wahrscheinlich ist erst das Zusammentreffen zahlreicher einzelner Substanzen für die schützende Wirkung entscheidend.
- Schädigende Wirkungen sind von einem höheren Gemüse- und Obstverzehr nicht zu erwarten. Vegetarier nehmen leicht das Doppelte der sonst üblichen Menge an Pflanzenstoffen zu sich, ohne dass sich negative Auswirkungen finden.
- Insgesamt sind unsere Kenntnisse noch vergleichsweise neu und lückenhaft und beschränken sich bezüglich der Wirkungen und Nebenwirkungen auf Beobachtungen aus dem Reagenzglas, tierexperimentelle Befunde und epidemiologische Mitteilungen.
- Wahrscheinlich haben wir für die meisten sekundären Pflanzenstoffe keine wesentlichen Speicher im Organismus. Da wir täglich mit der Nahrung auch krebserregende Stoffe aufnehmen, führt am regelmäßigen und vermehrten Verzehr von Obst und Gemüse kein Weg vorbei.
- Es gibt bislang keine gesicherten Erkenntnisse, dass die Einnahme einzelner Substanzen als Nahrungsergänzungsmittel gleiche oder ähnliche Effekte haben könnte wie die Vielfalt der durch regelmäßigen Obst- und Gemüseverzehr zugeführten Pflanzenstoffe.
- Eine Reihe von Pflanzenstoffen wird erst dann gut resorbiert, wenn gleichzeitig Fett aufgenommen wird. Essen wir Karotten oder trinken Karottensaft, sollten wir dies gemeinsam mit Fett, z. B. Milch, Öl, oder im Rahmen einer fetthaltigen Mahlzeit tun. Die Resorption des schlecht resorbierbaren Beta-Carotins lässt sich so verbessern und der positive Effekt steigern.

1. Bofetta P, Couto E, Wichmann J, Ferrari P (2010): Fruit and Vegetable Intake and overall Cancer Risk in the European Prospective Investigation into Cancer and Nutrition (EPIC) JNCI Journal of the National Cancer Institute 102 (8): 529-537 doi:10.1093/jnci/djq072
2. James AM et al. (2004): Antioxidant and prooxidant properties of mitochondrial Coenzyme Q. Arch Biophys 423: 47–56
3. Miller EC et al. (2002): Tomatic products, lycopene and prostate cancer risks. Urol Clin North Am 29: 83–93
4. Rabast U (2004): Sekundäre Pflanzeninhaltsstoffe (Phytochemicals) und Antioxidantien. Ihre Bedeutung in der Prävention maligner Tumoren. Internist Prax 44: 915–927
5. Watzl B, Leitmann C. Bioaktive Substanzen in Lebensmitteln. 2. Auflage. Hippokrates, Stuttgart (1999)
6. World Cancer Research Fund, American Institute for Cancer Research. Food, nutrition, physical activity, and the prevention of cancer – a global perspective. American Institute for Cancer Research Fund, Washington DC (2007)

Ernährungsempfehlungen und Lebensmittelauswahl

Bevor man Empfehlungen (Sollzustand) zur Ernährung ausspricht, ist es wichtig, möglichst verlässliche Daten über den Ist-Zustand, also das tatsächliche Ernährungsverhalten in Deutschland, zu erhalten.
Neben vielen regional oder auf bestimmte Bevölkerungsgruppen bezogenen Studien bietet hier die Auswertung der aktuellen Nationalen Verzehrsstudie (NVS II) wichtige Informationen. In mehreren so genannten „Wellen“ wurden bundesweit an über 500 Erhebungszentren (die Karte im Hintergrund) Daten erhoben.
20 000 Personen wurden zunächst vorinformiert, teilweise „geschult“, und dann detailliert interviewt. Dieser Aufwand ist nötig, damit Aussagen über Portionsgrößen und Verzehrshäufigkeiten auch aussagekräftig und vergleichbar sind.

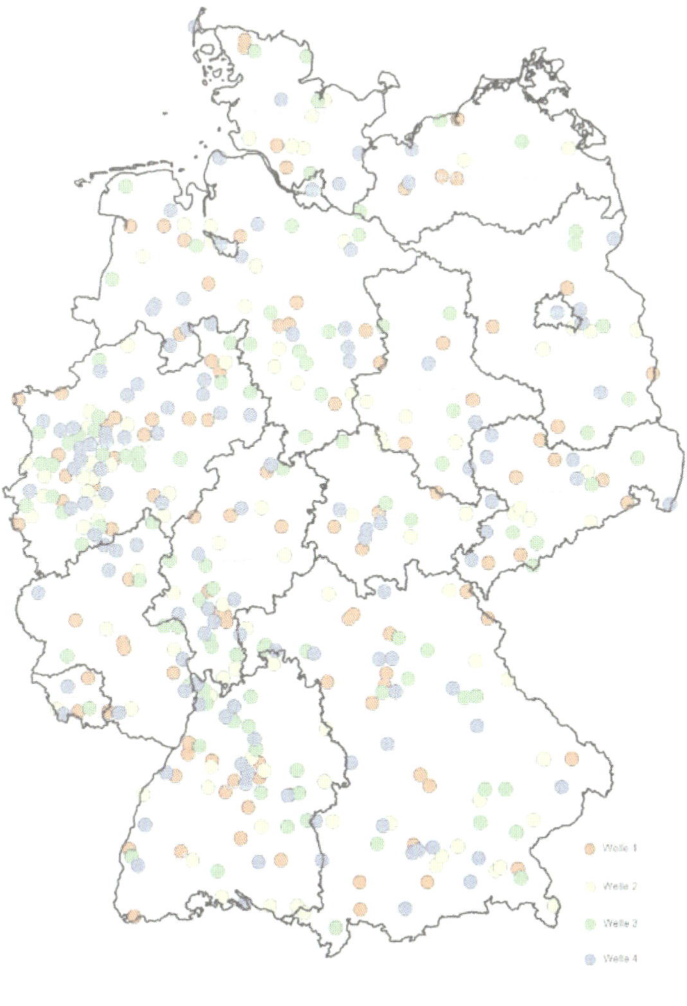

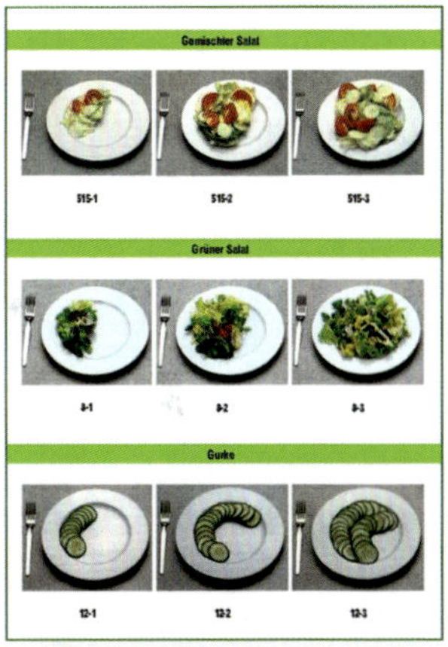

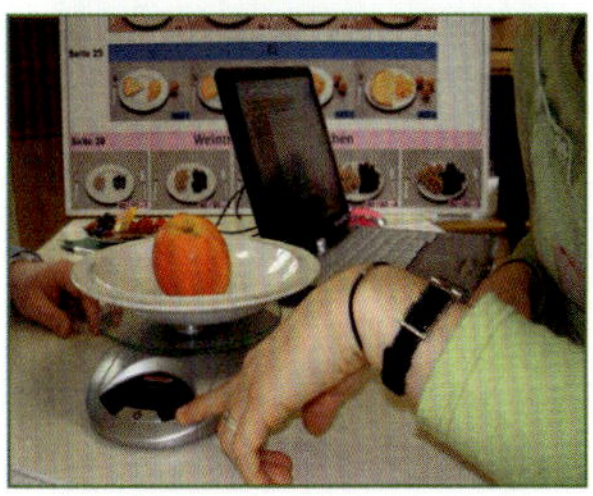

Wie ernähren wir uns in Deutschland?

Gesundheitliche Probleme sind häufig direkt durch eine Fehlernährung bedingt oder lassen sich zumindest durch eine angemessene Ernährung verbessern.
Betrachtet man den Ist-Zustand der Ernährungssituation in Deutschland, so ist dieser keineswegs befriedigend. Erhebungen ergeben: Präventivmedizinische Empfehlungen werden nicht oder unzureichend berücksichtigt. Woher wissen wir das? Wichtige Antworten auf diese Frage finden wir u. a. in den regelmäßig erstellten Marktforschungs- und Ernährungsberichten, aber auch in groß angelegten wissenschaftlichen Studien wie der Nationalen Verzehrsstudie.

Marktforschungsbericht 2002

Im Jahr 2002 befragte eine Marktforschungsgesellschaft 2 575 Personen im Alter von mehr als 14 Jahren zum Thema „Ernährung". Ziel war es, Hinweise auf das Ernährungsverhalten einer bestimmten Personengruppe zu erhalten, die dann verkaufsstrategisch verwertet werden sollten. Dreiviertel der Befragten gaben an, sich mit dem Thema „gesunde Ernährung" nicht sehr gut auszukennen. Man esse stets, was schmecke und worauf man gerade Appetit habe (69 %). Kalorien seien ebenso wenig von Interesse wie das Nahrungs-Cholesterin (je ca. 60 %). Mindestens einmal am Tag wolle man Fleisch oder Wurst auf dem Teller sehen. Im Übrigen sei man an einer gesunden Ernährung nicht interessiert (je ca. 50 %). Das Thema sei nicht so wichtig und man mache sich hier keine großen Gedanken (je 44 %).
Weiter ergab die Befragung: Für Mahlzeiten nehme man sich keine 30 Minuten Zeit (44 %). Schon deshalb könne man auf Fast Food kaum verzichten (1/3). Jeder Fünfte nahm lediglich zwei, jeder Vierte aber 4–7 kleinere Mahlzeiten pro Tag zu sich. Der kleine Hunger zwischendurch wurde erfreulicherweise von jedem Dritten mit Obst und Gemüse gestillt. Fast jeder Fünfte aber verzehrte ein belegtes Brot oder Brötchen oder sogar ***Knabberzeug***. Milchprodukte waren weniger beliebt und stillten bei 13 % den kleinen Hunger. 6 % verzichteten beim Auftreten eines Hungergefühls auf jegliche Nahrungsaufnahme. Ab einem Alter von 14 Jahren griff man lieber zur Zigarette.

Ernährungsbericht 2004

Zu diesen Angaben passen die Zahlen im ***Ernährungsbericht*** 2004 der Deutschen Gesellschaft für Ernährung e.V. (DGE): Danach wurde zu fettreich (47 % der Bevölkerung) und zu eiweißreich gegessen (67 %). Statt der wünschenswerten Menge von 60 g Fett pro Tag bzw. 80 g pro Tag für den schwer Arbeitenden wurden pro Person durchschnittlich 120 g pro Tag verzehrt.
Zwischen 1960 und 1998 stieg der Fleischkonsum pro Person und Jahr von etwa 60 kg auf über 90 kg. Der Fischverzehr stieg derweil nur gering an. Drastisch fiel der Kartoffelverzehr: von 130 auf 70 kg. Geringgradig sank auch der Verzehr von Getreide.
Wer erwartet, die Überversorgung an Energie ginge mit einer optimalen Versorgung an essenziellen Nährstoffen einher, wird enttäuscht: Es gibt zwar in unseren Breiten praktisch keine Vitaminmangelzustände, dennoch war die Versorgung mit Jod, Kalzium, Fluor und Folsäure grenzwertig, teilweise sogar unzureichend. Neueren Untersuchungen zufolge liegt bei jedem Zweiten in der Bevölkerung auch ein Mangel an Vitamin D vor (vgl. ● Kap. 39).

Ernährungsbericht 2008

Der Ernährungsbericht 2008 zeigt kein besseres Ergebnis. Man isst zu viel, zu fett und zu süß. Kinder und Jugendliche im Alter von 1 bis 18 Jahren essen – gemessen an den aktuellen Empfehlungen – zu wenig pflanzliche Lebensmittel, insbesondere Gemüse, Obst, Brot, Kartoffeln und andere kohlenhydratreiche Beilagen. Mit zunehmendem Alter werden zu viele fettreiche tierische Lebensmittel verzehrt.

Mehr als die Hälfte der über 35-jährigen Männer ist heute übergewichtig, bei den 55- bis 60-jährigen sind es bereits 80 %. Frauen bleiben länger schlank, aber ab dem Alter von 55 Jahren beträgt auch bei ihnen die Zahl Übergewichtiger mehr als 50 %. Mit zunehmendem Gewicht steigt das Risiko für ernährungsabhängige Krankheiten. Dabei wird die Grundlage für Übergewicht teilweise bereits während der *Schwangerschaft* gelegt.
Seit den 1960er Jahren stehen uns energiedichte Lebensmittel in beliebiger Menge zur Verfügung. Sie sind meist preiswert und geschmacklich attraktiv. Gerade Fast-Food-Artikel wie Burger oder Pizza aber sind kalorienreich. Bevorzugen wir derartige Nahrungsmittel, so wird es auf Dauer schwierig, das Gewicht zu halten.

Vorlieben für bestimmte Speisen entwickeln sich sehr früh. Führen wir unsere Kinder und Enkel lieber in ein Fast-Food-Restaurant, statt sie zur gesunden Ernährung anzuleiten, so dürfen wir uns über die zunehmende Zahl Adipöser nicht wundern.
Die Geschmackspräferenzen von Jungen und Mädchen unterscheiden sich. Jungen essen lieber Fleisch, Mädchen auch gerne einmal Salat. Auch dies sollte bei der Ernährungsaufklärung mit berücksichtigt werden.

Der Ernährungsbericht 2008 zeigt auch einen zu hohen Fleischkonsum Pro Person und Jahr verzehrte man in Deutschland 87,2 kg Fleisch. Gegenüber den Ergebnissen von 2004 wurde weniger Rindfleisch, dafür mehr Geflügelfleisch gegessen. Pro Jahr und pro Kopf stieg der Verzehr um etwa 220 Gramm. Auch der Käseverbrauch stieg an.
Erfreulich ist der Mehrverzehr von Obst und Gemüse. Pro Person und Jahr wurden mit 79,2 kg Obst, 1,4 kg mehr als vor 10 Jahren verzehrt. Bevorzugt wurden Äpfel, Bananen und Weintrauben. Pro Person und Jahr wurden 95 kg Gemüse verzehrt. Man bevorzugte

Pressemitteilungen aus dem Jahr 2009 zufolge werden allein für Süßigkeiten in Form von Bonbons, Schokolade, Eis, Backwaren, **Knabberzeug** etc. in Deutschland pro Jahr 14 Mrd. € ausgegeben. Jeder Deutsche gibt demzufolge pro Tag 50 Cent für Süßigkeiten aus.

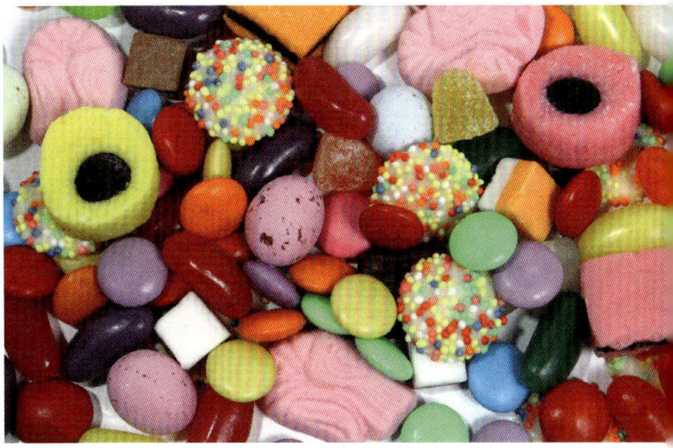

Leider gilt für den Verzehr der Deutschen immer noch: zu süß, zu fett, zu salzig. Meist wird nicht berücksichtigt, dass „Süßigkeiten" oft auch „Fettigkeiten" sind.

Seit 1972 werden in Deutschland im Auftrag des für Ernährung zuständigen Bundesministeriums von der Deutschen Gesellschaft für Ernährung e.V. (DGE) alle 4 Jahre **Ernährungsberichte** zusammengestellt. Experten stellen hierzu Durchschnittszahlen zur Ernährungssituation und verschiedenen Einzelaspekten zusammen.

In Österreich und der Schweiz erscheinen – in einem anderen Turnus – ebenfalls Ernährungsberichte.

Nicht nur die Fehlernährung im Kindes- und Jugendalter erhöht das Adipositasrisiko. Eine Fehlernährung der Mutter vor und während der **Schwangerschaft** sowie nach der Geburt des Kindes (Stillen) hat bereits Auswirkungen auf das spätere Körpergewicht des Kindes. Das noch junge Forschungsgebiet der metabolischen Programmierung befasst sich mit der Einwirkung von Faktoren in vorgeburtlichen und frühkindlichen Phasen. Bestehen bereits hier Störungen, kann es im späteren Leben zum Übergewicht und zum Diabetes mellitus kommen.

Tomaten, Möhren, Kohl und Zwiebeln. Auch der Fischverzehr nimmt zu. Pro Person und Jahr werden 15,5 kg verzehrt.

Die Trends sind positiv, insgesamt aber ernähren sich immer mehr Bundesbürger falsch. Es wurden mehr Reis und Nudeln, aber weniger Getreideprodukte und Kartoffeln verzehrt.

Zugenommen hat der Zuckerkonsum. Jeder verzehrt durchschnittlich 36 kg pro Jahr, dies entspricht einem Mehrverzehr von 400 Gramm pro Person und Jahr. Beliebt sind Gummibärchen und Gelees, aber auch Schokolade und andere Süßigkeiten. Bei Gummibärchen und Weingummi naschten die Deutschen mit vier Kilogramm pro Jahr fast doppelt so viel wie vier Jahre zuvor.

Es wird weniger Bier getrunken. Fand sich im Ernährungsbericht 2004 noch ein Konsum von 112 Litern pro Person und Jahr, so liegt er im Berichtszeitraum 2008 fast zwei Liter niedriger. Auch insgesamt wurde weniger Alkohol getrunken.

Auch der Deutschen liebstes Getränk, der Kaffee, wurde weniger getrunken, während der Verbrauch von Mineralwasser um 4,4 Liter pro Person im Jahr anstieg.

Nationale Verzehrsstudie II (NVS II)

Der Ernährungsbericht liefert statistisches Zahlenmaterial und Durchschnittswerte. Marktforschungsumfragen dagegen werden mit dem Ziel durchgeführt Daten zu erhalten, die Rückschlüsse über das mögliche Kaufverhalten zulassen. Die Intentionen nationaler Verzehrsstudien sind wieder anders: Hierzu wird von offizieller Seite eine Erhebung an einer repräsentativen Stichprobe in einer größeren Bevölkerungsgruppe veranlasst.

Ziel der *NVS II* war, für Deutschland repräsentative Daten zu den aktuellen und üblichen Verzehrsgewohnheiten zu erhalten. Ferner sollte der Ernährungsstatus in einer repräsentativen Bevölkerungsgruppe erfasst werden. Eine derartige Erhebung (NVS I) wurde erstmals zwischen 1985 und 1988 durchgeführt. Damals wurden entsprechend nur die alten Bundesländer berücksichtigt. Im Vergleich zu dieser 20 Jahre zurückliegenden Studie hat sich außerdem vieles verändert:

- Fast Food und Convenience Food (küchenfertige Gerichte wie Tiefkühlpizza etc.) wurden beliebter.
- Die mediterrane, teilweise auch die asiatische Küche ist auch im häuslichen Bereich häufiger.
- Nahezu alle Obstsorten können heute ganzjährig gekauft werden. Auch früher bei uns völlig unbekanntes Obst ist ebenso erhältlich wie sonst nur saisonal verfügbare Obstsorten.

Die zweite nationale Verzehrsstudie **NVS II** wurde zwischen November 2005 und Januar 2007 landesweit bei rund 20 000 deutschsprachigen Personen aus 500 nach dem Zufallsprinzip ausgewählten Gemeinden durchgeführt. Man befragte Teilnehmer aus Privathaushalten. Ihr Alter lag zwischen 14 und 80 Jahren. Der Beobachtungszeitraum wurde, um saisonale Effekte zu erfassen, relativ lang gewählt.

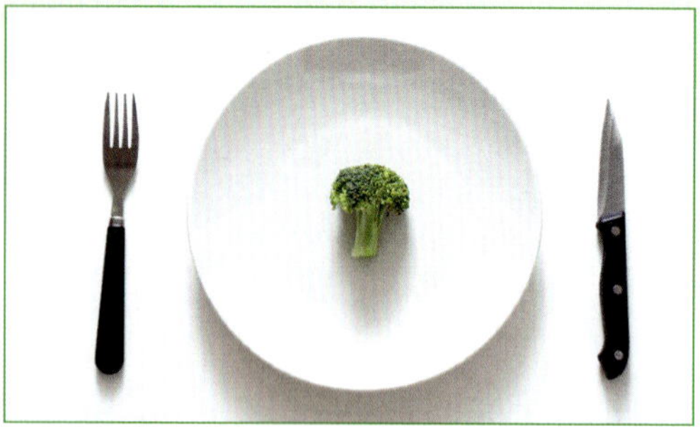

Unter präventivmedizinischen Gesichtspunkten sieht man in der Steigerung des Obst- und Gemüseverzehrs eine gute Möglichkeit, die Rate der Krebs-, vor allem aber der arteriosklerotischen Erkrankungen zu senken (vgl. ● Kap. 34).

Lebensmittel	DGE-Empfehlung	NVS II-Ergebnisse
Kohlenhydrate	400–550 g Kohlenhydrate pro Tag	Männer nahmen pro Tag 357 g, Frauen 279 g zu sich. Etwa die Hälfte wurde als Brot und je ein Viertel als Getreideerzeugnisse und Kartoffeln verzehrt. Damit wurde die Empfehlung von beiden Gruppen unterschritten. Zusätzlich aßen Männer 46 g, Frauen 33 g herzhafte oder süße Backwaren pro Tag.
Fleisch	300–600 g Fleisch und Wurst pro Woche reichen aus	Männer verzehrten im Vergleich zu Frauen mit 160 g/Tag doppelt so viel Fleisch, Wurstwaren und Fleischerzeugnisse (Frauen 84 g/Tag).
Gemüse	400 g pro Tag in drei Portionen	Männer verzehrten 222 g, Frauen 243 g pro Tag. Nur 11% der Männer und 14% der Frauen erreichten die empfohlenen Mengen. Durchschnittlich wurde nur etwas mehr als die Hälfte der empfohlenen Verzehrsmengen aufgenommen.
Obst	250 g pro Tag in zwei Portionen	Männer verzehrten 222 g, Frauen 270 g pro Tag. Nur vier von zehn Befragten erreichten die Empfehlungen.

Verzehr ausgewählter Lebensmittelgruppen nach NVS II im Vergleich zu den DGE-Empfehlungen (weitere Daten im Text)

Erfragt wurden in der NVS II die üblichen Ernährungsgewohnheiten (wer isst wann, wo, was) und das Ausmaß der körperlichen Aktivität. Dazu wurden Alter, Geschlecht, Körperlänge und -gewicht erfasst.

Man wollte wissen, welche Nährstoffe die Bundesbürger zu sich nehmen, wie viel Fett und welche Vitamine und Mineralstoffe aufgenommen werden. Man erfragte auch die Menge verzehrter Lebensmittel, und ob konventionell produzierte oder Bio-Lebensmittel bevorzugt wurden.

Aus den Studienergebnissen sollten Rückschlüsse für künftige Präventionsprogramme und die Verbraucheraufklärung gezogen werden. Die Ergebnisse der NVS II wurden am 30. Januar 2008 veröffentlicht. Die ermittelten Daten wurden mit den Empfehlungen der Deutschen Gesellschaft für Ernährung (DGE) verglichen (● Tabelle).

Männer verzehrten im Vergleich zu Frauen mit 160 g pro Tag doppelt so viel Fleisch, Wurstwaren und Fleischerzeugnisse (Frauen 84 g pro Tag). Die Männer überschritten damit

Die bisherigen Pro-Kopf-Verzehrsmengen für Obst und **Gemüse** erwiesen sich sowohl im Ernährungsbericht als auch in der Nationalen Verzehrsstudie als nicht ausreichend. Nur 25 % der Männer verzehren täglich mindestens eine Portion Gemüse und nur 12 % essen täglich eine Portion Salat. EU-weit nimmt Deutschland mit einem Pro-Kopf-Gemüsekonsum von 95 kg pro Jahr den vorletzten Platz ein. In den südeuropäischen Ländern werden 200 kg pro Jahr verzehrt. Die Tendenz, vermehrt Obst zu essen, ist als positiv anzusehen. Durchschnittlich werden pro Kopf und Jahr 79,2 kg verzehrt.

die DGE-Empfehlungen fast um das Doppelte. Allerdings ist im Vergleich zu den Zahlen von 1998 der Verzehr von Fleisch und Wurstwaren gesunken. Damals verzehrten Männer 201 g, Frauen 126 g Fleisch pro Tag. Ursächlich können die Diskussionen um BSE, Gammelfleisch, Vogelgrippe, aber auch ein wachsendes Gesundheitsbewusstsein sein.

2,5 % der Befragten gaben an, im Studienzeitraum kein Fleisch oder Fleischgerichte verzehrt zu haben, 1,6 % bezeichneten sich als Vegetarier (● Kap. 33).

16 % gaben an, im Studienzeitraum keinen Fisch verzehrt zu haben. Im Durchschnitt verzehrten Männer 29 g, Frauen 23 g Fisch pro Tag. Pro Woche wurde durchschnittlich eine Portion Fisch von 150–200 g gegessen. Mengenmäßig entspricht dies in etwa den Empfehlungen.

Männer verzehrten pro Woche 3, Frauen durchschnittlich 2,5 Eier. Dies lag im Bereich der Empfehlungen.

Für Streichfette (Butter, Margarine) wird eine Menge von 20–30 g pro Tag empfohlen. Die Männer verzehrten 29 g, die Frauen 20 g pro Tag. Milchprodukte in Form von Milch, Milcherzeugnissen und Käse wurden von den Männern mit 265 g pro Tag, von den Frauen mit 244 g pro Tag verzehrt. Insbesondere die jüngeren Altersgruppen erreichten die DGE-Empfehlungen und überschritten diese zum Teil.

Bei den Süßwaren verzehrten die Männer mit 55 g pro Tag mehr als die Frauen (48 g pro Tag). Knapp die Hälfte wurde als Bonbons und Schokolade verzehrt.

Auch bei den Knabberartikeln wie Chips, salzigem Kleingebäck oder Popcorn verzehrten Männern mit 8 g pro Tag mehr als die Frauen (5 g pro Tag).

Als Flüssigkeit werden pro Tag 1,5 Liter empfohlen. Die Männer tranken 2,4 l, die Frauen 2,3 l pro Tag. Die Hälfte wurde als Mineralwasser, ein Viertel als Kaffee, grüner oder schwarzer Tee und ca. 10 % als Saft getrunken. Männer tranken 10 %, Frauen 4% als Limonade. Frauen tranken 14 % als Kräuter- und Früchtetee und damit mehr als doppelt so viel wie die Männer.

An alkoholischen Getränken tranken Männer 308 g pro Tag (>80 % als Bier, 15 % als Wein), Frauen 81 g pro Tag (Bier und Wein etwa je zur Hälfte). Die Zufuhr alkoholischer Getränke war bei den Männern leicht rückläufig (1998: Männer 346 g, Frauen 76 g). Allerdings trank die Altersgruppe der 18- bis 24-Jährigen mehr als die vergleichbare Altersgruppe 1998. Vor allem bei Frauen stieg der Konsum deutlich an.

Ingesamt wurden zu wenig pflanzliche Lebensmittel, insbesondere kohlenhydratreiche Lebensmittel und Gemüse verzehrt. Obwohl die empfohlenen Verzehrsmengen von 250 g pro Tag durchschnittlich nahezu erreicht wurden, wird von den jüngeren Altersgruppen noch zu wenig Obst verzehrt. Allerdings zeichnet sich beim Obstverzehr im Gegensatz zum Gemüseverzehr ein Anstieg ab. Er hat von 1995 bis 2003 um durchschnittlich 2 kg pro Kopf und Jahr zugenommen.

Mit zunehmendem Alter zeigte auch die NVS II einen zunehmenden Anteil Übergewichtiger und Fettsüchtiger. So waren unter den 70- und 80-Jährigen 84 % der Männer und 77 % der Frauen übergewichtig oder adipös.
Insgesamt waren 66 % der Männer und ca. 51 % der Frauen übergewichtig (BMI ≥25) oder adipös (fettsüchtig, BMI ≥30)
Der Anteil normalgewichtiger Jungen und Mädchen im Alter von 14 bis 17 Jahren lag bei 75 % bzw. 77 %. Der Anteil untergewichtiger Mädchen steigt im Alter zwischen 14 und 17 Jahren von 4 % auf 10 % an.

Die Ergebnisse der aktuellen Nationalen Verzehrsstudie sind also teilweise identisch mit den Daten des Ernährungsberichts und den Zahlen aus früheren Erhebungen. Was das Ernährungsverhalten anbelangt, so gilt auch hier: Zu viel, zu fett, zu salzig bzw. zu süß.
Vor allem tierische Nahrung wird zu viel, pflanzliche Nahrung und komplexe Kohlenhydrate werden zu wenig verzehrt. Der Anteil Übergewichtiger wird in den letzten Jahren meist mit etwa 50 % in der Bevölkerung angegeben. Bei den Männern war eine weitere Zunahme zu verzeichnen. Insgesamt sind aber auch positive Trends zu beobachten.

Fazit

Die Zahlen aller hier besprochenen Untersuchungen erklären die hohe Rate Übergewichtiger und stark Übergewichtiger (bzw. Adipöser). Folgeerkrankungen verursachen Jahr für Jahr, je nach Schätzung, Kosten zwischen 30 und 60 Mrd. Euro. Herz-Kreislauf-Erkrankungen (Herzinfarkt, Schlaganfall und sonstige arteriosklerotische Folgeerkrankungen) stehen als Haupttodesursachen an erster Stelle. Allein im Jahr 2005 wurden mehr als 17 % aller registrierten Todesfälle durch Koronare Herzerkrankungen bzw. Herzinfarkte verursacht. Der Schlaganfall war mit 15 % aller Todesfälle die dritthäufigste Todesursache (Erhebung an mehr als 800 000 verstorbenen Männern und Frauen; Statistisches Bundesamt 2006).
Nicht nur diese Erkrankungen sind die Folgen der Fehl- und Überernährung. Auch eine Reihe von Tumorerkrankungen sind hierdurch mitbedingt.

Eine falsche Ernährung ist vermutlich ursächlich für 35 % aller vorzeitigen Todesfälle. Wenn geltende Empfehlungen zur gesunden Ernährung vom Großteil der Bevölkerung umgesetzt würden, ließe sich die durchschnittliche Lebenserwartung erhöhen. Maßnahmen zur Ernährungsumstellung sind weder kostenintensiv noch ausschließlich privilegierten Schichten zugänglich. Sie könnten auch dazu beitragen, die Kosten im Gesundheitssystem zu senken. Einstellen des Zigarettenkonsums, Einschränkung der Alkoholzufuhr und Reduktion der Energiezufuhr führen auch in der Haushaltskasse eher zu einem Plus. Dies kann für den Kauf von mehr saisonalem Obst und Gemüse und dem zweimal wöchentlichen Einkauf von Seefisch ausgegeben werden (vgl. ● S. 161).

1. Deutsche Gesellschaft für Ernährung: Ernährungsbericht 2004 und 2008 www.dge.de
2. GfK Marktforschung (2002): Die Deutschen essen sich krank. Befragung von 2575 Personen. Apotheken Umschau vom 15.06.2002
3. Götz ML, Rabast U (Hrsg.): Diättherapie: Lehrbuch mit Anwendungskonzepten. Thieme Stuttgart 1999
4. Hilbig A, Heuer Th, Krems C et al. (2009): Wie isst Deutschland – Auswertungen der Nationalen Verzehrsstudie II zum Lebensmittelverzehr. Ernährungs Umschau 56: 16–23
5. Nationale Verzehrsstudie II, Veröffentlichung des Bundesministeriums. Primärdaten für die Ernährungsberichterstattung 2008

Empfehlungen der Fachgesellschaften:

Deutsche Gesellschaft für Ernährung (DGE) und American Heart Association (AHA)

Eine gesunde Ernährung stellt für den Organismus die optimale Zufuhr von Energie und essenziellen Nährstoffen sicher. Bei normalem Körpergewicht sollte in diesem Fall weder eine Überzufuhr - mit dem Risiko der Gewichtszunahme (● Kap. 14) -, noch eine Unterzufuhr - mit dem Risiko der Gewichtsabnahme und Mangelernährung (● Kap. 13) -, erfolgen.
Die Relation der zugeführten Hauptnährstoffe sollte sich an den aktuellen Empfehlungen der Fachgesellschaften orientieren. Geltende präventiv-medizinische Erkenntnisse werden damit berücksichtigt. Man geht davon aus, dass eine Ernährung, die diesen Empfehlungen entspricht, einer Reihe von Erkrankungen - insbesondere arteriosklerotischen und Tumorerkrankungen - vorbeugt.

Es gibt eine Fülle ähnlich lautender Ernährungsempfehlungen unterschiedlicher Fachgesellschaften auf nationaler und internationaler Ebene. In diesem Buch soll stellvertretend überwiegend auf die für Deutschland gültigen Empfehlungen der DGE und die US-amerikanischen Empfehlungen der American Heart Association (AHA) eingegangen werden. Meist sind Abweichungen marginal und stehen einer gesunden Lebensweise nicht im Wege.

Was empfiehlt die Deutsche Gesellschaft für Ernährung e.V. (DGE)?

Die DGE hat ihre Empfehlungen in Kurzform unter dem Titel: „Vollwertig Essen und Trinken, die 10 Regeln der DGE" mit einem Begleittext herausgegeben (● Kasten):

Vollwertig Essen und Trinken, die 10 Regeln der DGE

Vollwertig essen hält gesund, fördert Leistung und Wohlbefinden. Die Deutsche Gesellschaft für Ernährung hat auf der Basis aktueller wissenschaftlicher Erkenntnisse 10 Regeln formuliert, die Ihnen helfen, genussvoll und gesund erhaltend zu essen.

1. Vielseitig essen

Genießen Sie die Lebensmittelvielfalt. Merkmale einer ausgewogenen Ernährung sind abwechslungsreiche Auswahl, geeignete Kombination und angemessene Menge nährstoffreicher und energiearmer Lebensmittel.

2. Reichlich Getreideprodukte und Kartoffeln

Brot, Nudeln, Reis, Getreideflocken, am besten aus Vollkorn, sowie Kartoffeln enthalten kaum Fett, aber reichlich Vitamine, Mineralstoffe, Spurenelemente sowie Ballaststoffe und sekundäre Pflanzenstoffe. Verzehren Sie diese Lebensmittel mit möglichst fettarmen Zutaten.

3. Gemüse und Obst - Nimm „5 am Tag" ...

Genießen Sie 5 Portionen Gemüse und Obst am Tag, möglichst frisch, nur kurz gegart, oder auch eine Portion als Saft – idealerweise zu jeder Hauptmahlzeit und auch als Zwischenmahlzeit: Damit werden Sie reichlich mit Vitaminen, Mineralstoffen sowie Ballaststoffen und sekundären Pflanzenstoffen (z. B. Carotinoiden, Flavonoiden) versorgt. Das Beste, was Sie für Ihre Gesundheit tun können. Die DGE empfiehlt den Verzehr von 650 g Obst und Gemüse pro Tag.

4. Täglich Milch und Milchprodukte; ein- bis zweimal in der Woche Fisch; Fleisch, Wurstwaren sowie Eier in Maßen.

Diese Lebensmittel enthalten wertvolle Nährstoffe, wie z. B. Kalzium in Milch oder Jod, Selen und Omega-3-Fettsäuren in Seefisch. Fleisch ist wegen des hohen Beitrags an verfügbarem Eisen und an den Vitaminen B_1, B_6 und B_{12} vorteilhaft. Mengen von 300–600 g Fleisch und Wurst pro Woche reichen hierfür aus. Bevorzugen Sie fettarme Produkte, vor allem bei Fleischerzeugnissen und Milchprodukten.

5. Wenig Fett und fettreiche Lebensmittel

Fett liefert lebensnotwendige (essenzielle) Fettsäuren und fetthaltige Lebensmittel enthalten auch fettlösliche Vitamine. Fett ist besonders energiereich, daher kann zu viel Nahrungsfett Übergewicht fördern. Zu viele gesättigte Fettsäuren erhöhen das Risiko für Fettstoffwechselstörungen, mit der möglichen Folge von Herz-Kreislauf-Krankheiten. Bevorzugen Sie pflanzliche Öle und Fette (z. B. Raps- und Sojaöl und daraus hergestellte Streichfette). Achten Sie auf unsichtbares Fett, das in Fleischerzeugnissen, Milchprodukten, Gebäck und Süßwaren sowie in Fast-Food- und Fertigprodukten meist enthalten ist. Insgesamt 60–80 g Fett pro Tag reichen aus.

6. Zucker und Salz in Maßen

Verzehren Sie Zucker und Lebensmittel, bzw. Getränke, die mit verschiedenen Zuckerarten (z. B. Glukose bzw. Fruktosesirup) hergestellt wurden, nur gelegentlich. Würzen Sie kreativ mit Kräutern und Gewürzen und wenig Salz. Verwenden Sie Salz mit Jod und Fluorid.

7. Reichlich Flüssigkeit

Wasser ist absolut lebensnotwendig. Trinken Sie rund 1,5 Liter Flüssigkeit jeden Tag. Bevorzugen Sie Wasser – ohne oder mit Kohlensäure – und andere kalorienarme Getränke. Alkoholische Getränke sollten nur gelegentlich und nur in kleinen Mengen konsumiert werden.

8. Schmackhaft und schonend zubereiten

Garen Sie die jeweiligen Speisen bei möglichst niedrigen Temperaturen, soweit es geht kurz, mit wenig Wasser und wenig Fett – das erhält den natürlichen Geschmack, schont die Nährstoffe und verhindert die Bildung schädlicher Verbindungen.

9. Nehmen Sie sich Zeit, genießen Sie Ihr Essen

Bewusstes Essen hilft, richtig zu essen. Auch das Auge isst mit. Lassen Sie sich Zeit beim Essen. Das macht Spaß, regt an vielseitig zuzugreifen und fördert das Sättigungsempfinden.

10. Achten Sie auf Ihr Gewicht und bleiben Sie in Bewegung

Ausgewogene Ernährung, viel körperliche Bewegung und Sport (30 bis 60 Minuten pro Tag) gehören zusammen. Mit dem richtigen Körpergewicht fühlen Sie sich wohl und fördern Ihre Gesundheit.

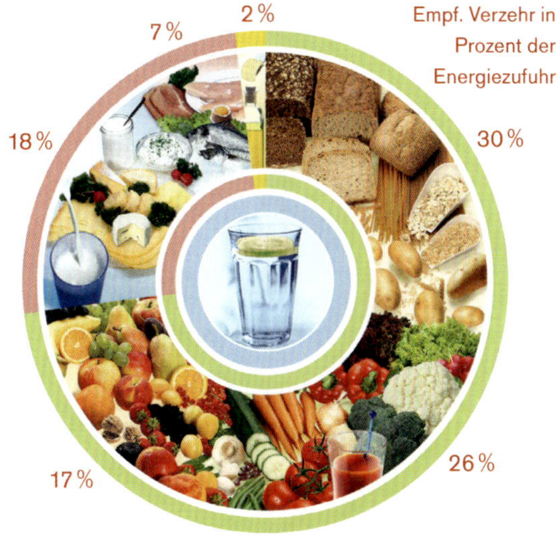

Grundlage für das Umsetzen der Empfehlungen sind die Dreidimensionale Ernährungspyramide (s. Seite 162) oder der Ernährungskreis der DGE. Zur praktischen Umsetzung der Empfehlungen s. Folgeseite!
(in Anlehnung an G. Geurtzen, Lit. [5])

Lebensmittelgruppe	Praktische Umsetzung der DGE-Empfehlungen
Getränke 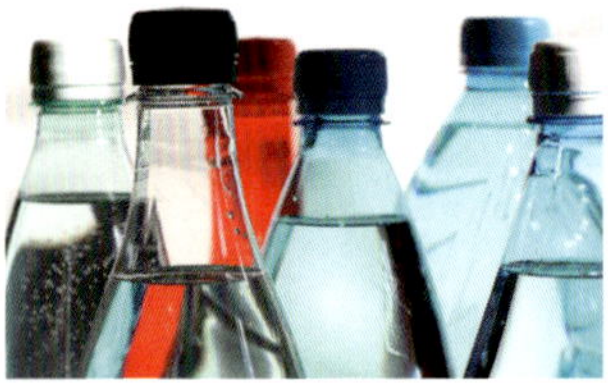	Empfohlen wird 1–2 Liter pro Tag zu trinken. Alkohol ist ausdrücklich ausgenommen. Bei Säften auf den Zuckergehalt achten: Reiner Fruchtsaft enthält je nach Süße der verarbeiteten Frucht 15 bis maximal 200 g Zucker pro Liter. Fruchtnektar enthält 25–30 % Fruchtsaft, 30 % Wasser und maximal 20 % Zucker (bis 200 g). So genannte Fruchtsaftgetränke enthalten 6–30 % Fruchtsaft, 70% Wasser und 10 % Zucker. Im Durchschnitt werden hier pro Liter 100 g Zucker zugesetzt. Hinweise zu Obstsäften/Schorlen etc. unter Gemüse/Obst beachten!
Gemüse, Salat, Rohkost, Obst, Obstsaft 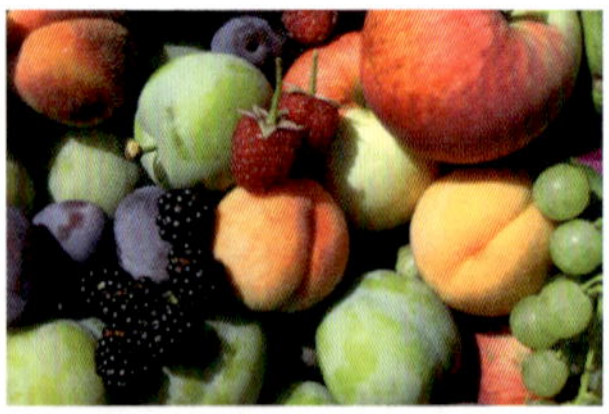 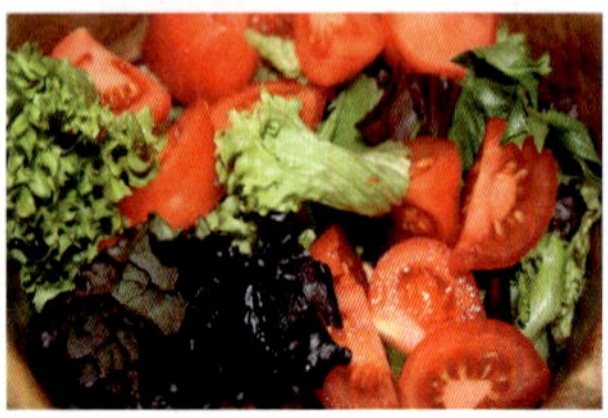	Obst unter Berücksichtigung der „5 am Tag"-Empfehlung: Täglich insgesamt etwa 650 g Gemüse und Obst: 3 Portionen Gemüse (150–200g pro Portion), davon mindestens 1 Portion (200 g) als Rohkost oder Salat. 2–3 Portionen frisches Obst, auch Trockenfrüchte und Nüsse. Eine Portion kann als Saft aufgenommen werden (auf den Zuckergehalt achten, s. oben). Zum 1. und 2. Frühstück könnte neben einem belegten Brot eine Portion Rohkost und ein Glas Obst oder Gemüsesaft verzehrt werden. Beim Mittagessen kann eine gegarte Gemüseportion und als Zwischenmahlzeit eine Obstportion gegessen werden. Die Abendmahlzeit lässt sich mit einer Portion gemischtem Salat oder einer Rohkostportion gestalten.
Getreide, Getreideprodukte 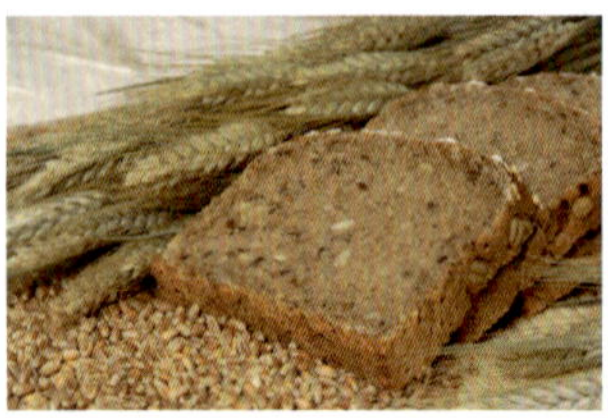	Bevorzugt verzehrt werden sollten Vollkornprodukte, des weiteren Kartoffeln, z. B. täglich: 4–6 Scheiben Vollkornbrot (200–300 g) oder 3–5 Scheiben Vollkornbrot (150–250 g) und 1 Müsli (z. B. 50–60 g), 2 Portionen Vollkornreis oder Vollkornnudeln (80 g roh bzw. 250 g gekocht) oder 1 Portion gegarte Kartoffeln (4–5 mittelgroße Kartoffeln = 200–250 g) häufig als Pell- oder Dampfkartoffeln oder 1 Portion gegarter Reis (150–180 g) oder 1 Portion gegarte Teigwaren (200–250g)
Milchprodukte 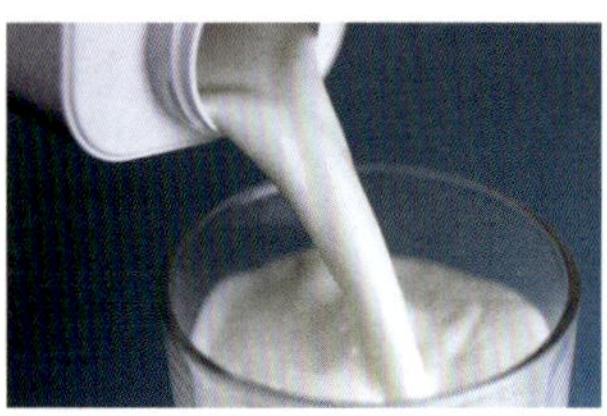	Täglich 1 Glas Milch, Buttermilch, Molke (fettarm, 200 ml), oder 1 Becher Quark, Jogurt, Dickmilch bzw. Kefir (fettarm, 200–250 g) und 2 Scheiben Käse (a 25–30 g).
Fleisch, Geflügel 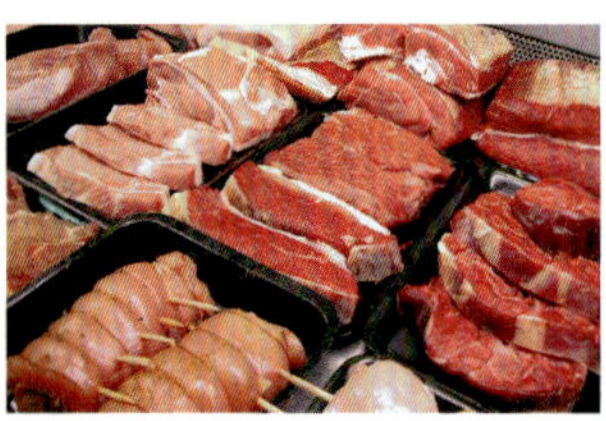	Maximal 300–600 g Fleisch und Wurst pro Woche, 2- bis 3-mal Fleisch und Geflügel pro Woche (1 Portion 125–150 g), 2- bis 3-mal Wurst (1 Portion max. 50 g)

Lebensmittelgruppe	Praktische Umsetzung der DGE-Empfehlungen
Fisch 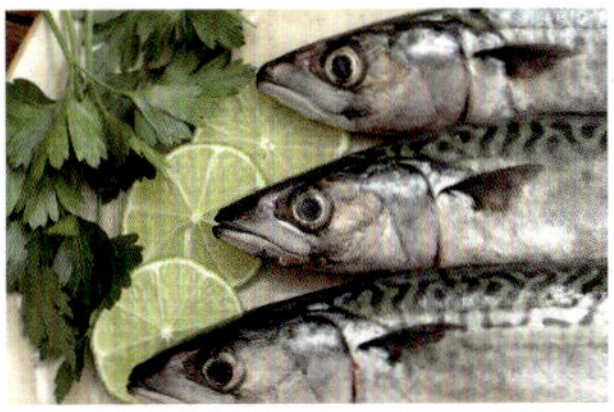	Ein- bis zweimal in der Woche Fisch: 1 × fettreicher Fisch, z. B. Lachs, Makrele, Hering (1 Portion = 70 g) 1 × fettarmer Fisch, z. B. Kabeljau, Seelachs (1 Portion = 80–150 g)
Eier 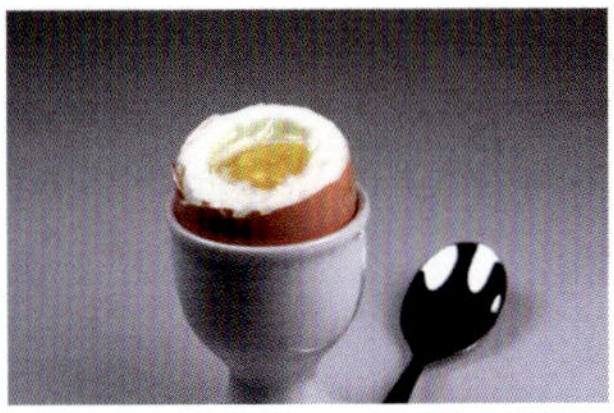	Bis zu 3 Eier pro Woche (einschließlich verarbeitetes Ei, z. B. in Nudeln, Kuchen, Aufläufen, Pfannkuchen, Nachspeisen!).
Streich- und Kochfette bzw. Öle 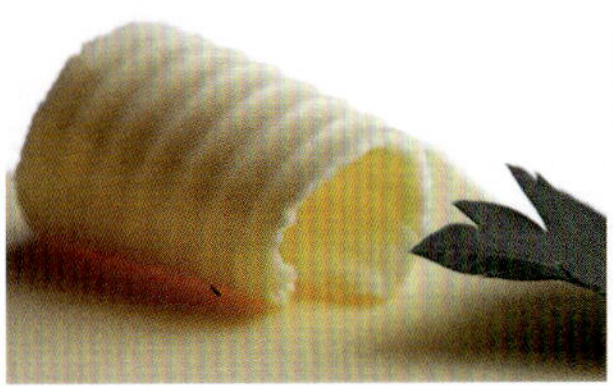	Täglich 2–2½ EL Butter oder Margarine als Streichfett (15–30 g), ½ EL Öl in Salat- und Rohkostsaucen, 1 EL Fett zum Kochen (10–15 g) pflanzliche Öle und Fette sollten bevorzugt werden, z. B. Oliven-, Raps- und Sojaöl und daraus hergestellte Streichfette. Auf „verborgenes" Fett in Fast Food, Fertiggerichten, Fleischerzeugnissen, Milchprodukten, Gebäck und Süßwaren achten.
Süßigkeiten, Snacks 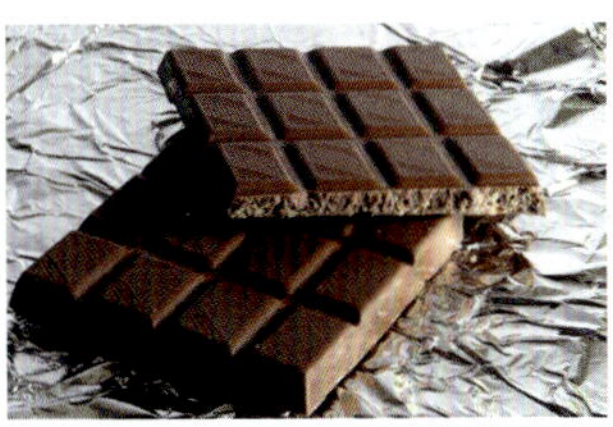	Nur gelegentlich Zucker und Lebensmittel bzw. Getränke, die mit verschiedenen Zuckerarten hergestellt wurden, verzehren. Maximal 1 Portion Süßigkeiten oder Snacks (20–40 g kakaoreiche, schwarze Schokolade (>70 % Kakao), 30–50 g Nüsse an 5 Tagen in der Woche).
Alkohol 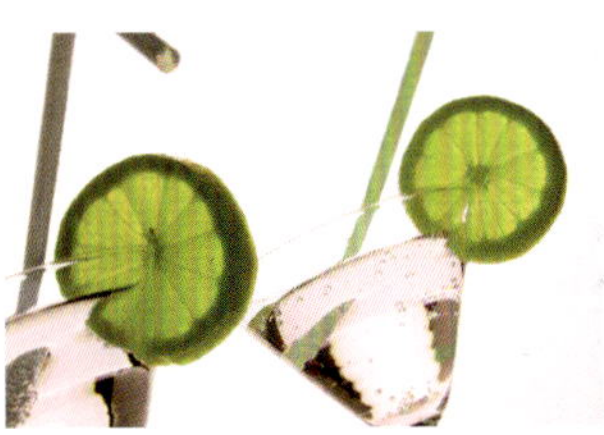	Zum Alkohol gibt es keine Zufuhrempfehlungen. Als noch gesundheitlich verträglich gilt für den Mann eine Menge bis 20 g/d und für die Frau eine Menge von 10 g/d. 10 g Alkohol sind enthalten z. B. in 1/2 Flasche Bier, 1/8 l Wein, ca. 2 cl Schnaps.
Was sollte sonst beachtet werden?	Sparsamer Umgang mit Kochsalz (maximal 6 g/Tag), jodiertes Speisesalz nutzen. Bevorzugt Kräuter und sonstige Gewürze verwenden.

Die zehn Regeln der DGE für eine vollwertige Ernährung berücksichtigen aktuelle wissenschaftliche Erkenntnisse. Sie setzen die nährstoffbezogenen Empfehlungen in einen Bezug zu den einzelnen Lebensmitteln. Im Text wurden diese Empfehlungen gering verändert und z. B. den neuen Erkenntnissen um den Nuss- und Schokoladenverzehr angepasst.

Die Analyse der einzelnen Lebensmittel in den Empfehlungen auf den vorangehenden Seiten zeigt auf, welche Hauptnährstoffe, Vitamine und Mineralstoffe zugeführt werden:

Mit ***Getreideprodukten und Kartoffeln*** nehmen wir Kohlenhydrate in Form von Stärke, pflanzliches Eiweiß und insgesamt wenig Fett und kein Cholesterin zu uns. Aber auch Vitamine des B-Komplexes und Vitamin E sowie die Mineralstoffe Kalium, Magnesium und Eisen werden zugeführt. Die genannten Lebensmittel enthalten reichlich Ballaststoffe, dies erklärt ihren guten Sättigungseffekt.

Mit ***Obst und Gemüse*** nehmen wir Kohlenhydrate in Form von Stärke und Zucker, pflanzliches Eiweiß, Ballaststoffe, Vitamin C, die Vitamine B_1, B_6 und Beta-Carotin sowie Kalium, Magnesium und Phosphor zu uns. Sie enthalten aber auch reichlich Wasser und sekundäre Pflanzenstoffe, deren Bedeutung erst in den letzten zwei Jahrzehnten erkannt wurde (● Kap. 24).

Mit ***Milch und Milchprodukten*** werden biologisch hochwertiges Eiweiß, Fett, Kohlenhydrate (Laktose), Vitamine, v. a. die Vitamine A, B und D und von den Mineralstoffen vor allem Kalzium zugeführt.

Fleisch und Wurstwaren liefern Eiweiß, Fett und Cholesterin, als Vitamine vor allem Vitamin B_{12} und D und als Mineralstoff vor allem Eisen.

Seefisch enthält Eiweiß, Fett und Cholesterin. Neben gesättigten Fettsäuren findet man omega-3-Fettsäuren, ferner Mineralstoffe und die Spurenelemente Jod und Selen.

Fette und Öle enthalten neben den fettlöslichen Vitaminen (A, D, E und K) essenzielle, mehrfach ungesättigte Fettsäuren wie omega-6-Fettsäuren und omega-3-Fettsäuren. Fett ist der beste Energielieferant und dient als Energiespeicher, es ist Träger der fettlöslichen Vitamine und der Geschmacksstoffe. Bereits in der Antike war bekannt: „Fett hat die angenehme Eigenschaft, Speisen schmackhaft zu machen.“

Je nach Zielgruppe und Fachgesellschaft gibt es zahlreiche Ansätze zur plakativen grafischen Umsetzung von Ernährungsempfehlungen. Der Ansatz muss dabei den Kenntnisstand der jeweilgen Zielgruppe berücksichtigen. Die Abbildung zeigt die sog. Dreidimensionale Lebensmittelpyramide der DGE. Jede Seite ist einer anderen Lebensmittelgruppe gewidmet. An der Basis ist der Ernährungskreis (● S. 159) zu erkennen.

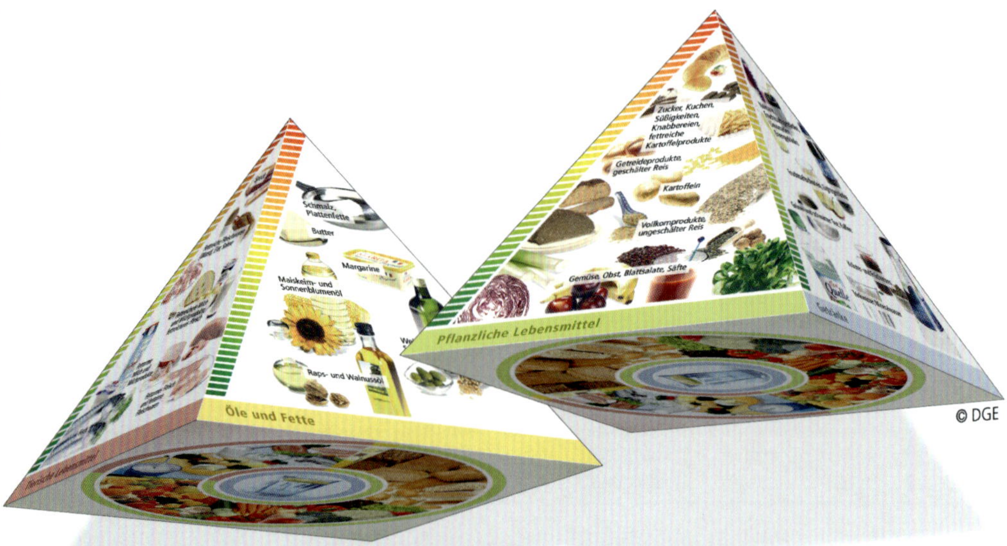

Was empfiehlt die American Heart Association (AHA)?

Auch die US-amerikanische American Heart Association gibt seit langem Empfehlungen für eine gesunde Ernährung heraus. Hier ist es das vorrangige Ziel, einen Herzinfarkt zu verhindern oder bei einem eingetretenen Herzinfarkt ein erneutes Auftreten zu vermeiden. Neueste wissenschaftliche Erkenntnisse werden regelmäßig von Experten gesichtet, ausgewertet und in ***Empfehlungen*** umgesetzt. Aber selbst dies kann problematisch sein: Sicher im guten Glauben, dem Patienten einen Weg zur Verringerung des Reinfarktrisikos aufzuzeigen wurde 303 Patienten nach einem durchgemachten Herzinfarkt 1999 in der Lyon Diet Heart Study empfohlen, eine Kost nach den Empfehlungen der American Heart Association (AHA) einzuhalten. Weiteren 320 Patienten empfahl man eine mediterrane Ernährung (● Kap. 38). Beide Gruppen wurden beraten und nach einem Jahr nachuntersucht. Das Ergebnis überraschte und führte zum Abbruch der Studie. In der Gruppe unter der AHA-Diät fanden sich mehr Patienten mit Reinfarkten und höhere Tumorraten als in der mediterran ernährten Gruppe.

Die AHA hat in den Folgejahren ihre ***Empfehlungen*** mehrfach revidiert. Die letzten Empfehlungen wurden 2006 publiziert. Hierbei werden eine der Gesundheit dienliche Kost und ein gesunder Lebensstil als die besten Waffen im Kampf gegen das Auftreten von Herz-Kreislauf-Erkrankungen angesehen.

Dies ist nicht so schwierig wie man vielleicht denken mag. Mit einfachen Schritten beginnend, die man zum Bestandteil seines Lebens macht, kann man das Herz und damit die Gesundheit unterstützen:

- Zunächst kann man die gewohnte Energiemenge zuführen. Zunehmend sollte dabei das Wissen, wie viele Kalorien mit den einzelnen Speisen und Getränken aufgenommen werden, ausgebaut werden, um das vorhandene Körpergewicht zu halten. Keinesfalls sollte mehr gegessen werden als man pro Tag benötigt.
- Gleichzeitig sollte das Ausmaß und die Intensität der körperlichen Aktivität so gesteigert werden, dass man sie der zugeführten Energie angepasst. Am Anfang sollte man 30 Minuten pro Tag an den meisten Tagen der Woche - am besten an allen Wochentagen - körperlich aktiv sein. Regelmäßige körperliche Aktivität hilft, das Gewicht zu halten, evtl. Gewicht zu reduzieren und erhöht die Fitness (● Kap. 15). Ist es nicht möglich, 30 Minuten an einem Stück aktiv zu sein, so kann man auch 10-Minuten-Etappen, verteilt über den Tag, wählen.
- Empfohlen wird der Verzehr einer Vielfalt von Lebensmitteln aus allen Nahrungsgruppen. Nährstoffreiche Lebensmittel enthalten Vitamine, Mineralstoffe, Ballaststoffe und andere Nährstoffe, aber wenig Kalorien. Um die Nahrungsmittel auszuwählen, die man vorzugsweise benötigt, greife man möglichst oft zu Gemüse, Früchten, Vollkornprodukten und fettfreien oder

Das Beispiel zeigt die Problematik von **Empfehlungen**, die „am grünen Tisch" und basierend auf Rückschlüssen aus den Ergebnissen wissenschaftlicher Studien gezogen werden: Klinische Studien, mit denen die Effektivität von Empfehlungen überprüft wird, können durchaus ein anderes als das erwartete Ergebnis zeigen.

Ausdrücklich weist die AHA darauf hin, dass reichliche Nahrungszufuhr nicht unbedingt als gesunde Ernährung gelten muss.

fettarmen Milchprodukten. Gemüse und Früchte enthalten reichlich Vitamine, Mineralstoffe, Ballaststoffe und sie enthalten wenig Energie. Wenn man verschiedenste Früchte und Gemüse isst, kann dies hilfreich sein, um das Körpergewicht und den Blutdruck zu kontrollieren. Vollkorngetreideprodukte enthalten Ballaststoffe, die neben dem Blutdruck auch den Cholesterinspiegel senken können. Sie bewirken auch eine gute Sättigung und sind hilfreich für die Gewichtskontrolle.

- Zweimal pro Woche sollte Fisch verzehrt werden. Fetter Fisch (z.B. Lachs, Forelle, Hering) enthält omega-3-Fettsäuren und diese können das Risiko für den Tod infolge einer Koronaren Herzerkrankung reduzieren.
- Es sollte möglichst wenig an nährstoffarmen Nahrungsmitteln verzehrt werden. Die erforderliche Kalorienmenge, die pro Tag aufgenommen werden sollte, hängt ab vom Alter, dem Ausmaß der körperlichen Aktivität und der Frage, ob man sein Gewicht halten oder abnehmen will.
- Aus Sicht der reinen Energiezufuhr könnte man die täglich zugeführte Energiemenge auf wenige sehr energiehaltige Nahrungsmittel und Getränke beschränken. Energiereiche Lebensmittel haben jedoch häufig eine geringe Nährstoffdichte (● Kap. 20). Die Auswahl könnte also ausgerechnet so getroffen werden, dass die ausgewählten Lebensmittel nicht die Nährstoffe enthalten, die der Körper im Sinne einer gesunden Ernährung braucht. Energiereiche

AHA Ernährungs- und Lifestyle-Empfehlungen 2006*
zur Senkung des kardiovaskulären Risikos

Lifestyle

gesunde Ernährung

gesundes Körpergewicht

Zielwerte für LDL-Cholesterin, HDL-Cholesterin und Triglyceride beachten

normaler Blutdruck

normaler Blutzucker

körperliche Aktivität

keine Tabakrauch-Exposition

Ernährung

ausgewogene Energiezufuhr und körperliche Aktivität, um Körpergewicht beizubehalten

viel Gemüse und Obst

körner- und faserreiche Nahrungsmittel

2 × pro Woche Fisch, vor allem fetten Fisch

gesättigte Fettsäuren < 7%, trans-Fettsäuren <1% der Energiezufuhr

Cholesterin < 300 mg/dl (durch Verzehr von magerem Fleisch, gemüse, fettarmer Milch (<1% Fett) und fettarmer Molkereiprodukte

wenig zuckerhaltige Lebensmittel und Getränke verzehren

möglichst kochsalzarm ernähren

mäßiger Alkoholkonsum

auch bei nicht selbst zubereiteten Speisen den AHA-Empfehlungen folgen

* Lichtenstein et al. (2006) AHA Nutrition Committee Revision 2006. Circulation 114: 82–96

Nahrungsmittel und Getränke mit geringem Nährstoffgehalt sollten deshalb nur beschränkt aufgenommen werden.

- Auch sollten nur begrenzt gesättigte bzw. gehärtete Fette (trans-Fettsäuren!), Cholesterin und Kochsalz zugeführt werden. Gesättigte Fette sollten mit weniger als 7%, trans-Fettsäuren mit weniger als 1% der zugeführten Energie, und Cholesterin mit weniger als 300 mg/Tag zugeführt werden.
- Die AHA empfiehlt die Zutatenliste/Inhaltsstoffangaben der Produkte gewissenhaft zu lesen, um zu erfahren, was die einzelnen Lebensmittel enthalten.

Empfehlungen anderer Fachgesellschaften

Von allen Fachgesellschaften wird einstimmig der tägliche Mehrverzehr von frischem Obst, Gemüse und ballaststoffreichen Getreideprodukten empfohlen. So empfiehlt die European School of Oncology und das National Cancer Institute der USA sogar den Verzehr von 5–9 Portionen Obst und Gemüse pro Tag. Von der Deutschen Gesellschaft für Ernährung (DGE) wird der tägliche Verzehr von mindestens 200 g Gemüse, 75 g Salat, mindestens 1–2 Stück oder 1–2 Portionen Obst von 200–250 g empfohlen (s. Abschnitt zur praktischen Umsetzung). Ein Teil sollte aufgrund der Hitzeempfindlichkeit einiger sekundärer Pflanzeninhaltsstoffe als Roh- bzw. Frischkost verzehrt werden. Eine der fünf Portionen kann als Obst- oder Gemüsesaft getrunken werden. Diese Empfehlungen finden sich in ähnlicher Art in der „five a day" Kampagne (● Kap. 34). Obwohl der Mehrverzehr von Obst und Gemü-

Für das praktische Vorgehen empfiehlt die AHA

Wähle mageres Fleisch und Geflügel ohne Haut, die ohne gesättigte Fette oder gehärtete Fette (trans-Fettsäuren!) zubereitet werden sollten.

Wähle fettfreie und fettarme Milchprodukte (unter 1% Fett).

Verzehre möglichst wenige Lebensmittel mit teilweise gehärteten Pflanzenölen und trans-Fettsäuren.

Reduziere cholesterinreiche Nahrungsmittel, Ziel sollte eine Cholesterinaufnahme unter 300 mg/Tag sein.

Führe möglichst wenig zuckerhaltige Nahrungsmittel und Getränke zu.

Nahrungsmittel ohne oder mit wenig Salz zubereiten
(Ziel: weniger als 2 300 mg Natrium/Tag, das entspricht ca. 6 g Kochsalz/Tag).

Falls Alkohol getrunken wird, diesen nur mäßig trinken.
Frauen sollten nur einen Drink, Männer max. zwei Drinks pro Tag trinken.
(1 Drink ≈ 10 g Alkohol = 100 ml Wein oder 250 ml Bier)

Auch beim Essen außer Haus sollte man die Empfehlungen der American Heart Association beachten und ein Auge auf die Portionsgröße haben.

Rauche nicht und halte dich fern vom Tabakrauch.

Ziele dieser Maßnahmen:
Generell soll eine gesunde Kost dauerhaft eingehalten werden und ein akzeptables Körpergewicht erzielt werden. Die empfohlenen Werte für das LDL-Cholesterin, HDL-Cholesterin und die Triglyceride sollen erreicht werden. Angestrebt werden normale Blutdruck- und Blutglukosewerte. Die körperliche Aktivität soll erhöht und Tabakrauch und Rauchexposition sollen gemieden werden.

se angestrebt werden sollte, kann damit kein absoluter Schutz vor dem Auftreten von Tumor- und arteriosklerotischen Erkrankungen erreicht werden.
Aber es gibt erste Hinweise, dass ein hoher Obst- und Gemüseverzehr auch für die Rezidivprophylaxe von Tumorerkrankungen bedeutsam sein könnte (● Kap. 34). Dagegen gibt es zum jetzigen Zeitpunkt keine Anhaltspunkte, dass eine gezielte Änderung des Ernährungsverhaltens auch in der Behandlung von Tumorerkrankungen positive Effekte hat (Ausnahme: Vermeidung der Mangelernährung). Keine der insbesondere von Außenseitern angebotenen Tumordiäten konnte den Beweis der Wirksamkeit erbringen.

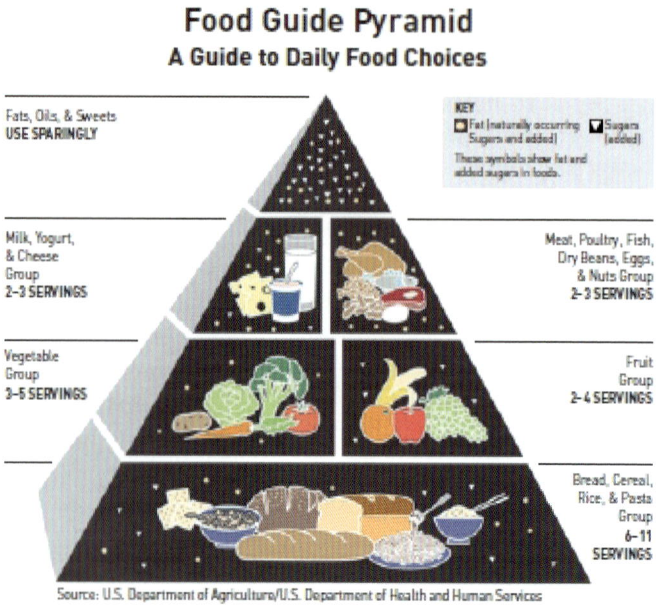

Empfehlungen zum täglichen Verzehr. Die Lebensmittelpyramide aus den USA (oben) und das MyPyramid-Modell (rechte Seite)

Lebensmittelbasierte anstelle von Nährstoff-basierten Empfehlungen

Sowohl in den USA als auch in Deutschland werden zunehmend an den Nährstoffmengen orientierte Lebensmittelempfehlungen gegeben. Bekannt wurde die Lebensmittelpyramide aus den USA, die in den Guidelines von 2005 zum Konzept „My Pyramid“ weiterentwickelt wurde. Treppenstufen symbolisieren die Bedeutung körperlicher Aktivität. Empfohlene Mengen werden in Haushaltsmaßen angegeben (Portionen in Form von Tassen bzw. Scheiben), wobei die Anzahl, je nach zugeführter Energiemenge variiert (http://MyPyramid.gov). Diese Entwicklung trägt dem Umstand Rechnung, dass kaum zu verstehen ist, wie viel „eine Portion“ enthält, wenn diese nicht in nachvollziehbaren Haushaltsma-

1. Boeing H. (2009): Lebensmittelbasierte Präventionskonzepte. Ernährungs Umschau 56: 468–473
2. Bresson J-L, Flinn A; Heinonen M et al. (2008): Food based dietary guidelines. Scientific opinion of the panel of dietetic products, nutrition and allergies. EFSA Journal 1008: 1–14
3. Britten P, Haven P, Davis P (2006): Consumer research for development of educational messages for the My Pyramide food guide system. J Nutr Edu Behav 38: 108–123
4. Deutsche Gesellschaft für Ernährung e. V. www.aid.de Vollwertig Essen und Trinken nach den zehn Regeln der DGE. AID Infodienst Verbraucherschutz, Ernährung, Landwirtschaft e.V. 2008
5. Geurtzen G: Vollwertige Ernährung nach den Regeln der DGE. Kompaktkurs für Ernährungsmedizin der Deutschen Akademie für Ernährungsmedizin 2009 (Tagungsband)
6. Kroke A. (2007): Obst und Gemüse „Nimm 5 am Tag“.- die Menge machts. In Proceedings of the German Nutrition Society. Tagungsband der DGE 11: 26–31
7. Lichtenstein AH, Appel LJ, Brands M et al. (2006): Diet and Lifestyle Recommenda-

ßen angegeben werden (● Abbildung).

Fazit

Während die DGE-Empfehlungen mehr praktisch orientierte Hinweise geben, sind die Empfehlungen der AHA allgemein gehalten. Die Ziele sind identisch.
In den USA werden zwischenzeitlich Ernährungspyramiden herausgegeben, in denen die Lebensmittelmengen angegeben werden. Während man früher Nährstoffmengen nannte und Grammangaben machte, überwiegen jetzt praktisch umsetzbare Angaben in Form von Haushaltsmengen (Tassen, Scheiben).
Interessant an den AHA-Empfehlungen, die sowohl für die gesunde Ernährung als auch als Lifestyleempfehlung gelten, ist die weitgehende Übereinstimmung mit der mediterranen Ernährung (● Kap. 38).

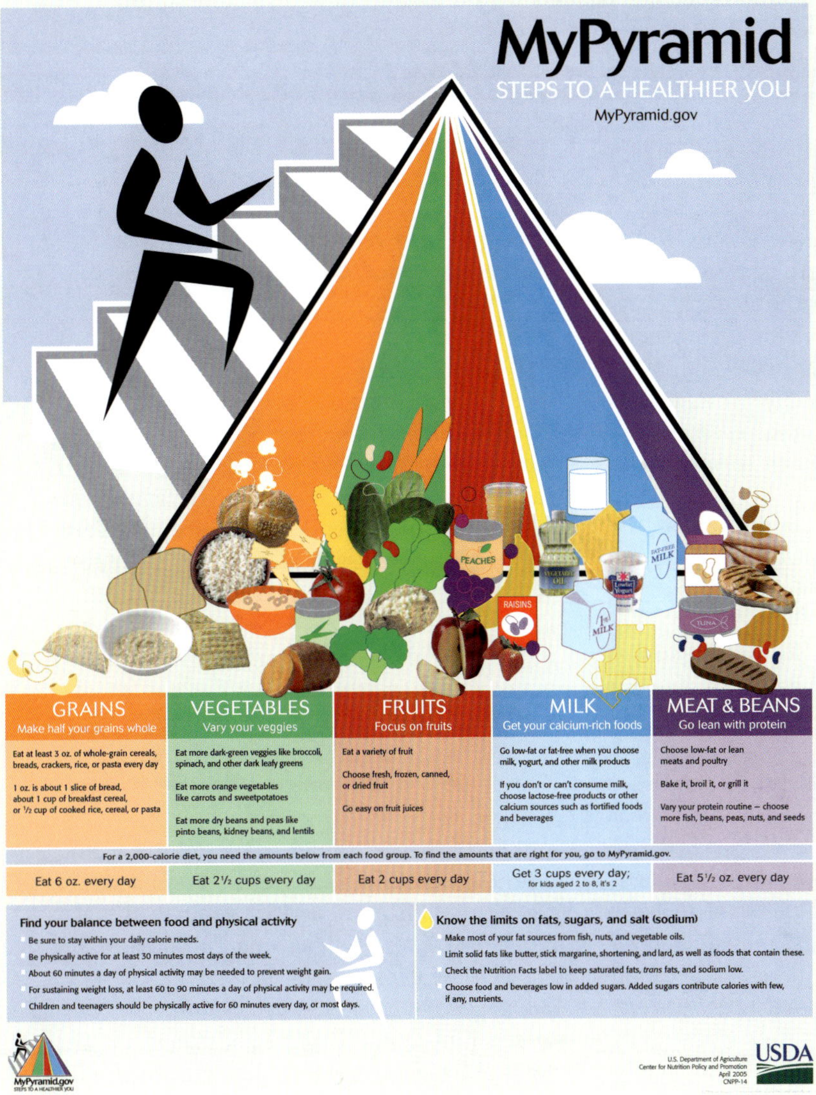

MyPyramid
STEPS TO A HEALTHIER YOU
MyPyramid.gov
PEACHES
RAISINS
MILK
TUNA
GRAINS
Make half your grains whole
Eat at least 3 oz. of whole-grain cereals, breads, crackers, rice, or pasta every day
1 oz. is about 1 slice of bread, about 1 cup of breakfast cereal, or 1/2 cup of cooked rice, cereal, or pasta
VEGETABLES
Vary your veggies
Eat more dark-green veggies like broccoli, spinach, and other dark leafy greens
Eat more orange vegetables like carrots and sweetpotatoes
Eat more dry beans and peas like pinto beans, kidney beans, and lentils
FRUITS
Focus on fruits
Eat a variety of fruit
Choose fresh, frozen, canned, or dried fruit
Go easy on fruit juices
MILK
Get your calcium-rich foods
Go low-fat or fat-free when you choose milk, yogurt, and other milk products
If you don't or can't consume milk, choose lactose-free products or other calcium sources such as fortified foods and beverages
MEAT & BEANS
Go lean with protein
Choose low-fat or lean meats and poultry
Bake it, broil it, or grill it
Vary your protein routine – choose more fish, beans, peas, nuts, and seeds
For a 2,000-calorie diet, you need the amounts below from each food group. To find the amounts that are right for you, go to MyPyramid.gov.
Eat 6 oz. every day
Eat 2 1/2 cups every day
Eat 2 cups every day
Get 3 cups every day; for kids aged 2 to 8, it's 2
Eat 5 1/2 oz. every day
Find your balance between food and physical activity
Be sure to stay within your daily calorie needs.
Be physically active for at least 30 minutes most days of the week.
About 60 minutes a day of physical activity may be needed to prevent weight gain.
For sustaining weight loss, at least 60 to 90 minutes a day of physical activity may be required.
Children and teenagers should be physically active for 60 minutes every day, or most days.
Know the limits on fats, sugars, and salt (sodium)
Make most of your fat sources from fish, nuts, and vegetable oils.
Limit solid fats like butter, stick margarine, shortening, and lard, as well as foods that contain these.
Check the Nutrition Facts label to keep saturated fats, trans fats, and sodium low.
Choose food and beverages low in added sugars. Added sugars contribute calories with few, if any, nutrients.
MyPyramid.gov
STEPS TO A HEALTHIER YOU
U.S. Department of Agriculture
Center for Nutrition Policy and Promotion
April 2005
CNPP-14
USDA

tions Revision 2006 A Scientific Statement From the American Heart Association Nutrition Committee. Circulation 114: 82–96

8. Lorgeril M, Salen P, Martin JL et al. (1999): Mediterranean diet, traditional risk factors, and the rate of complications after myocardial infarction: Final report of the Lyon Diet Heart Study. Circulation 99: 779–785

9. Rademacher C (2008): Die Dreidimensionale Lebensmittelpyramide. Ernährungs Umschau 57: 44–50

Gibt es „gesunde“ und „ungesunde“ Lebensmittel?

Gibt es Lebensmittel, die generell unserer Gesundheit zu- oder abträglich sind? Vom Zigarettenrauch und vom übermäßig zugeführten Alkohol wissen wir, beides kann uns schaden. Aber können wir mit der gezielten Zufuhr bestimmter Lebensmittel positive Gesundheitseffekte erzielen und bei deren regelmäßigem Verzehr eventuell unser Leben verlängern?

Lebens- und Genussmittel mit potenziell positiver und lebensverlängernder Wirkung

Es ist nicht immer leicht, die sinnvollen und guten Ratschläge der Fachgesellschaften einzuhalten. Man denke nur an Menschen, die berufsbedingt viel unterwegs sind und damit auf sog. Außer-Haus-Verpflegung angewiesen sind, eine unregelmäßige Arbeitszeit haben oder ihre Einkäufe nur von Zeit zu Zeit erledigen können. Selbst ein „fünfmal täglicher“ Obst- und Gemüseverzehr ist kaum realisierbar. Der Gesundheitsbewusste fragt sich daher, kann ich nicht mit kleineren Veränderungen meiner Ernährungs- und ***Lebensweise*** etwas Positives für meine Gesundheit tun, und vielleicht auch damit einen lebensverlängernden Effekt erzielen?

Tatsächlich gibt es eine ganze Reihe von Lebensmitteln, die - regelmäßig verzehrt - positive Effekte auf unsere Gesundheit haben. Sie sind heute meist ganzjährig und oft kostengünstig erhältlich, können ohne Schwierigkeiten verzehrt werden und sind zudem schmackhaft. Zu ihnen gehören neben Obst und Gemüse auch probiotischer Jogurt, Nüsse, dunkle Schokolade, grüner und schwarzer Tee. Positiv können sich auch die Verwendung von Oliven- oder Rapsöl im Küchenbereich und der mäßige Genuss von Alkohol auswirken.

Früchte und Nüsse mit positiven Wirkungen auf die Gesundheit

Nüsse

Für den regelmäßigen Verzehr von Nüssen werden zunehmend positive gesundheitliche Wirkungen mitgeteilt. Ein regelmäßiger Nussverzehr kann bereits viel zur Verhinderung von arteriosklerotischen Erkrankungen beitragen. Bei Frauen sanken bei einem Verzehr von 30 g Nüssen an fünf Tagen in der Woche (verzehrt wurden Walnüsse, Mandeln, Erdnüsse oder Pistazien) die Infarktraten um 35 %. Vor allem Walnüsse sind in den Blickpunkt des Interesses gerückt. Für den positiven Effekt gilt die enthaltene alpha-Linolensäure, eine omega-3-Fettsäure, als mitursächlich. Sie ist den so genannten Fischölfettsäuren ähnlich.

Walnüsse haben unter den Nüssen mit 6 g/100 den höchsten Gehalt an omega-3-Fettsäuren. Pistazien und Haselnüsse enthalten nur geringe Mengen und Erdnüsse und Mandeln keine omega-3- dafür jedoch reichlich einfach ungesättigte ***Fettsäuren***.

In einer noch nicht abgeschlossenen multizentrischen Studie in Spanien wurden 9 000 Herzinfarkt- und Schlaganfall-Risikopatienten über vier Jahre beobachtet. Ihnen wurde empfohlen, eine Mittelmeerkost (● Kap. 38) einzuhalten, die mit Olivenöl und/oder Nüssen, vor allem Walnüssen, angereichert wurde. Erste Auswertungen ergaben ein um 50 % reduziertes Risiko für ein weiteres Fortschreiten der Herz- und Gefäßerkrankungen.

Nüsse können auch bei Patienten mit metabolischem Syndrom zur Verbesserung des Glukosestoffwechsels beitragen. Auch das Risiko für einen Diabetes mellitus Typ 2 und das Risiko für Sekundärkomplikationen des Diabetes mellitus können sinken. Aufgrund weiterer Inhaltsstoffe unterstützen Nüsse die

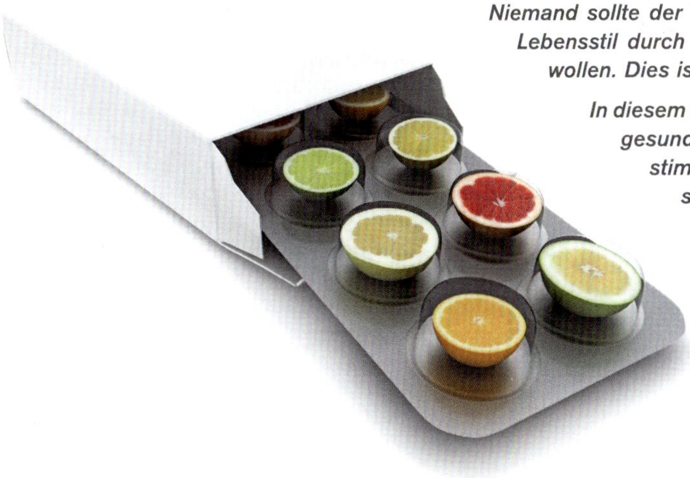

Niemand sollte der Versuchung erliegen, einen ungesunden Lebensstil durch „gesunde Lebensmittel" ausgleichen zu wollen. Dies ist nicht möglich.

In diesem Kapitel geht es eher um die Frage, welche gesundheitlichen Wirkungen mittlerweile für bestimmte Lebensmittelgruppen nachgewiesen sind und wie man diese im Rahmen einer abwechslungsreichen und vollwertigen Ernährung berücksichtigen kann.

Reparatur von Schäden an der Erbsubstanz DNA und verhindern eventuell auf diese Weise, dass Krankheiten entstehen. Die Datenlage zu diesen Effekten ist allerdings noch nicht eindeutig. Möglicherweise aber schützt der regelmäßige Verzehr von Walnüssen auch vor der Entstehung bestimmter Krebserkrankungen.

Auch wenn teilweise behauptet wird, dass die mit Nüssen zusätzlich zugeführte Energiemenge nicht zu einer Gewichtszunahme führe, sollte man den Energiegehalt von Nüssen im Tageskostplan berücksichtigen. Immerhin beträgt er ca. 200 kcal bei 30 g (660 kcal/100 g). Positive Effekte auf den Serum-Cholesterinspiegel werden bei erhöhten und normalen Werten ab einem täglichen Nussverzehr von 50–100 g/Tag mitgeteilt, das sind dann bereits Energiemengen, die einer kompletten Mahlzeit entsprechen.

Kauft man ungeknackte Walnüsse, sollte man darauf achten, dass sie nach der Ernte luftig und trocken gelagert wurden. Nur so wird Schimmelbefall und die Bildung der hochgradig krebserregenden Aflatoxine (● Kap. 6) verhindert. Kleinere Mengen für den Hausgebrauch trocknet man in luftdurchlässigen Netzen. Ungeknackte, gut getrocknete Nüsse sind mehrere Monate, kommerziell verarbeitete, versiegelt verpackte Walnusskerne etwa ein Jahr haltbar.

Unabhängig von der Ernährungsweise erreicht man bereits viel, wenn man das Rauchen einstellt, auf ein akzeptables Körpergewicht achtet und die **Lebensweise** im Alltag bewusster gestaltet. Treppen steigen statt Fahrstuhl benutzen, das Auto nicht vor dem Eingang zum Supermarkt abstellen, sondern in einiger Entfernung und aus dem Bus ein bis zwei Haltestellen vor der üblichen Haltestelle aussteigen.

Der Anteil der einzelnen **Fettsäuren** ist in den einzelnen Nussarten höchst unterschiedlich. Allen Nüssen gemeinsam ist ein hoher Fettgehalt. Er variiert und beträgt bei frischen Nüssen ca. 40 % und bei getrockneten bis zu 60 % des Gewichts. Walnüsse enthalten, abgesehen von der Paranuss, mehr Energie als alle anderen handelsüblichen Nüsse.

Walnüsse gelten aufgrund ihres hohen Gehaltes an omega-3-Fettsäuren als besonders günstig. Verzehrfertig geschälte Nüsse sind heute ganzjährig erhältlich.

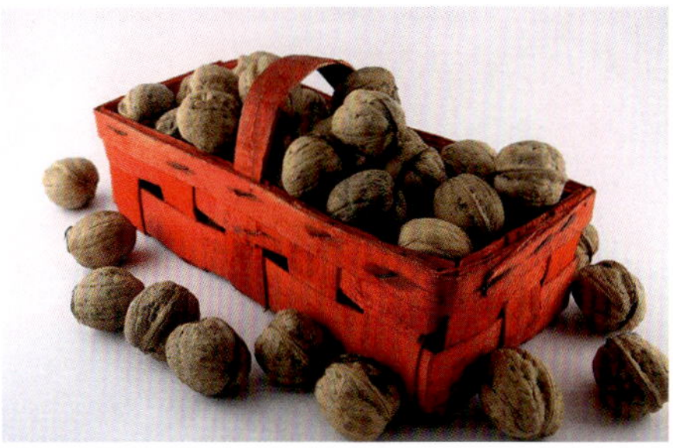

Cranberries

Cranberries (Vaccinium macrocarpon, Fam. Heidekrautgewächse) werden in jüngster Zeit vor allem in Form von Saft oder getrocknet in den Supermärkten angeboten. Sie werden in den Feuchtgebieten Nordamerikas angebaut, ähneln der Preiselbeere und der Moosbeere, sind aber nicht mit ihnen identisch. Cranberries schmecken leicht herb und typisch fruchtig und enthalten reichlich Antioxidanzien in Form von Polyphenolen und Flavonoiden (● Kap. 24).

Es gibt zahlreiche positive Mitteilungen zum Cranberry-Verzehr. Manche stützen sich allerdings lediglich auf Laborergebnisse. Der wohl bekannteste und erwiesene Effekt ist eine Schutzfunktion vor Harnwegsinfekten: Regelmäßiger Cranberry-Verzehr reduzierte bei Frauen die Rate von Harnwegsinfekten um bis zu 50%. Cranberries schützen die Blasenschleimhaut offensichtlich vor dem Anheften von Kolibakterien. Um einen Schutz zu erzielen, wird der morgendliche und abendliche Verzehr empfohlen.

Regelmäßiger Cranberry-Verzehr soll die Bildung von Zahnbelag verlangsamen, vor der Infektion mit dem so genannten Magenkeim (Helicobacter pylori) und vor Virusinfektionen schützen. Die enthaltenen Antioxidanzien lassen die Blutwerte des HDL-Cholesterins ansteigen und senken das LDL-Cholesterin.

Cranberry-Ernte in den USA: Die Früchte werden zur Vorreinigung gewässert.

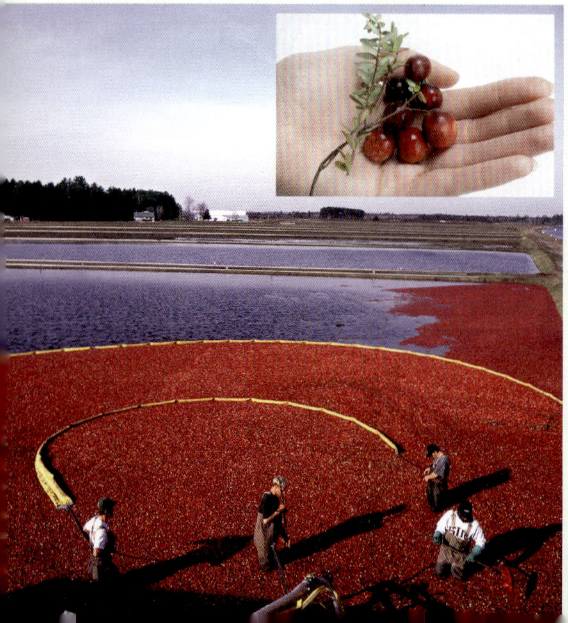

Nicht unproblematisch: Noni-Früchte

Produkten aus Noni-Früchten werden gesundheitsfördernde und heilende Effekte nachgesagt. Die Früchte stammen von einem eher mit den Zitrusfrüchten verwandten Rötegewächs (Noni; Morinda citrifolia). Es wird in Deutschland fälschlicherweise auch als indischer Maulbeerbaum bezeichnet.

Noni-Produkte gelten als neuartige Lebensmittel, die nach der Novel-Food-Verordnung zugelassen werden müssen.

Bei Diabetes mellitus, Arthritis, Übergewicht, Depressionen und bei Krebs sollen sie positiv wirken. Ursächlich sei nach Aussagen der Anbieter das enthaltene Xeronin. Dieser Stoff ist in der Pharmazie unbekannt, die diskutierten Wirkungen sind spekulativ und unbewiesen.

Es wurden mehrere Fälle akuter Leberschädigung mitgeteilt, für die allerdings nicht die Noni-Produkte, sondern Verunreinigungen ursächlich waren. Nach einem vorläufigen Verbot für Noni-Saft wegen „Nichtwirksamkeit" des Produktes gestattete die Europäische Kommission 2003 schließlich das Inverkehrbringen von Noni-Saft. Bedingung war, dass die Produkte pasteurisiert und Werbeaussagen zur gesundheitsfördernden Wirkung unterlassen werden.

Auf dem Etikett des Erzeugnisses selbst oder im Zutatenverzeichnis der Fruchtsaftgetränke, die das Erzeugnis enthalten, muss nach der Richtlinie 2000/13/EG die Bezeichnung „Noni-Saft" oder „Morinda citrifolia-Saft" erscheinen.

Das Bundesinstitut für Risikobewertung (www.bfr.bund.de) weist darauf hin, dass in der EU bisher nur der Saft der Noni-Frucht zugelassen ist. Die über das Internet angebotenen Noni-Produkte wie Kapseln, Tees oder Extrakte sind weder gesundheitlich bewertet noch von der Europäischen Kommission zugelassen worden.

Sojaprodukte

Auch für Soja wird ein positiver Einfluss auf unsere Gesundheit diskutiert. Sojaprotein bietet dem, der kein Fleisch mag oder es aus Gründen der Gesundheit ablehnt, die Möglichkeit eines Fleischersatzes. Auch als Milchersatz wird es angeboten. Bekannte Sojaprodukte sind Tofu, Sojamilch und Sojasauce. Neben Milch und Eiern kann Sojaprotein als biologisch hochwertiges Protein genutzt werden.

Die Sojabohne gehört zu den Hülsenfrüchten (Leguminosen). Es ist eine Ölpflanze, die neben ca. 17 % Öl auch etwa 39 % Eiweiß enthält. Wie alle pflanzlichen Produkte enthält Soja kein Cholesterin und nur wenig gesättigte Fettsäuren.

Den in der Sojabohne enthaltenen sekundären Pflanzenstoffen, insbesondere den ***Isoflavonen***, werden positive Effekte zugeschrieben. Frauen mit Hitzewallungen in der Menopause können versuchen, durch den Verzehr von Sojaprodukten die Beschwerden zu verringern. Es ist noch umstritten, ob die Isoflavone im Soja, insbesondere das Genistein, auch eine knochenschützende Wirkung haben.

Hersteller von Sojaprodukten für den menschlichen Verzehr verwenden keine gentechnisch veränderten Sojabohnen oder Bohnen, die in Regenwaldgebieten angebaut wurden.

Pflanzliche Öle und Fischöle

Oliven- und Rapsöl

Nichts ist schwieriger, als eingefahrene Verhaltensweisen zu ändern. Hat man doch innerhalb vieler Jahre gelernt, dass Fette mit fester Konsistenz bequem zu transportieren, aufzubewahren, lange haltbar und küchentechnisch einfach zu handhaben sind. Bezüglich gesundheitlicher Aspekte sah man die Menge und weniger die Art verzehrten Fettes als bedeutsam an.

So wundert es nicht, dass Olivenöl und in unseren Breiten auch Rapsöl in der Küche bislang kaum verwendet wurden: In einem deutschen Haushalt werden pro Kopf und Jahr

Goji-Beeren – häufig pestizidbelastet

Goji-Beeren (die auch als Wolfsbeeren bezeichneten Früchte des gemeinen Bocksdorns aus der Familie der Nachtschattengewächse) sehen aus wie längliche Hagebutten (getrocknet wie rote Rosinen) und schmecken fruchtig-herb, ähnlich wie Cranberries. Sie werden zunehmend als getrocknete Beeren im Müsli oder in Nussmischungen auch bei uns angeboten. Goji Beeren haben Bedeutung in der traditionellen Chinesischen Medizin. Ein regelmäßiger Verzehr soll positive gesundheitliche Aspekte haben und ein jugendliches Aussehen bewirken.

Der Anbau erfolgt in Asien, vor allem in China. Sie gelten als extrem pestizidbelastet. Insgesamt wurden 24 unterschiedliche Pestizide nachgewiesen. In 93 % der Proben wurden noch 2010 die Höchstmengen überschritten. Vom regelmäßigen Verzehr ist deshalb zur Zeit abzuraten. Öklogisch angebaute Goji-Beeren dagegen wiesen lediglich Pestizidspuren auf und waren nicht zu beanstanden.

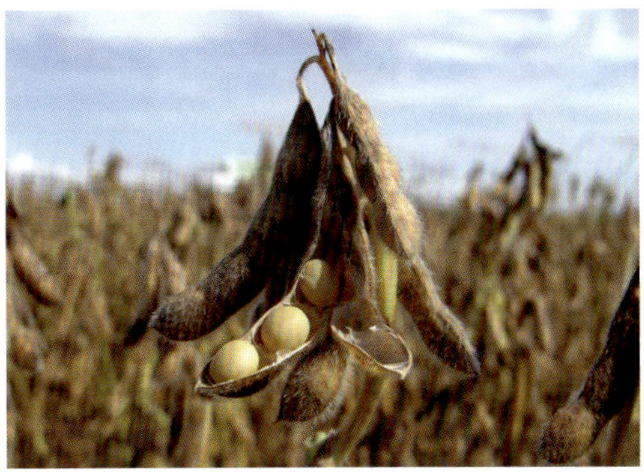

Wer kein Fleisch mag, kann mit Soja-Produkten (Soja-„Milch“, Tofu etc.) biologisch hochwertiges Protein zuführen. Gleichzeitig nimmt er **Soja-Isoflavone** auf, die offensichtlich eine Reihe positiver Eigenschaften haben. Die Einnahme von Soja-Isoflavonen in Kapselform ist nicht zu empfehlen.

durchschnittlich 0,5 l Olivenöl verbraucht, in Spanien dagegen 11,5 l.
Olivenöl enthält reichlich einfach ungesättigte Fettsäuren. Sie senken das Serum-Cholesterin, vor allem das „schlechte" LDL-Cholesterin, während das „gute" HDL-Cholesterin gleich bleibt oder nur geringfügig gesenkt wird. Reichlich einfach ungesättigte Fettsäuren machen das LDL-Cholesterin bezüglich einer Oxidation stabiler und schützen so die Gefäßwand vor arteriosklerotischen Ablagerungen.
In unseren Breiten könnte anstelle von Olivenöl vermehrt Rapsöl verwendet werden. Der ursprünglich schlechte Geschmack war durch den Gehalt an ***Erucasäure*** bedingt. Zwischenzeitlich wurden Rapssorten gezüchtet, die nur noch wenig Erucasäure enthalten. Im Handel erhältliches Öl ist deshalb heute geschmacklich deutlich besser.

Rapsöl eignet sich zum Kochen, Backen, Dünsten und Marinieren. Der Anteil an gesättigten Fettsäuren ist noch geringer und der Gehalt an einfach ungesättigten Fettsäuren etwas geringer, der Gehalt an der ernährungsphysiologisch günstigen alpha-Linolensäure höher als im Olivenöl. Alpha-Linolensäure, eine omega-3-Fettsäure, kann der Organismus in begrenztem Umfang in „Fischölfettsäuren" (Eicosapentaensäure [EPA] und Docosahexaensäure [DHA]) umwandeln. Wo immer möglich sollte heute einem dieser beiden ***Öle im Küchenbereich*** der Vorzug gegeben werden.

Fazit: Rapsöl kann aufgrund seines günstigen Verhältnisses von omega-3- zu omega-6-Fettsäuren zur vermehrten Aufnahme von omega-3-Fettsäuren beitragen. Es enthält außerdem - ähnlich dem Olivenöl - reichlich einfach ungesättigte Fettsäuren. Aufgrund seines Gehaltes an alpha-Linolensäure ist es in ernährungsphysiologischer Hinsicht günstiger als das Olivenöl zusammengesetzt, denn alpha-Linolensäure kann im begrenzten Umfang in „Fischölfettsäuren" (s. unten) umgewandelt werden. Seine Anwendung im Gesamtkonzept einer gesunden Ernährung, zum Beispiel im Rahmen einer mediterranen Kost, ist sinnvoll.

Was macht „Fischölfettsäuren" so wertvoll?

Wir wissen heute, dass in Grönland lebende Inuit (Eskimos) im Vergleich zu den in Dänemark lebenden und auch im Vergleich zu Mitteleuropäern deutlich seltener Herzinfarkte erleiden. Die Kost der Inuit ist kalorien-, fett- und cholesterinreich. Sie enthält reichlich tierisches Protein und kaum Ballaststoffe.
Eigentlich sind damit alle Voraussetzungen für ein rasches Auftreten der Arteriosklerose und damit auch des Herzinfarktes gegeben. Dies ist nicht der Fall. Das Besondere an der Kost der Inuit ist der hohe Gehalt an den omega-3-Fettsäuren Eicosapentaensäure (EPA) und Docosahexaensäure (DHA). Diese sind reichlich in fettem Seefisch enthalten (=Fischölfettsäuren).
Seefische, die in tiefem, kaltem Wasser leben, ernähren sich vor allem von Plankton. Er enthält diese Fettsäuren. Fische nehmen sie durch den Verzehr auf und speichern sie. Ver-

Erucasäure ist in größeren Mengen giftig. Speiseöle dürfen deshalb heute nicht mehr als 5 % Erucasäure enthalten.

Auch – hochwertiges – kaltgepresstes Oliven- und raffiniertes Rapsöl eignen sich zum **Frittieren und Braten** bis ca. 180 ° C. Qualitativ minderwertige Öle sind nicht so hitzestabil.

Die besonderen Geschmackseigenschaften hochwertiger – und meist teurer – kaltgepresster Öle kommen allerdings besser ohne Erhitzen, z. B. als Salatdressing, zur Geltung.

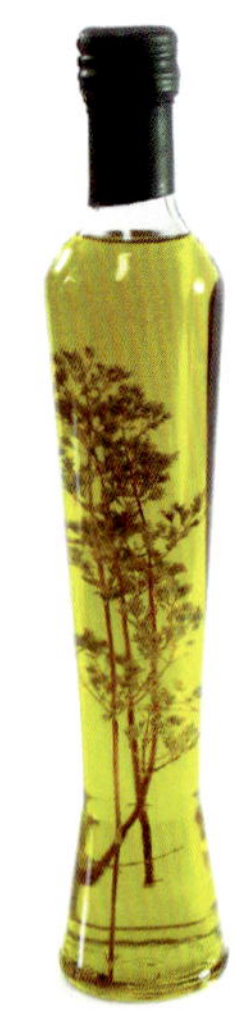

Aufgrund ihres hohen Gehaltes an einfach ungesättigten Fettsäuren sollte Oliven- und Rapsöl im Küchenbereich der Vorzug gegeben werden.
Rapsöl enthält zusätzlich die besonders wertvolle omega-3-Fettsäure alpha-Linolensäure.

zehren wir diese Fische, dann nehmen auch wir diese Fettsäuren zu uns. Besonders sog. Fettfische – Wildlachs, Makrele, Hering – sind wichtige Quellen für Fischölfettsäuren.

Aus den Fischölfettsäuren bildet der Organismus unter anderem die „gute“ Variante der sog. Eicosanoide (Prostacycline, Thromboxane und Leukotriene). Dies sind hormonähnliche Substanzen, die Entzündungprozesse hemmen und die Zusammenballung von Blutplättchen (Thrombozyten) verhindern und so die Fließeigenschaften des Blutes verbessern. Sie senken das schlechte LDL-Cholesterin, die Triglyceride und den Blutdruck. Die Mechanismen werden im Zusammenhang mit der Verminderung arteriosklerotischer Erkrankungen gesehen (● S. 185). Gleichzeitig sieht man in der ausreichenden Aufnahme von omega-3-Fettsäuren einen Schutzfaktor für das Auftreten von bösartigen Tumoren.

Soll nach einem Herzinfarkt ein erneuter Infarkt verhindert werden (Sekundärprävention), wirkt sich der erhöhte Verzehr von fettem Seefisch und Fischölsupplementen positiv aus. In der Lyon-Diet-Heart-Study senkte eine mit alpha-Linolensäure angereicherte mediterrane Kost innerhalb von vier Jahren die Sterblichkeit um 56%.

Wer nur unzureichend Fisch verzehrt, die vermehrte Versorgung mit omega-3-Fettsäuren aber anstrebt, kann auch Lebensmittel verzehren, die gezielt mit omega-3-Fettsäuren angereichert werden (z.B. entsprechende Margarinen, Salatsaucen, Teigwaren oder Milchprodukte, ● S. 185).

Omega-3- und omega-6-Fettsäuren und Fettverzehr

Auf die Bedeutung der unterschiedlichen Fettsäuren wurde bereits eingegangen (● Kap. 21). Vor allem im Raps-, Walnuss-, und Leinsamenöl ist die alpha-Linolensäure enthalten. Diese kann im begrenzten Umfang in „Fischölfettsäuren“ umgewandelt werden. Rapsöl enthält pro 100 g 9 g alpha-Linolensäure. Das Verhältnis von omega-3- zu omega-6-Fettsäuren liegt bei 2:1. Diese Zusammensetzung wird als ernährungsphysiologisch günstig angesehen.

Die vom Großteil der Bevölkerung zugeführte Gesamtfettmenge beträgt durchschnittlich 40% der Gesamtenergiezufuhr. Empfohlen wird die Senkung auf 30%. Es sollten weniger gesättigte (Fleisch, Wurst) und mehr einfach ungesättigte Fettsäuren (Raps-, Olivenöl) aufgenommen werden.

Außerdem ist die Menge der v.a. mit Fleisch und Wurst zugeführten omega-6-Fettsäuren (z.B. die entzündungsfördernde Arachidonsäure) zu hoch, die Menge an omega-3-Fettsäuren zu niedrig. Das Verhältnis von omega-6- zu omega-3-Fettsäuren sollte nämlich im Sinne einer gesunden Ernährung von derzeit 8–10:1 auf 5:1 geändert werden. Am besten erhöht werden kann die Zufuhr von Fischölfettsäuren mit dem Verzehr von (fettem)Seefisch (Hering, Makrele, Thunfisch, Wildlachs).

Fischart	EPA (mg/100g)	DHA (mg/100g)
Kabeljau	70	195
Hering	2040	680
Lachs	Gehalte bei Wildlachs > Zuchtlachs	
Makrele	630	1120

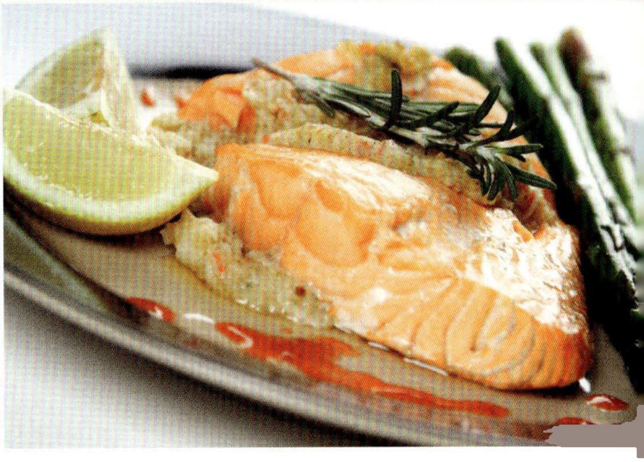

Was macht Fischölfettsäuren so wertvoll? Aus ihnen entstehen u.a. entzündungshemmend wirkende hormonähnliche Substanzen, die Eicosanoide. Diese senken das „schlechte“ LDL-Cholesterin, ohne das „gute“ HDL-Cholesterin zu beeinflussen. Besonders reich an Fischölfettsäuren ist fetter Seefisch (vgl. Tabelle). Ein zweimaliger Fischverzehr pro Woche ist Bestandteil einer gesunden Ernährung.

Positive Effekte von Tee und Kaffee

Grüner Tee

Die Lebenserwartung in Japan ist eine der höchsten weltweit. In Japan trinkt man reichlich grünen Tee. Von ihm sollen positive Effekte ausgehen. Grüner Tee enthält eine Reihe antioxidativ wirksamer Substanzen. Zumindest im Tierversuch konnte - bei richtiger Dosierung - mit grünem Tee ein lebensverlängernder Effekt erzielt werden.

Der aus gesundheitlicher Sicht wesentliche Bestandteil des grünen Tees ist das Catechin Epigallokatechingallat. Aufgrund der ***Herstellungsart*** ist der Anteil an Catechinen im grünen Tee ungleich höher als in den meisten anderen Teesorten.

Catechine sind Radikalfänger, die hoch aktive, reaktive Sauerstoffmoleküle (● Kap. 24) abfangen und unschädlich machen. Vermutlich hemmt das Catechin Epigallocatechingallat auch die Aktivität von eiweißspaltenden Enzymen, den Proteasen. Proteasen wiederum finden sich in den Tochtergeschwülsten von Tumoren. Epigallokatechingallat kann die außer Kontrolle geratene Zellteilung verhindern. Grünem Tee werden deshalb vor Tumoren schützende Eigenschaften zugeschrieben. Bei Bevölkerungsgruppen, die reichlich grünen Tee tranken, traten bestimmte Karzinome bis zu fünf Jahre später auf.

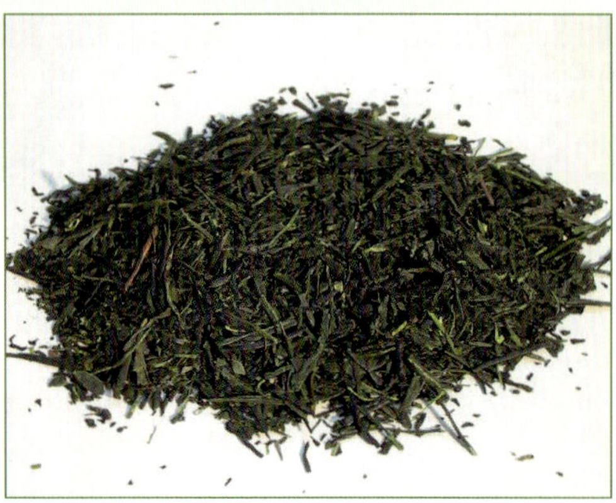

Zur **Herstellung** von grünem Tee erfolgt im Gegensatz zu den meisten anderen Teesorten keine gezielte Fermentation. Nach der Ernte wird der Tee in Eisenpfannen über dem Feuer gewelkt und dann getrocknet.

Schwarzer Tee

Spricht man von Tee, so meint man umgangssprachlich meist den schwarzen Tee oder Schwarztee. Die Teeblätter werden beim Schwarztee nach der Ernte in Weidenkörben geschüttelt. Dadurch werden sie teilweise verletzt und es tritt Pflanzensaft aus den Blättern aus. Der Luftsauerstoff bewirkt sodann chemische Reaktionen in diesen flüssigen Bestandteilen. Diesen Vorgang bezeichnet man als Fermentation. Nach der Fermentation behandelt man die Teeblätter mit Heißluft und trocknet sie. So entsteht die dunkle Farbe des Tees. Schwarzer Tee hat einen wesentlich geringeren Catechinanteil als grüner Tee.

Neben diesen beiden bei uns wohl bekanntesten Teearten gibt es eine Reihe weiterer höchst unterschiedlicher Teearten. Eigenschaften und Herstellungsart bestimmen meist die Namensgebung. In allen Tees aber finden sich antioxidativ wirksame Substanzen.

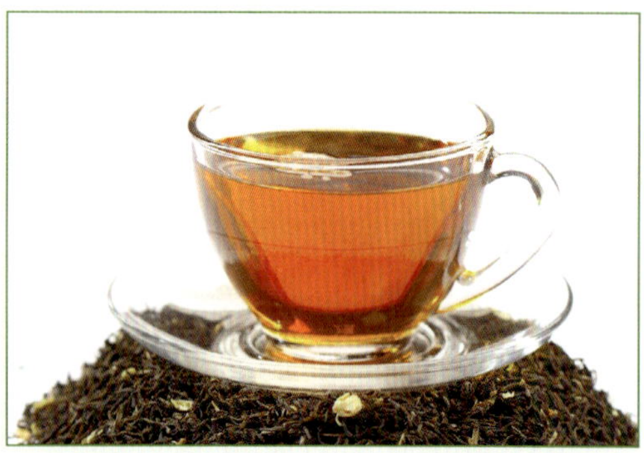

In Grün- und Schwarztee finden sich vergleichsweise hohe Fluoridgehalte. Dies könnte eine Rolle bei der Kariesprävention spielen. Allerdings ist hierbei auch die individuelle Zubereitung zu beachten: Stark gesüßter Tee oder die Zugabe von Zitronensaft können auch zur Schädigung des Zahnschmelzes führen.

Schwarztee vermindert die Aufnahme von Kalzium aus der Nahrung, von daher ist die Zugabe von Milch zum Tee evtl. günstig.

Weißer Tee enthält getrocknete Triebe von Spitzentees. In China schreibt man ihm eine blutdrucksenkende Wirkung zu. Oolong ist ein nur zum Teil fermentierter Tee. Der Gelbe Tee wird nur in China hergestellt. Puh-Erh Tee wird in Asien als Schwarztee bezeichnet. Er sieht in der Tasse farblich eher wie Kaffee aus. Die in ihm enthaltenen sekundären Pflanzenstoffe sind teilweise in höherer Konzentration als in anderen Grüntees enthalten. Pu-Erh-Tee soll Körperfett abbauen und das Serum-Cholesterin senken. Solche Effekte sind nicht wissenschaftlich nachgewiesen. Die Inhaltsstoffe werden teilweise auch in ***Kapselform*** angeboten.

Hibiskustee

Spricht man von positiven Teewirkungen, meint man meist grünen oder schwarzen Tee, höchst selten andere „Tees“, also Aufgüsse anderer Pflanzen. Dies könnte sich ändern: In den USA wurde 2008 das Ergebnis einer Studie veröffentlicht. 65 gesunde Männer und Frauen im Alter zwischen 30 und 70 Jahren mit einem systolischen Blutdruck zwischen 120 und 150 mm Hg tranken über sechs Wochen regelmäßig drei Tassen Hibiskustee. Der obere (systolische) Blutdruck sank durchschnittlich um 7,2 mm Hg, der untere (diastolische) um 3,1 mm. Hatten die Beteiligten einen erhöhten Blutdruck, war die Senkung noch eindrucksvoller. Hibiskustee enthält nicht nur Farbstoffe, die Anthocyane, sondern auch reichlich Antioxidanzien wie Flavone und Flavonoide. Die Autoren sehen im regelmäßigen Genuss von Hibiskustee einen Schutz vor der Arteriosklerose. Er schütze auch die Leber und verbessere die Immunabwehr. Nebenwirkungen fanden sich nicht und diese seien auch nicht zu erwarten. Aus Nigeria ist ein Getränk mit einem Äquivalent von 25 Tassen Hibiskustee bekannt. Auch hier sind keine Nebenwirkungen bekannt. Die Studie bedarf der Bestätigung durch größere Fallzahlen. Für den Gesundheitsbewussten, der weder grünen noch schwarzen Tee mag, ist der Genuss von drei Tassen Hibiskustee pro Tag aber eventuell eine Alternative.

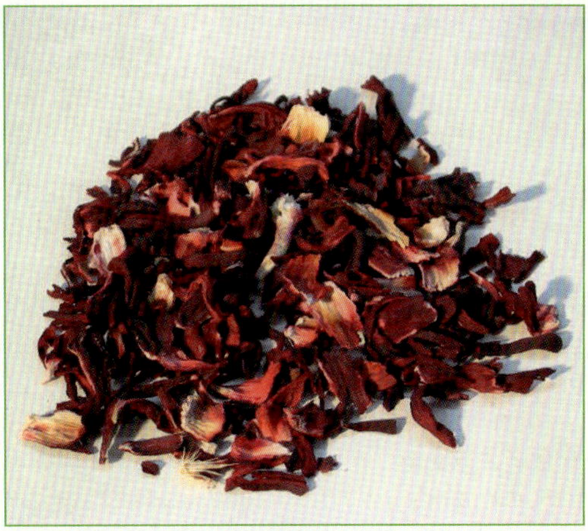

Das regelmäßige Trinken von Hibiskustee trägt zur Senkung des Blutdrucks bei und kann so der Entstehung von Arteriosklerose vorbeugen.

Die Verbraucherzentrale Nordrhein-Westfalen hat im Zusammenhang mit Puh-Erh-Tee-Konzentraten in **Kapselform** auf einen erhöhten DDT-Gehalt und die Höchstmengenüberschreitung von anderen Pflanzenschutzmitteln hingewiesen. Die Tee-Extrakte in Kapselform werden als Pseudoprodukte eingestuft. Eine schlank machende Wirkung bestehe nicht.

Dem schwedischen König Gustav III. (1746–1792) sagt man nach, er sei von der Giftwirkung des Kaffees überzeugt gewesen. Er wollte diese beweisen: Zwei zum Tode verurteilte Häftlinge wurden begnadigt. Ein Häftling musste täglich Tee, der andere Kaffee trinken. Beide überlebten den König und die betreuenden Ärzte. Angeblich seien beide erst im hohen Alter verstorben und der Kaffeetrinker mehrere Jahre später als der Teetrinker. Papst Clemens VIII. (1536–1605) dagegen lobte den Kaffee über alle Maßen. Er fand ihn so köstlich, dass er es als Sünde ansah, „ihn den Ungläubigen zu überlassen". Er wolle den Trank taufen und ihn zu einem „wahren Christengetränk" machen.

In unseren Breiten gibt es wohl kein beliebteres Getränk als Kaffee. Diskussionen um die Frage einer gesundheitsschädigenden Wirkung von Kaffee reißen jedoch nicht ab. In jüngster Zeit wird aber auch eine gesundheitsfördernde Wirkung des Kaffees diskutiert.

Vom Nationalinstitut der USA für Herz, Lungen und Blut wurde 2003 die Empfehlung zurückgenommen, nach der Patienten mit hohem Blutdruck höchstens moderate Mengen Kaffee trinken sollten. Hinweise auf einen Zusammenhang zwischen Kaffeekonsum und hohem Blutdruck hatten sich nicht ergeben. Eine Studie aus den USA von 2005 sieht im Kaffee die wichtigste Antioxidanzien-Quelle in der Alltagsernährung. Der tägliche Genuss von mehr als zwei Tassen Kaffee oder Tee soll die Wahrscheinlichkeit für chronische Lebererkrankungen deutlich reduzieren.

Für koffeinhaltigen Kaffee ergab sich kein negativer Effekt auf Stoffwechselparameter, während unter entkoffeiniertem Kaffee diese zum Teil negativ beeinflusst wurden. Autoren einer finnischen Studie fanden bei Männern, die überhaupt keinen Kaffee tranken, sogar eine erhöhte Sterblichkeit.

Die belebende Wirkung des Kaffees wird bedingt durch seinen Koffeingehalt. Pro Tasse Filterkaffee nehmen wir etwa 80–120 mg Koffein auf. Viele kleine, über den Tag verteilte Schlucke sind für die konzentrationsfördernde Wirkung besser als eine große Tasse Kaffee am Morgen. Wie lange Koffein wirkt und wie rasch es abgebaut wird, ist genetisch mitbedingt und hängt auch von der Leberfunktion ab.

Die meisten Menschen kennen die unangenehmen Begleiterscheinungen nach übermäßigem Kaffeekonsum: schneller Puls, hochroter Kopf, Unruhe, allgemeine Nervosität, Schlaflosigkeit. Bei einer sehr hohen Koffeindosis (≥6 Tassen Kaffee) kann die Konzentration sogar negativ beeinflusst werden: Schwierige Denkaufgaben können nur schwerer bewältigt werden.

Zunächst wirkt Kaffee sogar beruhigend. Begibt man sich spätestens 15 Minuten nach abendlichem Kaffeegenuss zur Ruhe, schläft mancher besser ein. Diese anfänglich schlaffördernde Wirkung von Kaffee wurde früher gerne bei unruhigen und verwirrten älteren Menschen auch im Klinikalltag genutzt. Eine Tasse starker Kaf-

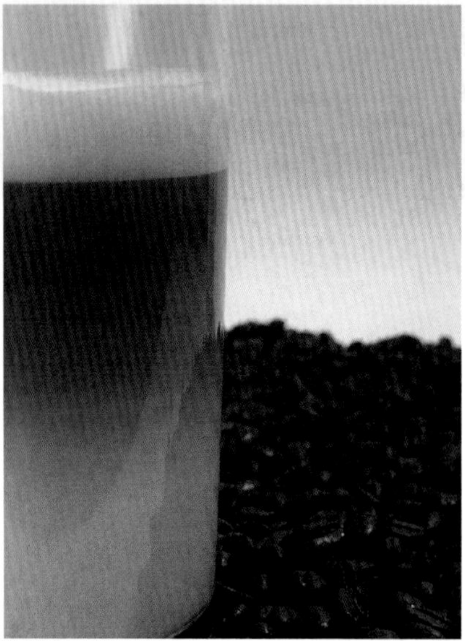

Auch wenn der Konsum etwas rückläufig ist: Kaffee bleibt – nicht zuletzt aufgrund neuer Zubereitungsarten – der Deutschen liebstes Getränk.
In normalem Umfang genossen (2–3 Tassen täglich), ist Kaffee nach derzeitigem Forschungsstand nicht nur unproblematisch, er trägt sogar bedeutend zur Zufuhr von antioxidativ wirkenden Polyphenolen bei.

fee beseitigte hier die nächtlichen Unruhezustände und förderte das Einschlafen.
Wiederholt wurde behauptet, Kaffee entziehe dem Organismus Wasser. Die wassertreibende (diuretische) Wirkung von Kaffee hält aber nur kurz an und wird durch Gegenregulationsmechanismen (Ausschüttung des Hormons Vasopressin) rasch beendet. Kaffee kann deshalb wie jedes andere Getränk in die tägliche Flüssigkeitsbilanz einbezogen werden.
Selbst mäßiger Kaffee-, aber auch Teekonsum kann, bei entsprechender Neigung, zu Sodbrennen führen. Kaffee regt die Produktion von Magensäure an und führt zum Zusammenziehen der Gallenblase. Empfindliche Personen sollten deshalb die für sie noch verträgliche Menge kennen.

Schokolade

Schokoladenfreunde können sich freuen: Auch der mäßige Verzehr von Bitterschokolade hat positive gesundheitliche Aspekte. Herbere, dunkle Schokoladensorten haben einen hohen Kakaoanteil. In der Bitterschokolade liegt der Kakaoanteil bei über 70 % und kann bei so genannten Edel-Bitterschokoladen bis zu 99 % betragen. Im Gegensatz zur Milchschokolade ist keine oder nur eine geringe Menge Milch enthalten. Milchschokolade enthält weniger und weiße Schokolade überhaupt keinen Kakao.

Wissenschaftliche Arbeiten belegen positive gesundheitliche Effekte der dunklen bzw. Bitterschokolade. Kakao enthält über 400 unterschiedliche Inhaltsstoffe. Zu ihnen gehören die antioxidativ wirksamen Polyphenole und Flavonoide. Sie können das Risiko für eine Koronare Herzerkrankung senken. In einer halben Tafel Schokolade finden sich in etwa so viele antioxidative Substanzen wie in einem Glas Rotwein. Das Fett in der Schokolade, die Stearinsäure, beeinflusst das Serum-Cholesterin nicht negativ. Regelmäßiger Schokoladenverzehr senkt den Blutdruck, erhöht das gute HDL-Cholesterin und verhindert die Oxidation des schlechten LDL-Cholesterins. Regelmäßiger Verzehr von Bitterschokoladen kann so dem Entstehen der Arteriosklerose entgegenwirken.

Schokolade ist auch sonst ein interessantes Nahrungsmittel: Sie versorgt den Organismus mit Tryptophan, einer Substanz, aus der Serotonin gebildet werden kann. In der dunklen Jahreszeit kann dies einer depressiven Stimmungslage entgegenwirken.
Allerdings sollte der Energiegehalt nicht vergessen werden. Eine 100-g-Tafel enthält ca. 500 kcal. Die Fettmenge liegt bei 30 g pro Tafel. Die tägliche Verzehrsmenge sollte deshalb auf 20–40 g beschränkt werden. Bevorzugt werden sollten Sorten mit einem Kakaoanteil von 70 % und mehr.

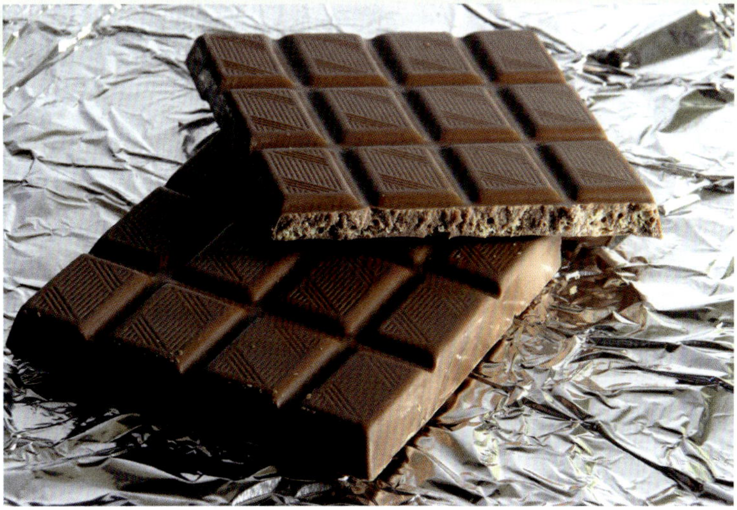

Insbesondere schwarze (Bitter-)Schokolade enthält reichlich Polyphenole. Das in der Schokolade enthaltene Fett (mit Stearinsäure) verhält sich in Bezug auf den Fettstoffwechsel neutral. Aber: Schokolade enthält auch reichlich Kalorien!

Alkohol und das French Paradox

Zweifellos wird in Deutschland zu viel Alkohol getrunken. Jeder Bundesbürger - vom Säugling bis zum Greis - trinkt rein statistisch durchschnittlich 10,1 l reinen Alkohol pro Jahr. Die Folgen zu hohen Alkoholkonsums sind katastrophal: körperliche und psychische Abhängigkeit, Schädigungen an nahezu allen Organsystemen, vor allem an Leber und Bauchspeicheldrüse, und circa 40 000 Tote jährlich (● Kap. 12).

Und dennoch gibt es auch positive, der Gesundheit förderliche und das Leben verlängernde Aspekte eines ***mäßigen Alkoholkonsums***.

Das French Paradox – Was ist das?

1991 ging das „Französische Paradoxon" (French Paradox) durch die Presse. Was ist der Hintergrund? Obwohl Franzosen reichlich und fettreich essen, glichen ihre Cholesterin-Werte in etwa denen der Menschen aus anderen Ländern. Sie alterten beim Vergleich zu diesen langsamer und hatten niedrigere Infarktraten. Im Schnitt leben Franzosen 3 Jahre länger als Deutsche oder Amerikaner.

Der Effekt wurde auf den regelmäßigen Rotweinkonsum zurückgeführt. Als ursächlich galt - neben dem Alkohol - das im Rotwein enthaltene Resveratrol. Die Diskussion um diesen zu den Polyphenolen zählenden Inhaltsstoff ist nicht abgeschlossen. Befunde zu positiven Wirkungen werden zwischenzeitlich angezweifelt. So ergab eine Studie an 38 000 Mitarbeitern des amerikanischen Gesundheitssystems lediglich für Bier, nicht aber für Wein, ein herabgesetztes Infarktrisiko. Die positiven Wirkungen werden heute dem Alkohol selbst, und nicht dem ***Resveratrol*** zugeschrieben.

Sollte man Rotwein gegenüber anderen Alkoholika bevorzugen?

Wenn Sie gerne Rotwein trinken - ja. Für den, der aus gesundheitlichen Gründen Alkohol trinkt, ist es allerdings wohl unerheblich, ob 10–20 g Alkohol am Tag als Wein, Bier oder Schnaps getrunken werden.

Auch der Zeitpunkt des Alkoholkonsums scheint eine Rolle zu spielen. Besonders empfehlenswert ist die Aufnahme zu den Mahlzeiten.

Neuauflage des French Paradox mit oligomeren Procyanidinen (OPC)?

Neuere Untersuchungen sehen in einer bestimmten weiteren Gruppe von Polyphenolen, die in einigen wenigen Rotweinsorten in hoher Konzentration vorhanden sind, die Ursache für positive Effekte.

In Nuoro, einer Stadt in Sardinien, wird in den Bergen die Tannattraube angebaut. Der Wein enthält gut viermal soviel Polyphenole wie andere Rotweine. Hauptwirkstoff in diesem Wein ist das Procyanidin. Bewohner von Nuoro gelten als langlebig. Die Ursache wird im regelmäßigen Genuss des reichlich oligomere Procyanidine enthaltenden Rotweins gesehen. Bei solch kleinen Bevölkerungsgruppen ist die Verallgemeinerung solcher Befunde je-

Männer hatten bei einem **Alkoholkonsum** von 20 g Alkohol (Frauen ca. 10 g) pro Tag sogar eine höhere Lebenserwartung.

20 g Alkohol sind enthalten in etwa 0,5 l Bier oder 0,25 l Wein oder 0,06 ml Weinbrand.

Menschen, die wenig (!) Alkohol trinken, leben den Ergebnissen einer neueren Metaanalyse zufolge länger als abstinente Personen oder Vieltrinker.

Resveratrol steht weiterhin im Blickpunkt industrieller Forschungen.

Außer im Rotwein findet es sich natürlicherweise in der Schale von Weintrauben und in einer Reihe weiterer Früchte. Es gibt zwischenzeitlich Bestrebungen, die Substanz – in Kapseln verpackt – zu vermarkten.

doch problematisch: Hier können auch genetische Ursachen eine verstärkte Rolle spielen.

Oligomere Procyanidine, abgekürzt *OPC* kommen in Traubenkernen, der Schale und dem Laub roter Trauben, in der roten Hülle der Erdnüsse, in Kokosnüssen und in Äpfeln vor. OPC wirken antioxidativ und können freie Radikale unschädlich machen (● Kap. 24). Im Vergleich zu Vitamin C hatten sie eine 18-fache und im Vergleich zu Vitamin E eine 50-fache antioxidative Wirkung.

Resveratrol oder OPC? Nicht abschließend geklärt ist die Frage, welche Inhaltsstoffe roter Trauben – neben dem Effekt des Alkohols an sich – für die gesundheitsfördernden Wirkungen von Rotwein verantwortlich sind.

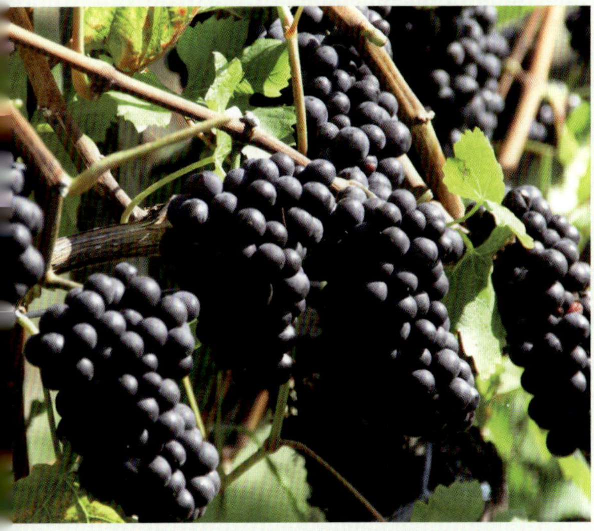

OPC werden bereits als Nahrungsergänzungsmittel auf den Markt gebracht. Das Bayerische Landesamt für Gesundheit und Lebensmittelsicherheit stuft sie als Stoffe ein, die den Lebensmittel-Zusatzstoffen gleichgestellt sind. Verlässliche wissenschaftliche Studien über eine signifikante Wirkung auf den menschlichen Organismus fehlen bislang, eine pharmakologische Wirksamkeit gilt daher als nicht belegt. Sie sind bisher nicht zugelassen.

Fazit für den Alltag

Für gesunde Männer werden heute bis zu 20 g Alkohol am Tag als gesundheitlich unbedenklich angesehen, für Frauen gelten 10 g Alkohol pro Tag als gesundheitlich verträglich. Gelegentlich werden für den Mann auch 30 g pro Tag als noch tolerabel angegeben, obwohl sich in epidemiologischen Studien hier bereits gering erhöhte Tumorraten fanden.

Keinesfalls dürfen die Richtwerte als Ermunterung zum regelmäßigen, täglichen Alkoholgenuss angesehen werden, denn die Gefahr des Abgleitens in die Alkoholkrankheit ist auch hier gegeben.

Wie sollte man sich verhalten, falls man Alkohol gar nicht mag? Ist es aus rein gesundheitlichen Gründen angebracht, mit dem täglichen Alkoholkonsum zu beginnen? Keineswegs. Es gibt genügend andere Möglichkeiten zu einer gesunden und damit lebensverlängernden Lebensweise. Ein derartiges Verhalten würde mit dem Risiko des Auftretens einer Alkoholkrankheit einhergehen.

Die Einnahme von Resveratrol oder oligomeren Procyanidinen in Kapselform ist nicht zu empfehlen. Ob die traditionell hergestellten Nuoro-Weine tatsächlich die Langlebigkeit der Bevölkerung erklären, muss offen bleiben. Nur wenigen dürfte es überhaupt gelingen, diese Weine zu erwerben.

Pizza – ein gesundes Lebensmittel?
Gibt es auch ein italienisches Paradox?

Nach dem französischen Paradox hatte es den Anschein, als gäbe es auch ein „italienisches Paradox“: In einer Studie in Mailand befragte man 507 Patienten im Alter von 25 bis 79 Jahren nach einem überstandenen Herzinfarkt nach ihren Lebensgewohnheiten. Als Kontrollen dienten 487 Personen ohne Infarktereignis.

Hatte man pro Woche zweimal 200 Gramm oder mehr Pizza verzehrt, sank die Infarktwahrscheinlichkeit um 66 %. Auch nach einem überstandenen Infarkt ergab sich ein positiver Effekt beim Pizza-Verzehr. Die Rate der Angina-pectoris-Beschwerden war bei Pizza-Essern deutlich niedriger. Zwischenzeitlich wurde in der Laienpresse für den Pizza-Verzehr ein vor Tumoren schützender Effekt diskutiert. Hierbei handelt es sich um eine reine Spekulation.

Ob tatsächlich der Verzehr von *Pizza* oder eine damit verbundene andere Lebensweise die Ursache für die damaligen Ergebnisse waren, muss offen bleiben. Seit den 1970er Jahren hat sich auch in Italien die Ernährungsweise drastisch verändert. Wie in den übrigen europäischen Ländern und den USA findet man auch in Italien zunehmend Fast-Food-Restaurants.

Die jüngere Generation vieler Mittelmeerländer praktiziert die früher übliche mediterrane Kost (● Kap. 38) kaum noch. In den Regalen der Geschäfte findet man reichlich importierte Nahrungsmittel. Cerealien werden weniger, Nahrungsmittel mit tierischem Eiweiß und Fett werden mehr verzehrt. Allein der Fettverzehr verdoppelte sich nahezu und die Kost wurde damit energiedichter. Gleichzeitig nahm die körperliche Aktivität drastisch ab. Dies führte zum Anstieg Übergewichtiger und Adipöser.

Es gab aber auch positive Veränderungen. Man aß mehr Obst als die Vorgängergeneration und führte damit mehr Vitamin C, Beta-Carotin und andere Pflanzeninhaltsstoffe zu. Seit 1960 hat sich auch der Tomatenkonsum fast verdoppelt. Offensichtlich überwiegt der Einfluss positiver Verhaltensweisen, denn seit 1960 sank die Anzahl der Herz-Kreislauf-Erkrankungen. Sicher kann dies nicht mit einem zunehmenden Pizza-Verzehr erklärt werden. Ursächlich für das italienische Paradox dürften die vermehrt zugeführten Antioxidanzien und die bessere medizinische Versorgung sein. Seit 1980 erkennt man in Italien auch insgesamt einen Trend zur gesunden Ernährungs- und Lebensweise.

Fazit für den Alltag: Pizza ist in unseren Breiten kein Bestandteil einer gesunden Ernährung. Sie ist kalorien- und fettreich (tierisches Fett). Sie schmeckt zwar gut, man sollte sie aber allenfalls gelegentlich verzehren.

Die traditionelle italienische Pizza ist kein Fast-Food-Artikel. Sie enthält pro 100 g etwa 290 kcal (ca. 50 g Kohlenhydrate, 20 g Tomatensauce, 20 g Mozarella-Käse, 4 g Olivenöl und 2 g Hefe). Wenn ein Belag mit (nicht gepökelter) Wurst bzw. Schinken hinzukommt, ist dieser nur dünn.

Als Portionsgröße gelten etwa 300 g.

Eine durchschnittliche deutsche Tiefkühl-„Fertigpizza“ liegt beim Energiegehalt etwa gleichauf, enthält jedoch mehr Fett und weniger Kohlenhydrate.
Produkte von Schnellrestaurants haben teilweise Rezepturen mit erheblich höherem Anteil an (tierischen) Fetten: „Double Cheese, crispy cheese“ etc.

Auch Bill Clinton ist angeblich Pizza-Fan. Als Folge der Arteriosklerose hat er allerdings bereits eine Operation an mehreren Herzkranzgefäßen hinter sich.
Pizza ist in den USA und in Nordeuropa ein Fast-Food Artikel und man ist hier noch weit von einer mediterranen Lebensweise entfernt.

Designer Food, Functional Food, Nutraceuticals und Novel Food

Von Seiten der Industrie werden Nahrungsmittel entwickelt, die einen positiven Einfluss auf unsere Gesundheit haben sollen. Wissenschaftliche Erkenntnisse, die den ***gesundheitlichen Nutzen*** bestimmter Lebensmittel belegen, haben in den letzten 20–30 Jahren enorm zugenommen. Jeder würde gerne Nahrungsmittel verzehren, mit denen sich unser Wohlbefinden und die körperliche und geistige Leistungsfähigkeit steigern ließen und mit denen es gelänge, beides möglichst lebenslang zu erhalten.

Neuartige Lebensmittel, mit denen Krankheiten verhindert bzw. ihnen vorgebeugt und bestehende Erkrankungen im Sinne einer Besserung oder Heilung beeinflusst werden sollen, haben vielfältige Bezeichnungen: Funktionelle Lebensmittel (functional food), Nutraceuticals, Agro Medical Food, Performer Food oder auch Designer Food (vgl. ● Kap. 29).

Die Begriffe sind zwar unterschiedlich, das angestrebte Ziel und der Ansatz sind aber nahezu identisch. Gemeint sind immer Lebensmittel des allgemeinen Verzehrs, die sich von den gängigen Lebensmitteln lediglich durch Zusatz oder Entfernung von bestimmten Nahrungsbestandteilen unterscheiden.

Probiotika

Zu den am längsten bekannten Lebensmitteln mit nachgewiesenem gesundheitlichen Nutzen gehören probiotikahaltige Lebensmittel. Probiotika sind definitionsgemäß Mikroorganismen, deren Eigenschaften der Gesundheit förderlich sind. Sie müssen gesundheitlich unbedenklich sein, dürfen also weder Krankheiten auslösen noch Giftwirkungen aufweisen. Es muss gesichert sein, dass sie (in ausreichender Zahl) „lebend“ den Darmtrakt erreichen und dort ihre Stoffwechselaktivität entfalten. Wenn möglich, sollten sie die Fähigkeit besitzen, an Darmzellen zu haften.

Im menschlichen Darmtrakt finden sich unter anderem eine Reihe von Laktobazillen und Bifidumbakterien, die sich dem Ökosystem des Darmtraktes angepasst haben. Züchtet man diese Laktobazillen und Bifidobakterien menschlichen Ursprungs an und verwendet sie zur Säuerung der Milch, dann gelangen sie nach dem Verzehr derartiger sog. probiotischer Produkte auch in lebensfähiger Form in den Darmtrakt. Dort können sie ihre Stoffwechselaktivität entfalten, wirken so probiotisch und sind unserer Gesundheit in vielfältiger Weise dienlich.

Jogurt

Das wohl älteste funktionelle Lebensmittel ist probiotischer Jogurt. Die Probiotika im Jogurt sind seit langem genau bekannte Mikroorganismen: Bereits 1908 sah der bulgarische Forscher Ilja Metschnikoff die Ursache für

In den USA und in Japan dürfen für Functional Food unter bestimmten Bedingungen **gesundheitsbezogene Aussagen**, sog. Health claims, gemacht werden.

Anders in den Ländern in der Europäischen Union: Seit Juli 2007 ist in den Ländern der EU eine Verordnung über nährwert- und gesundheitsbezogene Angaben in Kraft getreten, die schrittweise umgesetzt wird. Nur eindeutig belegte gesundheitsbezogene Aussagen dürfen werblich genutzt werden. Bislang sind nach diesem Verfahren nur wenige Health Claims zugelassen worden, dafür haben viele Lebensmittelhersteller ihre bislang nicht ausreichend belegbaren Werbeaussagen zurückgezogen.

Novel Food – neuartige Lebensmittel – müssen nicht unbedingt unter gesundheitlichen Aspekten entwickelt werden. Auch neue Herstellungsweisen bzw. die Einführung eines bislang in Europa unbekannten Lebensmittels können zu dieser Einstufung führen. Ein Beispiel ist das Süßkraut Stevia (● Kap. 21)

die Langlebigkeit der osteuropäischen Bevölkerung im hohen und regelmäßigen Verzehr von Jogurt. Neuere Untersuchungen scheinen die vor 100 Jahren geäußerte Vermutung zu bestätigen.

Den im Jogurt enthaltenen Probiotika - Laktobazillen und Bifidumbakterien - werden zahlreiche positive Effekte zugeschrieben. Sie bilden für die Immunabwehr bedeutsame Substanzen und stimulieren die so genannten immunkompetenten Zellen der Darmschleimhaut. Unter regelmäßiger Probiotikazufuhr wurde wiederholt eine Verbesserung unseres immunologischen Abwehrsystems mitgeteilt. Kinder, die Wochen vor einer Polio-Schluckimpfung fermentierte probiotische Milchprodukte (also Jogurt) erhielten, bildeten vermehrt Antikörper und waren damit besser geschützt als Kinder ohne vorherige Jogurtgabe. Auch in Kindergärten konnte die Infektanfälligkeit der Kinder dann gesenkt werden, wenn anstelle normaler, fermentierte probiotische Milchprodukte gegeben wurden.

Einer Reihe von so genannten intestinalen, also vom Magen-Darm-Trakt ausgehenden sowie von außerhalb des Magen-Darm-Traktes gelegenen (extraintestinalen) Zivilisationskrankheiten kann durch den regelmäßigen Verzehr von probiotischem Jogurt vorgebeugt werden.

Die wachsende Zahl ***allergischer Erkrankungen*** wird als Folge der mangelhaften Besiedlung des Darmes von Neugeborenen mit Lactobazillen und Bifidumbakterien angesehen: Der Darmtrakt von Neugeborenen ist zunächst steril, also keimfrei. Gibt man Neugeborenen nach der Geburt Laktobazillen und Bifidumbakterien, so erkranken sie tatsächlich seltener an allergischen Erkrankungen.

Die Rate an Durchfallerkrankungen, ekzematösen Erkrankungen, evtl. auch Erkältungen und die Zahl Antibiotka-assoziierter Diarrhöen lässt sich signifikant durch den regelmäßigen Verzehr von probiotischem Jogurt senken. Vor allem ältere Menschen sollten heute mit dem Beginn einer antibiotischen Therapie probiotischen Jogurt verzehren.

Die Bakterienflora des Darms verändert sich beim älteren Menschen. Die Zahl der Laktobazillen und Bifidumbakterien nimmt ab, andere Anaerobier (Bakterien, die in der sauerstoffarmen Umgebung des Darmes überleben können) aber nehmen zu.

Bei einer Antibiotikabehandlung werden nahezu alle Darmbakterien, auch Laktobazillen und Bifidumbakterien, abgetötet. Ein anderes Bakterium, Clostridium difficile, überlebt allerdings häufig. Es fühlt sich jetzt - praktisch ohne Konkurrenz - besonders wohl, vermehrt sich kräftig und kann schwere, teilweise tödlich verlaufende Durchfälle verursachen. Werden mit Beginn einer Antibiotikatherapie probiotische Jogurts verzehrt, sinken Zahl und Schwere dieser Durchfallerkrankungen.

In der westlichen Welt besteht bei bis zu 20% der Bevölkerung ein Reizdarmsyndrom. Es geht unter anderem mit unangenehmen Bauchschmerzen und Durchfällen oder einer Stuhlverstopfung einher. Probiotika können die Beschwerden bessern.

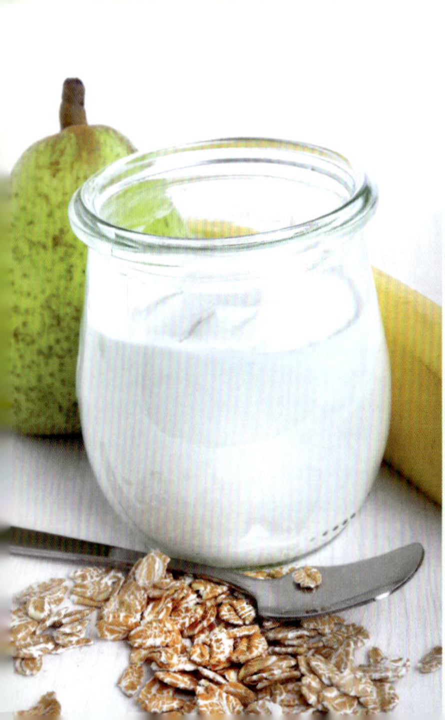

Ein regelmäßiger Verzehr probiotischer Milchprodukte ist Bestandteil einer gesunden Ernährungsweise.

Fazit

Probiotika stärken und stimulieren unser Immunsystem. Der regelmäßige Verzehr von ***probiotischem Jogurt*** ist als Bestandteil einer gesunden Ernährungs- und Lebensweise anzusehen und zu empfehlen. Ein wesentliches Qualitätskriterium eines Probiotikums ist, dass die Bakterien in ausreichender Menge die Magensäure überleben und an den Ort des Wirkens, in der Regel in den Dickdarm gelangen.

Nach der Hygiene-Hypothese ist unsere mittlerweile „zu hygienische" Umwelt mitursächlich für **allergische Erkrankungen**.
Kinder, die auf einem Bauernhof aufwachsen, aber auch Kinder, die auf natürlichem Weg und nicht per Kaiserschnitt zur Welt kamen, leiden seltener an allergischen Erkrankungen. Auch Kinder in baltischen Ländern (ländliche Umgebung) erkranken seltener an allergischen Erkrankungen als gleichaltrige Kinder in Schweden (hoher Hygiene-Standard).

Präbiotika

Auf Lebensmitteln findet man gelegentlich einen Hinweis auf enthaltene Präbiotika. Präbiotika sind Zusätze aus der Gruppe der Ballaststoffe. Die wohl bekanntesten Präbiotika sind Inulin oder Oligofruktose. Sie können die Vermehrung bestimmter gesundheitsfördernder Mikroorganismen - die zuvor beschriebenen Probiotika - im Darm fördern und so positive gesundheitliche Wirkungen entfalten. Werden sie zusammen mit einem probiotischen Lebensmittel (Jogurt) verzehrt, so kommt es zu einem vermehrten Wachstum von Bifidumbakterien. Enthält ein Lebensmittel sowohl Probiotika als auch Präbiotika, so spricht man von Synbiotika.

Wer keinen **Jogurt** mag oder sich auf Reisen befindet und sich eventuell keinen Jogurt beschaffen kann, kann auch Laktobazillen, die durch Kälteeinwirkung (Lyophilisierung) konserviert und in Kapseln verpackt wurden, einnehmen. Mit ihnen bessern sich bei Patienten mit Reizdarmsyndrom die Durchfälle und eventuell auch die häufige Schmerzsymptomatik.

Vitaminisierte Lebensmittel

Mit Folsäure angereichertes Mehl

Obwohl in der westlichen Welt beim Gesunden Vitaminmangelzustände in der Regel nicht vorkommen, gibt es Hinweise auf eine grenzwertige Versorgung mit Folsäure (enthalten z.B. in Grüngemüse). In manchen Ländern (z.B. USA, Kanada) wird deshalb Folsäure dem Mehl zugesetzt. Beim Verzehr von Backwaren wird dann der eventuelle Mangel ausgeglichen. In Deutschland wird die ***Folat-Anreicherung*** von Grundlebensmitteln wie Mehl derzeit kontrovers diskutiert. Befürworter führen u.a. den besseren Schutz vor Neuralrohrdefekten bei Neugeborenen an, Gegner betonen die Risiken, z.B. eine möglicherweise leicht erhöhte Darmkrebsrate bei übermäßiger Folatzufuhr.

Nach Daten der Nationalen Verzehrsstudie NVS II sind in Deutschlnad nicht mehr Gemüse und Salat, sondern vitaminisierte Softdrinks die Hauptquelle der Folatzufuhr.
Je nach Ernährungsweise führt dies zu erheblichen Unterschieden in der individuellen Folatzufuhr innerhalb der Bevölkerung, was bei einer generellen **Anreicherung von Lebensmitteln** wie Mehl zu berücksichtigen wäre.

Mit Vitaminen angereicherte Lebensmittel und Getränke

Eine klare Absage ist Getränken und Lebensmitteln mit ungezielten Vitaminzusätzen zu erteilen. Es gibt keine Studie, in der durch die alleinige Vitaminzufuhr ein positiver, die Gesundheit fördernder Effekt zweifelsfrei nachgewiesen werden konnte. Dagegen mehren sich Publikationen, in denen über die vermehrte Anzahl an Todesfällen bei regelmäßiger hoch dosierter Vitamineinnahme berichtet wird (● Kap. 39).

Mit Kalzium angereicherte Getränke

Der vorzeitige Knochenabbau (Osteoporose) ist in unseren Breiten vor allem bei Frauen häufig. Folgen sind Knochenbrüche nach Bagatelltraumen, z.B. Schenkelhalsbrüche, oder die spontane Zusammensinterung von Wirbelkörpern.

Wird ausreichend Kalzium zugeführt, kann dem Entstehen der ***Osteoporose*** vorgebeugt werden. Sollen, wie von den Fachgesellschaften empfohlen, 1000 mg Kalzium pro Tag aufgenommen werden, muss ausreichend Milch und Käse verzehrt werden. Ist dies nicht möglich, so kann mit kalziumreichen Mineralwässern oder durch mit Kalzium angereicherte Obstsäfte der Mangel ausgeglichen werden.

Milch enthält pro Liter 1200 mg Kalzium. Mineralwässer gelten dann als kalziumreich, wenn sie pro Liter mehr als 150 mg Kalzium enthalten.

Haferkleie in Backwaren

Die Haferkleie enthält so genannte beta-Glukane. Dieser Gruppe wasserlöslicher Ballaststoffe werden unter anderem cholesterinsenkende und immunstimulierende Wirkungen zugesprochen. Erwachsene verzehren in der Regel wenig und vergleichsweise selten Haferprodukte. Wird Brot mit Haferkleie angereichert, kann die Serum-Cholesterinkonzentration gesenkt werden. Die Senkung ist allerdings nur geringgradig. Ein Langzeiteffekt kann nur durch den regelmäßigen Verzehr derartiger Backwaren erzielt werden.

Pflanzensterine (Phytosterine) in Margarine

Sterine sind Moleküle, die einen dem Cholesterin ähnlichen chemischen Aufbau haben. Eine Reihe der in Pflanzen vorkommenden Sterine kann die Cholesterinkonzentration im Serum senken. Der cholesterinsenkende Effekt der ***Phytosterine*** wird als medikamentöse Therapie genutzt, die Substanzen werden aber auch Lebensmitteln zugesetzt. Besonders geeignet ist der Zusatz zu Margarine. Insbesondere das „schlechte" LDL-Cholesterin lässt sich so signifikant senken. 2–2,5 g Pflanzensterine senken das LDL-Cholesterin um etwa 10%.

In Anlehnung an den anglo-amerikanischen Sprachgebrauch wird anstelle von Sterinen auch von Sterolen gesprochen (Cholesterol, Phytosterol).

Auch die ausreichende Versorgung mit Vitamin D ist für die Verhinderung der **Osteoporose** wesentlich. Es muss nicht unbedingt mit der Nahrung zugeführt werden, da es unter Sonneneinstrahlung auch in der Haut gebildet werden kann. In weiten Teilen der Bevölkerung sind die Vitamin-D-Konzentrationen im Serum aber eher zu niedrig. Um den Bedarf zu decken müssen täglich zwischen 400 und 800 I. E. (Internationale Einheiten) Vitamin D zugeführt werden (● Kap. 22).

Als extrem selten gelten Menschen, die genetisch bedingt vermehrt **Phytosterine** resorbieren und diese vermindert ausscheiden. Sie weisen 50–200fach erhöhte Sitosterinspiegel auf (Sitosterinämie) und entwickeln frühzeitig eine Arteriosklerose. Insgesamt stellt sich die Frage, ob hohe Konzentrationen pflanzlicher Sterine ein zusätzlicher Risikofaktor für die Koronare Herzkrankheit sind. Bei Menschen mit einer Sitosterinämie verbietet sich die Gabe derartiger Nahrungsmittel und vor allem sitosterinhaltiger Medikamente.

Omega-3-Eier und omega-3-Brot

Die meisten von uns verzehren zu viel Fleisch und Wurst. Dadurch werden zu viel so genannte omega-6-Fettsäuren zugeführt. Auch aus ihnen werden, ebenso wie aus den omega-3-Fettsäuren im Organismus, hormonähnliche Substanzen, die Eicosanoide, gebildet. Die aus omega-6-Fettsäuren gebildeten Eicosanoide aber haben negative Auswirkungen und begünstigen u. a. Entzündungsvorgänge. Omega-3-Fettsäuren dagegen führen zur Bildung von antientzündlich und anti-arteriosklerotisch wirksamen Eicosanoiden.

Dieses Missverhältnis kann man teilweise ausgleichen, wenn man Backwaren verzehrt, die mit omega-3-Fettsäuren angereichert wurden. Auch den Gehalt an omega-3-Fettsäuren im Eidotter von Hühnereiern kann man durch Verfütterung von Algenpulver erhöhen. Margarine eignet sich ebenfalls für einen Zusatz von omega-3 Fettsäuren.

Laktosefreie Milch

Etwa 15–20 % der Bevölkerung in unseren Breiten haben als Erwachsene einen Mangel an Laktase (Laktose-Malabsorption). Trinken Menschen mit Laktasemangel größere Portionen Milch, so treten bei einem Teil von ihnen Blähbeschwerden, Bauchschmerzen und Durchfälle auf (● Kap. 42, S. 253).

Im Handel werden milchzucker-reduzierte oder milchzuckerfreie Milch und Milchprodukte angeboten. Da Milch ein Hauptlieferant von Kalzium in unserer Nahrung ist, erscheint eine derartige Entwicklung sinnvoll.

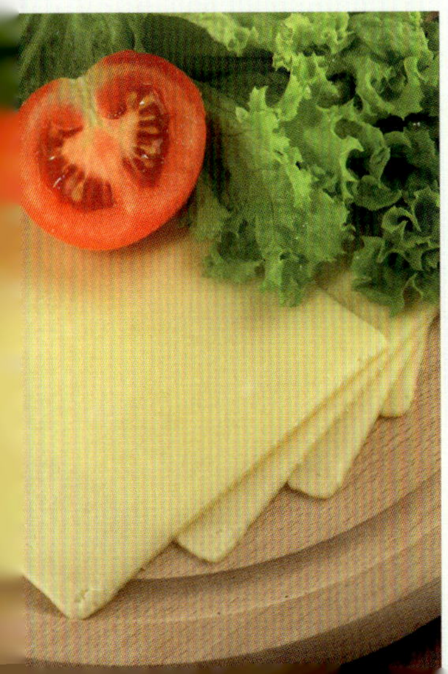

Die meisten Käsesorten und Sauermilchprodukte enthalten wenig Milchzucker und sind daher eine gute Kalziumquelle für Menschen mit Milchzuckerunverträglichkeit.

Fragliche Entwicklungen

Neben den für die Alltagsernährung sinnvollen und gesundheitsfördernden Lebensmitteln gibt es eine Reihe weiterer Entwicklungen im Lebensmittelbereich. Beim Verzehr muss von Fall zu Fall entschieden werden, ob das Lebensmittel für den Einzelnen einen gesundheitlichen Nutzen haben kann.

Für die Industrie bieten die so genannnten funktionellen Lebensmittel ein riesiges Betätigungsfeld. So wird von einer Schokolade berichtet, die vor Akne schützen soll, und von Nahrungsmitteln, die einer Faltenbildung entgegenwirken. Derartige Entwicklungen können nicht als seriös angesehen werden, zumal die hier gemachten „Health claims" keineswegs belegt sind.

Fazit für den Alltag

„Designer Food" wird zunehmend angeboten, doch was ist sinnvoll? Der regelmäßige Verzehr eines probiotischen Jogurts ist empfehlenswert und ist heute Bestandteil einer gesunden Lebensweise. Jeder, insbesondere aber der ältere Mensch, sollte mit dem Beginn einer antibiotischen Therapie probiotischen Jogurt verzehren. Kalziumreiches Mineralwasser kann für den, der unzureichend Milchprodukte verzehrt, hilfreich sein. Leidet man unter einem Laktasemangel, trinkt aber trotzdem gerne Milch, so bietet sich laktosearme oder -freie Milch an. Die Zufuhr von vitaminisierten Lebensmitteln und Getränken ist, abgesehen von dem Verzehr folsäurehaltiger Backwaren, nicht sinnvoll. Mit Haferkleie angereicherte Backwaren, Margarine mit Pflanzensterinen und omega-3-fettsäure-haltiges Brot oder Eier können im Einzelfall durchaus hilfreich sein.

Ist Fisch ein natürliches funktionelles Lebensmittel?

Es ist weit hergeholt, wollte man natürliche Lebensmittel mit den Status funktioneller Lebensmittel belegen. Wo wollte man damit beginnen. Jedes Obst und jedes Gemüse müsste dann diese Bezeichnung erhalten.

Dennoch hat Fisch, insbesondere Seefisch, aufgrund seines Gehalts an omega-3-Fettsäuren (Docosahexaen- und Eicosapentaensäure) und daraus resultierender positiver Effekte eine Sonderstellung. Fischeiweiß hat eine hohe biologische Wertigkeit und, je nach Fischart, einen hohen Gehalt an Vitamin A und D. Vor allem dunkelfleischige Fischarten, wie Hering und Makrele, enthalten auch reichlich Vitamin B_{12}. Bei einigen Fischarten überschreitet man beim Verzehr von 100 g sogar die empfohlene tägliche Aufnahme. Seefisch ist außerdem eine wichtige natürliche Quelle für die Versorgung mit den Spurenelementen Jod und Selen. Der Gehalt an Cholesterin ist selbst in fetten Fischarten mit ca. 30 mg/100g gering. Garnelen haben mit 80–120 mg/100g einen höheren Gehalt, während Hummer ähnlich niedrige Cholesterinmengen wie Fischfleisch enthält. Der einmal wöchentliche Fischverzehr konnte das Risiko für das Auftreten einer Alzheimer-Erkrankung um 60 % senken. Ferner gibt es Hinweise, dass ein lebenslanger Fischverzehr die Sterblichkeit von erkrankten älteren Menschen senken kann.

Stichwort Convenience Food

Mit den vorgenannten Lebensmitteln nichts zu tun hat Convenience Food, als wörtlich übersetzt: „Bequem-Kost".

Die Zielrichtung hier ist gänzlich anders als bei den Nutraceuticals, gesundheitliche Aspekte stehen bei der Entwicklung nicht im Vordergrund. Vielmehr handelt es sich um Lebensmittel bzw. Gerichte, die bereits in irgendeiner Form so bearbeitet wurden, dass die endgültige Fertigstellung erheblich erleichtert wird. Die Tiefkühlpizza und Fertiggerichte gehören ebenso dazu wie aufgeschnittenes Brot oder Wurst. Auch Obst und Gemüse findet sich in vorgefertigter Form und wird in Folien verpackt angeboten (ready to eat).
Neben dem oft höheren Preis sind weitere Aspekte zu beachten: Vorgeschnittenes rohes Obst, Gemüse oder Salate sind gute Nährböden für Bakterien und sollten schnell verzehrt werden. Andererseits können diese Produkte helfen, „Gemüsemuffeln" den Verzehr zu erleichtern und sind im hektischen Berufsalltag teilweise unverzichtbar.
Industriell verarbeitete/vorgefertigte Gerichte tragen mit rund 3/4 zu dem derzeit zu hohen Salzverzehr der Bevölkerung bei. Viele Produkte haben aus geschmacklichen Gründen einen problematischen Gehalt an Fett (teilweise gehärtete Fette), Aromastoffen und Konservierungsmitteln.

Der häufig beklagten abnehmenden „Zubereitungskompetenz" und einer „Standardisierung der Geschmacksvorlieben" leisten Convenience-Produkte Vorschub.

Als Gegenpol zu Convenience und Fast Food verstehen sich die Anhänger der Slow-Food-Bewegung. Slow-Food Deutschland (links das Verbandslogo) hat nach eigenen Angaben rund 10 000 Mitglieder und setzt sich nicht nur für Esskultur, sondern auch für Themen wie Fairer Handel und Agrarpolitik ein. Informationen finden Sie unter: www.slowfood.de

Lebensmittel mit schlechtem Ruf

Bei manchen Lebensmitteln wird, obwohl gesundheitsschädigende Wirkungen nie nachgewiesen wurden, diskutiert, ob deren regelmäßiger Verzehr gesundheitliche Schäden bedingt. Meist kommt es über Jahre zu polarisierenden Diskussionen, die erst allmählich in nüchterne Betrachtungsweisen übergehen.

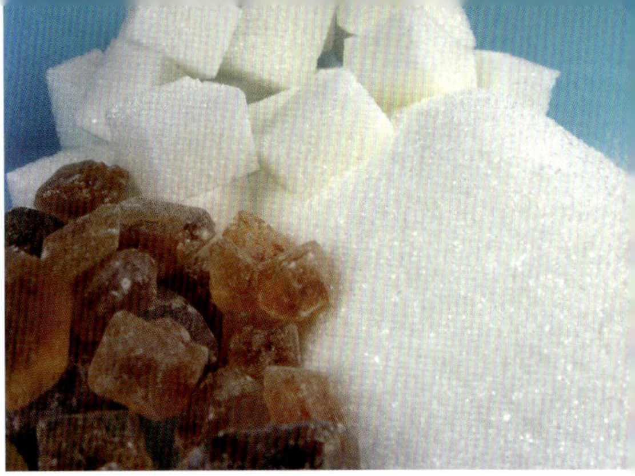

Ist Zucker ungesund?

Eines dieser Lebensmittel ist Zucker: Sprechen wir von „Zucker", so meinen wir in der Regel Saccharose, den Haushalts- oder Verbrauchszucker. Er enthält je ein Molekül Trauben- und Fruchtzucker und wird deshalb als Disaccharid bezeichnet. Zucker kann aus Zuckerrohr oder aus Zuckerrüben hergestellt werden. Er steht uns als Massenprodukt erst seit etwa 100 bis 150 Jahren zur Verfügung. Vor dieser Zeit war es schwierig das Verlangen nach etwas Süßem zu stillen.

Zucker schmeckt angenehm süß und kostet wenig. Immerhin verzehren wir im Durchschnitt pro Kopf und Jahr 36 kg. Im europäischen Vergleich liegen wir damit noch nicht im Spitzenbereich.

Zucker haftet der Ruf an, nicht gesund zu sein. Tatsächlich enthält Zucker keine Vitamine, Mineralstoffe, Ballaststoffe oder sekundäre Pflanzenstoffe. Er ist ein reiner Energielieferant. Jedes Gramm liefert 4,1 kcal. Parallel mit dem ansteigenden Zuckerverzehr nahmen Ende des 19. Jahrhunderts die so genannten Zivilisationskrankheiten zu. Da der Zuckerverzehr in letzten 150 Jahren auf das Zwanzigfache anstieg, war Zucker rasch als Übeltäter entlarvt. Die ballaststoffarme Ernährung und den reichlichen Fettverzehr erkannte man erst später als Hauptursachen.

Bereits 1988 stufte die amerikanische Gesundheitsbehörde FDA (Food and Drug Administration) Zucker als gesundheitlich unbedenklich ein und versah ihn mit dem so genannten GRAS-Status (Generally recognized as safe, zu deutsch: allgemein als sicher eingestuft).

Dennoch heißt dies nicht, man könne Zucker in beliebigen Mengen verzehren. Reichlicher Zuckerkonsum steht einer gesunden Ernährung mit ausreichend Obst und Gemüse und anderen Nahrungsmitteln mit komplexen Kohlenhydraten im Wege. Insgesamt sollten nicht mehr als 10 % der täglichen Energie in Form von Zucker verzehrt werden. Sorge bereitet der reichliche Konsum von Zucker und zuckerhaltigen Produkten (Softdrinks, Bonbons, gesüßte Fruchtsäfte, Schokolade) von Kindern im Schul- und Vorschulalter. Jeder Liter eines ***Softdrinks*** enthält etwa 36–40 Stück Würfelzucker und damit rund 450 Kalorien.

Andererseits erfordert Zucker praktisch keine Verdauungsarbeit, wird rasch resorbiert, bewirkt kein Sättigungsgefühl und ist gut verträglich. Für den, der an Gewicht zunehmen muss (● Kap. 13), bietet er die Möglichkeit Energie in konzentrierter Form zuzuführen. Allein durch das regelmäßige Süßen von Tee und Kaffee, das Trinken von Limonade oder ein zusätzliches Süßen bestimmter Speisen können leicht 800–1000 kcal pro Tag zu-

Zucker ist zwar die wesentliche Ursache für die Entstehung der Zahnkaries, aber Behauptungen, er sei ein Vitamin- und Mineralstoffräuber, nur weil er selbst keine Vitamine hat, sind falsch.

Weißer Haushaltszucker ist nahezu chemisch reine Saccharose, also ein reiner Energielieferant. Braune Zuckerarten enthalten kaum mehr Nährstoffe, sie sind meist nur durch Karamellisierung/Zuckerkulör gefärbt, haben dadurch allerdings teilweise auch einen anderen Geschmack.

sätzlich zugeführt werden. Für manchen Untergewichtigen mag der nachfolgende Werbeslogan durchaus bedeutsam sein: „An Zucker sparen, grundverkehrt! Der Körper braucht ihn, Zucker nährt!“

Und was ist mit Fruchtzucker?

Nachdem der Haushaltszucker vielen als ungesund, Obst aber als gesund gilt, ist es für den Verbraucher durchaus plausibel, dass auch ***Fruchtzucker*** gesund sein müsste. Die Industrie nutzt dies mit Slogans wie: „Ohne Kristallzucker, dafür mit der Süße von Früchten.“ Softdrinks, Jogurt und Fruchtbonbons lassen sich mit diesen Werbemaßnahmen gut „an den Mann“ bringen.

Statt Haushaltszucker wird der ungleich billigere, süßere, aus Maisstärke hergestellte Fruchtzucker (Fruktose) zugesetzt. Im Gegensatz zu Saccharose, die im Köper schnell zu gleichen Teilen in Glukose und Fruktose umgesetzt wird, bewirkt reine Fruktose eine geringere Insulinausschüttung: Was zunächst als vorteilhaft anzusehen ist, führt, wie man heute weiß, aber zu einem fehlenden Sättigungsgefühl und fördert die Gewichtszunahme. In den USA hat der tägliche Zuckerkonsum seit der Einführung mit Fruktose gesüßter Getränke von 0,5 auf 40 g pro Tag zugenommen. Im gleichen Zeitraum stieg die Zahl Adipöser signifikant an.

Achtung: Auch unverdünnter Fruchstsaft hat hohe Zuckergehalte: Der Energiegehalt von Apfel- oder Orangensaft ist etwa so hoch, wie der von **Softdrinks**. Also beser als Schorle (1:2 mit Mineralwasser verdünnt) trinken.

Fazit für den Alltag

- Zucker ist kein Vitaminräuber, enthält aber pro Gramm 4,1 kcal Energie.
- Zucker sollte sparsam verzehrt werden, da sonst einer Gewichtszunahme Vorschub geleistet wird.
- Jeder Liter eines Softdrinks enthält ca. 450 kcal, mit zwei Litern wird fast die Hälfte des täglichen Energiebedarfs gedeckt.
- Mit Fruchtzucker (Fruktose) gesüßte Getränke oder Lebensmittel sind keineswegs eine gesündere Alternative.
- Untergewichtige können zuckerhaltige Speisen mit dem Ziel der Gewichtszunahme nutzen.

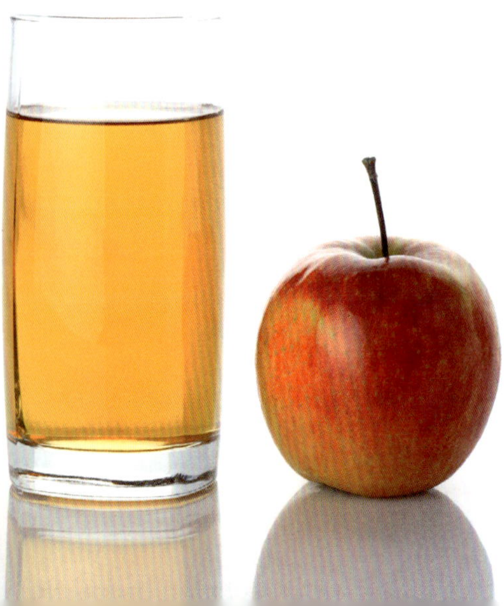

Was ist gesünder: Butter oder Margarine?

Ähnlich kontrovers diskutiert wie die Rolle von Zucker wurde die Frage einer gesundheitsschädigenden Wirkung der Butter. Betrachtet man die beiden Speisefette Butter und Margarine, so ist Butter ein Naturprodukt, Margarine ein über weite Strecken künstlich hergestelltes Produkt.

Nach der EU-Verordnung muss Butter zu mindestens 82 % aus Milchfett bestehen. Der Energiegehalt von 100 g Butter beträgt etwa 740 kcal.

Butter darf in Deutschland nur aus pasteurisiertem Rahm hergestellt werden. Rohmilchbutter aus nicht pasteurisierter Milch wird auch heute noch auf Almen hergestellt. Vom Verzehr dieser Produkte ist aufgrund eventueller Gesundheitsrisiken abzuraten. Butter verdirbt rasch und wird ranzig. Die in verdorbener Butter enthaltene kurzkettige Fettsäure Buttersäure bedingt dann einen unangenehmen Geruch und Geschmack.

Butter war lange Zeit ein teures und für viele unerschwingliches Nahrungsmittel. 1869 wurde eine preiswerte Kunstbutter, die Margarine (damals noch aus billigeren tierischen Fetten) entwickelt.

Heutige Margarine ist ein Streichfett aus Wasser und Magermilch. Je nach Produkt sind auch gehärtete Fette enthalten. Die meist gelbliche Farbe ist durch den Zusatz von Beta-Carotin bedingt. „Pflanzenmargarine“ muss zu 97 % Pflanzenfette und mindestens 15 % Linolsäure enthalten. Bei Aussagen wie „reich an mehrfach ungesättigten Fettsäuren“ müssen 30 %, bei „besonders reich an mehrfach ungesättigten Fettsäuren“ 50 % Linolensäure enthalten sein. Bio- bzw. Reform-Margarinen werden ohne gehärtete (hydrierte) Fette hergestellt, die Streichfähigkeit wird durch Kälteanwendung oder Beimischung fester Fette (wie Palmfett) erzielt.

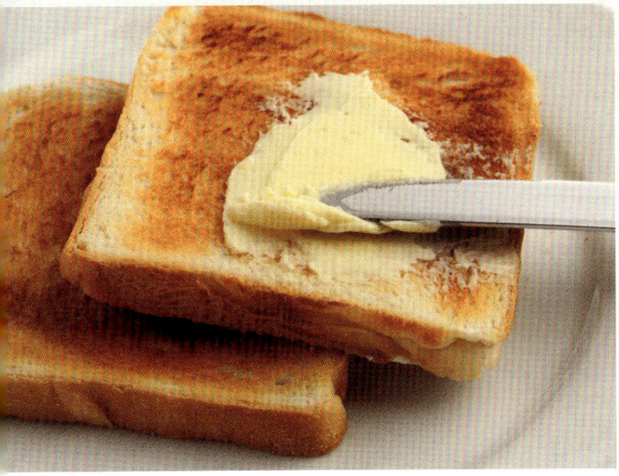

Bei normalem oder auch grenzwertigem Serum-Cholesterin ist der Cholesteringehalt von einer Portion Butter (12 g) unproblematisch.

Gesundheitsbewusste sehen in der Margarine aufgrund des geringeren Cholesteringehaltes (pflanzliche Rohstoffe sind immer cholesterinfrei) und des anderen Fettsäuremusters die „gesündere“ Alternative zur Butter. Ist dies wirklich der Fall?

Butter und Margarine haben in den Standardausführungen mit 750 bzw. 720 kcal pro 100 Gramm einen nahezu identischen Energiegehalt. Beide Produkte gibt es in „Sonderanfertigungen“ mit niedrigerem Energiegehalt (Halbfettmargarine mit 368 kcal pro 100g, Halb- und Dreiviertelfettbutter mit weniger als 50 % Milchfett als Light-Versionen). Der Cholesteringehalt der Butter liegt bei 240 mg pro 100 g, bei der Margarine in der Standardausführung (aufgrund des Magermilchanteils) bei 7 mg pro 100 g.

Margarine enthält aufgrund der zur Herstellung verwendeten Fette ungleich mehr Linolsäure und mehr von der ernährungsphysiologisch wertvollen Linolensäure (● Kap. 21).

Im Handel befindet sich auch Margarine, der Pflanzensterine zugesetzt sind und deren Verzehr zu einer Senkung des Serum-Cholesterins führt (s. Abschnitt Phytosterine in diesem Kapitel). Sind diese Unterschiede von Margarine und Butter jedoch in der Alltagsernährung relevant?

Für die meisten von uns dürften beide, Butter oder Margarine, heute nahezu ausschließlich als Streichfett beim Frühstück und Abendbrot Verwendung finden. Die Fachgesellschaften empfehlen den Verzehr von max. 60 g Fett pro Tag, davon 1/3, also 20 Gramm pro Tag, als

Streichfett. In der Praxis heißt dies zum Frühstück und zum Abendessen je ein Butter- oder ein Margarinestückchen von etwa 12 g.

Cholesteringehalt von Butter

Die mit Butter zugeführte Cholesterinmenge würde im oben genannten Beispiel bei etwa 25 mg pro Portion liegen. Empfohlen wird, die Zufuhr auf 300 mg, bei erhöhtem Serum-Cholesterin auf 250 mg pro Tag, zu begrenzen. Mit Nahrungsmitteln tierischer Herkunft (Wurst, Fleisch) wird diese Menge schnell überschritten (100 g Schweinfleich enthalten ca. 70 mg, 100 g Rinderleber sogar 260 mg, vgl. ● Tabelle auf S. 130), denn jede tierische Zelle enthält Cholesterin. Die Verwendung eines kleinen Butterstückchens zum Frühstück ist sicher das kleinere Übel.

Ob die vielumworbenen, energiereduzierten Streichfette in der Alltagsernährung hilfreich sind, ist fraglich: Ein dick mit einem Halbfettprodukt bestrichenes Brot hat die gleiche oder eine höhere Energiemenge als ein dünn mit Standardbutter oder -margarine geschmiertes Brot. Häufig sind Halbfettprodukte auch geschmacklich weniger attraktiv als Vollfettprodukte.

Der ernährungsphysiologische Wert der Margarine ist keinesfalls immer gleich. Olivenölhaltige Produkte enthalten reichlich einfach ungesättigte Fettsäuren. Die Werbung für Margarine betont oft den fehlenden bzw. extrem niedrigen Cholesteringehalt. Der gesundheitliche Wert der Margarine ist dennoch nicht unumstritten. Bei der ***Fetthärtung*** entstehen trans-Fettsäuren. Sie erhöhen das Arterioskleroserisiko. Mit neueren Herstellungsverfahren kann die Menge der trans-Fettsäuren deutlich reduziert werden. In den meisten Margarinen sind die Fettsäuren heute voll durchgehärtet und mit ungehärteten Fetten bzw. Ölen vermischt. So genannte Reform-Margarinen enthalten keine gehärteten Fette.

Bei einem Test der Stiftung Warentest aus dem Jahr 2002 enthielten nur sechs von 40 Margarinen unerwünschte trans-Fettsäuren. Neun Marken schmeckten ranzig oder talgig und galten als mangelhaft. Bio-Margarinen schnitten im Durchschnitt geschmacklich schlechter ab als konventionelle. Sie schmeckten aufgrund des enthaltenen Kokosfetts oft talgig oder ranzig. Außerdem enthielten sie dadurch reichlich gesättigte Fettsäuren.

Fazit: Wer bei normalem oder grenzwertigem Serum-Cholesterin der geschmacklich meist besseren Butter den Vorzug gibt, kann dies getrost tun. Verzehrt er nicht mehr als 10–12 g Butter zum Frühstück, nimmt er damit 25 mg Cholesterin (von den pro Tag erlaubten 300 mg) zu sich.

Der Gesundheitsbewusste gibt vielleicht der Margarine aufgrund eines höheren Linolsäure- oder Linolensäureanteils oder einer Margarine mit Serum-Cholesterin senkender Wirkung oder einer fettärmeren Zubereitung der Margarine oder Butter den Vorzug. Der über Jahre geführte Streit um einen negativen gesundheitlichen Aspekt von Butter und Margarine ist weitgehend unbegründet.

Ungesättigte Fettsäuren senken den Schmelzpunkt eines Fettes (=Öles) und verderben leichter durch Oxidation. Die **Fetthärtung** soll die Haltbarkeit, Verarbeitung und die Streichfähigkeit der Fette bei Raumtemperatur verbessern. Problematisch sind allerdings die bei der Fetthärtung teilweise entstehenden trans-Fettsäuren (● Kap. 21)

Was ist Palmkernfett bzw. Palmöl?

Palmöl stammt aus dem Fruchtfleisch der Ölpalme (● Abbildung). Es enthält zu 44 % die gesättigte Palmitinsäure, zu 39 % die einfach ungesättigte Ölsäure und kaum mehrfach ungesättigten Fettsäuren. Es kann erhitzt werden und ist damit zum Kochen, Braten und Frittieren geeignet. Es wird vor allem in Asien und Afrika als Speisefett eingesetzt. Aber auch für Backwaren, für Süßwaren, Kakaoglasuren, Eiskonfekt, schnell schmelzende Schokoladenfüllungen und zur Margarineherstellung wird es verwendet.
Ein übermäßiger Verzehr von reichlich Palmfett enthaltenden Produkten ist aufgrund des hohen Anteils gesättigter Fettsäuren nicht zu empfehlen.

Palmkernfett, dass aus den Kernen der Palmölfrüchte gewonnen wird, enthält zu ca. 80 % kurz- bis mittelkettige Fettsäuren, aus denen die mittelkettigen Triglyceride (MCT) hergestellt werden.

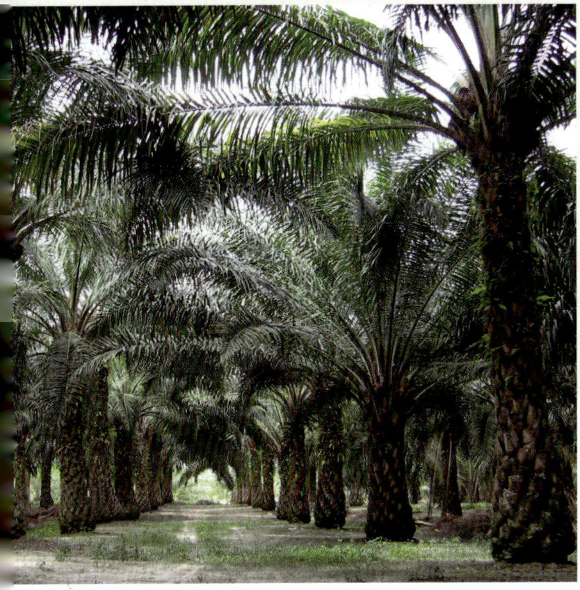

Preiswerte Ölpflanze: Für den Anbau von Ölpalmen wird oft Regenwald abgeholzt. Mittlerweile wurde auf Initiative des World Wildlife Fund (WWF) ein Verband gegründet, der sich für den nachhaltigen Anbau von Ölpalmen einsetzt.

Ist Glutamat gefährlich?

Kein Lebensmittel, aber dennoch bedeutsam, wenn man von Lebensmitteln spricht, ist Glutamat. Es wird als Mononatriumglutamat zahlreichen Lebensmitteln als ***Geschmacksverstärker*** zugesetzt und verleiht ihnen eine fleischig würzige Note. Man findet Glutamat z. B. in Fertigsuppen, Wurst, Pizza, Knabberartikeln. Als natürlicher Bestandteil findet es sich z. B. in Tomaten, Käse oder Schinken, aber auch in Hefeextrakt. Der industrielle Einsatz erspart die Verwendung teurer Grundsubstanzen wie Käse, Fleisch oder Schrimps.
Glutamat steht im Verdacht, eine Reihe unangenehmer Wirkungen auszulösen. So soll es für das so genannte China Restaurant Syndrom, welches zu Übelkeit, Taubheitsgefühlen und Kopfschmerzen führt, verantwortlich sein. Allerdings ergab die Überprüfung in einer Doppelblindstudie keinen Zusammenhang zwischen der Einnahme von Glutamat und dem Auftreten einer entsprechenden Symptomatik.
Glutamat wird auch verdächtigt, zu schweren Schäden des Gehirns zuführen. Bei einer Reihe von neurologischen Erkrankungen finden sich tatsächlich hohe Glutamatspiegel im Gehirn. Allerdings sind sie eher als Folge der Erkrankung zu sehen, da der Anstieg erst nach deren Auftreten erfolgt.
Glutamat steigert den Appetit, es könnte deshalb das Risiko für das Auftreten von Übergewicht und Adipositas erhöhen. Personen, die reichlich Glutamat zu sich nahmen, hatten tatsächlich ein höheres Gewicht als Kontrollpersonen.

Glutamat wird teilweise als **fünfte Geschmacksrichtung** („umami") neben süß, sauer, bitter und salzig bezeichnet.

Die Weltgesundheitsorganisation WHO und die Deutsche Gesellschaft für Ernährung DGE sehen bei einem bestimmungsgemäßen Gebrauch von **Glutamat** kein erhöhtes Risiko für das Auftreten von Erkrankungen oder Nebenwirkungen.
Bei einzelnen Personen können nach dem Genuss von Glutamat Überempfindlichkeitsreaktionen auftreten.

Tipps zur praktischen Umsetzung

Kaum jemand wird in der Lage sein, alle guten Ratschläge in Bezug auf gesundheitsförderliche Lebensmittel zu berücksichtigen. Aber der regelmäßige Verzehr eines probiotischen Jogurts dürfte ebenso wenig schwer fallen wie der tägliche Genuss einiger Tassen Kaffee und grünen (alternativ auch schwarzen) Tees.

Auch der Verzehr von 30-50 g Nüssen (vorzugsweise Walnüssen) pro Tag stellt für die meisten von uns kein Problem dar (Energiegehalt berücksichtigen!).

Wie wäre es denn, wenn man beim Abendessen das japanische „Hara hachi bun" praktizierte und zu 80 % gesättigt den Tisch verlässt. Mit der Portion Nüsse könnte dann ganz genüsslich zusammen mit einem Glas Rotwein (100-200 ml sind 10-20 g Alkohol) der Abend ausklingen.

Nun aber zur schwierigsten Übung: Vermehrter Gebrauch von Raps- oder Olivenöl. Man wird immer wieder den Hinweis hören: „Das schmeckt doch nicht". Aber bleiben sie hartnäckig! Denn dieses Vorurteil stimmt nicht und an der Verwendung dieser Öle führt bei einer gesunden Ernährung kein Weg vorbei.

Last not least sollte die regelmäßige Bewegung - mindestens fünfmal eine halbe Stunde in der Woche - als Teil einer gesunden Lebensweise nicht vergessen werden.

Neben dem Verzehr von Jogurt kann auch der Verzehr anderer so genannter funktioneller Lebensmittel sinnvoll sein. Dies kann bei einem Kalziummangel, erhöhtem Serum-Cholesterin oder einem Folsäuremangel der Fall sein.

Nun zu den als „gefährlich" eingestuften Nahrungsmitteln. Selbst Glutamat ist bei genauerer Betrachtung nicht unbedingt problematisch. Der Streit um Butter oder Margarine wurde polarisiert. Je nach persönlicher Präferenz können beide Lebensmittel in Maßen verzehrt werden. Zucker ist nicht von vornherein schädlich. Er kann zwar zur Zahnkaries führen und beim übermäßigen Verzehr das Auftreten von Übergewicht begünstigen, für den Untergewichtigen aber stellt er eine Möglichkeit dar, auf einfache Weise Energie zuzuführen.

1. Aschemann-Witzel J (2010): Kaufbereitschaft für Lebensmittel mit Claims. Ernährungs Umschau 57: 238–242
2. Bergmann K (1998): Verbraucherverunsicherung und Convenience-Food. Eine Repräsentativuntersuchung. aid Verbraucherdienst 43, 420–424
3. Bergmann K. Industrielle Lebensmittel: hoher Wert und schlechtes Image? Heidelberg Springer 1999
4. BFR (2003): Überempfindlichkeitsreaktionen durch Glutamat in Lebensmitteln. http://www.bfr.bund.de/cm/208/ueberempfindlichkeitsreaktionen_durch_glutamat_in_lebensmitteln.pdf
5. Bischoff SC (2009): Probiotika an der Nahtstelle zwischen Ernährung, intestinalem Mikrobiom und Immunsystem Med Welt 60: 237–240
6. Bub A, Stracke BA: Nüsse in der Ernährung. Bericht des Bundesforschungsinstitutes für Ernährung und Lebensmittel 2009
7. Corder R et al (2006): Red wine, procyanidins and vasculare health. Nature 444: 566
8. Ding EI, Huftless S, Ding X, Giotra S (2006): Chocolate and prevention of cardiovaskular disease: A systematic review. Nutr & Metabolism doi 10 1186/1743-7075-3-2
9. DGE-aktuell 1/2005: Ist Kaffee ein „Flüssigkeitsräuber"?
10. Dobson R (2004): After the French paradox comes the Italian enigma. BMJ 329(7474): 1064.
11. Engler MB et al. (2004): Flavonoid-rich dark chocolate improves endothelial function and increases plasma epicatechin concentrations in healthy adults. J Am Coll Nutr 23(3): 197–204.
12. Erbersdobler H, Barth CA, Wolfram G (2008): Olivenöl in der Kontroverse, Ernährungs Umschau 55: B9–B11
13. Goji-Beeren. Ernährungs Umschau 2010. 57: 229
14. Grandjean et al. (2000): The Effect of Caffeinated, Non-Caffeinated, Caloric and Non-Caloric Beverages on Hydration. Journal of the Am Coll Nutr 9: 591–600

15. Hoffmann S, Bernhardt R. Die Welt des Kaffees. 2. Aufl. Neuer Umschau Buchverlag, 2009
16. Hu EB et al. (1998): Frequent nut consumption and risk of coronary heart diseases in women. BMJ 317 1341–45
17. Hu et al. (2004): Kaffeetrinker erkranken seltener an Diabetes. Ann Intern Med 140: 17
18. Kasper H.: Ernährungsmedizin und Diätetik. Urban und Fischer München – Jena . 2009 ; 12. Auflage. Möglichkeiten zur Prophylaxe mit Nährstoffen und Lebensmitteln S. 129– 140
19. Kevin J P et al. (2008): Resveratrol Delays Age-Related Deterioration and Mimics Transcriptional Aspects of Dietary Restriction without Extending Life SpanCell Metabolism 8(2), 157– 168
20. Kleemola et al. (2000): Coffee Consumption and the Risk of Coronary Heart Disease and Death Archive of Internal Medicine160: 22
21. Lane MD, Cha SH (2009): Effect of Glukose and fructose on food intake via malonyl-CoA signaling in the brain. Biochem Biophys Res Commun 382: 1–5
22. Li YM et al (2008): Green tea catechins and broccoli reduce fat-induced mortality in Drosophila melanogaster. J Nutr Biochem 19(6): 376–83
23. Mehlig L et al. (2008): Alcoholic beverages and incidence of dementia: 34-year follow-up of the prospective population study of women in Goeteborg. Am J of Epidemiol 167(6) 684–691
24. Noni-Produkte. Gesundheitlich unbedenklich, aber wirkungslos. Ernährungs-Umschau 2009 (56)6: 330
25. Oehlenschläger J (2010): Fisch: Ein natürliches funktionelles Lebensmittel. Ernährungs Umschau 57: 246–251
26. Palmöl/Palmkernfett: Ernährungs-Umschau 2010; 57: 230
27. Rabast U (2003): Wie gesund ist Rapsöl? Internistische Praxis 33: 625–626
28. Rechner AR (2002): The metabolism of dietary polyphenols and the relevance to circulating levels of conjugated metabolites. Free Radic Res36(11): 1229–41
29. Rousseaux C et al. (2007): Lactobacillus acidophilus modulates intestinal pain and induces opioid and cannabinoid receptors. Nat Med 13: 35–7
30. Salazar-Martinez E et al. (2004): Coffee Consumption and Risk for Type 2 Diabetes Mellitus Annals of Internal Medicine 140: 1–8
31. Schmidt S (2009): Kaffee–Spezialitäten. Ernährungs Umschau 56: B45– B47
32. Sudhop T, von Bergmann K (2004): Sitosterinämie – eine seltene Krankheit. Sind erhöhte pflanzliche Sterole ein zusätzlicher Risikofaktor? Zeitschrift für Kardiologie 93: 921–928
33. Sun L et al. (2007): Methylenetetrahydrofolate reductase polymorphisms and susceptibility to gastric cancer in Chinese populations: a meta-analysis. European cancer Prevention 16, 446–452
34. Willett WC, Stampfer MJ, Manson JE et al. (1993): Intake of trans fatty acids and risk of coronary heart disease. Lancet 341: 581–585
35. http://www.was-wir-essen.de/forum/ Expertenkommentare zu Fragen rund um Ernährung und Lebensmittel
36. Wolfram G (2002): Ernährungstherapie der Dyslipoproteinämien. Akt Ernähr Med 27: 172– 181
37. Wolfram G, Fremann D (2001): Referenzwerte mit Gewähr – Richtwerte für die Fettzufuhr. Ernährungs Umschau 48: 274–283

Nährwertbezogene Lebensmittelkennzeichnung

Die besten Empfehlungen nützen dem Verbraucher nichts, wenn er sie nicht umsetzen kann. Woher soll er wissen, was ihm nützt und was ihm schadet? Welches Lebensmittel enthält viel, welches wenig Energie? In welchen Lebensmitteln finde ich wichtige Vitamine, Mineralstoffe und Spurenelemente und in welchen ist außer Kalorien nichts enthalten?
Die Mehrheit der Bevölkerung weiß, was als „gesund" und was als „potenziell ungesund" gilt. Für ein gesundheitsbewusstes Einkaufs- und *Essverhalten* reicht dies aber kaum aus.
Verpackte Lebensmittel haben heute üblicherweise einen Aufdruck, auf dem sich eine Fülle an Informationen finden. Angaben zum Energiegehalt, der Menge an Kohlenhydraten, Fett und Eiweiß - jeweils bezogen auf 100 g - lassen sich ebenso ablesen wie Zutaten, Konservierungsstoffe und eventuell auch der Gehalt an Natrium, Kalium und Kalzium. Zum Teil werden die enthaltenen Kohlenhydrate (Zucker, komplexe Kohlenhydrate, Ballaststoffe) und die Art des Fettes (u. a. gesättigte, einfach ungesättigte, mehrfach ungesättigte Fettsäuren) näher bezeichnet.
Liest man diese Angaben regelmäßig und gewissenhaft, so kann man im Laufe der Zeit eine Fülle von Informationen sammeln, die bei der Auswahl von Lebensmitteln weiterhelfen können. Die American Heart Association hat die gründliche Lektüre derartiger Informationen mit in ihre Empfehlungen zur gesunden Ernährung aufgenommen.
Für einen Großteil der Verbraucher sind diese Angaben jedoch zu kompliziert. Weitreichende, für das Ernährungsverhalten wichtige Entscheidungen können sie deshalb nicht unbedingt treffen. In einzelnen Ländern versucht man daher, durch vereinfachte Informationen das Einkaufs- und damit das Essverhalten hin zu einer gesunden Ernährung zu beeinflussen.

Sinn und Unsinn der „Ampelkennzeichnung"

So hat Großbritannien die Kennzeichnung von Lebensmitteln mittels einer Ampel eingeführt (● Abbildung): Ein roter Punkt auf dem Lebensmittel soll vor dem Kauf bzw. dem übermäßigen Verzehr dieses Lebensmittels warnen, Gelb mahnt eine gewisse Vorsicht an und grün signalisiert, dieses Lebensmittel ist als gut anzusehen und darf somit verzehrt werden.
Rote Punkte auf fettreichen Nahrungsmitteln wie Butter oder Speiseöl würden keinen Sinn machen. Basislebensmittel sind ohnehin nicht für eine Ampelkennzeichnung vorgesehen (s. u.), denn niemand wird in der Regel reines Speiseöl trinken oder reine Butter verzehren. Oliven- und Rapsöl aber enthalten die für unseren Organismus wertvollen einfach ungesättigten Fettsäuren und wären - mengenmäßig

Die meisten Menschen unterscheiden mehr oder weniger unbewusst zwischen „Ernährung" – der Begriff umfasst für sie die physiologischen Zusammenhänge und damit auch die Aspekte gesund/weniger gesund – und „Essen" – dieser Begriff steht für Geschmackserlebnis, Sozialkontakt und weitere angenehme Empfindungen.

Die deutsche Lebensmittel-Kennzeichnungsverordnung schreibt für verpackte Lebensmittel ein Zutatenverzeichnis (in absteigender Reihenfolge der Gewichtsanteile), die Angabe des Mindesthaltbarkeitsdatums (bzw. Verbrauchsdatums) und Angaben zu enthaltenen potenziellen Allergenen vor.

Nährstoffangaben erfolgen meist in Form der „Big Four" (Brennwert, Eiweiß, Fett, Kohlenhydrate) bzw. „Big Eight" (zusätzlich Angaben zu Zucker, gesättigten Fettsäuren, Ballaststoffen und Kochsalz/Natrium). Sie sind derzeit freiwillig, sofern nicht mit bestimmten Inhaltsstoffen geworben wird.

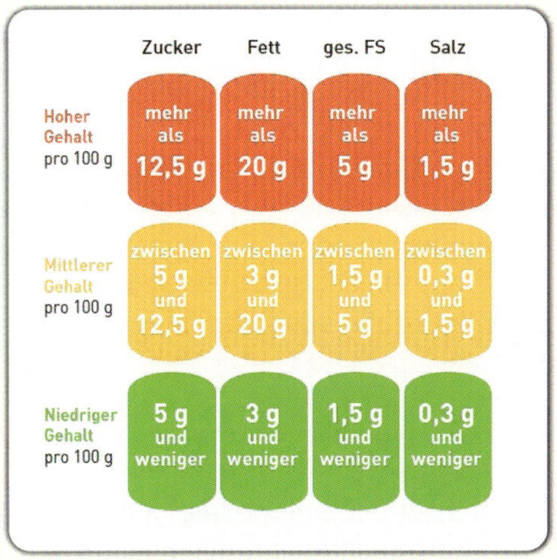

Richtwerte für die Ampelfarben bei festen Lebensmitteln pro 100 g (bei flüssigen Lebensmitteln gelten außer bei Salz die halben Werte pro 100 ml). Laut der Food Standard Agency im UK gilt der niedrige (grüne) Zuckerwert für Gesamtzucker (Referenzwert 90 g), der hohe (rote) Zuckerwert dagegen für zugesetzten Zucker (Referenzwert 60 g)

begrenzt eingesetzt - unserer Gesundheit zuträgliche Lebensmittel. Der grüne Punkt wäre hier also eher angebracht. Auch gegen den Verzehr von Butter in einer begrenzten Menge und gemeinsam mit Kohlenhydraten (z.B. Brot) ist nichts einzuwenden. Es ist sicher problematisch, Lebensmittel mit Punkten zu versehen und sie damit in Kategorien einzuteilen. Rote Punkte auf problematischen Lebensmitteln könnten uns allerdings dabei unterstützen, von diesen eher weniger zu verzehren.

„1 Plus 4-Modell" des Bundesverbraucherministeriums

Dieses vom Bundesverbraucherministerium vorgeschlagene Modell unter Einbezug von Ampelfarben (● Abbildung) sieht auf den ersten Blick durchdachter aus. Es basiert auf der vom Verband der Europäischen Lebensmittelindustrie (Confédération des industries agroalimentaires de l'UE,CIAA) erarbeiteten freiwilligen GDA-Kennzeichnung für verpackte Lebensmittel.

Nahrungsmittel sollen danach mit einheitlichen Nährwertangaben versehen werden. Berücksichtigt werden der Energiegehalt, der Gehalt an Fett (einschließlich gesättigter Fettsäuren), Zucker und Salz.

Die Angaben sollen in Gramm pro Portion erfolgen und in Prozent zum durchschnittlichen Tagesbedarf einer erwachsenen Frau (mit einem Energiebedarf von etwa 2000 kcal pro Tag, vgl. ● Kap. 20) angegeben werden.

Bisherige Angaben beziehen sich jeweils auf 100 g eines Lebensmittels. Der Begriff der Portion ist nicht exakt definiert. Die angegebenen 2000 kcal stellen einen Näherungswert dar, von dem man annimmt, dass er für weite Teile der Bevölkerung Gültigkeit haben könnte.

Für eine 50 kg schwere Hausfrau mit leichter körperlicher Tätigkeit wäre die vorgesehene Energiemenge zu hoch, für den 90 kg schweren, schwer arbeitenden Bergmann zu niedrig. Der Näherungswert gilt deshalb keineswegs für alle Frauen und erst recht nicht für den Mann.

Neue Referenzwerte (Guideline Daily Amounts = GDA, Auszug) für die Energie (durchschn. Tagesbedarf einer erw. Frau) und die „erweiterte" Nährwertinformation (1 plus 4-Modell, Vorschlag BMELV), dargestellt an einem Beispiel zur Erkennung des problematischen Zuckergehalts

Brennwert	8 400 kJ (2 000 kcal)
Zucker	90 g
Fett	70 g
gesättigte Fettsäuren	20 g
Kochsalz	6 g

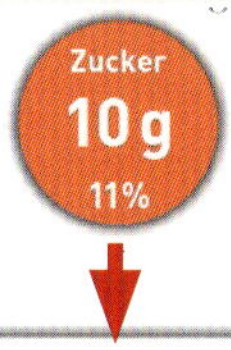

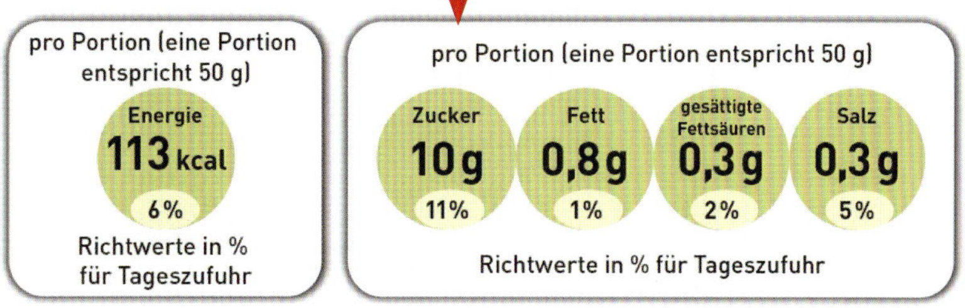

Ist das System sinnvoll?

Will man sein Einkaufsverhalten künftig am 1 plus 4-Modell orientieren, sollte man bereits Wochen vor dem ersten Einkauf intensiv Kopfrechnen üben. **Beispiel:** Kauft man ein Lebensmittel mit je 10 % der pro Tag empfohlenen Menge Zucker und Fett und einem Energiegehalt von 200 kcal, so hätte man (vorausgesetzt, man gehört zu den vom Verbraucherministerium vorgegebenen „Idealmenschen") noch weitere 1800 kcal für den Rest des Tages „gut". Weitere Einkäufe dürften (da ja erst 10 % der erlaubten Tagesmengen verzehrt wurden) noch 90 % Zucker und 90 % Fett enthalten. Die Tagesration wäre damit komplett.

Eine derartige Vorgehensweise ist weder sinnvoll noch praktikabel. Beim 1 plus 4-System kann man die einzelnen Lebensmittelgruppen nicht miteinander vergleichen. Sie sind aufgrund ihres unterschiedlichen Energie- und Nährstoffgehaltes kunterbunt durcheinander gewürfelt. Sinnvoll wäre es, könnte man einzelne Lebensmittelgruppen, also z.B. Fette (Streich- oder Kochfett), Milchprodukte (fetter- bzw. magerer Käse), Backwaren (Kohlenhydrat- und Fettgehalt), Wurst (Fett- und Eiweißanteil) mit einander vergleichen und seinen Tageskostplan nach diesen Gesichtspunkten ausrichten.

Das generelle Dilemma (kurzgefasster) Nährwertkennzeichnung

Durch nährwertbezogene Lebensmittelkennzeichnung hofft man, den Verbraucher in seinem Einkaufsverhalten zu beeinflussen und damit auch auf sein Ernährungsverhalten positiv einzuwirken.

Empfehlungen, die von Fachgesellschaften gegeben wurden, können jedoch nicht auf einzelne Lebensmittel „heruntergebrochen" werden. Die Deutsche Gesellschaft für Ernährung (DGE) konstatiert: „Die Qualität der Ernährung wird nicht durch ein einzelnes Lebensmittel bestimmt, sondern durch die Summe dessen, was an Lebensmitteln aufgenommen wird. Die Qualität von Lebensmitteln ist eine komplexe Größe, die sich aus einer großen Zahl von Teilqualitäten zusammensetzt." Auch das 1 plus 4-Modell berücksichtigt dies nur unzureichend."

Viele Kennzeichnungsmodelle sind auf die Übergewichtsproblematik fokussiert mit dem Ziel, Übergewicht und Fehlernährung zu verhindern und damit das Auftreten ernährungsabhängiger Erkrankungen zu reduzieren.

Nun ist das Wissen um eine gesunde Ernährung in der Bevölkerung keineswegs schlecht. 80 % sehen Obst und Gemüse, 50 % Milch und Milchprodukte als gesund an. Das Wissen um „gesunde" oder „ungesunde" Nahrungsmittel heißt aber nicht, dass davon auch das Einkaufs- und Ernährungsverhalten beeinflusst wird. Kaum jemand wird sich beim Kauf eines Lebensmittels nur daran orientieren, ob es von „offizieller Seite" als gesund oder ungesund deklariert wurde.

Ob sich jemand gesund oder ungesund ernährt, hängt von anderen Faktoren ab. Der Einzelne muss sich entsprechende Kenntnisse aneignen und diese in die Praxis umsetzen.

Die als weniger gesund geltenden Süßigkeiten und fettreichen Lebensmittel, z.B. Vollmilchschokolade, können in bestimmten Fäl-

Interessant ist die Kombination von Ampel und GDA-Kennzeichnung:

Die Frage „Welches von zwei Produkten enthält mehr Zucker?" beantworteten 26 % der Befragten nach Lesen der GDA-Kennzeichnung richtig. Kam die „Ampel" hinzu, antworteten 92 % korrekt.

len, z.B. bei Untergewichtigen, durchaus gute Dienste leisten (vgl. ● Kap. 13). Diese können mit erkennbar energiedichten Lebensmitteln auf einfache Weise gegen Untergewicht ankämpfen. Auch dem, der sie nicht täglich und wenn, dann in geringen Mengen verzehrt, müssen sie keineswegs schaden.

Es ist kaum zu erwarten, dass ein Punktesystem zur Abnahme der Anzahl Übergewichtiger führt oder gar ein Volk von schlanken Menschen hervorbringt. Die vorgesehene Einteilung aber könnte den Verbraucher verunsichern. Die wenigsten werden in der Lage sein, sich aufgrund von Verpackungsangaben eine gesunde Ernährung zusammenzustellen. Die *Kennzeichnungsmodelle* können zwar langfristig das Wissen um den Nährstoffgehalt der Lebensmittel verbessern, die konkrete Umsetzung in den Essalltag dürfte für die meisten jedoch schwierig sein. Hier sind tauglichere Überlegungen gefragt.

Lösungsansätze und Ausblick

Wer nicht in der Lage ist, selbst einfache Mahlzeiten zuzubereiten und daher auf Fertiggerichte angewiesen ist, dem nützen die besten Kennzeichnungssysteme wenig. Frühzeitige Ernährungsbildung von Kindern in Kindergärten und Schulen (z.B. in Form der Aktion „Ernährungsführerschein"), auch das Erlangen von Zubereitungskompetenz im Familienalltag und die Sensibilisierung für eine gesundheitsfördernde Ernährung und Lebensweise sind sinnvollere Maßnahmen.

Sowohl die Ampelkennzeichnung als auch das 1 plus 4-System werden zunehmend kontrovers diskutiert. Von einer Ampelkennzeichnung ausgenommen werden sollen unverarbeitete Lebensmittel (z.B. Fleisch, Fisch, Eier, Obst, Gemüse), Basisfette und Öle, Mehle, Zucker, Kochsalz sowie Nahrungsergänzungsmittel, diätetische Lebensmittel und Lebensmittel ohne bzw. mit vernachlässigbarem Energiegehalt (Mineral- und Tafelwasser, Gewürze).

Trotz der von verschiedenen Seiten gegen die Ampelkennzeichnung geäußerten Bedenken finden sich auch Pressemitteilungen über positive Rückmeldungen von Verbrauchern. Der Verbraucherzentrale Bundesverband, Foodwatch und der AOK Bundesverband haben sich im Rahmen einer Pressekonferenz für eine verpflichtende Einführung der Nährwertampel ausgesprochen. Sie sehen das System als praktikabel und besser anwendbar als die bisherige ausschließliche Angabe von Energie- und Nährstoffgehalten an.

Personen mit Hochschulabschluss bevorzugen hingegen die Nährwertkennzeichnung bezogen auf 100 g oder 100 ml. Angaben mit Bezug auf Portionsgrößen wurden überwiegend abgelehnt.

Am 16. Juni 2010 hat sich das Europäische Parlament mit knapper Mehrheit gegen die Ampelkennzeichnung ausgesprochen. Nun geht die Gesetzesvorlage an den Ministerrat, in dem die 27 EU-Staaten vertreten sind. Parlament und Rat müssen sich auf einen Kompromiss einigen. Ein entsprechendes Gesetz, welches die EU-Länder dann national umsetzen müssen, wird frühestens ab 2011 erwartet.

1. BLL – Bund für Lebensmittelindustrie- und Lebensmittelkunde (2010): Absurde Lebensmittel-Ampel: Verbrauchertäuschung durch sinnlose Farbenspiele (Infofolder) www.bll.de
2. Erbersdobler H (2009): Die erste deutsche Ampel. Ernährungs Umschau 56: 432
3. Erbersdobler H (2010): Ampel und kein Ende. Ernährungs Umschau 57: 252–255
4. EU-Lebensmittelkennzeichnung: Gesunde Ernährung per Gesetz? Deutsches Ärzteblatt 2010; 107: C455
5. Gemeinsame Presseerklärung von Foodwatch, Verbraucherzentrale Bundesverband und AOK-Bundesverband von 6/2009. Ampelkennzeichnung von Lebensmitteln. Ernährungs-Umschau 2008; 56: 380
6. Möser A (2010): Vereinfachende Nährwertkennzeichnungen: Wahrnehmungen und Präferenzen der Verbraucher. Ernährungs-Umschau 57: 10–15
7. Pudel V (2008): Lebensmittelkennzeichnung – Information oder Desinformation? Ernährungs Umschau 55: 538–39
8. www.codechek.info. Meldung vom 18.1.2010
9. www. dge.de: DGE intern 22/2008

Langlebig durch Diät bzw. spezielle Ernährungsweisen?

Hält man eine bestimmte Kostform längere Zeit ein, so hat man ein bestimmtes Ziel: Ein Kranker, der zu einer „Diät“ greift, erwartet, dass diese Form der Ernährung den besonderen Bedürfnissen seiner Erkrankung Rechnung trägt und zur Besserung oder Heilung beiträgt. Greift ein Gesunder zu einer bestimmten Kostform oder Diät und hält sie längere Zeit ein, so erwartet er, seinen vielleicht guten Gesundheitsstatus noch zu verbessern, das Auftreten von Krankheiten zu verhindern, möglichst lange fit zu bleiben und so das Leben zu verlängern. Es gibt eine ganze Reihe solcher Kostformen oder Ernährungsregeln, die jedoch meist nicht die versprochenen Wirkungen zeigen.

Die Palette wissenschaftlich unbelegter Anti-Aging-Maßnahmen und Kostformen reicht von Rezepten zu Zwiebelspinat, Argentinischem Steak mit Garnelen oder der Hähnchenpfanne mit Walnüssen über die Verwendung von „Anti-Aging-Öl“ bis hin zur so genannten Öl-Eiweiß-Kost. Die meisten Maßnahmen sind schon auf den ersten Blick als untauglich erkennbar und nicht dauerhaft durchzuhalten.
Mit den angebotenen Nahrungsergänzungsmitteln wird oft zu viel versprochen und bei der Einnahme von Anti-Aging-Medikamenten hat man Glück, wenn man sich nicht mehr schadet als nützt.

In den nachfolgenden Kapiteln sollen die nach derzeitigem Kenntnisstand wissenschaftlich anerkannten Maßnahmen besprochen werden, von denen ein gesundheitsfördernder oder lebensverlängernder Effekt erwartet wird. Wissenschaft ist im ständigen Fluss. Es kann deshalb nicht verwundern, wenn mit großen Erwartungen begonnene Studien zunächst positive Resultate zeigen. Überprüft man die Ergebnisse in größeren Studien und bei Anwendung anderer Untersuchungsmethoden, so lassen sich anfänglich positive Ergebnisse häufig nicht bestätigen. So haben sich die Erwartungen in die vor mehr als 20 Jahren begonnenen Kampagnen zur gesunden Ernährung nicht bzw. nur teilweise erfüllt. Die Empfehlungen sind dennoch weitgehend identisch geblieben, da es letztlich keine besseren Alternativen gibt.

VII

Nutrigenomik – Der neue Weg zur Langlebigkeit?

Die „Nutrigenomik" ist ein relativ neues Gebiet der Ernährungsforschung. Sie konzentriert sich zunächst auf die weitere Entschlüsselung des menschlichen Genoms und erforscht die genetischen Ursachen von Volks- und ernährungsabhängigen Krankheiten.

Es sollen Lebensmittel erkannt oder entwickelt werden, deren Verzehr vor dem Auftreten von Erkrankungen schützt oder vorhandene Erkrankungen lindert oder heilt. Diese müssen keineswegs speziell entwickelte Lebensmittel im Sinne von so genannten ***Designer Foods, Functional Food*** bzw. ***Nutraceuticals*** oder ***Nahrungsergänzungsmittel*** sein (● Kap. 27). Forschungsergebnisse auf diesem Gebiet könnten dazu beitragen, dass bei Menschen mit einem bestimmten Genstatus Erkrankungen verhindert werden können, indem sie bevorzugt bestimmte Lebensmittel mit speziellen Nahrungsbestandteilen verzehren.

Das Forschungsgebiet der Nutrigenomik wird derzeit EU-weit gefördert. Dabei hat man sich bereits früher mit derartigen Fragen befasst. Traten in einer Familie Unverträglichkeiten oder Erkrankungen auf, so diskutierte man vorrangig „nutrigenomische Aspekte" als Ursachen.

Personalisierte Ernährungsempfehlungen

Bei entsprechendem Kenntnisstand wäre es naheliegend, Ernährungsempfehlungen dem individuellen Krankheitsrisiko des Einzelnen anzupassen. Herkömmliche Ernährungsempfehlungen sind eher allgemein gehalten und können nicht den Genstatus des Einzelnen berücksichtigen. Ein zu erwartender Vorteil des Nutrigenomik-Konzeptes ist es, dass man sehr früh auf die Entstehung von Erkrankungen Einfluss nehmen könnte. Die „personalisierte" Ernährungsempfehlung könnte einen wesentlichen Beitrag zur Vorbeugung (Prävention) von Krankheiten leisten.

Letztlich könnte mit einer dem Genstatus angepassten Ernährung vor allem dann ein wesentlicher Beitrag zur Lebensverlängerung geleistet werden, wenn es gelänge, die Rate von Tumor- und Herz-Kreislauf-Erkrankungen zu senken.

Es gibt heute bereits sinnvolle, aus der Genanalyse ableitbare Empfehlungen. So kann beim Vorliegen eines bestimmten genetischen Status ein Schutz vor Lungenkrebs erzielt werden: Bei manchen Menschen ist das Gen für das Enzym Glutathion-S-Transferase defekt, sodass kein Enzym gebildet wird. Dieses Enzym baut in bestimmten Pflanzen vorkommen-

Designer Food ist ein Begriff für speziell konzipierte und auf spezifische Bedürfnisse abgestimmte Lebensmittel (Beispiel: Elektrolytgetränke für Sportler). Geläufiger ist die Bezeichnung **Functional Food**, also funktionelle Lebensmittel. Hierbei handelt es sich um Lebensmittel, die mit Zusatzstoffen bzw. Nahrungsergänzungsmitteln angereichert wurden und denen ein gesundheitsfördernder Effekt zugeschrieben wird. Bekannte Beispiele sind probiotische (mit speziellen Milchsäuebakterien angereicherte) Jogurts.

In den USA wurden z. B. Produkte angeboten, die die Denkfähigkeit erhöhen sollen („Brain Food") oder der Schönheit dienen („Beauty Food").

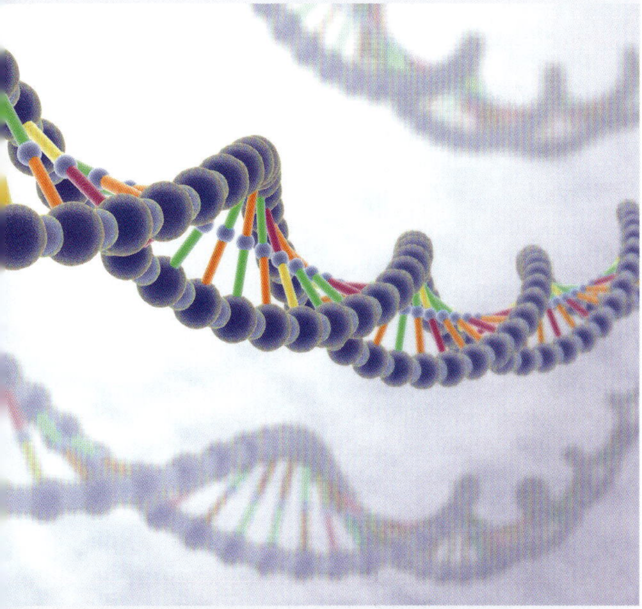

Modell unserer Erbsubstanz DNA. Anfängliche Hoffnungen, mit der kompletten Entschlüsselung unserer Gene wären Krankheitsursachen leicht erkennbar und therapierbar, haben sich nur teilweise bestätigt. Trotz gleicher genetischer Ausstattung erkranken einige Personen, andere nicht. Auch gibt es nicht „das" Gen für Adipositas oder Arteriosklerose.
Umwelteinflüsse – also außergenetische Faktoren –, die teilweise bereits während der Schwangerschaft wirken, bestimmen mit, ob z. B. später Diabetes mellitus oder Übergewicht auftreten. Mit diesen Vorgängen befasst sich u. a. das neue Forschungsgebiet der metabolischen Programmierung.

de Substanzen, die Isothiozyanate, ab. Isothiozyanate aber schützen vor Lungenkrebs. Verzehren Menschen, die keine Glutathion-S-Transferase produzieren können, regelmäßig Kreuzblütler (Kruziferen) in Form von Kohl, Rosenkohl oder Brokkoli, dann steigt bei ihnen die Konzentration der Isothiozyanate im Blut an. Diese hohe Konzentration schützt sie wirksam vor Lungenkrebs.
Wissenschaftliche Erkenntnisse aus der nutrigenomischen Forschung könnten auch Auswirkungen auf die Definition der Referenzwerte haben. Diese Empfehlungen basieren auf Schätz- und Richtwerten. Es finden

Nutraceuticals ist ein Kunstwort aus engl. „nutrition" = Ernährung und „pharmaceutical" = Arzneimittel und bezeichnet Lebensmittel mit pharmakologischem Effekt. In Europa sind mittlerweile sog. gesundheitsbezogene Werbeaussagen („steigert die Knochengesundheit") durch die Health-Claims-Verordnung geregelt, d. h. nach strengen Zulassungsverfahren teilweise erlaubt.

Nahrungsergänzungsmittel sind Produkte, die die allgemeine Ernährung z. B. mit Vitaminen, Mineralstoffen oder Spurenelementen ergänzen sollen. Meist werden sie als Pulver oder Dragee angeboten. Rechtlich liegen Nahrungsergänzungsmittel im Grenzbereich zwischen Arzneimitteln und Lebensmitteln. Das EU-Recht regelt dies für die Produktgruppe nach einer Richtlinie. Die zulässigen Mineralstoffe und Vitamine werden vorgegeben. Werbeaussagen und -versprechungen über Nahrungsergänzungsmittel werden seit dem 1. Juli 2007 durch die neue Health-Claims-Verordnung geregelt. Eine abgesicherte Positivlistung ist noch nicht beschlossen. Krankheitsbezogene Aussagen (verhindert/heilt ...) sind, wie auch für andere Lebensmittel, nicht zulässig.

sich so genannte Sicherheitszuschläge, die so ausgelegt sind, dass praktisch bei 100 % der gesunden Bevölkerung eine bedarfsgerechte Versorgung sichergestellt ist. Die Ergebnisse der Nutrigenomik zeigen jedoch, dass der Bedarf an Nährstoffen nicht statistisch „normalverteilt" ist. So können in Europa bis zu 40 % der Bevölkerung beta-Carotin nicht als Provitamin A verwerten. Dies erklärt teilweise, weshalb in manchen Populationen ein Mehrverzehr an Obst und Gemüse nicht zu positiven Effekten führte.

Vor dem Hintergrund der Migration wird der Genotyp einzelner Bevölkerungsgruppen künftig auch in Deutschland bei Ernährungsempfehlungen eine Rolle spielen. So kennen wir Bevölkerungsgruppen, die zu 100 % Milchzucker nicht vertragen oder die - wie viele Asiaten - eine geringere Aktivität der Alkohol abbauenden Enzyme aufweisen. Eine Verallgemeinerung von Ernährungsempfehlungen dürfte damit zunehmend schwieriger werden.

Bislang noch Zukunftsmusik

Patienten mit der Bereitschaft, genetische Untersuchungen durchführen zu lassen, könnten möglicherweise eher zur Einhaltung gezielter Ernährungsempfehlungen bereit sein. Zum jetzigen Zeitpunkt gibt es allerdings keine ausreichenden Kenntnisse, die den breiten Einsatz derartiger Maßnahmen sinnvoll erscheinen lassen. Dennoch wird die „personalisierte" Ernährungsberatung heute bereits kommerziell angeboten. Dabei werden einige wenige Genvarianten untersucht und auf dieser Basis Ernährungsempfehlungen abgegeben. Die Analysen sind teuer, die daraus resultierenden Empfehlungen weitgehend nutzlos. Grundlage ist die Genotypisierung von etwa 20–30 Genvarianten.

Man kann derzeit nur erahnen, welche potenziellen Möglichkeiten sich aus der Nutrigenomik ergeben können. Zweifelsfrei werden hiervon auch das Anti-Aging-Problem und die Frage einer Lebensverlängerung tangiert. Noch ist eine praktische Umsetzung der bruchstückhaften Erkenntnisse aber kaum möglich.

1. Brennan P et al. (2005): Effect of cruciferous vegetables on lung cancer in patients stratified by genetic status : a mendelian randomisation approach. Lancet 366: 21558
2. Joost H-G (2005): Genotyp basierte Ernährungsempfehlungen. Noch im experimentellen Stadium. Dt. Ärztebl. 2005; 102: B2204
3. Joost H-G (2009): Nutrigenomik – Grundlagen, Status und Perspektiven der präventiv-medizinischen Anwendung. Med Welt 60: 241–245
4. Döring F (2010): Nutriepigenomik. Ernährungs Umschau 57: 325–327

Gibt es Möglichkeiten zur Lebensverlängerung?

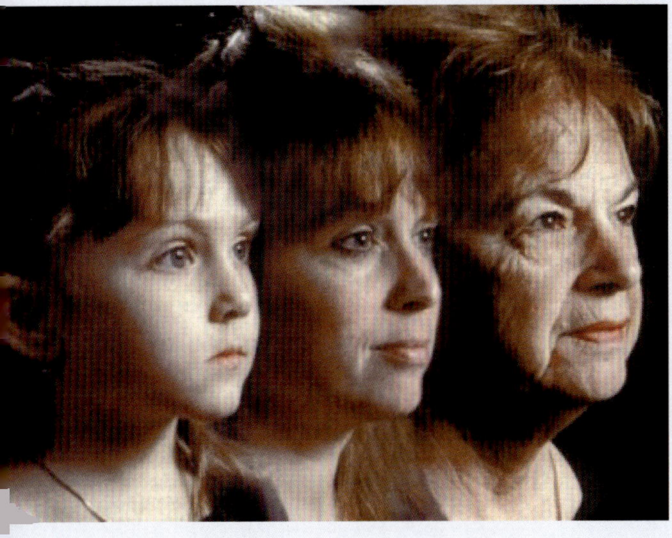

ebenso beseitigt werden wie die Falten im Gesicht. Das Zauberwort heißt hier Facelifting und ist heute kein Privileg der Damenwelt mehr.
Die wohl beliebteste, weil einfachste Maßnahme ist jedoch die Anwendung von so genannten Anti-Aging-Cremes. Ihre regelmäßige Anwendung soll zur Reduktion des Hautalters um bis zu10 Jahre führen. In der Haut sollen sich Fett und Feuchtigkeit anreichern und die Haut soll dadurch geschmeidiger und glatter werden. Dies gilt letztlich für alle Tagescremes. Typische Anti-Aging-Cremes sind nicht besser oder schlechter als übliche Cremes, so die Stiftung Warentest.

Mega-Markt Anti Aging

Unsere heutige Lebenserwartung liegt zwischenzeitlich bei ca. 80 Jahren und hat sich allein in den letzten 100 Jahren verdoppelt (● Kap. 1 + 2). Dennoch gibt es intensive Bemühungen, das Leben weiter zu verlängern und zusätzliche lebenswerte Jahre zu gewinnen. Eine Fülle kaum überschaubarer ***„Anti-Aging"-Strategien*** wird angeboten. Sie sind inzwischen ein Multi-Milliarden-Euro-Geschäft.
Anti Aging beschreibt – sehr oft untaugliche – Versuche, den Alterungsprozess zu verzögern oder gänzlich zu verhindern. Manche Menschen wollen nur das äußere Erscheinungsbild verändern. Beliebt ist das Unterspritzen von Gesichtsfalten mit Botox, einem Toxin des Botulismus-Erregers. Es verursacht eine vorübergehende Lähmung der unterspritzten Muskulatur und lässt so Falten vorübergehend verschwinden. Bekannt sind auch operative kosmetische Eingriffe, mit denen das tatsächliche Lebensalter, zumindest vom Aussehen her, weniger deutlich werden soll: Im Augenbereich werden Schlupflider bzw. Tränensäcke entfernt, eine als Truthahnhals bezeichnete schlaffe Haut im Halsbereich kann

Mit allerlei Versprechen wie „intensives Lifting zu Hause", „ohne Skalpell und Spritze", „mit neuartigem Gel verschwinden auch Ihre Falten" oder „Mikronährstoffe wirken dauerhaft" seien nur einige Beispiele einer sich mittlerweile etablierenden Industrie angesprochen. Meist entstehen hohe Kosten, ein Wirksamkeitsnachweis für derartige Maßnahmen fehlt häufig und streckenweise sind sie nicht ungefährlich.

Die meisten Anti-Aging-Maßnahmen sind wirkungslos und manche sind nicht ungefährlich.

Nutrikosmetik – oder Döner macht schöner

Diesen Werbe-Slogan konnte man vor einem Döner-Geschäft finden. Offensichtlich hatte der Inhaber bereits von dem jungen Forschungszweig der Dermatologie, der *Nutrikosmetik* gehört. Hiermit will man Wege finden, um die Hautalterung und damit den Alterungsprozess zu verzögern. Man geht von kosmetischen Effekten durch bestimmte Lebensmittel aus (● Kap. 27).

So sollen Kakaoflavonoide zur Straffung der Haut beitragen. In einer kleinen Studie fand man unter Kakaozubereitungen eine geringere Hautrötung nach UV-Einwirkung und eine Verbesserung der Hautstruktur.

Vollkornprodukte aus Hafer, Hirse und Gerste liefern Silicium. Dieses Mineral begünstigt die Vernetzung von Hautproteinen und sorgt für straffes Bindegewebe.

Vitamin C aus Früchten und Gemüse wirkt in der Epidermis als Co-Faktor für die Kollagensynthese.

Das *Lycopin* der Tomate und die *Carotinoide* schützen die Haut teilweise vor der UV-Strahlung.

Medikamentöse Maßnahmen

In der medikamentösen Therapie setzt man vor allem auf Vitamincocktails und eine Therapie mit männlichen oder weiblichen Sexualhormonen, Wachstumshormon oder Melatonin. Bei Anwendung dieser Medikamente ist beim heutigen Kenntnisstand eher von einem Schaden als von einem Nutzen auszugehen. Die auf den ersten Blick harmlos erscheinenden Antioxidanzien Vitamin C und E sind als Anti-Aging-Produkt unwirksam und können, wenn sie hochdosiert in Form von Tabletten eingenommen werden, schwere Schäden bedingen (● Kap. 39).

Um verlässliche Ergebnisse zur Frage der Wirksamkeit und Unschädlichkeit bestimmter Medikamente zu erhalten, müssten vorausschauende, kontrollierte Studien durchgeführt werden. Diese müssten über lange Zeiträume an großen Kollektiven erfolgen und würden damit voraussichtlich jeglichen finanziellen Rahmen sprengen.

Liegt eine chronische Erkrankung vor und werden Medikamente konsequent eingenommen, so können Betroffene ihr Leben allerdings durchaus verlängern:

- Ein gut eingestellter Bluthochdruck (arterielle Hypertonie) senkt das Risiko für ***arteriosklerotische Folgeerkrankungen***.
- Bei bestimmten Erkrankungen des Gefäßsystems verhindert die niedrig dosierte Einnahme von Acetylsalicylsäure (ASS) die Zusammenballung der Thrombozyten und wirkt positiv auf die in der Gefäßwand ablaufenden entzündlichen Prozesse.
- Positive Effekte gehen auch von den Cholesterinsynthese-Hemmern (CSE-Hemmer) aus. Sie senken sehr wirksam das Serumcholesterin. Ihr Effekt ist allerdings bislang nur bei Patienten mit einem erhöhten Risiko für eine Herzkranzgefäßerkrankung überprüft. Interessant sind Ergebnisse einer 2007 durchgeführten Untersuchung.

Bislang spärliche Ergebnisse

Ein gezielter Verzehr bestimmter Nahrungsmittel, in der Erwartung eines kosmetischen Effekts, dürfte beim derzeitigen Kenntnisstand verfrüht sein. Die Industrie bemüht sich allerdings bereits jetzt, entsprechende Produkte zu vermarkten.

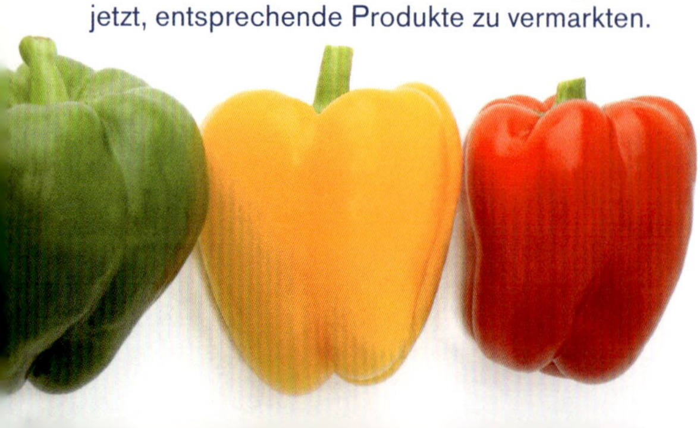

Die **Arteriosklerose** setzt bei Männern früher als bei Frauen ein. Man erwog deshalb, Männern ab dem 50. Lebensjahr eine **Kombination mehrerer Medikamente**, darunter ASS und Statine, zu empfehlen. Allerdings haben derartige Medikamente teilweise erhebliche Nebenwirkungen und es wäre verfrüht, wollte man sie bereits heute als Anti-Aging-Medikamente einstufen.

Hier kam es unter diesen Medikamenten zur erneuten Verlängerung der bei Adipösen, Rauchern und Patienten mit einer Koronaren Herzerkrankung bereits verkürzten Telomere (● Kap. 2).

- Auch die isolierte Einnahme von Fischölfettsäuren wird empfohlen. Es gibt Hinweise auf positive Wirkungen. Aber es muss offen bleiben, ob es nicht sinnvoller ist, zweimal pro Woche fetten Seefisch zu verzehren.

Für eine Reihe weiterer ***Medikamente*** wird ein den Alterungsprozess verzögernder oder lebensverlängernder Effekt diskutiert. Genannt werden Dehydroepiandrosteron (DHEA), Testosteron, Wachstumshormon (STH), Östrogen/Gestagen und Melatonin. Die Einnahme eines jeden der erwähnten Medikamente ist problembehaftet. Sie sind teilweise wirkungslos, teilweise können sie sogar das Risiko der Entstehung bösartiger Tumoren erhöhen. Für Melatonin sind die Folgen der Langzeiteinnahme noch unbekannt. DHEA kann allenfalls in ausgesuchten Fällen eingesetzt werden. Ähnliches gilt für Testosteron. Nur bei nachgewiesenem Mangel und klinischen Beschwerden ist die Gabe sinnvoll. Der frühzeitige Abfall der Hormonspiegel kann verhindert werden, wenn man eine Überernährung vermeidet, auf ein akzeptables Körpergewicht und auf die ausreichende körperliche Aktivität achtet. „Fitte Alte" hatten in Studien höhere Serumkonzentrationen an Testosteron als „unfitte."
Obwohl medikamentöse Anti-Aging-Maßnahmen breit eingesetzt werden, sind Erfolge im Sinne einer definitiven Verzögerung des Alterungsprozesses oder einer Lebensverlängerung nicht nachgewiesen.
Bedenkt man, dass es vor allen Dingen der Möglichkeit einer optimalen Zufuhr von Mikro- und Makronährstoffen und weniger dem medizinischen Fortschritt zu verdanken ist, dass sich unsere Lebenserwartung rasch verdoppelt hat, so zeigt sich, welches Potenzial in einer gesunden Lebensweise steckt. Die Möglichkeiten sind bei weitem noch nicht ausgeschöpft.
Medikamentöse Maßnahmen sind dann, wenn sie nicht der Behandlung von Gesundheitsstörungen bzw. Erkrankungen dienen, von fraglichem Wert. Für den, der etwas gegen das frühzeitige Altern unternehmen will, ohne Gefahr zu laufen sich zu schaden, bleibt nur der Weg über eine gesunde Ernährung und Lebensweise. Bereits mit kleinen Veränderungen kann hier viel erreicht werden.

Fazit für den Alltag

Medikamentöse Maßnahmen in der Anti-Aging-Therapie sind nur dann sinnvoll und lebensverlängernd, wenn Erkrankungen behandelt werden (z. B. Blutdrucksenkung, Senkung von erhöhtem Serumcholesterin etc.).

- Es gibt bislang keine Medikamente, die nachweisbar das Alter verzögern oder das Leben verlängern können.
- Anerkannte Maßnahmen der Anti-Aging-Therapie sind das Vermeiden von Übergewicht und eine ausgewogene Ernährung. Ferner sollte man pro Woche mindestens fünfmal eine halbe Stunde körperlich aktiv sein.
- Negativer Stress sollte vermieden und das Rauchen eingestellt werden.
- Intensive Sonnenbestrahlung und den Besuch von Solarien sollte man meiden, um einer vorzeitigen Hautalterung vorzubeugen.
- Der gezielte Verzehr von Lebensmitteln mit der Hoffnung auf einen kosmetischen Effekt ist derzeit als nutzlos anzusehen.

Es gilt: der beste Weg zur Lebensverlängerung ist, es nicht durch eine riskante Lebensweise unnötig zu verkürzen.

1. Heutling D, Lehnert H (2008): Hormontherapie und Anti-Aging: Internist 49: 570–580
2. Rabast U: Jung sterben – aber möglichst spät. (aging-antiaging) 3. wiss. Arbeitstagung Bundesverband Deutscher Ernährungsmediziner (BDEM) 2002 in Münster (Tagungsband)

Langlebigkeit durch energetisch knappe Ernährung?

Bereits in den 1930er Jahren zeigte sich in Tierversuchen: Tiere lebten bei knapper Ernährung - also geringer Energiezufuhr - um etwa 30-50 % länger als Tiere, die beliebig viel Nahrung erhielten. Die Versuche wurden vorzugsweise an Nagetieren (Mäuse, Ratten) vorgenommen, aber auch andere Tierspezies zeigten ähnliche Ergebnisse. Bei manchen Tieren ließ sich die Lebenszeit um bis zu 90 % verlängern. Voraussetzung war allerdings, dass die sonstige Ernährung optimal zusammengestellt war und essenzielle Nährstoffe wie Vitamine und Mineralstoffe in ausreichender Menge zugeführt wurden.

Versuche an Mäusen und Ratten haben aber auch gezeigt, dass durch eine energetisch knappe, sonst aber optimale Ernährung nicht nur das Leben verlängert, sondern auch der Alterungsprozess verzögert wird. Die Bildung freier Radikale nimmt ab, die Blutzucker- und Insulinkonzentration sinken, die Insulinwirksamkeit steigt an und der Fettstoffwechsel normalisiert sich. All diese Veränderungen wirken sich günstig bezüglich einer Verzögerung des Alterungsprozesses aus.

Versuche an Rhesusaffen

In den USA werden seit 1987 - also seit mehr als 20 Jahren - Untersuchungen an Rhesusaffen (● Abbildung) durchgeführt. Eine Kohorte (also eine Gruppe von Tieren) durfte essen so viel sie wollte, die andere Gruppe erhielt eine um 30 % an Energie reduzierte Kost.

Bei der Gruppe unter knapper Kost verbesserten sich die Stoffwechselwerte und Arteriosklerose trat später oder gar nicht auf. Die letztendlich wichtige Frage jedoch, ob die knapp ernährte Gruppe länger lebt als die „ad libitum" ernährte, blieb lange unbeantwortet. Der Tod ist ein einmaliges Ereignis und - will man diese Frage bei länger lebenden Tierspezies untersuchen - benötigt man große, über einen langen Zeitraum beobachtete Gruppen. Nur so werden eventuelle Unterschiede eindeutig und damit statistisch signifikant, was dann auch für einen Effekt beweisend wäre. Zwischenzeitlich sind in der ad libitum ernährten Gruppe doppelt so viele Tiere an den Folgen von Altersleiden verstorben wie unter den knapp ernährten Tieren. Rund 40 % der normal ernährten Tiere leiden an einem Dia-

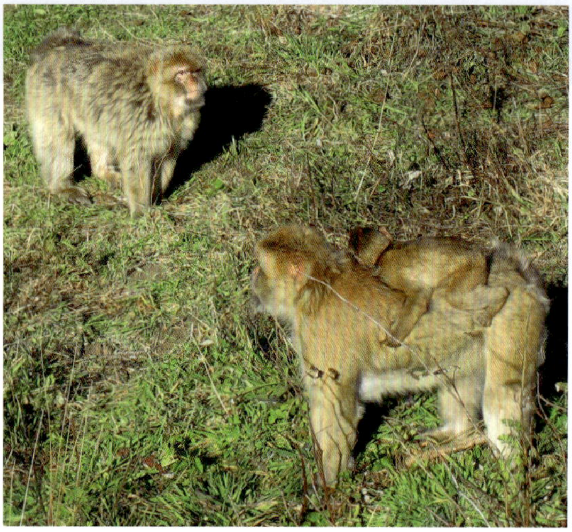

Die gesundheitlichen Auswirkungen der Kalorienrestriktion wurden u. a. an Rhesusaffen untersucht. Durch Medienberichte berühmt wurden „Canto" – er erhielt 445 kcal/Tag und einen Apfel und wirkte mit 25 Jahren noch fit und jung – sowie „Owen" – er erhielt 885 kcal/Tag und einen Apfel und wirkte mit 26 Jahren senil, litt unter Arthritis und problematischen Blutfett- und Blutzuckerwerten.
In freier Wildbahn erreichen Rhesusaffen ein Alter bis zu 25 Jahren, Zootiere können weit über 30 Jahre alt werden.

betes mellitus, während die schlanken, knapp ernährten Tiere hiervon und auch von den Folgeerkrankungen weitgehend verschont blieben. Bei der Interpretation der Ergebnisse war man zunächst vorsichtig. Professor Richard Weindruch vom Lehrstuhl für Medizin an der Universität Wisconsin formuliert es so: Alles weist darauf hin, dass die Tiere unter knapperer Ernährung ein höheres Alter ohne Krankheiten erreichen.

Roy Walford wollte 120 Jahre alt werden

Der amerikanische Gerontologe Dr. ***Roy Walford*** führte über mehr als 20 Jahre Untersuchungen an knapp ernährten Mäusen durch. In der Wüste von Arizona war er zu einem unfreiwilligen Experiment gezwungen: 1991 wurde auf 1,5 Hektar ein künstliches Ökosystem, die Biosphere 2 (● Abbildung) aufgebaut. Sie sollte ihre Bewohner unabhängig von der Außenwelt (eben der Biosphere 1 – unserer Welt) mit Lebensmitteln versorgen.
Die erforderliche Größe der Anbaufläche war hinsichtlich der voraussichtlich produzierba-

Roy Walford war als Arzt im Team von Biosphere 2 tätig. 1987 begann er seinen Selbstversuch mit „intelligenter Unterernährung" mit dem Ziel der Lebensverlängerung. Er starb 2004 im Alter von 79 Jahren.

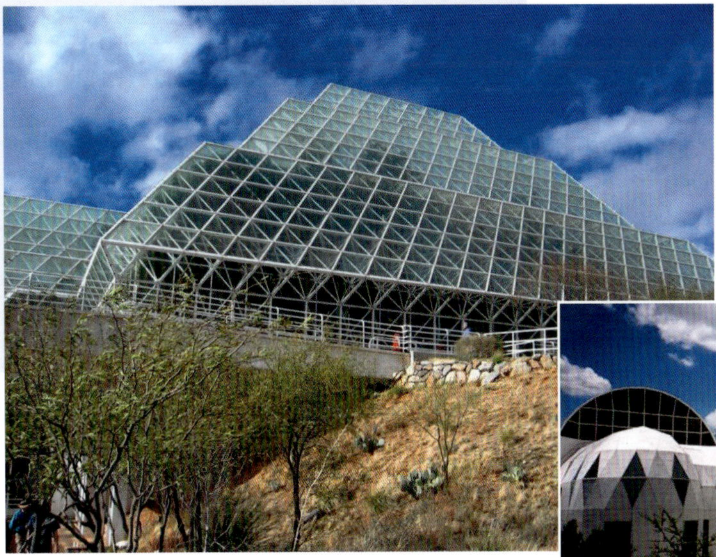

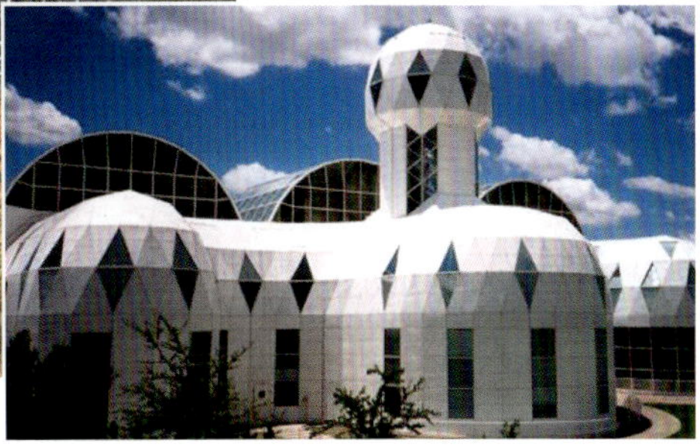

Trotz riesiger Gewächshäuser (6500 Glasscheiben umschließen ein geschlossenes Ökosystem mit 204000 Kubikmeter Volumen): Nahrung war knapp in den futuristischen Gebäuden von Biosphere 2. Dieses unfreiwillige Mangelexperiment inspirierte Roy Walford zu seiner Longevity Diet bzw. zur intelligenten Unterernährung. Die Biosphere-Forschung ist mittlerweile aus Kostengründen eingestellt, die Gebäude dienen heute teilweise als Hotel.

ren Nahrungsmittel bei der Planung von Biosphere 2 unterschätzt worden. Die Nahrungsmittelmengen blieben weit hinter den rein rechnerisch erwarteten zurück. Die Bewohner waren gezwungen, ihre Energiezufuhr um 30 % zu reduzieren. Der Einzelne erhielt lediglich 1800 kcal pro Tag.
Bei leichter körperlicher Tätigkeit wäre diese Energiemenge für einen 60 kg Schweren gerade ausreichend gewesen. Dr. Walford war im Rahmen dieses Experiments als Arzt tätig. Er untersuchte regelmäßig seine knapp ernährten Mitbewohner und war von der Verbesserung ihres Stoffwechsel- und des Gesundheitsstatus überrascht. Was er von den Mäusen her kannte, schien auch beim Menschen zu klappen.
Walfords Ziel war es, 120 Jahre alt zu werden. Eine energetisch knappe, sonst aber optimale Ernährung sollte ihm dies ermöglichen. Er sah darin einen Schutz vor arteriosklerotischen und Tumorerkrankungen. Seine „Longevity Diät“ oder „intelligente Unterernährung“ sollte ihm die Spitzenvitalität erhalten, das Altern aber verzögern. Im Alter von 63 Jahren begann er damit.
Was wurde aus Dr. Walford? Er starb in einem schlechten Allgemeinzustand im Alter von 79 Jahren. Seine einst hochpreisigen Bücher („Leben über Hundert“) wurden umgehend verramscht.

CRONies
(Calorie restriction with optimal nutrition)

Auf ähnlichen Überlegungen basieren die Ernährungsweisen der CRONies. Auch sie ***reduzieren ihre Energiezufuhr*** drastisch. Pro Tag nehmen sie ca. ein Drittel weniger als die sonst übliche Energiemenge, also nur ca. 1600–1800 kcal zu sich. Auch ihr Ziel ist es, länger zu leben. Unangenehm sind die sich einstellenden Nebenwirkungen. Die Kälteempfindlichkeit nimmt zu, die Libido ab. Angepeilt wird eine Lebensverlängerung auf 100–120 bzw. – weniger realistisch – auf 140 Jahre. Auch hier sind die Ergebnisse von Tierversuchen Grundlage der Denkansätze.

Niedrige Energiezufuhr als Jungbrunnen?

Man geht davon aus, dass eine Energierestriktion das Leben um 2–7 % verlängern kann. Nimmt man pro Tag nur zwei Drittel der sonst üblichen Energiemenge zu sich, könnte man also 1,5–7 Lebensjahre gewinnen.
CRONies aber haben ein anderes Problem – es ist ihr Alter: Alle positiv verlaufenden Tierversuche mit einer Niedrigenergiediät wurden bei diesen Tieren bereits in einem sehr frühen Alter begonnen. CRONies aber sind Menschen aus der Gruppe „50 plus“. Ihr Verhalten ist zum Teil noch extremer als das in den Tierversuchen praktizierte. Extreme CRONies nehmen ihre Mahlzeiten nur am frühen Vormittag und mittags zu sich, um zusätzlich den positiven Effekt eines „Dinner Cancellings“ zu erzielen (s. dort).

Offensichtlich ist aber eine derart extreme **kalorische Restriktion** für eine Lebensverlängerung nicht erforderlich. Mit einer mäßigen Energierestriktion und etwas mehr körperlicher Aktivität lässt sich anscheinend der gleiche Effekt erzielen. Eine um 12 % reduzierte Energiezufuhr in Verbindung mit Sport führte im Vergleich zu einer Energierestriktion um 25 % zu einem identischen Ergebnis.

Extreme CRONies rekrutieren sich meist aus einer sozioökonomischen Oberschicht, sie sind hoch diszipliniert, beruflich meist erfolgreich und zielorientiert.

Lebensverlängernde Medikamente – nur im Tierversuch erfolgreich

Um die Frage der Lebensverlängerung bei Tieren durch bestimmte Einflussfaktoren zu klären, eignen sich vor allem niedere Tiere. Fadenwurm und Fruchtfliege sind aufgrund ihrer kurzen Lebensspanne hervorragend geeignet. Bereits seit langem ist bekannt, dass auch bei ihnen eine knappe Ernährung das Leben verlängern kann. Es wäre bestechend, wenn es gelänge, dies auch durch die Einnahme von Medikamenten zu erreichen. Bereits 115 verschiedene Substanzen zeigten das Potenzial, die ***Lebenserwartung bei Fadenwürmern*** (● Abbildung) um 30–60 % zu verlängern. Auf den Säugetierorganismus oder gar auf die Verhältnisse beim Menschen übertragbar sind diese Ergebnisse aber nicht.

Fazit für die Praxis

Ab welchem Zeitpunkt in unserem Leben sollen wir uns denn knapp ernähren, um unser Leben zu verlängern und den Alterungsprozess zu verzögern? Sollte dies bereits im Kindesalter erfolgen? Sollten wir versuchen, das meist niedrige Körpergewicht aus Zeiten der Pubertät beizubehalten? Sollen wir, wenn wir erheblich an Gewicht zugenommen haben, z. B. mit dem 60. Lebensjahr, anfangen Gewicht zu reduzieren? Ist dies dann noch sinnvoll oder können wir uns damit eventuell mehr schaden als nützen? Die Meinung hierzu ist auch in der wissenschaftlichen Literatur keineswegs einstimmig und viele dieser Fragen können auch heute noch nicht endgültig beantwortet werden.

CRONies sind Menschen aus der Gruppe 50 plus. Ob sie ihr Leben verlängern werden, ist höchst unsicher. Es wird zu dieser Frage auch keine kontrollierte Studie geben. Sie ist von vornherein nicht durchführbar. Lebensverlängerungen können allenfalls in ein oder zwei Jahrzehnten erkennbar werden. Vorher wird man allenfalls episodische Mitteilungen aus der einen oder anderen Gruppe erhalten.

Zweifellos sollte man auf ein akzeptables Körpergewicht achten. Gelingt es jungen Menschen, das in der Jugend übliche, normale Körpergewicht auch im Alter zu halten, so ist dies positiv. Gerade in der Pubertät sind aber neben Übergewicht auch die Risiken von Essstörungen mit Untergewicht (● Kap. 13) zu bedenken.

Hat man aber mit 50 plus einen Body Mass Index von bis zu 29,9, ist also etwas übergewichtig und hat keine weiteren Risikofaktoren, so kann dieses Gewicht beibehalten werden. Ein Risiko, das Leben zu verkürzen ist, beim derzeitigen Kenntnisstand, nicht gegeben.

Der **Fadenwurm** zeigt hinsichtlich seiner Entwicklung viele Besonderheiten, z. B. eine exakt festgelegte Anzahl von Körperzellen. Ob es jemals möglich sein wird, durch die Einnahme von Medikamenten das Leben beim Menschen zu verlängern, muss beim derzeitigen Kenntnisstand offen bleiben.
Im Bild rechts sind die Zellkerne des Fadenwurms mit einem fluoreszierenden Farbstoff angefärbt.

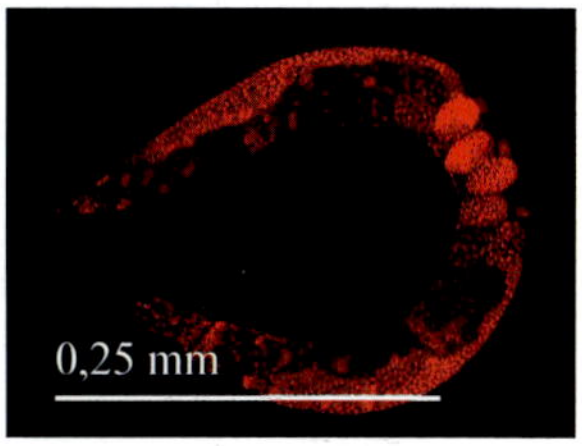

1. Fontana L (2009): The scientific basis of caloric restriction leading to longer life. Curr Opin Gastroenterol. 25(2): 144–150
2. Mehta LH, Roth GS (2009): Caloric restriction and longevity: the science and the ascetic experience. Ann N Y Acad Sci 1172: 28–33
3. Rabast U (2006): Mit welcher Kost lebt man am längsten? Aktuel Ernähr Med 31: 175–182
4. Rabast U (2008): Lebensverlängerung durch Ernährungseinflüsse? Med Welt 59: 73–82
5. Spindler SR (2005): Rapid and reversible induction of the longevity, anticancer and genomic effects of caloric restriction. Mech Ageing Dev 126(9): 960–966
6. Walford R, Walford L (1994): The Anti-Aging Plan: Strategies and Recipes for Extending Your Health Years. Four Walls Eight Windows, New York
7. Weindruch R et al. (2001): Caloric restriction mimetics: Metabolic interventions. J Gerontol Biol Sci 56A, 20–33
8.

Rohkost

Mit der zunehmenden Kenntnis über die Bedeutung sekundärer Pflanzenstoffe (● Kap. 24) stellt sich die Frage, ob bevorzugt Rohkost verzehrt werden sollte.
Die Idee des Roh-Essens war in Deutschland vor allem in den 1990er Jahren populär und findet in den letzten Jahren in den USA vermehrt Beachtung. Begriffe wie „Hallelujah-Diet“ oder „Natural Hygiene Diet“ mystifizieren die Rohkosternährung geradezu. Der Begriff Rohkost ist streckenweise ideologisch gefärbt.

Definition

Rohkost gilt als eine Kostform, bei der mindestens 70 % nicht erhitzte pflanzliche, teilweise auch tierische Nahrung verzehrt wird. Manche Anhänger bezeichnen sie auch als Frischkost. Einbezogen werden aber durchaus Nahrungsmittel, bei denen zur Herstellung höhere Temperaturen erforderlich sind.

Verzehrt werden überwiegend Lebensmittel pflanzlichen (v. a. Obst, Gemüse, Nüsse), seltener solche tierischen Ursprungs. Teilweise werden auch kalt gepresste Öle, kalt geschleuderter Honig, trockene Früchte, getrocknetes Fleisch und Fisch sowie kalt geräucherte Erzeugnisse, Essig und milchsaures Gemüse zur Rohkost gerechnet. Manche sehen auch in Kräutern, vor allem Wildkräutern, Avocados, Oliven, Samen, Pilzen, milchsauer vergorenen Lebensmitteln wie rohem Sauerkraut und in anderen nicht pasteurisierten Nahrungsmitteln Rohkost.
Bei der veganen (= streng vegetarischen) Rohkosternährung sind Milchprodukte und Eier nicht erlaubt, bei der ovo-lakto-vegetarischen Ernährung dagegen werden auch diese Lebensmittel genutzt (● Kap. 33).

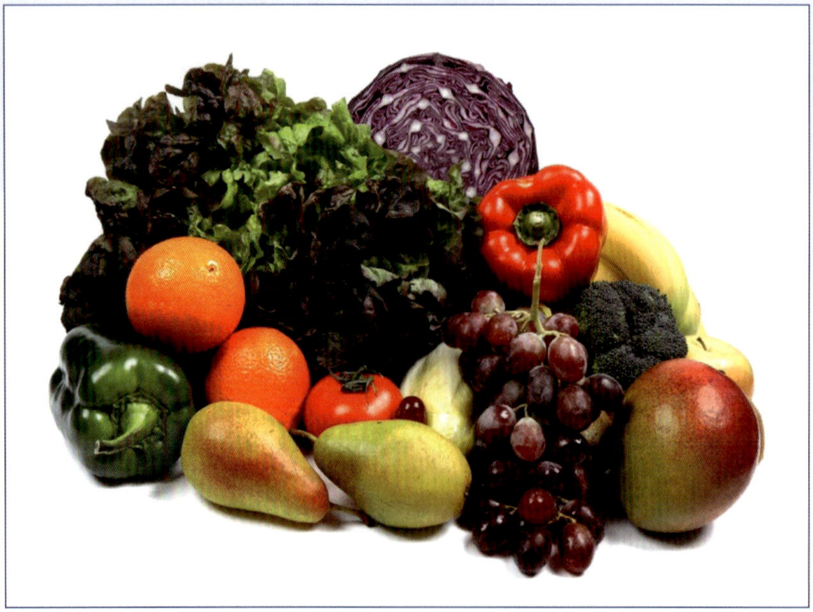

So lecker kann Rohkost sein! Trotzdem ist Rohkost kaum zur ausschließlichen Ernährung geeignet.

Hintergrund

Rohe Nahrung gilt ihren Anhängern als lebendig, gekochte als „denaturiert" und damit als tot. Rohköstler sehen den Vorteil des Rohkostverzehrs im Erhalt hitzeempfindlicher Vitamine und Enzyme, die beim Kochen teilweise zerstört werden.

Nach der Nahrungsaufnahme kann die Zahl der weißen Blutkörperchen im Blut ansteigen. Diese so genannte Verdauungsleukozytose soll unter Rohkost nicht auftreten und wird von Anhängern der Rohkosternährung als unnötige und vermeidbare Belastung des Immunsystems angesehen. Hierfür gibt es keine wissenschaftlichen Belege.

In der gekochten Nahrung sollen Advanced Glycation Endproducts (AGEs) enthalten sein, die dann in irgendeiner Form auch aufgenommen werden könnten. Diese Stoffwechselprodukte entstehen auch in unserem Organismus und gelten als Arteriosklerose fördernd. Sollten AGEs aber mit der Nahrung zugeführt werden, so sind es komplexe Moleküle, die von den Verdauungsenzymen abgebaut werden und deshalb nicht als solche in unseren Körper gelangen.

Nach Meinung der Rohkostanhänger wird durch Rohkost einer Reihe von Zivilisationskrankheiten vorgebeugt: Sie empfehlen deshalb den hohen Anteil naturbelassener Lebensmittel. Als Beweis für die Wirksamkeit ihrer Hypothese führen sie das von zahlreichen Vertretern der Rohkost erreichte hohe Alter an. Es gibt jedoch zahlreiche Rohkostverfechter, die bereits in relativ jungen Jahren verstorben sind. Auch hier darf nicht übersehen werden, dass Rohköstler auch sonst gesundheitsbewusst leben, ausreichend körperlich aktiv sind, nicht rauchen und praktisch keinen Alkohol trinken (sog. ***Confounder***).

Zu bedenken ist, dass viele Lebensmittel erst durch Garen für den menschlichen Verzehr geeignet sind (die meisten Fleischsorten, aber auch Kartoffelstärke, Hülsenfrüchte wie Bohnen) oder mikrobiologisch unbedenklich werden. Die Beschränkung auf Rohkost grenzt also die Nahrungsauswahl und die verwertbaren Anteile potenzieller Lebensmittel erheblich ein. In den reichen Industrienationen mag dies kein Kriterium sein, in den Entwicklungsländern bedeutet dies eine kaum umsetzbare Luxus-Ernährung.

In der Gießener Rohkoststudie hatten 57 % der Studienteilnehmer Untergewicht und nur 1 % Übergewicht. Innerhalb von vier Jahren hatten die Männer unter Rohkost im Schnitt circa 10 kg, die Frauen etwa 12 kg an Gewicht verloren.

Bestimmte Nährstoffe sind naturgemäß in den als Rohkost geeigneten Lebensmitteln reichlich vorhanden, andere hingegen nur unzureichend.

Die Vitamine A, C, E, B_1, B_6, Folsäure und Beta-Carotin, ebenso Selen und andere Antioxidanzien werden mit der Rohkost in höheren als den empfohlenen Mindestmengen zugeführt. Unzureichend aufgenommen werden dafür Kalzium, Zink, Jod, Vitamin D und Vitamin

Eigentlich scheint es einfach, zu ermitteln, ob eine bestimmte Ernährungsweise gesünder ist als eine andere: Man muss doch nur schauen, ob die jeweiligen Personen mehr oder weniger Krankheiten haben, kürzer oder länger leben etc.

Das Problem sind so genannte **Confounder**: Personen, die sich bewusst für eine bestimmte Ernährungsweise entscheiden, sind oft generell gesundheitsbewusster, d. h. sie achten auf ihr Körpergewicht, rauchen seltener, trinken ggf. weniger Alkohol und bewegen sich mehr an der frischen Luft. Ihr Gesundheitsstatus wird von diesen Faktoren mit beeinflusst und kann nicht allein auf die jeweilige Ernährungsweise zurückgeführt werden.

B_{12}. Magnesium wurde mit der Nahrung zwar ausreichend zugeführt, die Serum-Spiegel lagen aber unter den empfohlenen Richtwerten. Auch die Eisenzufuhr und/oder -aufnahme war nicht ausreichend. 43 % der Männer und 15 % der Frauen wiesen eine Blutarmut (Anämie) auf. Sie war umso häufiger, je länger die Rohkost praktiziert worden war.

Nicht als Dauerernährung geeignet

Eine weitgehende oder komplette Rohkosternährung ist auf Dauer kaum praktikabel. Eine extrem kleine Anzahl an Rohköstlern hält diese Form der Ernährung über 10 oder mehr Jahre durch. Mit negativen Auswirkungen muss bei einer langfristigen Rohkosternährung gerechnet werden:

- Die Sättigungswirkung tritt bei Rohkosternährung aufgrund des hohen Volumens der Lebensmittel und ihres hohen Ballaststoffgehaltes bereits bei Energiemengen von ca. 1000 kcal pro Tag ein. Hierdurch wird bei einer langfristigen Rohkosternährung der tägliche Energiebedarf nicht gedeckt. Dies erklärt die anhaltende Gewichtsabnahme.
- Wird die Rohkosternährung nicht bewusst und abwechslungsreich durchgeführt und werden nicht zusätzlich Milchprodukte und Eier verzehrt, so kann eine Mangelernährung resultieren. Selbst Befürworter der vegetarischen Ernährung sehen in der reinen Rohkosternährung keine gesunde Ernährungsform.
- Eine Reihe von Nahrungsmitteln wie zum Beispiel Kartoffeln, Hülsenfrüchte, Reis und einige Pilzarten werden erst durch Kochen genießbar. Manche Nährstoffe sind teilweise für den Organismus erst nach dem Kochen verfügbar.
- Kochen tötet bei einer Reihe von Nahrungsmitteln auf ihnen eventuell vorhandene Krankheitserreger, wie Bakterien oder Parasiten, ab.

Die Aussage, der menschliche Organismus habe sich noch nicht an gekochte Kost anpassen können, ist wissenschaftlich unhaltbar. In den Bereich der Spekulation ist die Meinung zu verweisen, durch den alleinigen Verzehr von speziellen Rohkostformen wie der „Urkost", „Sonnenkost" oder „Instinktokost" könne man Krankheiten heilen. Zum Teil werden fragliche und extreme Empfehlungen gegeben. Bei einigen ist der Verzehr verdorbener Lebensmittel und von rohem Fleisch dann erlaubt, wenn es der „Instinkt" zulässt.

Fazit

Für den positiven Effekt einer ausschließlichen Rohkosternährung gibt es keine Hinweise, wohl aber Belege für schädigende Auswirkungen. Rohkostanteilen begegnen wir in der üblichen Mischkost tagtäglich in Form von Salaten und Obst. Wie hoch der Anteil unerhitzter Nahrung in der täglichen Ernährung sein soll, muss der Einzelne für sich entscheiden. Im Sinne einer gesunden Ernährung kann der Anteil aber durchaus bei der Hälfte der zugeführten Nahrung liegen.

1. Leitzmann C et al.: Alternative Ernährungsformen. Verlag Hippokrates, Stuttgart 1999, ISBN 3-7773-1311-4
2. Mathieu J (2005): What is orthorexia? In: J Am Diet Assoc 105(10): 1510–2. PMID 16183346
3. Semler E (2008): Rohkost-Ernährung. Ernährungs Umschau 55: 280–289

Führt die vegetarische Ernährung zur Lebensverlängerung?

Betrachtet man die in diesem Buch mehrfach angesprochenen positiven Effekte des vermehrten Obst- und Gemüseverzehrs (● Kap. 32 + 34), so fragt man sich, ob es nicht sinnvoll ist, sich von vorne herein vegetarisch zu ernähren, um so eine Lebensverlängerung zu bewirken.
Strenge Vegetarier (Veganer) sind in Deutschland selten. Die Nationale Verzehrsstudie II von 2008 weist nur 0,1 % der Frauen und 0,05 % der Männer als Veganer aus (● Abbildung S. 214).

Formen des Vegetarismus

Die Idee des Vegetarismus geht bereits auf die Antike zurück (Hippokrates, Pythagoras) und erlebte im ausgehenden 19. Jahrhundert eine Renaissance (1908 Gründung der internationalen Vegetariervereinigung). Neben ernährungsphysiologischen Gründen sind v. a. ethische Einstellungen Beweggrund für diese Ernährungsweise.
Bei der vegetarischen Ernährung verzichtet man bewusst auf den Verzehr von Fleisch und Fisch. Lebensmittel tierischer Herkunft, für die keine Tiere getötet wurden (Eier und Milchprodukte), sind für so genannte Ovo-Lakto-Vegetarier erlaubt.

Beweggründe für vegetarische Ernährung

Die ***Motivation***, Vegetarier zu werden, ist höchst unterschiedlich, dabei vermischen und überlagern sich teilweise ethische Grundüberzeugungen mit gesundheitlichen Zielen. Manche sehen in der Massentierhaltung und dem Anbau von Futtermitteln eine erhebliche Umweltbelastung. Die intensive Fleischproduktion gilt als unverantwortlich, da zur Produktion von 1 kg tierischem Eiweiß etwa 7 kg pflanzliches Eiweiß benötigt werden. Vor dem Hintergrund von Hungersnöten in der Dritten Welt sei dies nicht zu rechtfertigen.
Die strengste Form der vegetarischen Ernährung praktizieren Veganer. Sie meiden auch tierische Produkte wie Milch, Eier, Honig und tragen keine Kleidung aus Leder, Seide oder Wolle. Der Gedanke des Tierschutzes ist hierbei eine wichtige Motivation zur vegetarischen Ernährung.

Im Buddhismus ist der Vegetarismus weit verbreitet, wird allerdings nicht von allen Buddhisten praktiziert.

«Der Verzehr von Fleisch tötet den Keim der grossen Barmherzigkeit mit allen Lebewesen.»

(Mahaparinirvana-Sutra)

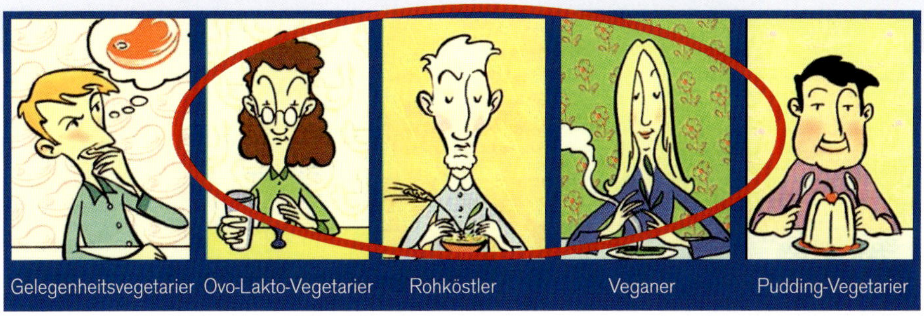

Wohl kaum eine Ernährungsweise wird so häufig karikiert und humoristisch aufgegriffen wie der Vegetarismus. Von den in dieser Darstellung gezeigten Formen sind nur die rot markierten Vegetarier im engeren Sinne.

Bei Ovo-Lakto-Vegetariern steht der gesundheitliche Aspekt im Vordergrund. Sie verzehren auch tierische Produkte wie Eier, Milch, Käse, Honig und ernähren sich meist vollwertig. Damit schützen Sie sich vor einer Reihe von Zivilisationskrankheiten.
Rohköstler (● Kap. 32) verzehren ausschließlich nicht erhitzte pflanzliche Lebensmittel und zahlreiche Anhänger der Vollwert-Ernährung (● Kap. 35) ernähren sich vegetarisch.
Es gibt aber auch den so genannten Gelegenheitsvegetarier, der dann zum Vegetarier wird, wenn es negative Schlagzeilen zum Fleischverzehr gibt. Die Vogelgrippe würde ihn selbst vom Verzehr der Weihnachtsgans abhalten und die Berichte über BSE veranlassen ihn, auf Rindfleisch vollständig zu verzichten. Dabei ist der Gang zum Metzger ungleich gefährlicher als der Verzehr eines Rindersteaks, denn wir haben in Deutschland etwa 5000 Verkehrstote pro Jahr. Auch beim „Puddingvegetarier“ ist nicht die gesunde Lebensweise treibende Kraft, sondern in diesem Fall der Wunsch Süßes zu verzehren.

Naturwissenschaftliche Betrachtung

Protagonisten des Vegetarismus sehen den Menschen zum Vegetarismus geboren. Dies ist falsch. Unser Gebiss weist Schneidezähne, rudimentär angelegte Reißzähne (Eckzähne) und kräftige Backenzähne auf. Dies ermöglicht es uns, Nahrung sowohl pflanzlicher wie auch tierischer Herkunft zu verzehren.
Allein unser Dünndarm misst 4–8 Meter. Auch schwer Verdauliches kann auf dieser langen Strecke aufgearbeitet und die anfallenden Nährstoffe können resorbiert werden. Die von der Bauchspeicheldrüse und dem Dünndarm produzierten Enzyme können Nährstoffe tierischer und pflanzlicher Herkunft aufspalten. So gesehen würde der Vegetarismus wenig Sinn machen. Der Mensch ist weder ein reiner Pflanzen- noch ein reiner Fleischfresser. Er ist ein „Allesfresser“ (Omnivor), der (sinnvollerweise) sowohl pflanzliche wie auch tierische Kost zu sich nehmen und verwerten kann (● Kap. 16).

Häufigkeiten von Ernährungsweisen in der NVS II (● Kap. 25).
Vegetarier waren nach lakto-vegetarisch, ovo-vegetarisch, ovo-lakto-vegetarisch und ovolaktovegetarisch mit Fisch differenziert anzugeben. Diese Gruppen wurden unter Vegetarier/vegetarische Kost zusammengefasst. Insgesamt bezeichnen sich in Deutschland 1,6 % als Vegetarier. 2,2 % der Frauen befolgen eine vegetarische Ernährungsweise.

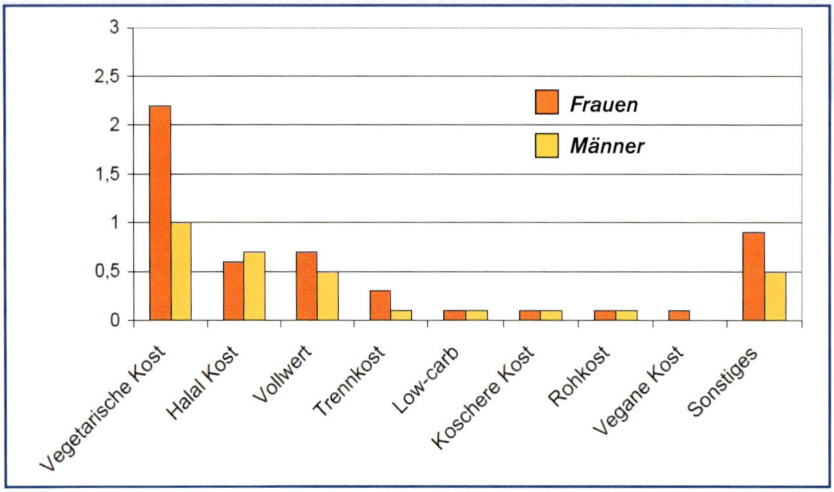

Positive Aspekte des Vegetarismus

Es gibt eine Reihe wissenschaftlich nachweisbarer, positiver Effekte, die von vegetarischen Kostformen ausgehen. So zeigen Vegetarier günstigere Risikokonstellationen wie niedrigere Blutfette, niedrigeren Blutdruck, niedrigere Serum-Harnsäurewerte. Sie erleiden seltener Herzinfarkte oder Schlaganfälle und erkranken weniger oft an bestimmten Tumoren. Der Gesundheitsstatus von Vegetariern gilt im Vergleich zur Normalbevölkerung als besser. Eine vegetarische Ernährung wird gesundheitlich von den meisten als positiv, von einigen aber auch als negativ angesehen.

Als Folge der vegetarischen Kost werden durch die Zufuhr von Früchten, Gemüse, Getreideprodukten, Hülsenfrüchten und Nüssen geringere Mengen an gesättigten und dafür größere Mengen an ungesättigten Fettsäuren, mehr komplexe Kohlenhydrate und lösliche Ballaststoffe sowie mehr Pflanzensterine als mit einer üblichen gemischten Kost aufgenommen. Als positiv gilt auch der in pflanzlicher Nahrung niedrige Gehalt an der Aminosäure Methionin.

Diese Faktoren und der insgesamt geringe Gehalt an Cholesterin in der pflanzlichen Nahrung sind bedeutsam für die Senkung der Blut-Cholesterinspiegel. Mit Fleisch und Wurst werden dagegen reichlich gesättigte Fettsäuren und Cholesterin zugeführt, denn jede tierische Zelle enthält Cholesterin. Ein hoher Fleisch- und Wurstverzehr korreliert mit der Höhe der Serum-Cholesterin-Konzentration. Regelmäßiger Fleisch- und Wurstverzehr kann zur Überversorgung mit Eisen führen. Bei einer Eisenüberladung werden vermehrt Radikale freigesetzt, der oxidative Stress gefördert und so die Arterioskleroseentstehung begünstigt.

Amerikanische Soldaten erhielten während und nach dem Zweiten Weltkrieg, falls dies gefordert wurde, ovo-lakto-vegetarische Essensrationen mit extra Rationen von Nüssen. Die Vegetarian Society hatte sich hierfür eingesetzt.

Leben Vegetarier nun länger?

In einer englischen Studie wurden je 6000 Vegetarier und Nicht-Vegetarier über 12 Jahre beobachtet. Die Gesamtsterblichkeit, die Rate an Herzinfarkten und Krebserkrankungen war in der Vegetariergruppe signifikant niedriger. Wurden Faktoren wie Körpergewicht, Rauchen und Sozialstatus mit einbezogen, fand sich bei den Vegetariern aber nur noch für die Tumorsterblichkeit ein signifikanter Unterschied.

Die positiven Auswirkungen einer überwiegenden Ernährung mit pflanzlichen Produkten dürfen nicht ausschließlich dem Vegetarismus zugeordnet werden. Vegetarier leben insgesamt gesünder, rauchen meistens nicht und trinken meist wenig Alkohol („Confounder“, vgl. S. 211).

Hinweise auf eine mögliche Lebensverlängerung unter vegetarischer Kost fanden sich in einer 2005 veröffentlichten Studie aus Heidelberg. Man verglich die Sterbefälle und -ursachen bei Vegetariern und Nicht-Vegetariern. Von den ursprünglich 1904 Teilnehmern waren am Ende des Beobachtungszeitraumes 535 (28 %) verstorben. Im Vergleich zur Allgemeinbevölkerung war bei den Vegetariern die Sterblichkeitsrate für Männer fast 50 %, für Frauen etwa ein Drittel niedriger als erwartet. Weniger Sterbefälle fanden sich insbesondere bei Herz-Kreislauf-, Krebs-, Atemwegs- und Magen-Darm-Erkrankungen. Das Sterberisiko war jedoch überraschenderweise nicht vom Fleischkonsum abhängig: Auch hier war die gesamte Lebensweise der Studienteilnehmer aus der Gruppe der Vegetarier ausschlaggebend. Diese lebten insgesamt gesundheitsbewusster, waren überwiegend Nichtraucher, tranken wenig Alkohol und waren körperlich aktiv.

Gibt es auch negative Aspekte?

Von den Nährstoffrelationen führen Vegetarier in der Regel mit der Nahrung 50–60 % als Kohlenhydrate, 25–30 % als Fett und 10–15 % als Eiweiß zu. Sie erreichen damit die von den Fachgesellschaften empfohlenen Nährstoffrelationen weit häufiger als Nicht-Vegetarier. Der Kohlenhydratanteil in ihrer Nahrung ist höher, der Fettanteil niedriger als üblich. Insbesondere die Versorgung mit Vitamin B_1, B_6, Vitamin C, Magnesium, Ballaststoffen und sekundären Pflanzenstoffen ist bei Vegetariern in der Regel gut.

Für Kritiker des Vegetarismus stehen die möglichen Gesundheitsgefahren im Vordergrund. Hierzu gehört die Unterversorgung mit bestimmten Vitaminen und Mineralstoffen.

Pflanzliches Eiweiß gilt im Vergleich zum tierischen als biologisch weniger wertvoll. Eine Gefahr für eine Proteinmangelversorgung besteht jedoch zumindest beim Ovo-Lakto-Vegetarier nicht, denn Eier und Milch enthalten biologisch hochwertiges Eiweiß.

Die American Dietetic Association sieht in den vegetarischen Kostformen eine Ernährungsweise, mit der bei richtiger Planung der Bedarf an essenziellen Nährstoffen gedeckt wird. Werden Milch und Eier in ausreichender Menge verzehrt, stellt auch die Bedarfsdeckung mit Vitamin B_{12} kein Problem dar.

Auch *Veganer* können sich bei richtiger Lebensmittelauswahl ausreichend mit Eiweiß versorgen. Die ***Versorgung mit essenziellen Nährstoffen*** kann allerdings problematisch sein. Bei rein veganer Ernährung muss Vitamin B_{12} in irgendeiner Form substituiert werden.

Fazit für den Alltag

Die positiven Effekte einer vegetarischen Ernährung ließen eine Lebensverlängerung erwarten. Trotz zahlreicher Studien ist ungeklärt, ob der Vegetarismus definitiv zur Lebensverlängerung führt.

Der Satz „Vegetarier leben nicht länger, sterben aber gesünder“ ist zwar makaber, hat aber bis zum Beweis des Gegenteils Gültigkeit. Wer sich gerne vegetarisch ernähren möchte, kann dies dann bedenkenlos tun, wenn der Verzehr von Eiern, Milch und Milchprodukten Bestandteil seiner Alltagsernährung ist.

Wie bei vielen alternativen Ernährungsweisen ist auch beim Vegetarismus eine bewusste Lebensmittelauswahl wichtig, um der Unterversorgung mit einzelnen Nährstoffen und Mangelerscheinungen vorzubeugen.

Je jünger ein **Veganer** ist, umso problematischer ist die ausreichende **Versorgung mit essenziellen Nährstoffen** wie Vitamin D, Eisen und Zink.

Keinesfalls sollte diese Ernährungsweise bei Kindern praktiziert werden.

1. Becker U (1998): UGB: Vegetarismus: Gesünder leben ohne Fleisch. UGB-Forum 6: 342–345
2. Chang-Claude J et al. (2005): Cancer Epidemiol Biomarkers Prev 14: 963–968
3. Herrmann S, Eiber U (2005): Dietary and lifestyle determinants of mortality among German vegetarians. Cancer Epidemiol Biomarkers Prev 14, 963–968,
4. Leitzmann C, Hahn A: Vegetarische Ernährung. Ulmer, Stuttgart (1996)
5. McCarty MF, Barroso-Aranda J, Contreras F (2009): The low-methionine content of vegan diets may make methionine restriction feasible as a life extension strategy. Med Hypotheses 72(2):125–128
6. Nationale Verzehrsstudie II: www.was-esse-ich.de/uploads/media/NVS_II_Abschlussbericht_Teil_1.pdf
7. Ritter MM, Richter WO (1995): Gesundheitliche Auswirkungen einer vegetarischen Ernährungsweise. In: Fortschr Med 113: 239–242
8. Schweizerische Vereinigung für Vegetarismus. www.vegetarismus.ch/heft/2004-2/buddhismus.htm (Zugriff am 15.7.2010)

Obst- und Gemüseverzehr in der Krebs- und Arterioskleroseprävention: die „5 am Tag"-Kampagne

Bis 1980 wurde angenommen, Krebs entstehe durch krebserregende Substanzen, die von außen auf uns einwirken oder mit der Nahrung zugeführt werden. Die Amerikaner Doll und Peto wiesen damals in einem Expertenbericht darauf hin, dass Ernährungsfaktoren in einer Größenordnung von 35 % beteiligt sind (● Kap. 8).

Parallel zu dieser Publikation startete in den USA erstmals eine so genannte prospektive ***Kohortenstudie*** in Form einer Ernährungsstudie mit 120 000 Krankenschwestern (Nurses Health Study). Vorausschauend angelegte Studien waren bislang zur Erforschung von Herz-Kreislauf-Erkrankungen, nicht aber zur Erforschung von Krebserkrankungen eingesetzt worden. Bei Tumorerkrankungen beschränkte man sich auf so genannte ***Fall-Kontroll-Studien***. Kohortenstudien haben allerdings den Nachteil, dass sie eine lange Beobachtungszeitspanne benötigen. Erst spät können deshalb Ergebnisse in die wissenschaftliche Diskussion um die Krebsentstehung einfließen. Die Ergebnisse so genannter Fall-Kontroll-Studien sind deshalb noch unverzichtbar.

Schon sehr früh fiel in diesen Studien auf, dass Krebskranke, lange Zeit vor ihrer Erkrankung, im Vergleich zu Kontrollpersonen wenig Obst und Gemüse gegessen hatten. Mit steigendem Obst- und Gemüseverzehr sank das Krebsrisiko. Deutlich waren die Zusammenhänge für den Obstverzehr und Krebsformen des Mund/Rachenraumes, Lungenkrebs, Krebs der Speiseröhre und des oberen Anteils des Magen-Darm-Traktes. Für den Dickdarmkrebs fand sich auch ein Zusammenhang mit dem Gemüseverzehr.

Die Studienergebnisse führten zur Entwicklung des Programms „5 am Tag" (take fife a day). Es wurde 1988 in Kalifornien begonnen und vom nationalen Krebsforschungsinstitut unterstützt. Ähnliche Kampagnen liefen u. a.

Das Logo der deutschen „5 am Tag"-Kampagne

Fall-Kontroll-Studien: Treten bestimmte Erkrankungen – hier Krebs – auf, so wird rückblickend („retrospektiv") analysiert, wie die erkrankten Personen sich im Vorfeld ernährt haben. Die Ernährungsweise wird meist anhand von Fragebögen abgefragt. Diese Form der Untersuchung ist störanfällig. Die Anzahl primär Erkrankter und Nichterkrankter variiert erheblich.

Kohorten-Studien: Eine definierte Personengruppe (die Kohorte) wird über einen längeren Zeitraum beobachtet und das Auftreten von Krankheiten sowie mögliche auslösende Faktoren werden analysiert. Bei **prospektiven Studien** wird die Kohorte ab Studienbeginn für einen offenen oder begrenzten Zeitraum beobachtet.

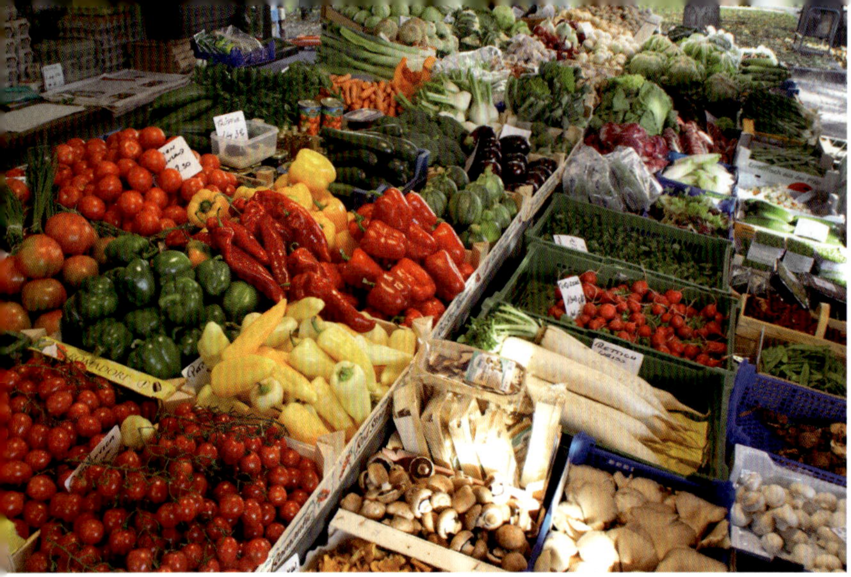

Die Erwartungen bezüglich der „5 am Tag"-Kampagne waren groß, die Ergebnisse enttäuschend. Ziel war es, den Obst- und Gemüseverzehr von 350 auf 650 g pro Tag zu steigern. Heute wird diese hohe Zufuhr nüchterner gesehen.

in Australien, Dänemark, England, Frankreich, Kanada, Mexiko, Niederlande, Neuseeland, Österreich, Polen, Südafrika, Spanien, Schweden und der Schweiz. Für die Empfehlungen legte man die Gruppen mit den höchsten Verzehrsmengen zugrunde. Es waren damals etwa 400 g Obst und Gemüse pro Tag. Im Vergleich zur Allgemeinbevölkerung ging man zunächst von einer Schutzwirkung vor Tumorerkrankungen von ca. 23 % aus.

Die wissenschaftliche Diskussion wird heute von den noch laufenden, über Jahrzehnte angesetzten, großen Kohortenstudien bestimmt. Teilweise wurden mehr als eine halbe Million Teilnehmer eingebracht (European Prospective Investigation into Cancer and Nutrition [EPIC-Studie]: 540 000 Teilnehmer). Erste Ergebnisse zeigen einen deutlich geringeren Zusammenhang als anfangs angenommenen. Die Unterschiede erklären sich durch die deutlich geringere Aussagekraft der Fall-Kontroll-Studien. Für einige Krebsformen wurden, im Gegensatz zu den Vorbefunden, keine Zusammenhänge mehr beobachtet. Teilweise musste man die Zusammenhänge von „überzeugend" auf „wahrscheinlich" herabstufen. Auch eine im April 2010 im Rahmen der EPIC-Studie online publizierte Arbeit, bei der man die Untersuchungen an 142 000 Männern und 335 000 Frauen nach einem Beobachtungszeitraum von 8,7 Jahren auswertete, stuft diesen Zusammenhang nur noch als „gering" ein.

In die Studienzeiträume fiel auch die Erforschung der sekundären Pflanzenstoffe (● Kap. 24). Diese können krebserregende Substanzen entgiften und die Umwandlung der Vorstufen krebserregender Substanzen (Karzinogene) verhindern. Dennoch ist offensichtlich der Schutz vor einer Krebsentstehung durch reichlichen Obst- und Gemüseverzehr allenfalls gering. Keinesfalls ist ein Schutz vor allen Krebsformen gegeben. Letztlich sind die Ursachen nicht bei allen Krebsformen identisch.

Viel hilft viel – oder?

Beim Start der Kampagnen vertrat man die Meinung „viel hilft viel". Die empfohlenen 5 Portionen Obst und Gemüse galten eher als Untergrenze. In manchen Ländern wurden 5–10 Portionen pro Tag empfohlen (z. B. Kanada). Zwischenzeitlich zeigt sich, dass auch mit kleineren Verzehrsmengen positive Effekte erzielbar sind.

Eine 5 Jahre laufende Studie aus den USA mit 288 000 Männern und Frauen im Alter von 50–71 Jahren zeigte, dass für das Auftreten von Dickdarmkrebs kein linearer Zusammenhang mit dem Obst- und Gemüseverzehr besteht. Wurde jedoch weniger als eine Portion Obst bzw. Gemüse pro Tag (ca. 100 kcal) verzehrt, bedingte dies im Vergleich zu einem

Verzehr von zwei und mehr Portionen ein deutlich höheres Erkrankungsrisiko.

Auch andere Studien zeigen: Positive Effekte lassen sich beim Dickdarmkrebs bereits mit vergleichsweise geringen Mengen Obst und Gemüse erzielen. Der positive Einfluss lässt sich durch eine weitere Zufuhrerhöhung nicht steigern.

Der günstige Effekt fand sich in einer Kohorte mit 452 755 Personen nur bei lebenslangen Nichtrauchern und Exrauchern. Bei Rauchern war der Effekt nicht nur aufgehoben. Er schien sich ins Gegenteil zu verkehren.

Auch für andere Krebsarten ist, um eine Schutzwirkung zu erzielen, der Verzehr von 500 g pro Tag nicht erforderlich. Welche Tumoren zur Prävention hohe Mengen erfordern, muss allerdings derzeit offen bleiben.

Gesundheitsprävention als Kostenbremse

Auch wenn die positiven Effekte eines vermehrten Obst- und Gemüseverzehrs geringer ausfallen als zunächst erwartet, so führt an der Eigeninitiative des Einzelnen kein Weg mehr vorbei. Hierzu gehören ein gesunder Lebensstil und eine gesunde Ernährung. Die Kosten im Gesundheitswesen sind immens und steigen weiterhin. Vor 20 Jahren, so schätzt man, kostete ein Monat Lebensverlängerung bei einer Krebserkrankung 50 DM. Vor 10 Jahren waren es 500 DM und heute sind es 5 000 €. Präventive Maßnahmen müssen schon deshalb intensiviert werden. Zunehmend erkennt man, nicht jedes auf dem Markt befindliche Medikament und jede bekannte Therapieform kann auch verordnet und bezahlt werden.

Einfluss des Obst- und Gemüseverzehrs auf Herz-Kreislauf- und Gefäßerkrankungen

Die Studien zum Obst- und Gemüseverzehr untersuchten vorrangig Zusammenhänge von Verzehrsmengen und Tumorhäufigkeit. Herz-Kreislauf- und Gefäßerkrankungen waren in ausgedehnten Kohortenstudien bereits untersucht worden und interessierten zunächst nur wenig. Es wäre allerdings fatal gewesen, hätte man aus den Studienergebnissen eine Ernährungs- und/oder Verhaltensweise abgeleitet, die zwar vor der Entstehung von Herz-Kreislauf-Erkrankungen schützt, ein Auftreten von Tumorerkrankungen aber begünstigt. Erfreulicherweise zeigte sich eine lineare Dosis-Wirkungs-Beziehung zwischen der Höhe des Obst- und Gemüseverzehrs und einer reduzierten Rate an Schlaganfällen. Wurden 3–5 Portionen Obst und Gemüse anstelle von weniger als 3 Portionen verzehrt, sank das Risiko um 11 %, bei mehr als 5 Portionen um 26 %.

Auch das Auftreten der Koronaren Herzerkrankung sank in Abhängigkeit vom Obst- und Gemüseverzehr: Jede zusätzliche Portion reduzierte das Risiko um 4 %. Bei alleiniger Betrachtung von Gemüse ergab sich pro Portion eine Risikoreduktion von 11 %.

Auch ein erhöhter Blutdruck sinkt bei der Steigerung des Obst- und Gemüseverzehrs. Wird der Verzehr von 1,4 auf 4,8 Portionen erhöht, so sinkt der systolische und diastolische Blutdruck im Vergleich zu einem Verzehr von lediglich 3,5 Portionen signifikant.

In einer 2009 publizierten Untersuchung, in der über 6,5 Jahre 90 000 Teilnehmer beobachtet wurden, ergab sich daneben in der Gruppe mit einem Mehrverzehr an pflanzlicher Kost von durchschnittlich 350 g pro Tag eine um 16–17 % geringere Gewichtszunahme.

Welche Inhaltsstoffe von Obst und Gemüse bedingen die Schutzwirkungen?

Neben Vitaminen, Mineralstoffen und Spurenelementen enthalten Obst und Gemüse reichlich sekundäre Pflanzenstoffe (● Kap. 24), aber auch reichlich Ballaststoffe und Wasser. Damit ist die Energiedichte meist gering: Trotz eines hohen Volumens führt man relativ wenig Energie zu und kann sich gut sättigen. Die Inhaltsstoffe von Obst und Gemüse entfalten ihre Schutzwirkung aber offensichtlich nur dann optimal, wenn sie mit eben diesen Lebensmitteln aufgenommen und nicht als Konzentrate oder reine Vitaminpräparate aufgenommen werden (s. unten).

Gelten Kartoffeln bei „5-am-Tag“ als Gemüse?

Es gibt keine epidemiologischen Daten, die für Kartoffeln einen ähnlichen Schutzeffekt wie für andere Gemüsesorten nachweisen.

Auch der Nährstoffgehalt der Kartoffel ist anders als bei gängigen Obst- und Gemüsesorten. Die Kartoffel enthält reichlich Energie, aber deutlich weniger sekundäre Pflanzenstoffe. Sie sollte deshalb nicht wie anderes Gemüse betrachtet werden.
Seit einigen Jahren werden auch farbfleischige Kartoffeln angeboten (● Abbildung). So gibt es gelb-, orange-, violett- und blaufleischige Sorten. Die Farbgebung ist, je nach Sorte, durch Carotinoide (fettlöslich!) und Anthocyane (wasserlöslich!) bedingt. Beides sind Pflanzeninhaltsstoffe mit antioxidativer Wirkung. Farbfleischige Sorten weisen im Vergleich zu den herkömmlichen weiß- bis leicht gelbfleischigen Kartoffeln eine bis zu zehnfach höhere antioxidative Kapazität auf. Anthocyanreiche, meist rot- bis blaufleischige Kartoffeln sind leichter erhältlich als carotinoidreiche Sorten. Der Preis ist höher als bei handelsüblichen Kartoffeln.

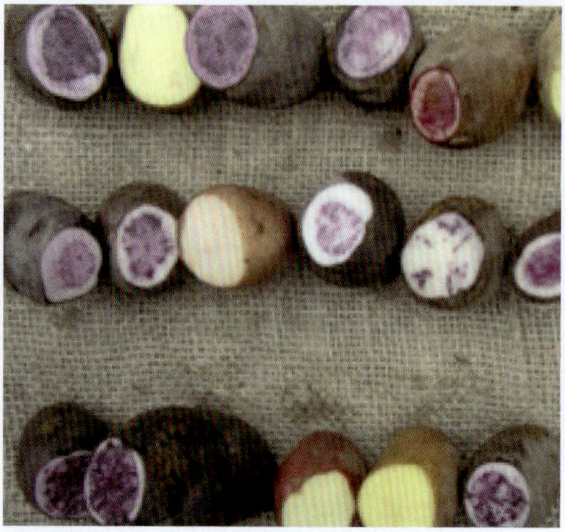

Für normale Speise-Kartoffeln gibt es, im Gegensatz zum Gemüse, keine Belege für einen besonderen Schutzeffekt. Ihr Energiegehalt ist relativ hoch und sie haben deutlich weniger sekundäre Pflanzenstoffe als anderes Gemüse. „Farbige" Kartoffeln – sie enthalten Anthocyane und Carotinoide – könnten dies vielleicht bald ändern.

Säfte, Konzentrate oder Smoothies – was macht Sinn?

Pro Person und Jahr werden in Deutschland 75 kg Obst und 95 kg Gemüse verzehrt. Diese Verzehrsmengen sind im Vergleich zu südeuropäischen Ländern relativ gering. Obwohl auch geringere Verzehrsmengen positive Effekte erwarten lassen, gilt der Verzehr von 400 g Obst und Gemüse pro Tag zur Zeit noch als wünschenswert.
Nicht jeder hat jedoch genügend Zeit (bzw. nimmt sich diese), um solche Mengen zu verzehren. Für manchen ist Obst und Gemüse vielleicht auch geschmacklich nicht so attraktiv, um die wünschenswerten Mengen mit Genuss zu verzehren. Welche Alternativen gibt es?
„Obst und Gemüse" kann man heute auch als Saft, Konzentrat, Extrakt und in Form so genannter Smoothies zu sich nehmen. Nicht zu empfehlen ist der Ersatz des Obst- und Gemüseverzehr durch die Einnahme von Vitaminen. Es sind keine positiven Effekte zu erwarten:

- In der EPIC-Studie senkte mit Lebensmitteln reichlich aufgenommenes Vitamin C das Risiko für Herz-Kreislauf-Erkrankungen signifikant. Wurden dagegen 500 mg Vitamin C pro Tag über 9,4 Jahre als Tablette verabreicht, so sank weder die Rate an Herz-Kreislauferkrankungen noch die Gesamtsterblichkeit.
- Ähnliches fand man für Vitamin E. Erhöht man die Vitaminmenge durch Zufuhr entsprechender Lebensmittel, sinkt die Rate an Herz-Kreislauf-Erkrankungen. Gibt man Vitamin E als Tablette, findet sich ***keine Wirkung***.
- Verzehrt man Säfte oder Konzentrate, so verzichtet man neben den Ballaststoffen auch auf Anteile von sekundären Pflanzenstoffen, da sie teilweise im Pressrückstand verbleiben. Konzentrate enthalten weniger Wasser als Säfte. Die Energiedichte ist deshalb höher, die Qualität sonst mit dem der Säfte vergleichbar.
- Die ganze Frucht hat im Vergleich zu einem Saft ein anderes antioxidatives Potenzial. Setzt man das antioxidative Potenzial eines Apfels gleich 100 %, so hat der trübe Presssaft nur noch 10 %, der enzymatisch

geklärte, klare ***Apfelsaft*** sogar nur noch 3 %.

- Säfte, die fettlösliche Stoffe wie die fettlöslichen Vitamine A, D, E, K oder das Beta-Carotin der Karotte enthalten, sollte man gleichzeitig mit einer geringen Menge Fett zuführen. Nur so können fettlösliche Vitamine und andere fettlösliche Bestandteile aus dem Dünndarm aufgenommen (resorbiert) werden.
- Smoothies sind eine neue, überwiegend aus Säften und Konzentraten bestehende Produktentwicklung. Entscheidend für ihre Qualität ist der ***Herstellungsprozess***. Werden Smoothies aus komplettem Obst hergestellt, kann im Vergleich zum Ausgangsprodukt nur ein relativ geringer Wirkverlust bestehen. In der Regel enthalten sie jedoch deutlich weniger Inhaltsstoffe als das Ausgangsprodukt.
- Da bestimmte sekundäre Pflanzenstoffe und Antioxidanzien (Polyphenole) fast ausschließlich in den äußeren Randschichten von Obst und Gemüse liegen, ist es empfehlenswert, auch die Schalenbestandteile zu verzehren.
- Auch die Vielfalt der auf dem Markt befindlichen Obst- und Gemüsearten und -sorten sollte genutzt werden. Der krankheitsvorbeugende Effekt war immer dann besonders ausgeprägt, wenn innerhalb einer Woche möglichst viele unterschiedliche Obst- und Gemüsearten verzehrt wurden. Das Spektrum an Gemüse-Smoothies ist aber zurzeit noch relativ gering. Angeboten werden lediglich Karotte und Kürbis. Beschränkt man sich auf deren Verzehr, führt man nur wenige verschiedene sekundäre Pflanzenstoffe zu. Da Ballaststoffe meist fehlen, sättigen sie kaum.
- Smoothies sind ***vergleichsweise teuer*** und die gesundheitsfördernde Wirkung sicher geringer als beim Verzehr von frischem Obst und Gemüse. Personen, die aus zeitlichen oder geschmacklichen Gründen kaum Obst oder Gemüse verzehren, können allerdings mit 1-2 Portionen am Tag durchaus einen Beitrag zur Obst- und Gemüseversorgung leisten.

Vitaminsupplemente (● Kap. 23) sind deshalb keine Alternative zum Obst- und Gemüseverzehr.

Auch in Tierversuchen erzielte man positive Effekte nur mit dem ganzen Apfel. Wahrscheinlich können die Beobachtungen analog auch auf die **Säfte** anderer Obst- und Gemüsearten übertragen werden.

Allein durch die mechanische Zerkleinerung bei der Gewinnung von Säften, Konzentraten oder Smoothies werden chemische Reaktionen in Gang gesetzt, die die Inhaltsstoffe im gelagerten Produkt verändern (auch eine Zwiebel rührt erst beim Zerschneiden zu Tränen!). Außerdem ist für die gewünschte Lagerfähigkeit stets eine Hitzebehandlung erforderlich. Man weiß bislang nur wenig über die Bioverfügbarkeit und die Haltbarkeit von Pflanzenstoffen in Smoothies.

Smoothies und andere so genannte Portions-Konzepte sind von den Herstellern bewusst „premium-positioniert", also hochpreisig. Die durchschnittliche jährliche Wachstumsrate 2002–2007 lag in Deutschland bei knapp 250 %!

Smoothies haben einen Fruchtgehalt von 100 %, „Fruit-Shots" in kleinen Gebinden sind z. T. konzentriert und liefern damit nach Herstellerangaben doppelt soviel Fruchtinhaltsstoffe wie 100%iger Saft.

(Quelle: WILD Marktforschung).

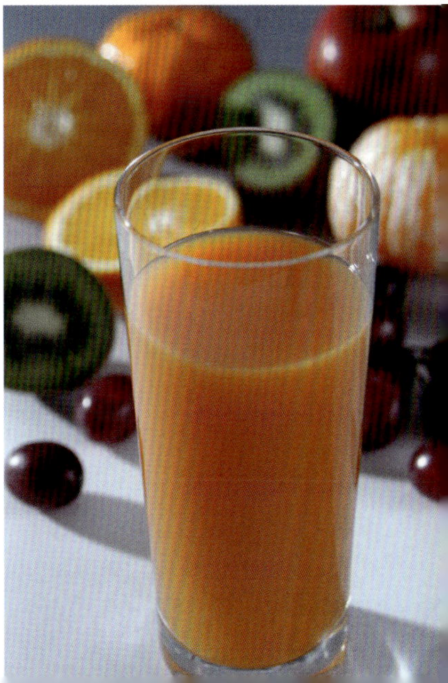

Obst und Gemüse in „Kapselform“

Laut Werbeaussagen soll von Obst und Gemüse in „Kapselform“ die gleiche präventive Wirkung wie von frischem Obst und Gemüse ausgehen. Derartigen Extrakten werden häufig noch Vitamine und Spurenelemente zugesetzt (z. B. Vitamin C, E, Beta-Carotin, Folsäure, Selen).

In einer ***Interventionsstudie*** zur Verhinderung von Herz- und Kreislauf-Erkrankungen bewirkten die verabreichten Konzentrate nicht den gleichen Effekt wie der Verzehr von frischem Obst und Gemüse. Es ist unklar, ob sich in diesen Kapseln alle wasser- und fettlöslichen Inhaltsstoffe von Obst und Gemüse finden, wie sie sich bei der Lagerung verändern, und wie deren Bioverfügbarkeit ist.

Was hat die „5 am Tag“-Kampagne gebracht?

Die „5 am Tag“-Kampagne war eine der größten gesundheitsbezogenen Kampagnen der letzten Jahre. Der Obst- und Gemüseverzehr, der in den USA und in Europa bei 350 g lag, sollte auf 650 g pro Tag gesteigert werden. Dies konnte jedoch nicht erreicht werden.

Die Auswertung der Nurses Health Study und der Health Professional Study, an der 109 000 Personen teilgenommen hatten, erbrachte darüber hinaus enttäuschende Ergebnisse. Insgesamt waren 2 500 Krebstodesfälle aufgetreten. Lediglich das Risiko für chronische Erkrankungen nahm um 5 %, und damit nicht signifikant, ab. Die Anzahl der meisten Tumorerkrankungen nahm in dieser Studie bei Personen mit höherem Obst- und Gemüseverzehr nicht ab. Es wird nicht ausgeschlossen, dass unter diesen Maßnahmen in anderen Bevölkerungsgruppen gewisse Krebsarten dennoch abnehmen könnten. Auch hier wird die Durchführung prospektiver Studien an großen Bevölkerungsgruppen gefordert.

In Europa werden zur Zeit über 500 000 Personen im Rahmen der bereits mehrfach erwähnten EPIC-Studie beobachtet. Der seit langem bekannte Zusammenhang zwischen einer hohen Ballaststoffzufuhr und einer niedrigen Rate an Kolon-Karzinomen (Dickdarmkrebs) bestätigte sich. Ein hoher Obstverzehr senkte das Risiko für Lungenkrebs.

Die übrige Datenlage ist noch ungeklärt. Besser geklärt ist die Risikoreduktion der Koronaren Herzerkrankung. Durch einen hohen Obst- und Gemüseverzehr kann das Risiko hierfür um 12 % gesenkt werden.

Bei **Interventionsstudien** greifen die Untersucher in das Geschehen ein, indem sie z. B. einen Wirkstoff oder auch ein Plazebo verabreichen und die jeweilige Wirkung auf die Probanden vergleichen.

1. Boffetta P, Couto E, Wichmann J et al. (2010): Fruit and Vegetable Intake and Overall Cancer Risk in the European Prospective Investigation Into Cancer and Nutrition (EPIC).JNCI Journal of the National Cancer Institute 2010 102(8): 529–537; doi:10.1093/jnci/djq072
2. Boeing H: Hypertonie. In : Stellungnahme „Obst und Gemüse in der Prävention chronischer Krankheiten“ DGE 2007 www.dge.de
3. Boeing H: Obst und Gemüse gegen Krebs? Wie ist die Evidenz für Krebserkrankungen? DGE Tagung 2007 Tagungsband Vol 11: 4 ff.
4. Buijsse B, Feskens EJM, Schulze MB et al. (2009): Fruit and vegetable intakes and sub-

Fazit für die Praxis

Zunehmend gibt es Hinweise, dass der Einfluss eines hohen Obst- und Gemüseverzehrs bezüglich einer Verhinderung der Krebsentstehung nur gering ist. Möglicherweise reicht ein Obst- und Gemüseverzehr in niedrigeren Verzehrsbereichen aus, um gewisse präventiv-medizinische Effekte zu erzielen. Eventuell besteht bei einigen Tumoren bereits bei zwei Portionen (200g pro Tag) ein Schutzeffekt. Zur Zeit ist unklar, bei welchen Tumoren zum Schutz eventuell 500g oder mehr verzehrt werden müssen. Obst sollte nicht geschält, sondern nach gründlichem Waschen mit warmem Wasser mit der Schale verzehrt werden, denn gerade im Bereich der Schale finden sich die meisten Antioxidanzien. Den von ihnen ausgehenden positiven Wirkungen wird eine größere Bedeutung beigemessen als den eventuell mit der Schale zugeführten Schadstoffen.

Wird Beta-Carotin-haltiges Gemüse (z.B. Karotten) roh verzehrt, so sollte zusätzlich eine gewisse Menge Fett (Öl, Mich) aufgenommen werden. Dies erhöht die Aufnahme dieses Provitamins aus dem Darm.

Auch wenn das Risiko der Entstehung von Tumorerkrankungen durch einen regelmäßigen Obst- und Gemüseverzehr allenfalls gering sinkt, halten Fachgesellschaften an den bislang gegebenen Empfehlungen fest. Es gibt keine besseren Alternativen. Ein hoher Obst- und Gemüseverzehr verhindert letztlich auch eine Gewichtszunahme und für den Bereich Herz-Kreislauf-Erkrankungen weisen die Ergebnisse unverändert auf eine Dosis-Wirkungsbeziehung hin. Hier gilt also nach wie vor: Viel hilft viel.

sequent changes in body weight in European populations: results from the project diet, obesity and genes (DIOGENES) Am J clin Nutr 90: 202–209

5. Duijnhoven FJB et al. (2009): Fruit, vegetables, and colorectal cancer risk: the European Prospective Investigation into Cancer and Nutrition. Am J Clin Nutr 89: 1441–1452
6. Gromes R, Hermann ME (2008): Antioxidative Kapazität von Kartoffeln. Ernährungs Umschau 55: 72–78
7. Kroke A. Obst und Gemüse „Nimm 5 an Tag“ – die Menge machts? Vortrag zur Tagung der DGE 2007. Prävention durch bunte Vielfalt – Wie viel Obst und Gemüse braucht der Mensch? Tagungsband 2007; Volume 11: 26 ff.
8. Watzl B: Alles Pulver oder was? Obst und Gemüse als Nahrungsergänzung als Saft oder Smoothies. Vortrag zur Tagung der DGE 2007. Prävention durch bunte Vielfalt – Wie viel Obst und Gemüse braucht der Mensch? DGE Tagung 2007 Tagungsband Volume 11: 48 ff.
9. Watzl B (2008): Smoothies – Wellness aus der Flasche? Ernährungs Umschau 55: 352–353
10. Wegner K (2010) Aktuelle Aspekte der Kartoffelforschung. Ernährungs Umschau; 57: 232–235
11. Watzl B (2009): 22 Fragen zu Obst und Gemüse für die Praxis. (Interview) Ernährungs Umschau 56: B22–B24

Vollwertkost, Vollwert-Ernährung und vollwertige Ernährung

Aufgepasst: das Präfix „Vollwert-“ steht vor drei Ernährungsformen unterschiedlicher Ausprägung, die teilweise gemeinsame Wurzeln haben, heute jedoch auch in Konkurrenz zueinander stehen (● Tabelle).

Vollwertkost

Die so genannte Vollwertkost ist für eine gesunde Ernährung durchaus geeignet. Sie ist der vegetarischen Ernährung und dem Rohkostprinzip sehr ähnlich. Der Begriff „Vollwertkost“ geht auf ein 1942 publiziertes Konzept von Werner Kollath zurück. Bevorzugt werden sollten ballaststoffreiche Vollkornprodukte und frische, weitgehend unbehandelte Nahrungsmittel. Von den Fachgesellschaften ist der Begriff kritisiert worden, da man eine „Vollwert“kost nicht für real existent hielt, aber durchaus die Meinung vertrat, man könne sich „vollwertig ernähren“.

Kollath war Anhänger der Naturheilkunde und der Lebensreform-Bewegung. Er sah die Ernährung des Menschen im Industriezeitalter als falsch an. Es werde zu viel an Fleisch, Fett, Zucker, Weißmehl, Gewürzen und Genussmitteln verzehrt. Er favorisierte Verzehr weitgehend unbehandelter Lebensmittel und teilte die Lebensmittel nach Wertstufen ein.

Auch der 1939 verstorbene Schweizer Arzt Maximilian Bircher-Benner gilt als einer der Pioniere der Vollwertkost. Heute noch findet man das nach ihm benannte Müsli auf dem Frühstücksbuffet von Hotels. Bei seinen Ernährungsempfehlungen stand, wie bei Kollath, die vegetarische Ernährung im Mittelpunkt. Gekochte pflanzliche Nahrungsmittel und Fleisch werden von ihm als weniger wertvolle Nahrungsmittel angesehen.

Interessanterweise vertrat auch Sebastian Kneipp, obwohl er kein Vegetarier war, in seiner Kneipp-Medizin als Richtlinien für eine gesunde Ernährung eine möglichst einfache Kost. Wenig verarbeitete Nahrungsmittel sollten bevorzugt werden. Wörtlich empfahl er: „Lasst das natürliche so natürlich wie möglich“ und: „Je näher sie [die Nahrungsmittel] dem Zustande nahe kommen, in welchem sie von der Natur angeboten werden, desto gesünder sind sie.“ Er empfahl auch die Verwendung von kleiehaltigem Vollkornmehl. Fein gemahlenes Mehl war für ihn Kunstmehl mit einem Mangel an wesentlichen Nährstoffen.

Aufgrund der intensiven Vermarktung hat die Vollwertkost eine vergleichsweise weite Verbreitung und zahlreiche Anhänger gefunden.

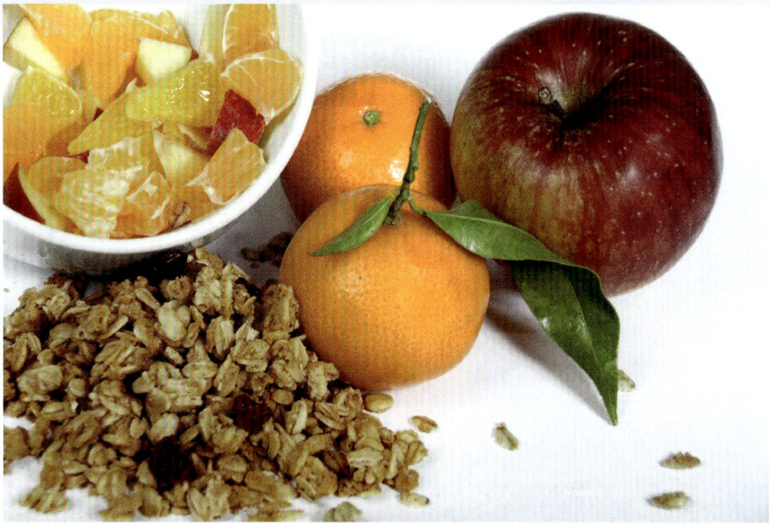

Die Vollwertkost ist eine überwiegend vegetarische Ernährung. Begründet wurde sie durch Werner Kollath; in Deutschland wurde ihre Weiterentwicklung, die Vollwert-Ernährung, von Claus Leitzmann propagiert. Beide stimmen in wichtigen Punkten mit den DGE-Empfehlungen für eine vollwertige Ernährung überein.

Achtung Sprachverwirrung: Nur Eingeweihte wissen oft um die Unterschiede der Ernährungsweisen mit der Vorsilbe „Vollwert"

Ernährungsweise	Begründer/ Vertreter	Prinzipien/Bemerkungen
Vollwertkost	Maximilian Oskar Bircher-Benner (1867–1939) Werner Kollath (1892–1970) Max Otto Bruker (1909–2001)	Erstveröffentlichung des Begriffes Vollwertkost in Kollaths Buch „Die Ordnung unserer Nahrung" 1942. Brukers Konzept der Vollwertkost basiert teilweise auf den Grundlagen der Lehren Kollaths. Teilweise problematische Aussagen zum Zusammenhang zwischen Ernährung und Krankheiten. Die von ihm propagierte V. soll Krankheiten verhüten und heilen können.
Vollwert-Ernährung	Claus Leitzmann Karl von Koerber Thomas Männle	Die V.-E. greift Prinzipien der Lebensreform-Bewegung (s. Reformkost) nach Kollath und Bircher-Benner auf. Lebensmittel werden in Wertstufen von „sehr empfehlenswert" bis „nicht empfehlenswert" eingeteilt. Hierfür spielt auch der Verarbeitungsgrad eine Rolle. Auch die Herkunft (z. B. fairer Handel) und ökologische Aspekte finden Berücksichtigung. Unter den Anhängern sind viele Vegetarier.
Reformkost	basiert auf Überlegungen von Christoph Wilhelm Hufeland (1762–1836), Maximilian Oskar Bircher-Benner (1867–1939), und Werner Kollath (1892–1970)	überwiegend vegetarische Kostform vor dem Hintergrund einer ganzheitlichen Lebensweise, die biologisch erzeugte Lebensmittel bevorzugt und chemisch synthetisierte Konservierungsstoffe, Farbstoffe und Geschmacksverstärker ablehnt. Hufeland gilt auch als Mitbegründer der *Makrobiotik*.
vollwertige Ernährung	in Deutschland: Deutsche Gesellschaft für Ernährung e.V. (DGE)	1953 veröffentlichte Prinzipien für eine ernährungsphysiologisch ausgewogene Ernährung. Kriterien für die Lebensmittelauswahl sind deren Energie- und Nährstoffgehalt. Grundlage der 10 Regeln für eine vollwertige Ernährung (● Kap. 26). Es handelt sich um eine Mischkost, die auch den mäßigen Verzehr von Fleisch beinhaltet und präventivmedizinische Gegebenheiten berücksichtigt.

Die Lebensweise der **Makrobiotik** soll zu einem glücklichen, gesunden und langen Leben durch Ausgleich der Prinzipien Yin und Yang führen. Konzipiert wurde die Makrobiotik vom Japaner Georges Ohsawa und hat auch in der westlichen Welt Anhänger gefunden. Unter anderem sollen natürlich belassene Lebensmittel – überwiegend Vollgetreide – verzehrt werden.
Ohsawa nennt zehn Stufen (–3 bis + 7) der Ernährung. Je höher die Stufe, umso ausgewogener seien Yin und Yang. Ein ansonsten gesunder Mensch kann sich zeitweilig nach den Empfehlungen in den 3 unteren Stufen ernähren. Stufe 7, bei der ausschließlich Getreide verzehrt wird, ist nicht zur Dauerernährung geeignet und kann zu schweren, teilweise lebensbedrohlichen Mangelerscheinungen führen. Die Fachgesellschaften empfehlen deshalb diese Form der Ernährung nicht.
Die makrobiotische Lehre widerspricht wissenschaftlichen und medizinischen Kenntnissen. Das Versprechen, durch sie alle Krankheiten heilen zu können, gilt als widerlegt.

Vollwert-Ernährung

Die Grundlagen der heute propagierten Vollwert-Ernährung wurden erstmals 1981 von den Ernährungswissenschaftlern Claus Leitzmann, Karl von Koerber und Thomas Männle publiziert und basieren teilweise auf den Prinzipien der Vollwertkost.
Als Nahrungsmittel dominieren Gemüse, Obst, Vollkornprodukte, Kartoffeln, Hülsenfrüchte, Milch und Milchprodukte. Geringe Mengen Fleisch, Fisch und Eier sind erlaubt. Ein reichlicher Verzehr von unerhitzter Rohkost wird empfohlen, etwa die Hälfte der zugeführten Nahrungsmenge sollte als Rohkost verzehrt werden.

Anhänger der Vollwert-Ernährung bezeichnen die Rohkost auch gerne als Frischkost. In das Gedankengebäude der Vollwert-Ernährung werden die Aspekte Umwelt-, Wirtschafts- und Sozialverträglichkeit integriert. So wird empfohlen, Nahrungsmittel aus ökologischer Landwirtschaft zu kaufen. Aus Umweltgründen solle man auf regionale und saisonale Produkte zurückgreifen und auf umweltverträglich verpackte Erzeugnisse achten. Dem sozialen Aspekt kann beim Kauf von Produkten aus Entwicklungsländern Rechnung getragen werden, wenn man zu „Fair gehandelten" Produkten greift. Eine Bevorzugung *pflanzlicher Lebensmittel* anstelle des Verzehrs tierischer Produkte trage mit dazu bei den Hunger in der Welt zu mildern.
Lebensmittel sollten vor dem Verzehr möglichst wenig bearbeitet sein. Getreide soll als Vollkornprodukt, Milch und Milchprodukte sollen in mäßigen Mengen und vorzugsweise als Vorzugsmilch oder pasteurisierte Vollmilch verzehrt werden.
Als unnötig gilt der Verzehr von Fleisch, Fisch und Eiern. Er wird aber nicht völlig abgelehnt. Immerhin werden pro Woche zwei Fleischmahlzeiten, eine Fischmahlzeit und zwei Eier gestattet. Dagegen werden Wurst und Innereien (wegen der Schadstoffbelastung) nicht empfohlen. Zucker und Süßstoff sollten gemieden werden. Nicht empfohlen wird auch die Aufnahme von Nahrungsergänzungsmitteln, der Verzehr von Tiefkühlkost, gentechnisch veränderten Lebensmitteln (Novel Food), Pommes frites, Sojaprodukten wie Tofu, gehärteter Margarine, Kondensmilch, Schmelzkäse, Limonade, Aromastoffen und Süßwaren.

Kritik an den Konzepten

Das Konzept der Vollwertkost bzw. Vollwert-Ernährung wird trotz einer Reihe positiver Aspekte von den einschlägigen Fachgesellschaften nicht uneingeschränkt anerkannt. Ein Großteil der gegebenen Empfehlungen findet sich in den – lange vor Einführung des Begriffes Vollwert-Ernährung publizierten – Empfehlungen der Deutschen Gesellschaft für Ernährung ebenfalls. Eine Reihe von Vorstellungen gilt heute dagegen als widerlegt. So müssen unbehandelte, „ursprüngliche" Nahrungsmittel keineswegs gesünder sein als behandelte Nahrungsmittel. Teilweise werden Nahrungsmittel für den Menschen sogar

Zur Erzeugung von 1 kg tierischem Eiweiß sind ca. 7 kg **pflanzliches Eiweiß** (als Futter) erforderlich. Diese so genannten Veredelungsverluste führen letztendlich zur Vernichtung einer größeren Proteinmenge im Verlauf der Nahrungsmittelproduktion. Anders ausgedrückt: Bei überwiegend vegetarischer Ernährung können wesentlich mehr Menschen von der gleichen Ackerfläche leben.

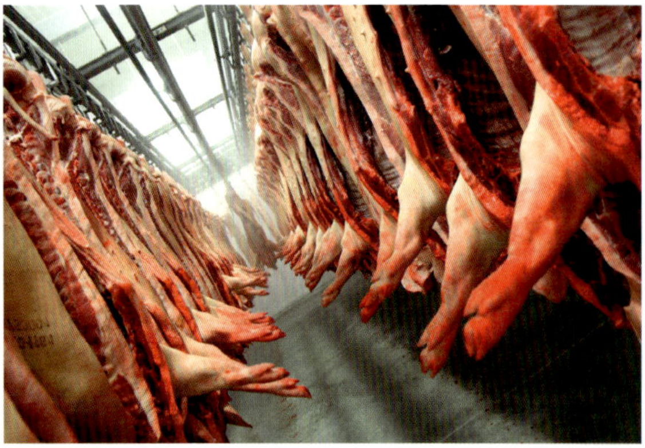

erst verträglich, nachdem sie entsprechend zubereitet wurden. So sind Kartoffeln, Hülsenfrüchte oder Reis nur gekocht genießbar. Werden z. B. Kartoffeln roh und mitsamt der Schale verzehrt, so ist dies gefährlich. Kartoffelschalen können große Mengen der giftigen Substanzen Solanin und Chaconin enthalten. Positiv zu sehen ist der empfohlene vermehrte Verzehr von Nahrungsmitteln pflanzlicher Herkunft. Er ist durchaus sinnvoll. Bei empfindlichen Personen kann die Bevorzugung großer Mengen von Rohkost infolge der damit reichlich zugeführten Ballaststoffe zu ausgeprägten Blähungen, Bauchschmerzen und Durchfällen führen. Häufig verschwindet die Symptomatik 4–6 Wochen nach Umstellung des Ernährungsverhaltens. Leitzmann hat als Tipp bzw. Gegenmaßnahme empfohlen „gut zu kauen".

Andere Vertreter der Vollwert-Ernährung sehen im Industriezucker die Wurzel allen Übels und empfehlen, bei der Umstellung auf Vollwert-Ernährung diesen komplett zu meiden.

Vollwertige Ernährung

Mit dem bereits 1953 von der Deutschen Gesellschaft für Ernährung (DGE) geprägten Begriff der vollwertigen Ernährung grenzt man sich von der Vollwertkost bzw. -Ernährung ab. Eine Kost im Sinne der DGE gilt als vollwertig, wenn alle nötigen Nährstoffe ausreichend, im richtigen Verhältnis und in der richtigen Form enthalten sind.

Dabei wird empfohlen, in der täglichen Ernährung 50–60 % der Energiemenge als Kohlenhydrate, 30 % als Fett und bis zu 20 % als Eiweiß aufzunehmen. Auch die DGE-Empfehlungen beinhalten den bevorzugten Verzehr von Vollkornbrot, Kartoffeln, Milchprodukten und einen relativ hohen Anteil an Rohkost. In der Nahrung sollen alle notwendigen Bestandteile in ausreichender Menge enthalten und der Energiebedarf ausreichend gedeckt sein. Anfang der 1960er Jahre wurden von der DGE die Ernährungsempfehlungen in Form von zehn Regeln zur vollwertigen Ernährung herausgegeben (● Kap. 26).

Empfohlen werden auch täglich fünf statt der häufiger praktizierten drei Mahlzeiten. Bei jeder Mahlzeit sollte Obst oder Gemüse verzehrt werden. Fleisch gilt als Beilage und sollte nicht täglich gegessen werden. Ein- bis zweimal pro Woche sollte Fisch gegessen werden. Wurst und Eier sollten allenfalls gelegentlich verzehrt werden. Als Getränke sind Mineralwasser, verdünnte Säfte und ungesüßter Tee zu bevorzugen. Milch ist ein Nahrungsmittel und kein Getränk. Kaffee, schwarzer Tee und Alkoholika gelten für die Flüssigkeitszufuhr als ungeeignet.

Da Tee und insbesondere Kaffee eine milde Wasser treibende (diuretische) Wirkung haben, wurde zeitweise empfohlen, sie nicht in Berechnungen zur Flüssigkeitszufuhr einzubeziehen. Dies ist widerlegt. Die diuretische Wirkung ist unbedeutend und wird durch körpereigene Gegenregulationsmechanismen weitgehend aufgehoben. Darüber hinaus sind beide Getränke wertvolle Quellen für Antioxidanzien.

1. Aalderink J et al. (1994): Ergebnisse der Gießener Vollwert-Ernährungsstudie. Ernährungs-Umschau 41: 328–335
2. Deutsche Gesellschaft für Ernährung e.V (DGE): Zehn Regeln zur vollwertigen Ernährung. (Vollwertig Essen und Trinken, die 10 Regeln der DGE) www.dge.de
3. Leitzmann C et al. Alternative Ernährungsformen, Kapitel Vollwerternährung, Hippokrates. Stuttgart 2005
4. Leitzmann C, v. Koerber K, Männle Th (2003): Gießener Formel aktualisiert. UGB-Forum 20 (5): 256
5. Lexikon der Ernährung in 3 Bänden. Spektrum Akademischer Verlag Berlin (2001)
6. Wahrburg U:. Anders essen – aber wie? Wege und Irrwege durch den Diätendschungel. Becksche Reihe. München 2003
7. Kollath W: Die Ordnung unserer Nahrung. F. Haug. München 2005

Verlängert eine fettarme Ernährung unser Leben?

Bei allen Bemühungen, das Leben mit einer bestimmten Form der Ernährung zu verlängern, konnte bislang für keine Form der einseitigen Ernährungsweisen (low carb = kohlenhydratarm; oder fettarm) ein möglicher Effekt zweifelsfrei belegt werden.

Wir wissen, dass unsere Alltagsernährung zu viel Fett enthält und zu energiereich ist. Wir wissen auch, dies ist der Wegbereiter für ein frühzeitiges Auftreten der Arteriosklerose und die Entstehung von bösartigen Tumoren.
Würde man die Fettmenge in der Nahrung einschränken und dafür mehr Kohlenhydrate verzehren, dann sollten sich beide Probleme auf elegante Weise lösen lassen. Nur - ist dem wirklich so?

Wenn derartige Fragen auftreten, so versucht man dies in den USA meist mittels großer Studien zu klären. Im Rahmen der sog. The Womens Health Initiative wurden hierzu 49 000 Frauen im Alter von 50-79 Jahren angehalten, sich über 8 Jahre entweder fettärmer oder wie bisher zu ernähren. Die Teilnehmerinnen der „fettarmen" Gruppe sollten 10 % weniger Fett als früher üblich essen. Gleichzeitig sollten sie vermehrt Gemüse, Obst und ballaststoffreiche Getreideprodukte verzehren. Beide Gruppen wurden - wie für solche Studien üblich - nach dem Zufallsprinzip gebildet. Für die fettarme Ernährung waren insgesamt 19 541 Frauen (40 %), für die Kontrollgruppe, die sich wie bisher weiter ernähren sollte, 29 294 (60 %) Frauen vorgesehen.

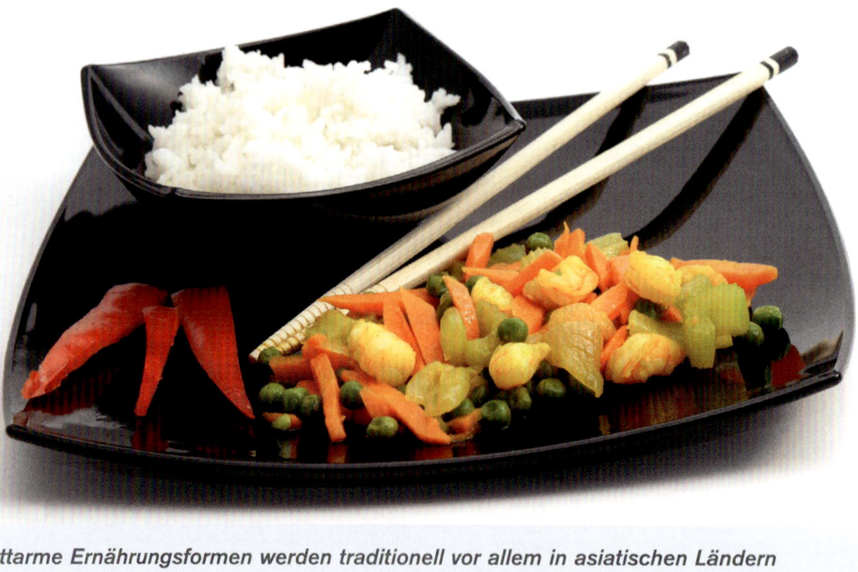

Fettarme Ernährungsformen werden traditionell vor allem in asiatischen Ländern praktiziert. Reis, Gemüse und Obst werden hauptsächlich verzehrt. Allenfalls gelegentlich gibt es mageres Fleisch.
Mit steigendem Wohlstand und dem Einzug „westlicher" Ernährungsweisen steigt jedoch auch in diesen Ländern der Fleisch- und Fettverzehr (Abbildungen rechts).

Innerhalb von 8 Jahren trat bei insgesamt 480 Beobachteten Dickdarmkrebs auf. In der Gruppe unter fettarmer Ernährung fanden sich 201 Erkrankte (1 %), in der Kontrollgruppe 279 (0,95 %) Erkrankte. Dieser Unterschied war also nicht signifikant und damit nicht für irgendeinen Ernährungseffekt beweisend.
Auch für die Häufigkeit des Mammakarzinoms und die Rate von Herz-Kreislauf-Erkrankungen fanden sich keine signifikanten Unterschiede.
Die Kosten für die Studie beliefen sich auf 50 Mio. US-Dollar. Die Ergebnisse allerdings enttäuschten, waren unerwartet und galten als sensationell. Prof. Jules Hirsch von der Rockefeller Universität aus New York kommentierte die Ergebnisse in der Presse. Es wurde diskutiert, ob es für eine gesunde Ernährung wirklich ausreicht, den Fettverzehr zu reduzieren. Vielleicht, so Hirsch, hätte man zusätzlich empfehlen sollen, Fett mit einem hohen Anteil an gesättigten Fettsäuren gegen Fett mit einem anderen Fettsäuremuster, z. B. reichlich einfach ungesättigten Fettsäuren, auszutauschen. Möglicherweise wäre dies eine wirksamere Präventionsmaßnahme gewesen.

Fazit für den Alltag

Obwohl eine fettreiche Ernährung als ursächlich für die Arteriosklerose und für Krebserkrankungen gilt, reduzierte ein eingeschränkter Fettverzehr diese nicht.
Sinnvoll scheint es, vermindert gesättigte Fettsäuren (Fleisch, Wurst) und vermehrt einfach ungesättigte Fettsäuren (Oliven-, Rapsöl) aufzunehmen. Neben einer ballaststoffreichen Ernährung (Obst, Gemüse, Vollkornprodukte) sollte zweimal pro Woche fetter Seefisch verzehrt werden, um so vermehrt omega-3-Fettsäuren aufzunehmen (mediterrane Ernährung, ● Kap. 38).

1. Beresford SA, Johnson KC, Ritenbaugh C et al. (2006): Low- fat dietary pattern and risk of colorectal cancer. The womens health initiative. Randomized controlled dietary modification trial. JAMA, 2006, 295, 643-654

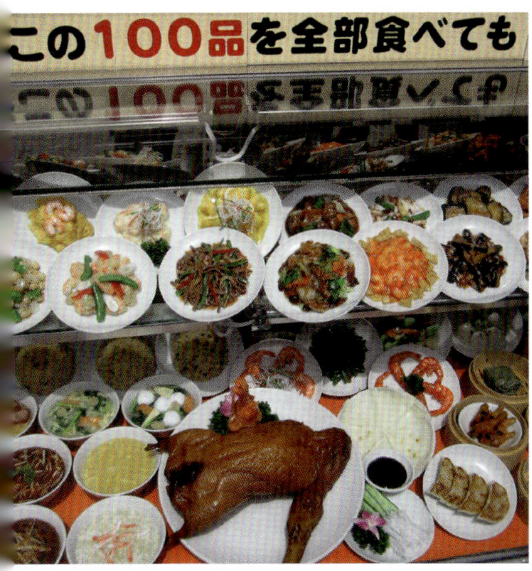

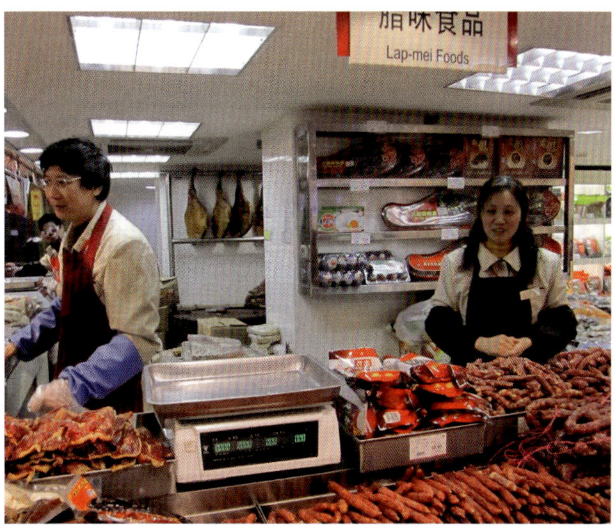

Dinner Cancelling – eine Maßnahme zur Lebensverlängerung?

Wenn schon die Änderung der Nährstoffrelationen und die Auswahl unterschiedlicher Lebensmittel keine positiven Hinweise für eine Lebensverlängerung erbrachten, so könnte es doch sein, dass eine zeitliche Änderung unserer Mahlzeitenverteilung zum Ziel führt. Dieser Gedanke steht zumindest teilweise hinter dem Konzept des so genannten „Dinner cancelling".

Lässt man die ***Abendmahlzeit*** weg, so sollen nach dieser Vorstellung nachts die beiden ***Hormone*** Somatotropin und Melatonin vermehrt gebildet werden.

- Somatotropin ist das Wachstumshormon, es baut Muskulatur auf und Fett ab. Ab dem 60. Lebensjahr stellen die meisten Menschen einen nicht zu erklärenden, erschreckenden Muskelschwund (Sarkopenie) fest. Meist bemerkt man zunächst ein Schwinden der Oberarmmuskulatur. Somatotropin wird als Medikament vor allem in der Anti-Aging-Medizin eingesetzt. Es soll den Muskelschwund aufhalten oder zumindest helfen, ihn zu verringern. Bisher gibt es keine Beweise für die Wirksamkeit einer derartigen Maßnahme. Dagegen gibt es Hinweise, dass unter der Verabreichung von Somatotropin vermehrt bösartige Tumoren auftreten.
- Melatonin gehört ebenfalls zu den so genannten Anti-Aging-Hormonen. Es wird in einer kleinen Drüse im Gehirn, der Zirbeldrüse, gebildet. Transatlantik-Reisende, egal ob Stewardess, Piloten oder häufig reisende Geschäftsleute haben es nicht selten im Handgepäck. Sie nehmen es während eines Transatlantikflugs oder danach – meist 20–30 Minuten vor dem Schlafengehen – in einer Dosis von 3 mg ein. Die Auswirkungen der Zeitverschiebung, der so genannte Jetlag, lässt sich damit wirksam bekämpfen. Für diese Indikation ist die Wirksamkeit nachgewiesen. Melatonin entfaltet seine Wirkung vor allem nach Mitternacht. Der Organismus arbeitet in dieser Zeit auf Sparflamme: Die Körpertemperatur sinkt und die Zellteilung läuft langsamer ab. Deshalb stellt man sich vor, Melatonin könne nicht nur den Jetlag beseitigen, sondern auch den Alterungsprozess verlangsamen und so das Leben verlängern.

Tatsächlich sinken die Konzentrationen von Melatonin und Somatotropin im Alter ab. Dinner Cancelling soll hier wieder geregelte Verhältnisse herstellen. Die Abnahme der beiden Hormone soll aufgehalten und die Produktion erneut angekurbelt werden.

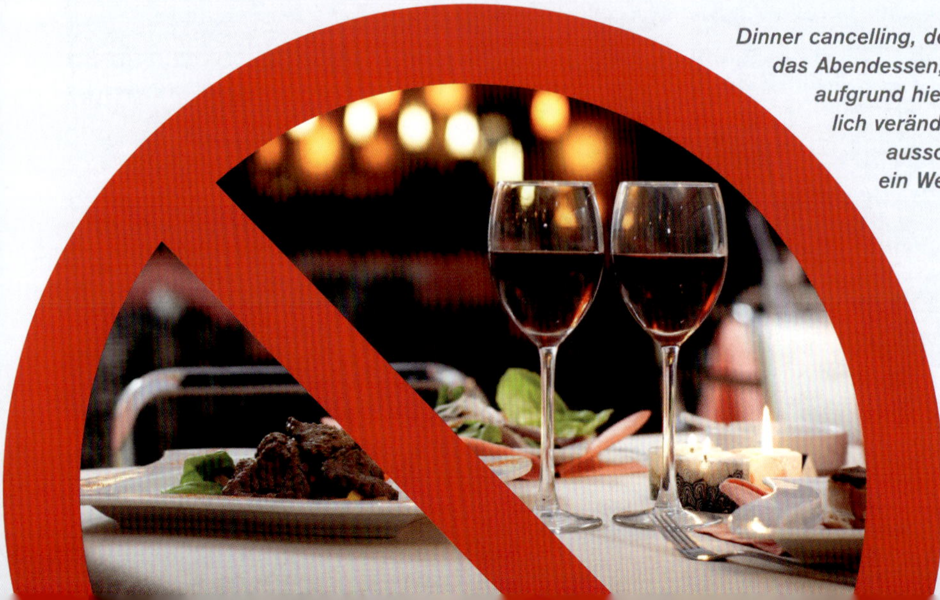

Dinner cancelling, der Verzicht auf das Abendessen, gilt manchen aufgrund hierdurch angeblich veränderter Hormonausschüttungen als ein Weg zur Lebensverlängerung.

Befürworter des Dinner Cancelling sehen in ihm eine Anti-Aging-Maßnahme. Der Magen-Darm-Trakt muss beim Wegfall des Abendbrotes nichts verdauen. Es werden aus ihm in dieser Zeit dann auch deutlich weniger weitere Nährstoffe aufgenommen und damit auch weniger an freien Radikalen gebildet.
Durch Dinner Cancelling soll die Körpertemperatur über Nacht geringgradig absinken. Der Organismus arbeite dann noch sparsamer und auch dies wirke dem Alterungsprozess entgegen, so zumindest die Befürworter der Maßnahme. Auch CRONies (● Kap. 31) sehen im Dinner Cancelling eine Maßnahme zur Lebensverlängerung.

Fazit für den Alltag

Wer Dinner-Cancelling praktizieren will, macht nichts falsch. Er darf aber keine überzogenen Erwartungen in diese Maßnahme setzen. Da viele Menschen jenseits des 50. Lebensjahres unter Refluxbeschwerden (Sodbrennen) leiden und diese bei einer Reihe von Menschen nachts auftreten, kann Dinner Cancelling helfen, diese Beschwerden zu lindern. Betroffenen wird ohnedies empfohlen, die letzte Mahlzeit vier Stunden vor dem zu Bett gehen einzunehmen.
Dinner Cancelling sollte natürlich weder der medikamentös geführte Diabetiker noch ein anderweitig schwerer Erkrankter vornehmen. Es sollte auch nicht von Jugendlichen, bei denen die Gefahr für eine Essstörung besteht oder bei denen diese bereits vorliegt, praktiziert werden.
Wer sich mit dem Dinner Cancelling nicht anfreunden kann, dem mag als Trost gelten, man kann sich mit drei Mahlzeiten pro Tag ebenso gesund ernähren wie mit fünf und ein opulentes Frühstück bei kargem Abendbrot muss keinesfalls ein Garant für eine gesunde Ernährung sein. Entscheidend ist die pro Tag insgesamt zugeführte Menge an Energie und essenziellen Nährstoffen. Der Zeitpunkt ist nebensächlich. Für die Volksweisheit „frühstücke wie ein Kaiser, iss mittags wie ein König und abends wie ein Bettelmann", gibt es keinen wissenschaftlichen Beleg einer positiven Wirkung.

Das Motto „Kein Essen nach 16.00 Uhr" bringt die Methode des Dinner Cancelling auf den Punkt. Nach Vorstellung der Anhänger gilt es, mindestens 14 Stunden vor dem morgendlichen Aufstehen keine feste Nahrung aufzunehmen. Nur noch kalorien- und alkoholfreie Getränke wie Wasser oder Kräutertee sind in der Fastenphase erlaubt. Nicht ganz so strenge Vertreter erlauben bei Heißhunger ein Stück Obst oder ein Glas Milch mit Honig.

Damit die soziale Bedeutung des Abendessens nicht auf der Strecke bleibt, praktizieren viele es nur zwei- bis dreimal in der Woche.

Die Denkansätze zum **Verzicht auf die Abendmahlzeit** sind rein hypothetisch und wissenschaftlich nicht bewiesen. In mediterranen Ländern beispielsweise ist das Abendessen die Hauptmahlzeit und wird üblicherweise erst nach 21 Uhr eingenommen. Ein negativer Einfluss auf die Lebenserwartung findet sich hier nicht.

Die Mahlzeitenaufnahme wird durch eine Vielzahl von, vor allem aus dem Magen-Darm-Trakt stammenden **Hormonen** (gastrointestinale Hormone) reguliert.
Es handelt sich u. a. um Cholecystokinin, Glukagon, Insulin, Gastrin und Sekretin.

Cholecystokinin bewirkt eine verlangsamte Magenentleerung und vermittelt das Gefühl der Sättigung. Glukagon wirkt sättigend, fördert aber auch die Neubildung von Glukose. Ein Anstieg von Insulin stimuliert beim Gesunden die Nahrungsaufnahme; ist der Insulinspiegel dagegen dauerhaft erhöht, wird weniger Nahrung zugeführt. Es kommt zur Bildung von Eiweißstoffen (Peptiden), die den Appetit regulieren. Bereits diese stark vereinfachte Darstellung, bei der nur ein kleiner Teil der bei einer Nahrungsaufnahme ausgeschütteten Hormone erwähnt wurden, zeigt, wie komplex der Vorgang ist.

1. Chang HM, Wu UI, Lan CT (2009): Melatonin preserves longevity protein (sirtuin 1) expression in the hippocampus of total sleep-deprived rats. J Pineal Res 47(3): 211–220
2. Zeyfang A, Feucht I, Rükgauer M, Nikolaus T (2002): Anti-aging with healthy nutrition. This you can recommend. MMW Fortschr Med 144(39): 27–30

Mediterrane Ernährung und Lebenserwartung

Die mediterrane Ernährung wird häufig auch als Kreta-Diät oder Mittelmeer-Diät bezeichnet. Letztendlich versteht man darunter eine noch in den 1950er und 1960er Jahren im Mittelmeerraum häufig praktizierte Form der Ernährung. Insbesondere die Bewohner der Insel Kreta hatten damals eine höhere Lebenserwartung als in den meisten europäischen Ländern. Diese Form der Ernährung ist also keine „Diät", sondern eine zur Dauerernährung geeignete Mischkost.

Klassische mediterrane Ernährung

Im Wesentlichen bestand die Ernährung in vielen Mittelmeerländern damals aus einer Vielzahl pflanzlicher Lebensmittel. Es wurden reichlich ***Brot und andere Getreideprodukte*** verzehrt. Reichlich wurden auch Obst, Gemüse, Kartoffeln, Hülsenfrüchte, Nüsse, Samen gegessen.

Die Ernährung in den mediterranen Gebieten erregte Aufmerksamkeit, da die Zahl arteriosklerotisch bedingter Erkrankungen und bestimmter Tumorerkrankungen im Vergleich zu anderen westlichen Ländern signifikant niedriger war. Die Lebenserwartung war trotz einer keineswegs lückenlosen medizinischen Versorgung - die Mittelmeerstaaten hatten und haben keineswegs den höchsten Lebensstandard in Europa - vergleichsweise hoch. Es mehren sich Hinweise, dass die klassische mediterrane Kostform einen gesundheitsfördernden Effekt hat und die Lebenserwartung verlängert.

In den Mittelmeerländern wird vorzugsweise **Weißbrot** verzehrt. In unseren Breiten gilt der Verzehr von Vollkornprodukten als Bestandteil einer gesunden Ernährung.
Zu bedenken ist dabei, dass die mediterrane Kost ohnehin reich an Ballaststoffen aus Obst und Gemüse ist.

Welche Hinweise für die Wirksamkeit einer mediterranen Kost gibt es?

In den 1950er Jahren wurde eine 7-Länder-Studie begonnen: 12000 Männer aus Griechenland, Italien, Jugoslawien, den Niederlanden, Finnland, USA und Japan wurden über 15 Jahre beobachtet. Die geringste Zahl an Erkrankungen gab es auf Kreta. Auch war

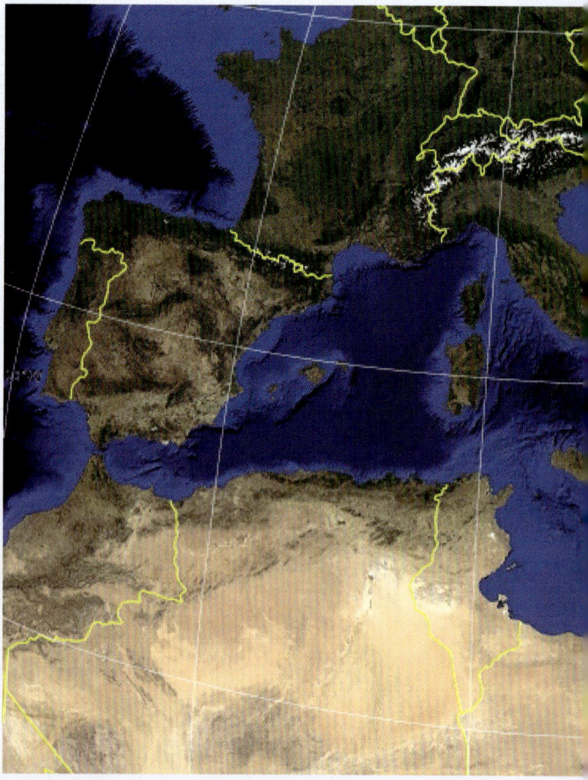

Mittelmeer-Anrainerstaaten im Satelitenbild. Die in den einzelnen Ländern heute praktizierten Ernährungsformen entsprechen nicht mehr den Gegebenheiten der 1950er Jahre, zum Teil besteht heute mehr Trennendes als Gemeinsames.

„Die" mediterrane Ernährung gibt es also nicht mehr.

die Lebenserwartung der Menschen hier am höchsten. In den mediterranen Ländern war die Herzinfarktrate signifikant niedriger als in anderen Ländern der Studie. So erlitten in Griechenland 120 und in Finnland 972 von 100 000 Einwohnern im Studienzeitraum einen Herzinfarkt.

Einer WHO-Mitteilung zufolge starben allein in den USA in den 1980er Jahren die Menschen fast 40-mal häufiger an Erkrankungen der Herzkranzgefäße als auf Kreta. Die positiven Effekte der Kostform fanden sich selbst dann noch, wenn bei den Beobachteten Übergewicht und ein hoher Blutdruck vorlagen.

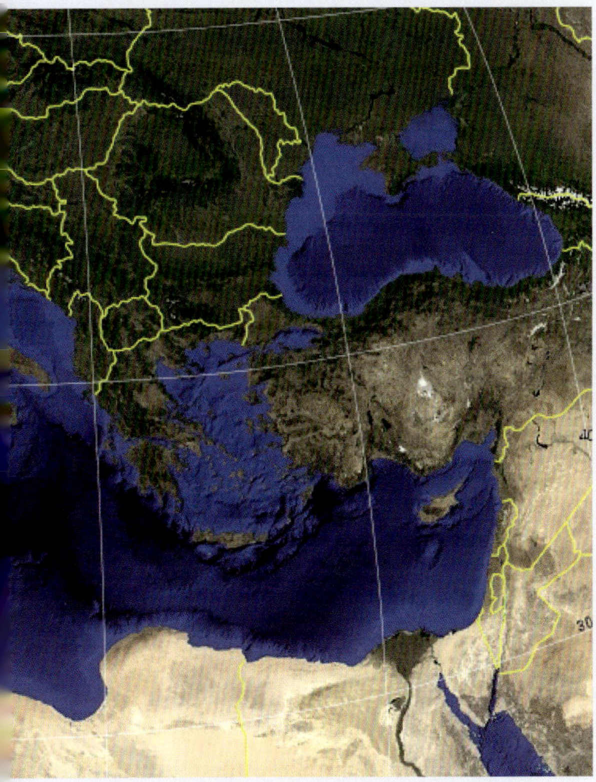

Alle Ergebnisse der Studie wiesen darauf hin, dass die Art der Ernährung für die positiven Einflüsse ausschlaggebend ist. Es wäre allerdings fatal gewesen, wenn die Anfangsergebnisse auf einem Zufallsbefund beruht hätten. Es waren also weitere Studien zur Absicherung nötig. Für weiterführende Untersuchungen und Beobachtungen boten sich vor allem mediterrane Länder an.

In Griechenland publizierte man 2003 die Ergebnisse einer Studie, in der 22 043 Erwachsene 44 Monate beobachtet wurden. Im Beobachtungszeitraum traten 275 Todesfälle auf. Das konsequente Einhalten der mediterranen Kost führte zur signifikanten Reduktion der Gesamtsterblichkeit. Insbesondere die Zahl der Todesfälle infolge Krebs und Koronarer Herzerkrankung sanken.

Es war naheliegend, die mediterrane Kostform mit einer Kost zu vergleichen, die von einer medizinischen oder ernährungswissenschaftlichen Fachgesellschaft empfohlen wurde, um die Infarkt- oder die Reinfarktraten zu senken. Ausgewählt wurde eine von der American Heart Association empfohlene Kost. Die so genannte Lyon Diet Heart Study verglich Patienten nach einem Infarkt. 320 wurden zur Einhaltung einer mediterranen Kost, 303 als Kontrollgruppe zur Einhaltung der Diät der American Heart Association beraten. Nach einem und erneut nach drei Jahren waren die Ergebnisse unter mediterraner Kost signifikant besser: Es kam zu deutlich weniger Re-Infarkten und die Überlebensraten waren signifikant höher.

Ist die Wirksamkeit der mediterranen Kost auf die Länder am Mittelmeer beschränkt?

Auch bei dieser Frage ist es nicht einfach, den unmittelbaren Zusammenhang zwischen Ernährungsweise und Gesundheit bzw. Lebenserwartung eindeutig zu belegen (Confounder, vgl. ● Kap. 32). Schließlich ist nicht auszuschließen, dass alle berichteten positiven Effekte durch die prinzipiell andere Lebensweise in den Mittelmeergebieten bedingt sind: Das Klima ist ungleich milder, die Zahl an Sonnenstunden wesentlich höher und auch der Lebensstil ist gänzlich anders. All diese Faktoren könnten die positiven Studienergebnisse erklären. Gibt es also Indizien, die für den Ernährungseinfluss sprechen?

In die bereits erwähnte EPIC-Studie (European Prospective Investigation Study on Cancer and Nutrition, ● Kap. 34) wurden vorzugsweise Probanden aus Ländern außerhalb des Mittelmeerraumes aufgenommen. 74 607 Männer und Frauen jenseits des 60. Lebensjahres wurden bezüglich des Einhaltens einer mediterranen Kost befragt. Auch hier fanden sich günstige Effekte, die durch das Einhalten einer mediterranen Kost erzielt wurden. Allein in Deutschland senkte beispielsweise das Praktizieren einer mediterranen Ernährungsweise das Sterblichkeitsrisiko um 25 %.

Bei den untersuchten Personen handelte es sich um über 60-Jährige. Eine Änderung der Lebensweise, mit dem Ziel, das Leben zu verlängern, ist somit auch für ältere Menschen von Interesse. Sie können mit einer Ernährungsumstellung durchaus noch positive Effekte erzielen. Dies gilt selbst dann, wenn bereits eine Gefäßerkrankung, z. B. ein Schlaganfall oder ein Herzinfarkt, eingetreten ist.

Wie lassen sich die positiven Effekte mediterraner Kost erklären?

„Rotes Fleisch", also das Fleisch aller Schlachttiere einschließlich Wild, wird bei der mediterranen Ernährung nur in geringen Mengen verzehrt. Geflügel („Weißes Fleisch") und Fisch hingegen werden bevorzugt, aber auch sie werden nicht im Übermaß gegessen.

Im Vordergrund steht der Verzehr von saisonalem Obst und Gemüse und von Getreideprodukten. Bei Milchprodukten wird meist fettarmem Jogurt und fettarmem Käse der Vorzug gegeben.

Mit dem reichlichen Verzehr pflanzlicher Nahrungsmittel werden eine Vielzahl antioxidativ wirksamer sekundärer Pflanzenstoffe (● Kap. 24) zugeführt.

Die ursprüngliche Kost in den Anrainerstaaten des Mittelmeeres war mit einem durchschnittlichen Fettgehalt von 37 ***Energie%*** keineswegs fettarm. Allerdings stammten die meisten Probanden aus Gebieten, in denen man in der Landwirtschaft tätig war und körperlich schwer arbeitete. Der insgesamt höhere Fettverzehr war deshalb gerechtfertigt.

Der größte Teil des Fettverzehrs wurde in Form von ***Olivenöl*** zugeführt. Der mittlere jährliche Verbrauch lag beim Spitzenreiter Kreta bei 25 Litern pro Kopf (Deutschland 0,5 Liter pro Kopf und Jahr).

Sekundäre Pflanzenstoffe

Da reichlich Obst und Gemüse verzehrt werden, werden eine Fülle höchst unterschiedlicher sekundärer Pflanzenstoffe (Polyphenole, Vitamin C, E, Karotinoide) aufgenommen. Diese unter anderem als Antioxidanzien wirkenden Substanzen stellen einen Schutzfaktor zumindest für bestimmte Krebsarten und einen Schutz vor dem Auftreten arteriosklerotischer Erkrankungen dar.

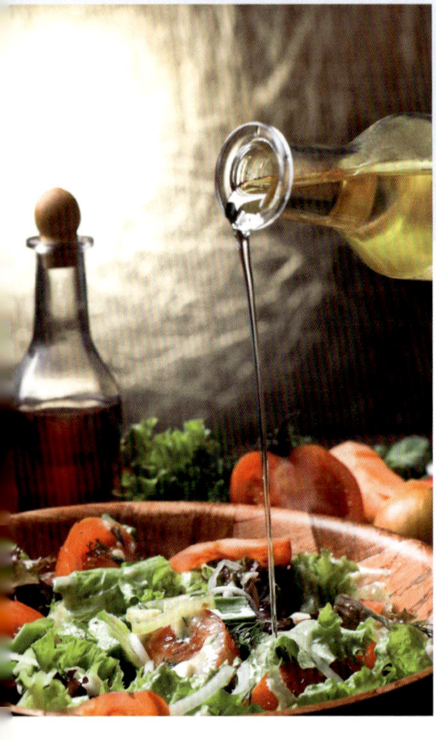

Die Einheit **Energieprozent** (Energie% oder En%) gibt an, in welchem prozentualen Ausmaß die Haupt-Energieträger unserer Nahrung (Fett, Eiweiß, Kohlenhydrate, ● Kap. 20) zur Gesamtenergiezufuhr beitragen.

In unseren Breiten könnte anstelle von **Olivenöl** vermehrt Rapsöl verwendet werden. **Rapsöl** ist aufgrund des höheren Gehaltes an alpha-Linolensäure ernährungsphysiologisch noch günstiger als Olivenöl.

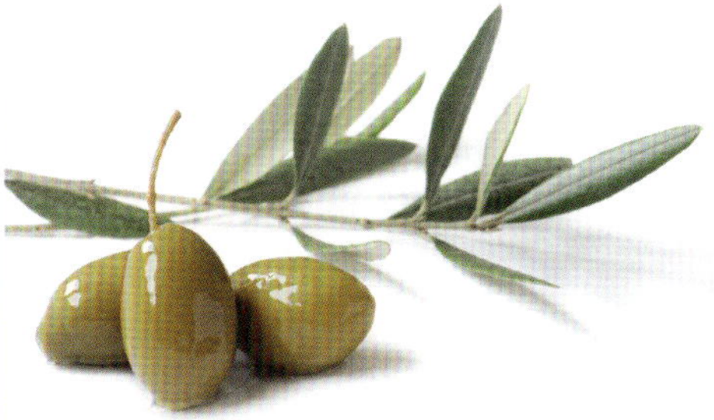

Kontroversen um Oliven(öl)

2008 wurde über einen negativen Einfluss der im Olivenöl enthaltenen Ölsäure berichtet. In Zellkulturen war es bei hohen Konzentrationen von einfach ungesättigten Fettsäuren zu Zellschädigungen gekommen: Ölsäure steigere die Aktivität des Enzyms Proteinphosphatase. Sie schädige die im Inneren der Gefäße gelegenen Endothelzellen und begünstige den programmierten Zelltod (Apoptose). Hierdurch werde auch das Entstehen der Arteriosklerose gefördert. Diese Zellkultur-Befunde und die darauf basierenden hypothetischen Denkansätze konnten in Tierversuchen nicht bestätigt werden.

Auch ein spezifischer, von kretischen Oliven ausgehender positiver Effekt wurde diskutiert. Der Vitamingehalt sei besonders hoch und die enthaltenen sekundären Pflanzenstoffe sollen Besonderheiten aufweisen. Dies ist spekulativ und nicht bewiesen. Auch die Ergebnisse aus weiterführenden Studien sprechen dagegegen.

Omega-3-Fettsäuren

In der mediterranen Kost werden durch den Verzehr von Seefisch reichlich omega-3-Fettsäuren aufgenommen. Sie beeinflussen den Fettstoffwechsel günstig und verhindern das Zusammenklumpen der Blutplättchen (Thrombozytenaggregation). Aus omega-3-Fettsäuren werden auch entzündungshemmende Eicosanoide gebildet (● Kap. 21). All diese Mechanismen werden im Zusammenhang mit der Verminderung arteriosklerotischer Erkrankungen gesehen. Gleichzeitig sieht man in der ausreichenden Aufnahme von omega-3- Fettsäuren einen Schutzfaktor für das Auftreten von bösartigen Tumoren.

Die Situation für die in tierischen Fetten außer Fisch enthaltende Arachidonsäure ist gegenteilig. Sie wird im tierischen Organismus aus Linolsäure, einer essenziellen omega-6-Fettsäure, gebildet. Unter ihrem Einfluss werden u. a. die entzündungsfördernden Vertreter der Eicosanoide gebildet. Die möglichst geringe Aufnahme oder Synthese ist deshalb meist wünschenswert.

Sowohl Oliven- als auch Rapsöl bewirken ein oxidationsstabileres LDL-Cholesterin. Auch dies stellt einen gewissen Schutz für die arteriellen Gefäße dar. Wurden 3–4 g Fischöl pro Tag aufgenommen, reduzierte sich das Wiederauftreten einer Herzkranzgefäßverengung nach einer Dehnung der verengten Gefäße (PTCA) um 14 %. Bereits mit 1–2 Fischmahlzeiten pro Woche ließe sich sowohl das Risiko für einen Herzinfarkt als auch für einen Schlaganfall signifikant senken.

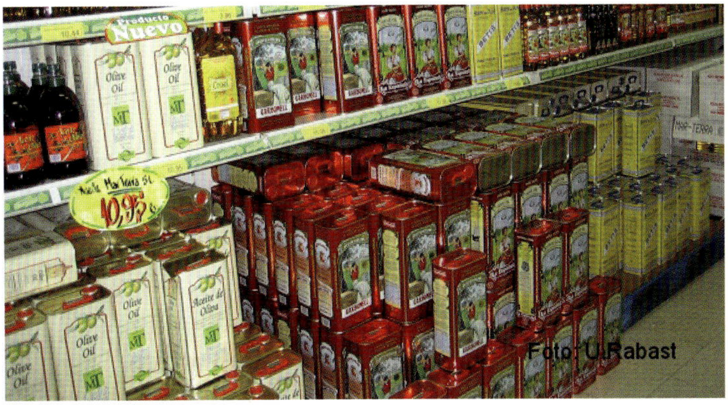

Reichhaltiges Olivenölangebot in einem Supermarkt auf Teneriffa. Es dominieren die 5-Liter-Kanister. Sie würden rein rechnerisch in einem durchschnittlichen deutschen Haushalt 10 Jahre reichen.

Alkoholkonsum

Im Rahmen der mediterranen Ernährung wurde Alkohol vorzugsweise in Form von Rotwein getrunken (vgl. French Paradox, Resveratrol und oligomere Procyanidine, ● Kap. 24 + 27). Die positiven Wirkungen auf das Gefäßsystem werden aber heute überwiegend den insgesamt geringen und zu den Mahlzeiten aufgenommenen Alkoholmengen zugeschrieben.

Heutige Küche in den Mittelmeerländern

Die aktuelle Ernährungsweise rund ums Mittelmeer entspricht heute nicht mehr der in den 1950er Jahren. Als Tourist erkennt man schnell, dass die Küche in den Mittelmeerländern heute höchst unterschiedlich ist. So sind die italienische, griechische, spanische und die türkische Küche nicht nur geschmacklich unterschiedlich, sie weisen auch mehr Trennendes als Gemeinsames auf.

Typisch für die Mittelmeerkost oder „Mittelmeerküche“ ist jedoch noch immer die bevorzugte Verwendung von Olivenöl, mediterranen Kräutern und Knoblauch. Nach wie vor bevorzugt verwendet werden saisonales, frisches Gemüse und Obst, Oliven, Olivenöl, Fisch, Geflügel, magere Milchprodukte (Jogurt, Käse). Vor allen in Küstengebieten wird mehr Fisch als Fleisch verzehrt. Als Brot wird vorzugsweise Weißbrot gegessen, auf den Hotelbuffets mediterraner Länder findet man allerdings zwischenzeitlich durchaus auch Vollkornbrot. Auch der mäßige Genuss von Wein zum Essen (vorzugsweise Rotwein) findet sich auch heute noch.

Jeder, der in einem guten mediterranen Hotel Urlaub macht, wird feststellen, das Nahrungsangebot wird zunehmend an die in Nordeuropa üblichen Ernährungsgewohnheiten angepasst. Fand man vor 20 Jahren, insbesondere auf den kanarischen Inseln noch eine Reihe landestypischer Gerichte, so wurde dieses Angebot, mangels Nachfrage, zunehmend eingestellt. Beim Frühstücksbuffet wird meist nach wie vor reichlich Obst und mittags und abends werden ebenso reichlich wie vielfältig Salate und Gemüse angeboten. Werden warme Buffets mit mehreren Köchen vorgehalten, so findet man regelmäßig ein Buffet mit Fisch. Meist wird er kurz mit Olivenöl angebraten. Allerdings findet man in der Regel auch viel Fleisch von Schlachttieren (v.a. Schweine- und Rindfleisch), Pommes frites, Nudeln und Aufschnittplatten mit reichlich Wurst. Käse und Jogurt sind meist nicht fettarm und es wird zuviel Salz verwendet.

Will man es, so kann man sich in der Region durchaus mediterran ernähren. Meist wird jedoch von Touristen das in der heimischen Küche übliche Nahrungsangebot vorgezogen – und diese Nachfrage hat wiederum Auswirkungen auf das Angebot.

Internationale Fachgremien sind sich bezüglich des positiven Effektes der mediterranen Ernährung einig

In einem Konsensus-Statement des Royal College of Physicians aus dem Jahr 2000 wird die Zunahme wissenschaftlicher Erkenntnisse betont, die auf eine gesundheitsfördernde Wirkung dieser Ernährungsform hinweisen. Sie bietet eine Möglichkeit, die bisherigen Ernährungsgewohnheiten zu verändern, gleichzeitig eine geschmacklich attraktive Kost zu praktizieren und gesundheitliche Vorteile zu erlangen. Dies ist sowohl bei der Kost in der traditionellen als auch in der abgewandelten, heutigen Form gegeben.

Die mediterrane Kost bzw. Lebensweise ist unter den zahlreichen Kostformen, für die positive gesundheitliche Effekte diskutiert werden, die einzige Ernährungsform, für die es gut dokumentierte Studien gibt, in denen eine Verlängerung der Lebensdauer nachgewiesen wurde.

Der mediterranen Ernährung und Lebensweise ähnlich dürfte die Situation auf der japanischen Insel Okinawa sein (● Kap. 3).

Fazit für die Praxis

Auch wenn die exakte Umsetzung der mediterranen Ernährung für die meisten von uns nicht praktikabel ist, sollte man sich nicht entmutigen lassen, Änderungen in seiner täglichen Ernährungsweise vorzunehmen. Auch mit kleinen Veränderungen können signifikant positive Effekte erzielt werden (● Kasten):

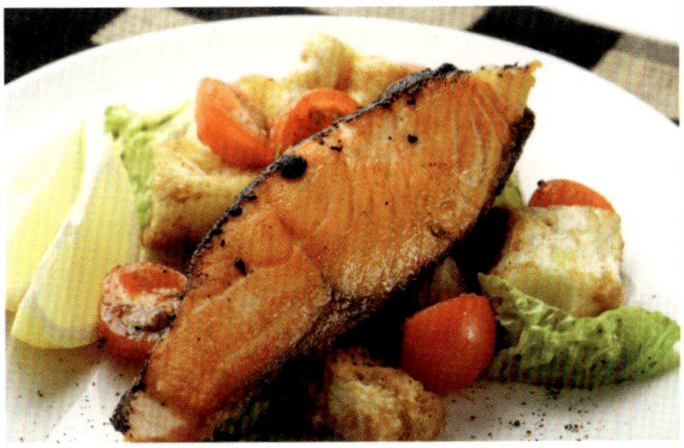

Tipps für die „persönliche" mediterrane Ernährung

Zunächst sollte man fragen:

- Wie viel und wie oft esse ich Fleisch von Schlachttieren (rotes Fleisch)?
- Greife ich beim Kauf von Milchprodukten (Jogurt, Käse) zu fettreichen Sorten oder finden auch magere Produkte den Weg in meinen Einkaufskorb?
- Wie viel Obst und Gemüse esse ich? Auch wenn ich die bei „5 am Tag" empfohlenen Mengen nicht zu mir nehme, verzehre ich dann wenigstens täglich einige Stücke Obst?
- Esse ich ein- bis zweimal pro Woche fetten Seefisch? Es muss ja keineswegs eine Fischmahlzeit im Restaurant sein. Auch mit dem Verzehr einer Makrele oder von Matjes-Filet wird man dieser Forderung gerecht.
- Wie sieht es mit Süßigkeiten aus? Süßigkeiten sind Fettigkeiten!
- Als günstig gilt ein regelmäßiger Verzehr von Nüssen (30–60 g/Tag), insbesondere von Walnüssen (● Kap. 27).
- Auch von regelmäßig aufgenommenen, geringen (!) Mengen an Alkohol (10–20 g/Tag am besten gemeinsam mit dem Essen) und dem Verzehr von 20–40 g dunkler Schokolade sind positive Auswirkungen auf die Gesundheit zu erwarten (● Kap. 27).

Eine aktuelle Metaanalyse zum Thema mediterrane Ernährung ergab eine signifikante Reduktion der Gesamtkrebshäufigkeit und -sterblichkeit.
Ferner zeigte eine in 10 Ländern und an 23 Zentren über acht Jahre an 500 000 Menschen durchgeführte Beobachtung, dass ein Einhalten der mediterranen Kost auch zur signifikanten Reduktion der Magenkarzinomraten führt. Der Effekt war dabei umso ausgeprägter, je besser sich die Befragten an die Kost hielten.

1. Buckland G, Agudo A, Lujánet L al. (2010): Adherence to a Mediterranean diet and risk of gastric adenocarcinoma within the European Prospective Investigation into Cancer and Nutrition (EPIC) cohort study. Am J Clin Nutr 91: 381–390
2. International Conference on the Mediterranean diet. 2000 Consensus statement. Olive oil and the Mediterranean diet. Implications for health in EUROPE: Royal Koll. of Physicians, London 2000: www.chd-ask force.de/2000
3. Lorgeril M, de Salen P, Martin JL et al. (1999): Mediterranean diet, traditional risk factors and the rate of complications after myocardial infarction: Final report of the Lyon diet heart Study. Circulation 99: 779–785
4. Renaud S et al. (1995): Cretan Mediterranean. Diet for prevention of Coronary Heart Disease. Am J Clin Nutr 61:1360–1367
5. Trichopoulou A, Costacout T, Bamia C (2003): Adherence to a mediterranean diet and survival in greek population. New Engl J Med 348: 2599–2608
6. Trichopoulou A (2004): Traditional Mediterranean diet and longevity in the elderly: a review. Public Health Nutr 7(7): 943–947
7. Trichopolou A et al. (2005): European Prospective Investigation Study in Cancer and Nutrition. BMJ 366: 354–356

Vitamine und Selen zur Lebensverlängerung?

In diesem Buch wurde bereits mehrfach darauf hingewiesen: Vitaminmangelzustände und durch sie ausgelöste Erkrankungen sind in unseren Breiten selten. Sie finden sich allenfalls bei Erkrankten oder Menschen mit einseitiger Ernährung, teilweise bei Senioren jenseits des 65. Lebensjahres. Aber auch einseitig ernährte Adipöse können einen Vitaminmangel aufweisen, der die Substitution unter ärztlicher Kontrolle erfordern kann.
Der Gedanke, man könne mit einer hoch dosierten oder gar einer Überzufuhr von Vitaminen positive Effekte erzielen ist bestechend. Die Frage, ob antioxidativ wirksame Vitamine (z.B. Vitamin C, E, Beta-Carotin) das Leben verlängern, wurde wiederholt gestellt. Man versuchte, mit Hilfe von Multivitaminpräparaten oder der gezielten Einnahme von Vitaminen körperliche und geistige Frische möglichst lange zu erhalten. Die im Rahmen von Anti-Aging-Programmen in den USA vermarkteten hoch dosierten Vitaminpräparate sind ein Multi-Milliarden-Markt. Dennoch gibt es zum jetzigen Zeitpunkt keine Beweise, dass die Einnahme von Vitaminen die Entstehung maligner Tumoren, Herzinfarkte oder eine demenzielle Entwicklung verhindern könnte.
Im Gegenteil: Die meisten Studien, in denen hochdosiert Vitamin A, C, E und Beta-Carotin verabreicht wurde, ergaben im Vergleich zu Placebobehandlungen signifikant erhöhte Sterblichkeitsraten oder ergaben zumindest keine Vorteile gegenüber der Placebobehandlung. In einer 2005 publizierten Studie führte die alleinige Gabe von 400 mg Vitamin E in einem Beobachtungszeitraum von 7 Jahren an 70 030 Patienten zu einer um 13 % erhöhten Rate an Herzversagen.
In 68 Studien, bei denen 230 000 Untersuchte berücksichtigt wurden, zeigte sich für Vitamin E, Beta-Carotin und Vitamin A eine Zunahme der Sterblichkeit um je 4 %, 7 % und 16 %. Für Vitamin C ergab sich kein Effekt, während sich für Selen ein positiver Effekt fand.
In einer neueren Arbeit der Cochrane Library wurden 20 ***randomisierte*** klinische Studien mit insgesamt 211 818 Beteiligten verglichen. In der Behandlungsgruppe erhielten die Teilnehmer, bei denen es sich um Personen mit einem erhöhten Risiko für Tumoren des Magen-Darm-Traktes handelte, in unterschiedlichen Kombinationen und in unterschiedlicher Dosierung Beta-Carotin, die Vitamine A, C und E sowie Selen. Über den Gesamtzeitraum wurde die Anzahl aufgetretener Tumoren und die Gesamtsterblichkeit der Teilnehmer und einer Kontrollgruppe registriert. Antioxidativ wirksame Vitamine bewirkten keinen positiven Effekt. Einen gewissen Schutz konn-

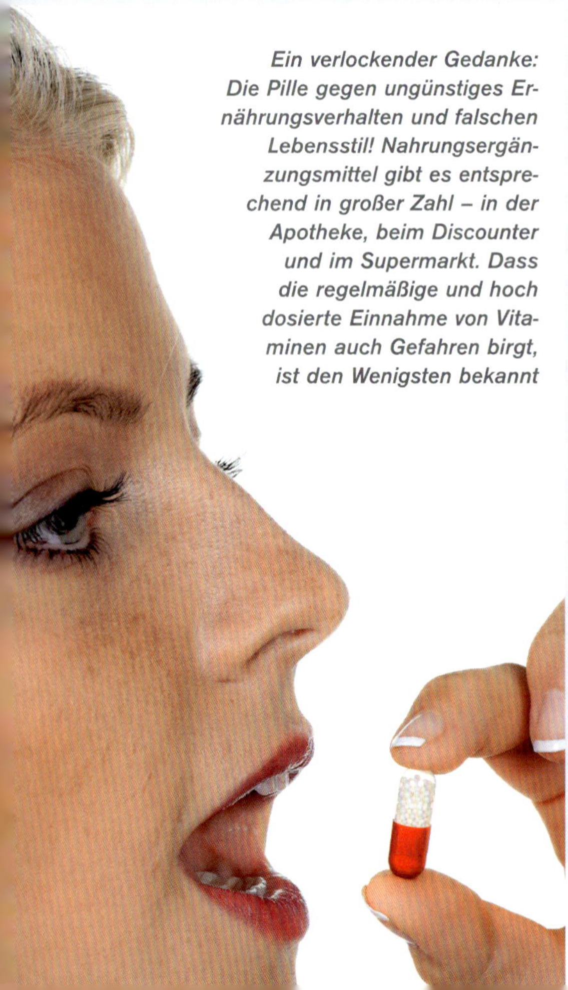

Ein verlockender Gedanke: Die Pille gegen ungünstiges Ernährungsverhalten und falschen Lebensstil! Nahrungsergänzungsmittel gibt es entsprechend in großer Zahl – in der Apotheke, beim Discounter und im Supermarkt. Dass die regelmäßige und hoch dosierte Einnahme von Vitaminen auch Gefahren birgt, ist den Wenigsten bekannt

te man nur für die Selengabe beobachten. Doch auch hier wies man darauf hin, dass die Zahlen der Bestätigung bedürfen.

Die Anzahl der Todesfälle in der Vitamingruppe überraschte: Sie lag bei 14 %, in der Kontrollgruppe bei 11,2 %. Die Autoren weisen eindringlich darauf hin, dass ein gesundheitsschädigender Effekt antioxidativ wirksamer Vitamine nicht auszuschließen ist, und empfehlen daher, antioxidativ wirksame Nahrungsergänzungsmittel als Pharmaka einzustufen und sie dem Arzneimittelgesetz zu unterstellen.

Auch bei einer in Norwegen durchgeführten Studie, bei der ***Vitamin-B-Präparate und Folsäure*** – zusätzlich zur üblichen Therapie – mit dem Ziel eingesetzt wurden, die Re-Infarktraten zu senken, ergaben sich keine positiven Ergebnisse. Die Studie wurde vorzeitig abgebrochen, nachdem sich in einer anderen norwegischen Studie Hinweise auf einen negativen Effekt einer Folsäure-/Vitamin-B-Substitution ergeben hatten.

Zum gleichen Ergebnis kam die 2008 veröffentlichte, über sieben Jahre durchgeführte SEARCH-Studie (Study of the Effectiveness of Additional Reductions in Cholesterol and Homocysteine). Auch hier war die Vitamin-B-Substitution ohne positiven Effekt.

Den definitiven Abgesang auf die Vitaminsubstitution ergaben die 2008 publizierten Ergebnisse der Physicians Health Study II. Nahezu 15 000 über 50-jährige US-Ärzte hatten durchschnittlich acht Jahre lang jeden zweiten Tag 400 mg Vitamin E und/oder 500 mg Vitamin C eingenommen. Sowohl die Kombination beider Vitamine als auch die Gabe als Einzelsubstanzen erbrachte kein positives Ergebnis. Die Rate an Herzkranzgefäß- und anderen arteriosklerotischen Erkrankungen sank nicht. Als Folge der Vitamin-E-Einnahme war es sogar zu einer erhöhten Anzahl an Hirnblutungen (Schlaganfällen) gekommen.

Selen

Selen war lange Zeit das Spurenelement, für das ein gewisser Schutz für die Entstehung von Tumoren als weitgehend gesichert galt. Insbesondere hinsichtlich der Verhinderung des Prostatakarzinoms galt es als wirksam. Auch hier sind mittlerweile Zweifel aufgekommen: 35 500 gesunde Männer erhielten mehr als 5 Jahre pro Tag 200 µg Selen oder Vitamin E, beide Substanzen oder ein Placebo.

Die Untersuchung wurde 2008 gestoppt. Weder Vitamin E noch Selen senkte das Risiko für die Entstehung des Prostatakarzinoms. Andere Erkrankungen waren nicht vermehrt aufgetreten. Als Nachteil der Selensubstitution gilt: Selen ist eine hoch toxische Substanz mit geringer ***therapeutischer Breite***. Die Zufuhr erfolgt im Mikrogramm (µg)-Bereich.

Selen-Toxizität

Wie gefährlich selbst die Einnahme frei verkäuflicher Nahrungsergänzungsmittel sein kann, zeigt ein Beispiel aus den USA: In zehn Bundesstaaten beobachtete man eine Serie von Selenvergiftungen. Betroffene klagten über Durchfälle, Abgeschlagenheit, Haaraus-

Bei der Auswahl von Teilnehmern für klinische Studien ist es wichtig, dass nicht besondere Risikogruppen (Alter, Gewicht, Vorerkrankung) gehäuft nur einer Gruppe zugeteilt werden. Um dies zu vermeiden, werden die Teilnehmer nach einem Zufallsverfahren (**randomisiert**) ausgewählt.

Kombinationen aus **Vitamin-B-Präparaten und Folsäure** werden vor allem bei Patienten mit erhöhten Homocysteinwerten im Blut eingesetzt. Die erhöhten Werte sollen normalisiert und so das Infarktrisiko gesenkt werden. Hierzu durchgeführte Studien erbrachten negative Ergebnisse.

Die **therapeutische Breite** beschreibt den Unterschied zwischen der Konzentration einer Substanz, bei der noch keine (erwünschte) Wirkung eintritt, und jener Konzentration, bei der es bereits zu Überdosierung mit unerwünschten Wirkungen (Vergiftung) kommt.
Problematisch ist es daher, wenn die therapeutische Breite eines Wirkstoffs sehr gering ist.

fall, Gelenkschmerzen, Nagelverfärbungen und Übelkeit. Ursache war eine gegenüber der Deklaration 200-fach erhöhte Selenkonzentration in einem Nahrungsergänzungsmittel aufgrund eines Mischungsfehlers. Die Autoren sehen in der Lücke der geltenden Bestimmungen ein erhebliches Risiko für die öffentliche Gesundheit. Sie halten derartige Vergiftungsfälle nur dann für vermeidbar, wenn für Nahrungsergänzungsmittel die gleichen Sicherheitsstandards wie für pharmazeutische Produkte gelten.

Bedauerlicherweise bleiben all diese Warnungen bislang weitgehend unbeachtet. Eine Unzahl von Vitamin- und Spurenelementcocktails werden von der Pharmaindustrie hergestellt und sowohl in Apotheken als auch von Discountern und in Supermärkten angeboten. Nach dem derzeitigen Kenntnisstand kann man von einer unkontrollierten Einnahme nur abraten (● Kap. 22).

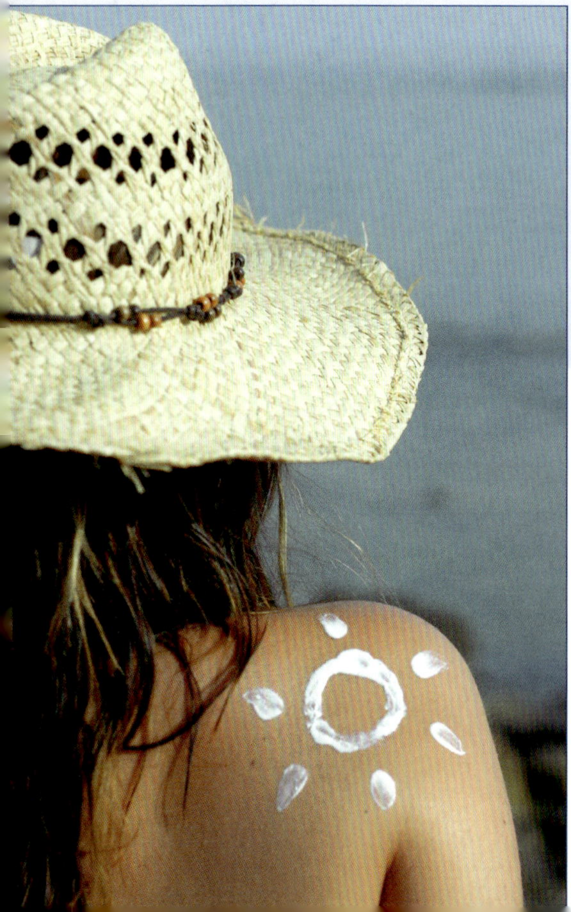

Vitamin D und erhöhte Erkrankungsraten

Möglicherweise stellt sich die Situation für eine Vitamin-D-Substitution anders dar: Das Robert Koch-Institut in Berlin veranlasste bei mehr als 4000 Menschen Messungen des Vitamin-D-Spiegels im Blut. Bei 58% der Frauen und 57% der Männer ergaben sich Hinweise für eine Mangelversorgung. Als ursächlich gelten Stadtleben, zu wenig Aufenthalt im Freien, Luftverschmutzung mit der Folge „globaler Verdunklung" und der demografische Wandel (altersbedingte Abnahme der ***Vitamin-D-Bildung*** in der Haut).

Der Begriff Vitamin D steht für eine Reihe ähnlicher Stoffe, die Calciferole. Beim Menschen sind D_2 (Ergosterol) und D_3 (Cholecalciferol) bedeutsam. Die ausreichende Versorgung mit Vitamin D ist für die Verhinderung der Knochenbrüchigkeit (Osteoporose) wesentlich. Empfohlen wird eine Serumkonzentration von 20, besser 30 ng/ml. Untersuchungen weisen auch auf einen Zusammenhang von niedrigem Vitamin-D-Spiegel und dem Auftreten von Diabetes mellitus, Bluthochdruck, Immunschwäche und bestimmten Krebserkrankungen hin. Niedrige Vitamin-D-Spiegel waren auch mit einer erhöhten Gesamtsterblichkeit und einer erhöhten Sterblichkeit für Herz-Kreislauf-Erkrankungen verbunden.
Um den Bedarf zu decken, müssen täglich zwischen 400 und 800 I.E. (Internationale Einheiten) Vitamin D zugeführt werden. Die Deutsche Gesellschaft für Ernährung e.V. (DGE) sieht durch die heutige Lebensweise eine ausreichen-

Vitamin D hat unter den Vitaminen eine Sonderstellung. Seine Zufuhr mit der Nahrung ist nicht unbedingt erforderlich, da es unter dem Einfluss von ultravioletten Strahlen der Sonne **in der Haut gebildet** wird. Risikogruppen für eine Mangelversorgung sind daher Personen, die sich selten im Freien aufhalten (ältere, weniger mobile Menschen).

Im Winterhalbjahr ist in unseren Breiten die UV-Einstrahlung so gering, dass die Vitamin-D-Synthese in der Haut praktisch zum Erliegen kommt. Übrigens: Auch moderne Sonnencremes mit UV-Schutz sind so effizient, dass trotz Sonneneinwirkung kaum noch Vitamin D in der Haut gebildet wird!

de ***Vitamin-D-Bildung durch Sonnenlicht*** nicht mehr als gegeben an. Außerdem wird in der Haut älterer Menschen durch ein Nachlassen der Enzymaktivität nur noch wenig Vitamin D gebildet. Vor allem in den Wintermonaten wird durch die geringere Sonnen- (und damit UV-) Strahlung weniger Vitamin D gebildet.

Welche Nahrungsmittel enthalten reichlich Vitamin D?

Die Palette an Vitamin-D-reichen Nahrungsmitteln ist beschränkt. Reichlich Vitamin D enthalten fette Meeresfische wie Lachs, Makrelen, Sardinen sowie Fischöl (Lebertran). Geringere Mengen finden sich in Eigelb, Milch Pilzen und Leber.

Vitamin-D-Supplementierung

Bei Babys und kleinen Kindern führt ein Vitamin-D-Mangel zur „Englischen Krankheit", der Rachitis (Knochenerweichung), im höheren Alter kommt es zur Osteoporose. Kinder wurden deshalb früher mit dem wenig schmackhaften Lebertran „gequält". Heute gelingt die Vitamin-D-Zufuhr auf einfache Weise mit einer kleinen Tablette.

Die generelle Substitution von Vitamin D in einer Dosierung von 500–1000 I. E./Tag wird aufgrund vorliegender Untersuchungsergebnisse ernsthaft diskutiert. Auch hier gilt es zu bedenken, dass bisher mit der Gabe eines einzelnen Vitamins keine positiven Effekte erzielt werden konnten. Es muss offen bleiben, ob es nicht sinnvoller ist, die Vitamin-D-Konzentration im Blut durch regelmäßigen Verzehr von Seefisch und der Steigerung der Freizeitaktivitäten im Freien zu erhöhen.

Fazit für den Alltag

Die zusätzliche Einnahme von Vitaminpräparaten ist nicht erforderlich. Die normale Mischkost versorgt uns mit allen lebenswichtigen Vitaminen. Lediglich bei extrem einseitiger Ernährung oder bei bestimmten, schweren Erkrankungen kann die gezielte Verabreichung notwendig werden.

Abzuraten ist besonders von der ungezielten, hoch dosierten, weit über dem Bedarf liegen-

Einwanderer aus Ländern mit reichlich Sonneneinstrahlung sollten beim Umzug in sonnenarme Länder auf eine ausreichende Vitamin-D-Zufuhr achten. Ihre dunklere Hautfarbe schützt sie normalerweise unter anderem vor einer zu ausgeprägten **Vitamin-D-Bildung durch Sonneneinstrahlung**. Bei geringerer Sonneneinstrahlung bilden sie daher weniger Vitamin D als hellhäutige Menschen.

Die ausgesprochen dunkle Hautfarbe der Inuit (Eskimos) müsste entsprechend zu einer geringen Vitamin-D-Synthese führen, da sie weit im Norden wohnen und die Sonneneinstrahlung hier extrem gering ist. Die Ernährung der Inuit (fetter Seefisch) kann diesen Mangel jedoch offenbar ausgleichen.

den Einnahme von Vitaminen. Hier muss mit negativen Effekten, einschließlich vorzeitigen Todesfällen gerechnet werden.
Ernsthaft diskutiert wird der positive Effekt einer regelmäßigen Vitamim-D-Substitution.
Folsäure ist für die Entwicklung des Embryos in der Frühschwangerschaft bedeutsam. Das Bundesinstitut für Risikobewertung (BfR) und Fachgesellschaften empfehlen, schon dann auf eine ausreichende Folsäureversorgung zu achten, wenn Kinderwunsch besteht. Eine ausreichende Folsäureversorgung in der Frühschwangerschaft senkt das Risiko von so genannten Neuralrohrdefekten bei Neugeborenen mit Folge der Spina-bifida-Erkrankung (im Volksmund „offener Rücken"). Empfohlen wird zusätzlich zur normalen Ernährung 400 µg Folsäure pro Tag mit hierfür geeigneten Folsäurepräparaten (Supplemente) aufzunehmen. Damit sollte spätestens vier Wochen vor Beginn der Schwangerschaft begonnen und dies in den ersten drei Schwangerschaftsmonaten beibehalten werden. Fand sich bei einer vorausgegangenen Schwangerschaft eine Neuralrohrfehlbildung, sollte die Dosis auf 4 mg pro Tag erhöht werden.

1. Bjelkovic G et al (2007): Mortality in randomized trials of antioxidant supplements for primary and secondary prevention. Systematic review and metanalysis. JAMA 297: 842–857
2. Bjelakovic et al. The Cochrane Library 2008. Issue 4. Antioxidant supplements for preventing gastrointestinal cancers. Review
3. Cancer Prevention Trial (SELECT) (2009): Selenium and Vitamin E. JAMA 31: 39–51
4. Dobnig H, Pilz S, Scharnagl H et al. (2008): Independent Association of Low Serum 25-Hydroxyvitamin D and 1,25-Dihydroxyvitamin D Levels With All-Cause and Cardiovascular Mortality. Arch Intern Med 168: 1340–1349
5. Ebbing M et al. (2008): Mortality and Cardiovascular Events in Patients Treated With Homocysteine-Lowering B Vitamins After Coronary Angiography. A Randomized Controlled Trial. JAMA 300: 795–804
6. Heyden S (2005): Antioxidantien in der Krebstherapie und Prävention der Demenz. Aktuel Ernähr Med 30: 88 ff.
7. Kick L, Engelhardt G (2010): Die Rolle des Vitamins Folsäure in der Ernährung. Bayerisches Staatsministerium der Justiz und für Verbraucherschutz
8. MacFarquhar J K, Broussard DL, Melstrom P et al. (2010): Acute Selenium Toxicity Associated With a Dietary Supplement. Arch Intern Med 170(3): 256–261

Praktische Tipps

Empfehlungen der Fachgesellschaften orientieren sich am aktuellen Wissensstand. Expertengremien sichten hierzu Hunderte wissenschaftliche Arbeiten und werten sie aus. Trotzdem sind Empfehlungen keineswegs dauerhaft gültig. Auch während der Bearbeitung dieses Buches führten neue wissenschaftliche Ergebnisse zu Abänderungen. Die Medizinische Forschung ist im Fluss und gar nicht selten ist nach 5–10 Jahren etwas heute noch Aktuelles veraltet. Scheinbar Veraltetes aber kann durchaus in neuem Gewand wieder aktuell werden.
Ein typisches Beispiel ist die Diskussion um den Einsatz von Ballaststoffen. So empfahl der berühmte deutsche Ernährungswissenschaftler Dr. Carl von Noorden bereits 1902 bei Ausstülpungen im Dickdarm (Divertikulose) eine ballaststoffreiche Ernährung, um Beschwerden zu bessern. Später sah man dies als verkehrt an und empfahl eine ballaststoffarme Ernährung. Man wollte so die Divertikel weitgehend entlasten, und Beschwerden und Entzündungen (Divertikulitis) vorbeugen. In den 1980-ziger Jahren wurden intensive Forschungsarbeiten zum Thema Ballaststoffe durchgeführt. Die neuen wissenschaftlichen Erkenntnisse führten zur erneuten Revision der Empfehlungen: Bei ballaststoffreich ernährten Bevölkerungsgruppen war die Divertikulitis ein höchst seltenes Ereignis. Die hundert Jahre alte Empfehlung erwies sich auf der Basis der neu gewonnenen wissenschaftlichen Erkenntnisse als richtig. Heute ist die Ernährung bei Patienten mit Divertikulose ballststoffreich, kommt es aber dennoch zu einer Divertikulitis ist sie ballaststoffarm.

Waren die Ernährungsgewohnheiten in Notzeiten vom Wunsch bestimmt, mengenmäßig ausreichend Lebensmittel zu erhalten während eine Reihe von Erkrankungen praktisch unbekannt waren, so führten die Zeiten des Überflusses rasch zur übermäßigen Energiezufuhr mit all ihren negativen Folgen in Form der sog. Wohlstandskrankheiten. Der Gesundheitsbewusste wird heute den Gürtel eher enger schnallen und damit in der Lage sein, einer Reihe von Erkrankungen vorzubeugen und so die Möglichkeit haben sein Leben weiter zu verlängern.

Auch praktische Tipps können sich nur am aktuellen Wissensstand orientieren. Schwierig ist meist das Umsetzen der Empfehlungen. Betrachtet man die für einzelne Nährstoffe in Gramm und Milligramm angegebenen Mengen so erscheint dies auf den ersten Blick verwirrend. Niemand wird aber seine Alltagsernährung mit der Küchen- oder gar der Briefwaage gestalten. Letztendlich wird eine bewusst praktizierte gesunde Ernährung dazu führen, dass die genannten Substanzen mengenmäßig weitgehend in der richtigen Menge zugeführt werden. Hierzu bieten die Praxistipps in diesem Buch hilfreiche Unterstützung.

Wie gehen wir mit Ernährungsempfehlungen um?

Lassen sie sich annäherungsweise umsetzen?

Angesichts der teilweise sehr theoretisch gehaltenen Empfehlungen der Fachgesellschaften stellt sich die Frage nach deren Umsetzbarkeit. Auf den ersten Blick erscheinen sie verwirrend und unterschiedlich. Bei genauerer Betrachtungsweise aber erkennt man in allen die gleiche Botschaft und stellt fest: Die Unterschiede sind nur marginal.

Gehen wir vom „Idealmenschen" aus. Er ist 170 cm groß, wiegt 70 kg und hat einen Energiebedarf von ca. 30 kcal pro Kilogramm Körpergewicht und Tag. Sein Tagesbedarf bei leichter körperlicher Tätigkeit liegt bei ca. 2000 kcal. Werfen wir dann nochmals einen Blick auf den Energiegehalt der einzelnen Hauptnährstoffe (● Kap. 20 + 21) und runden diesen auf bzw. ab:

1 g Kohlenhydrate enthält 4,1 kcal,
also **etwa 4 kcal**
1 g Fett enthält 9,3 kcal,
also **etwa 10 kcal**
1 g Eiweiß (Protein) enthält 4,1 kcal,
also **etwa 4 kcal**
1 g Alkohol enthält 7,3 kcal,
also **etwa 7 kcal**

Will man ausrechnen, wie viel Gramm der einzelnen Hauptnährstoffe in einer Kost enthalten sind, so erleichtern diese auf- bzw. abgerundeten Werte die Berechnung immens. Die entstehende ***Ungenauigkeit*** ist gering und praktisch unbedeutend. Die Berechnung ist damit allein durch Kopfrechnen ohne Zuhilfenahme eines Taschenrechners möglich.
Der angenommene Energiebedarf von 2000 kcal ergäbe für die einzelnen Hauptnährstoffe demnach folgende Anteile in Gramm:

Kohlenhydrate: 50 Energie-%
von 2000 kcal = 1000 kcal
Da ein Gramm Kohlenhydrate rund 4 kcal enthält, ergeben sich aus der Division:
1000 : 4 = **250 Gramm Kohlenhydrate**

Fett: 30 Energie-%
von 2000 kcal = 600 kcal.
Ein Gramm Fett enthält rund 10 kcal,
600 : 10 = **60 Gramm Fett**

Protein: 15 Energie-%
von 2000 kcal = 300 kcal
Ein Gramm Protein enthält rund 4 kcal,
300 : 4 = **75 Gramm Protein**

Die **Genauigkeit von Haushaltswaagen** und -maßen sowie die Schwankungen der jeweiligen Inhaltsstoffe in einer Rezeptur liegen ebenfalls in dieser Größenordnung, sodass hier eine genauere Berechnung keinen Sinn macht.

Der Buchhandel bietet eine Reihe von Nährwerttabellen an, aus denen man die Nährstoffgehalte der einzelnen Lebensmittel entnehmen kann. Teilweise sind diese auf 100 g eines Lebensmittels bezogen, teilweise auf übliche Portionsgrößen (z.B. Handvoll, Stück, Scheibe) bzw. Haushaltsmaße (Tasse, Esslöffel). Ungeübten fallen diese Umrechnungen nicht ganz leicht, doch gilt es in erster Linie, ein in etwa korrektes „Gespür" für den Energie- und Nährstoffgehalt von Lebensmitteln zu bekommen (s.a. die Tabellen am Ende dieses Abschnitts).

Ist eine Kost gefragt, die den besonderen Bedürfnissen einer Erkrankung oder einer Stoffwechselstörung angepasst werden soll, empfiehlt es sich, die ***professionelle Hilfe*** einer Diätassistentin, Diplom-Ökotrophologin oder einer qualifizierten ernährungsmedizinischen Beraterin in Anspruch zu nehmen.

Möglichkeiten zur Umstellung des Fettverzehrs

Ein Fettverzehr von nur 60 g/Tag (für den schwer Arbeitenden sind 80 g/Tag erlaubt) ist nicht ganz leicht umzusetzen, nimmt doch der Bundesbürger pro Tag derzeit durchschnittlich eher 120 g Fett zu sich.

Vom täglichen Fettverzehr werden etwa
1/3 als Kochfett
1/3 als verstecktes Fett
(in Wurst, Fleisch, Käse etc.) und
1/3 als Streichfett aufgenommen.

Für das Streichfett bedeutet die 60-Gramm-Empfehlung entsprechend: nur je 10 g zum Frühstück und zum Abendessen. Die früher üblichen Hotelbutterstückchen waren in einer Portionsgröße von ca. 20 g Fett abgepackt. Zwischenzeitlich haben sich auch hier Portionsgrößen von 10–12 g durchgesetzt.

Wenn schon Fett bzw. Öl, dann die richtige Qualität!

Wohl am schwierigsten in die Praxis umzusetzen ist die Empfehlung hinsichtlich der optimalen Verhältnisse von gesättigten, einfach ungesättigten und mehrfach ungesättigten Fettsäuren. Letztlich signalisieren uns die empfohlenen Relationen (<0,7 : 1–1,5 : 1, ● Infokasten auf S. 247), dass wir mit fetten Lebensmitteln wie Wurst, Fleisch, Käse, Butter, Margarine sparsam umgehen sollen. Mit ihnen werden zu viel gesättigte Fettsäuren zugeführt. Der Verzehr dieser Nahrungsmittel sollte eingeschränkt werden. Die Empfehlung: „Teures Fleisch und billigen Käse" zu kaufen ist heute allerdings nur noch teilweise richtig. Beide Nahrungsmittel waren zumindest früher fettarm.

Fast Food sollte, wenn überhaupt, aufgrund des hohen Anteils an gesättigten- und trans-Fettsäuren allenfalls nur sehr gelegentlich den Speiseplan „bereichern". Und wenn schon dazu gegriffen wird, dann sollten die zusätzliche Salatportion und als Nachtisch Obst eingeplant werden.

Die Betonung des Anteils an einfach ungesättigten Fettsäuren zielt auf unser Kochverhalten: Noch immer werden heute überwiegend Fette mit gesättigten, allenfalls mit mehrfach

Die Berufsbezeichnung „Ernährungsberater/beraterin" ist in Deutschland leider nicht geschützt.
Qualifizierte Berater/Beraterinnen haben eine mehrjährige Ausbildung und nehmen regelmäßig an Fort- und Weiterbildungen teil.
Diese Qualifikation wird dann von Fachgesellschaften bzw. Verbänden (DGE, VDD, VDO_E) durch ein Zertifikat bestätigt.

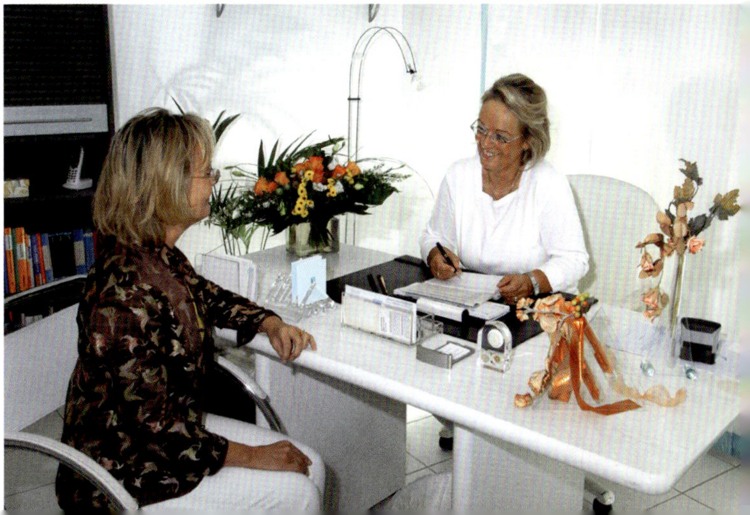

ungesättigten Fettsäuren im Küchenbereich eingesetzt. Aus ernährungsphysiologischer Sicht ist die Bevorzugung von Oliven- und Rapsöl, die reichlich einfach ungesättigte Fettsäuren enthalten, sinnvoll. Mehrfach ungesättigte Fettsäuren wiederum finden sich in einer Reihe von Pflanzenölen (z. B. Maiskeim-, Sonnenblumen-, Distelöl).
Mit der Empfehlung, zweimal pro Woche fetten ***Seefisch*** zu verzehren, soll die Zufuhr ausreichender Mengen an Fischölfettsäuren (omega-3-Fettsäuren) sichergestellt werden. Die u. a. im Rapsöl enthaltene alpha-Linolensäure kann ebenfalls, aber nur in geringen Mengen (ca. 5 %) im Organismus in Fischölfettsäuren umgewandelt werden.
Werden wenig tierisches Fett und Fleisch zugeführt, dann ist auch die Zufuhr der als ernährungsphysiologisch ungünstig geltenden ***Arachidonsäure*** (eine omega-6-Fettsäure) niedrig. Auch mit der gezielten Auswahl von Fleisch kann man die Menge aufgenommener Arachidonsäure reduzieren: Generell enthält das Fleisch von Pflanzenfressern (Rind, Wild, Geflügel, Pferd) weniger Arachidonsäure als jenes von Fleisch- oder Allesfressern (Schwein).
Auch die Zubereitungsart beeinflusst den Fettverzehr erheblich: Gekochte, gedünstete und gegrillte Speisen sollten den fettreichen frittierten und gebratenen Varianten vorgezogen werden. Sehr gut kombinieren kann man zum Beispiel ein gegrilltes Stück Fisch oder Fleisch mit einer Salatportion.

Cholesterinzufuhr

Auch die auf 300 mg pro Tag begrenzte Cholesterinzufuhr wird unter üblichen Ernährungsgewohnheiten häufig überschritten. Letztendlich enthält jede tierische Zelle Cholesterin. Eine Kost, die Wurst und Fleisch als bevorzugte Lebensmittel enthält, führt in der Regel zu erhöhten Serumcholesterinkonzentrationen. Allein ein Frühstücksei enthält ca. 250–300 mg Cholesterin. Unser Serumcholesterin sollte unter 200 mg/dl liegen, tatsächlich aber liegt es in der Bevölkerung bei durchschnittlich 235 mg/dl. Bei erhöhtem Serumcholesterin sollten weniger als 250 mg Cholesterin pro Tag aufgenommen werden.

Ballaststoffzufuhr

Auch die Empfehlung einer täglichen Ballaststoffzufuhr von 40 g dürfte sich in der Alltagsernährung nur schwierig realisieren lassen. Man ist sicher gut beraten, mindestens eine Menge von 30 g pro Tag mit Getreideprodukten wie Vollkornbrot, Müsli und durch einen reichlichen Obst- und Gemüseverzehr zuzuführen. Immerhin verzehrt man mit zwei Vollkornbroten zum Frühstück oder zwei Esslöffeln Weizenkleie bereits 5,5 g an Ballaststoffen. Summarisch ergibt sich für die Empfehlungen der gemeinsame Nenner: Vielseitig, vielfarbig (Obst und Gemüse), aber fettarm. Je vielfältiger der Speiseplan, umso mehr wird man zu Obst und Gemüse greifen.

Kochsalzzufuhr

Wenn wir nur 6 g Kochsalz pro Tag aufnehmen wollen, gelingt auch dies nur schwer. Generell sollte, aufgrund des gesicherten Zusammenhangs einer kochsalzreichen Kost und dem Auftreten von hohem Blutdruck und Herz-Kreislauf-Erkrankungen, das Salzfass bzw. der Salzstreuer nicht mehr auf dem Tisch stehen.
Allein mit den Grundnahrungsmitteln (Brot, Backwaren, Wurst, Käse etc.) nehmen wir reichlich Kochsalz auf. In der Regel werden wir, selbst wenn wir auf bekanntermaßen salzreiche Lebensmittel (Knabbergebäck, bestimmte Fischkonserven) weitgehend verzichten, etwa 8–10 g Kochsalz pro Tag aufnehmen. Zufuhrmengen von 15 g/Tag, ja bis zu 30g/Tag, kommen allerdings durchaus vor.
Erschwert wird die Situation beim Außerhaus-Verzehr bzw. bei Restaurantbesuchen. Dort angebotene Gerichte sind oft extrem kochsalzreich. In besseren Lokalen, teilweise auch in Werkskantinen, kann man durchaus darum bitten, die bestellte Speise salzärmer zuzubereiten. Ist dies nicht möglich, da das meiste im Laufe des Tages bereits vorbereitet wurde, empfiehlt es sich darum zu bitten, zumindest die noch nicht vorbereiteten Bestandteile nicht zu salzen.
Man achte auf das servierte ***Mineralwasser***: Nahezu regelhaft werden in der Gastronomie die natriumreichsten Sorten angeboten (z. B. Apollinaris, Brohler, Fachinger).

Viele Fertiggerichte enthalten hohe Mengen an Kochsalz und sollten möglichst selten verzehrt werden. Während in den naturbelassenen Lebensmitteln der Kaliumanteil überwiegt, ist in Fertiggerichten die Relation zugunsten des Kochsalzanteils verschoben.

Kalzium und Kalium

Den Kalziumbedarf decken wir vorzugsweise mit Milch und Milchprodukten. Wer keine Milch mag, sollte ausreichend Käse verzehren. Reicht die damit zugeführte Kalziummenge nicht aus, so kann auch Kalziumreiches Mineralwasser getrunken werden.
Die erforderliche Kaliummenge wird in der Regel durch Obst und Gemüse und den Kartoffelverzehr gedeckt.

Flüssigkeitszufuhr

Nicht zu vergessen ist die regelmäßige und ausreichende Flüssigkeitszufuhr: „Corpora non agunt sine fluida" (die Körper funktionieren nicht ohne Flüssigkeit).
Als grobe Richtschnur kann eine Menge von 1,5 (bis 2) Litern pro Tag oder 30 ml pro kg Körpergewicht und Tag gelten. Insbesondere bei älteren Menschen ist das Durstgefühl häufig reduziert. Hier empfiehlt es sich, die täglich erforderliche Flüssigkeitsmenge grob abzuschätzen und evtl. stündlich eine bestimmte Menge zu trinken.
Geeignet sind Mineral- oder Leitungswasser, Tee, Fruchtsaftschorlen. Keineswegs braucht man beim Essen auf die Flüssigkeitszufuhr verzichten. Auch Kaffee ist der Gesamt-Flüssigkeitsmenge zuzurechnen. Soft-Drinks sollten aufgrund ihres hohen Energiegehaltes (ca. 500 kcal/l) weitgehend gemieden werden.

Alkohol

Bleibt noch der Alkohol. Wie mehrfach erwähnt, gibt es keine Zufuhrempfehlungen von Seiten der Fachgesellschaften. 10 g für die Frau und 20 g für den Mann (das sind z.B. 1 dl bzw. 2 dl Wein), gelten noch als unbedenklich und der Gesundheit förderlich.
Derjenige, der zuvor nie Alkohol getrunken hat oder diesen von vornherein nicht mag, sollte allerdings nicht beginnen, ihn aus „ge-

Empfehlungen zum Verhältnis aufgenommener Fettsäuren

Die Fachgesellschaften gaben früher das Verhältnis der wünschenswerten Mengen einzelner Fettsäuren am Anteil an der Gesamtfettmenge wie folgt an: 1/3 gesättigte, 1/3 einfach ungesättigte und 1/3 mehrfach ungesättigte Fettsäuren.

Nachdem wiederholt über positive Wirkungen einfach ungesättigter Fettsäuren berichtet wurde, änderte man die Empfehlungen mehrfach.
Die Menge an gesättigten Fettsäuren wurde weiter reduziert (<0,7), während der Anteil einfach ungesättigter Fettsäuren erhöht (1 bis1,5) und der Anteil mehrfach ungesättigter Fettsäuren nahezu unverändert blieb (1). Anstelle der Drittellösung, die letztlich ein 1:1:1 bedeutet, trat damit die Relation <0,7 : 1 bis1,5 : 1.

Fisch gilt außerdem als leicht verdaulich. Durch das Leben im Wasser sind Fische der Erdanziehung ungleich weniger ausgesetzt als die an Land lebenden Tiere. Damit bilden sie kaum Binde-/Stützgewebe. Dies erklärt die in der Regel gute Bekömmlichkeit. Fisch aus dem Meer ist ein wichtiger Jod-Lieferant.

Fachgesellschaften sehen es als wünschenswert an, **omega-6- zu omega-3-Fettsäuren im Verhältnis von 5 : 1** (evtl. 4 : 1) zuzuführen.
Zwischenzeitlich relativiert man die Empfehlung aus mehreren Gründen. Sie dürfte auch kaum realisierbar sein.

Das Argument, die Geschmacksqualität natriumarmer **Mineralwässer** sei angeblich unzureichend, sollte man nicht gelten lassen (da spielt wohl eher die Verkaufspolitik dieser Marken eine Rolle), sondern bewusst nach natriumärmeren Alternativen fragen.

sundheitlichen Erwägungen“ zu trinken. Man geht davon aus, dass bei einem geringen Anteil in der Bevölkerung die Gefahr einer Alkoholabhängigkeit gegeben wäre.

Portionsgrößen und Sättigung

Man sollte ruhig gesättigt, am besten aber nur leicht gesättigt und nicht „pappsatt“ und vom Essenstisch aufstehen. Das japanische „Hara hachi bun“ (nur zu 80% satt essen) unterstreicht die Empfehlung.
Und übrigens: Langsam essen! Das Sättigungsgefühl tritt frühestens 15–20 Minuten nach der Nahrungsaufnahme ein. Wer in fünf Minuten eine riesige Portion verdrückt, merkt erst nach dieser Zeit, dass er eigentlich zuviel gegessen hat. Verschlingt man regelmäßig seine Mahlzeiten, verdoppelt man das Risiko, dick zu werden.

Fazit für den Alltag

Mit diesen unter pragmatischen Gesichtspunkten ausgewählten Tipps und Rechenbeispielen dürfte es auch dem, der keine eingehenden Lebensmittelkenntnisse hat, nach einer kurzen Einarbeitungszeit nicht allzu schwer fallen, sich gesund zu ernähren und den ersten Schritt zur Verlängerung seiner Lebenserwartung zu tun. Und: Jede noch so lange Reise beginnt mit dem ersten Schritt! Dabei ist das Wichtigste des ersten Schrittes die Richtung und nicht die Weite.
Und noch ein Tipp: Wer mehr über die in Lebensmitteln enthaltenen Nährstoffe wissen möchte, kaufe sich ein Taschenbuch, in dem die einzelnen Lebensmittel mit ihrem Energie- und Nährstoffgehalt aufgelistet sind und lege es sich an das Kopfende des Betts. Vor dem Schlafengehen werfe man einen Blick auf die tagsüber verzehrten Lebensmittel. Man wird oft überrascht sein, was und wie viel in ihnen enthalten ist, und sich wundern, was man nach ein bis zwei Jahren alles weiß.

Nicht vergessen werden darf natürlich die regelmäßige körperliche Aktivität von mindestens 30 Minuten an fünf Tagen pro Woche und die regelmäßige Kontrolle des Körpergewichtes. Eine Personenwaage im Badezimmer ist eine preiswerte und, wenn sie genutzt wird, effektive Maßnahme. Ob man die wöchentliche oder tägliche Kontrolle vorzieht, bleibt dem Einzelnen überlassen. Man wiegt sich früh morgens, nach Entleerung der Blase. Es ist unerheblich, ob die Badezimmerwaage auf 1 kg oder auf 100 g genau wiegt: Entscheidend ist ein Auf oder Ab des Körpergewichts. Kommt es zu einer konstanten Gewichtszunahme von 2 kg oder mehr, die sich nicht anderweitig erklären lässt (z. B. durch eine vermehrte Wassereinlagerung), dann sollten Gegenmaßnahmen durch Reduktion der Energiezufuhr oder Steigerung der körperlichen Aktivität ergriffen werden.

Sexualität und Ernährung

Der möglichst lange Erhalt der Sexualität und Fertilität wird in weiten Teilen der Bevölkerung als Ausdruck von Vitalität und Jugendlichkeit und damit als erstrebenswert angesehen.
Auch hier hat sich in wenigen Jahrzehnten vieles verändert. Während in den 1960er Jahren laut Lehrmeinung eine 24-Jährige bereits als „alte Erstgebärende" galt und man damals bei über 40-jährigen Frauen bereits auf Verhütungsmaßnahmen verzichten konnte, so ist heute eine Schwangerschaft bei weit über 40-jährigen Frauen keine Seltenheit mehr. Sexuelle Aktivität und Schwangerschaft sind kein absolutes Privileg der Jugend mehr.

Zweifellos gibt es neben der Altersabhängigkeit auch Zusammenhänge zwischen bestimmten Ernährungsformen bzw. Nahrungsmitteln und dem Ernährungszustand des einzelnen und seiner sexuellen Aktivität. Von Tierversuchen wissen wir, extreme Kalorienrestriktion verlängert die Lebenserwartung (● Kap. 31), aber die Fortpflanzungsfähigkeit geht verloren. Von CRONies (s. dort), Anhängern einer extremen Kalorienrestriktion, wird über ein reduziertes sexuelles Verlangen berichtet. Aber CRONies sind Menschen im Alter von 50 Plus. Jenseits des 60. Lebensjahres sinkt auch beim Mann physiologischerweise das sexuelle Verlangen. Es gibt allerdings erhebliche individuelle Unterschiede. Auch im hohen Alter ist eine Reihe von Männern noch sexuell aktiv. Kinder prominenter Väter, die im Alter von 80 und mehr Jahren gezeugt wurden, belegen dies.
Bei Frauen lässt die sexuelle Aktivität meist früher als bei Männern nach. Meist kommt es in der Menopause auch aufgrund der hierbei häufig auftretenden Beschwerden zu einem Rückgang des sexuellen Verlangens. Aber auch hier finden sich erhebliche Unterschiede.

Krankheitsbedingte Einflüsse auf die Sexualität

Insbesondere dann, wenn ein krankhaftes Übergewicht besteht, stellen sich mit zunehmendem Alter eine Reihe von Erkrankungen wie Bluthochdruck, Zuckererkrankung und Fettstoffwechselstörungen ein. Begleitende Gefäßveränderungen begünstigen das Auftreten der so genannten erektilen Dysfunktion. Auch Medikamente können die sexuelle Aktivität weiter einschränken. Bekannt ist dies vor allem von Beta-Blockern.
Aber auch bei jungen Männern können bereits Probleme bestehen. So gelten in den USA

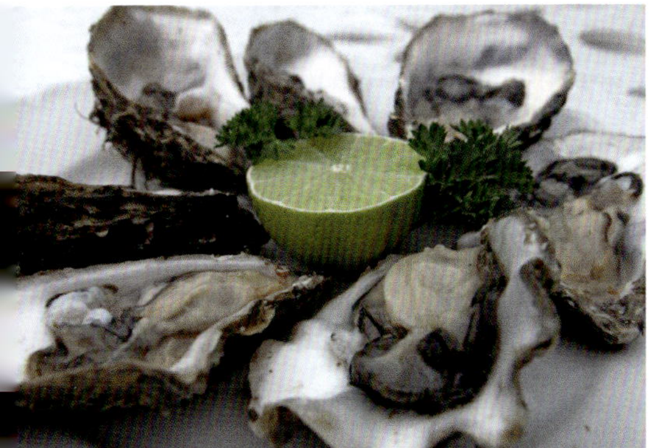

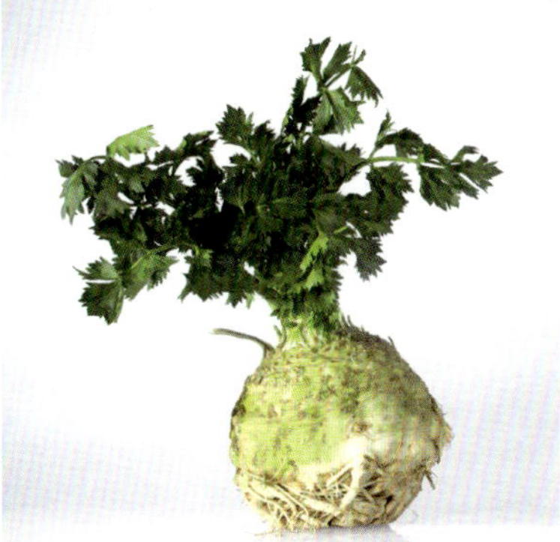

Austern, Kaviar und Sellerie sind wohl die bekanntesten Lebensmittel mit angeblich luststeigernder Wirkung

50 % der 25- bis 40-Jährigen als zeugungsunfähig. In Deutschland hat sich laut Studien bei jungen Männern die Anzahl der Spermienfäden im Samenerguss in den letzten 50 Jahren nahezu halbiert.

Fitte alte Männer haben höhere Serumkonzentrationen des als Anti-Aging-Hormon diskutierten Wachstumshormons Somatotropin, von Melatonin und vom männlichen Sexualhormon Testosteron. Wesentlicher als die Hormonkonzentrationen scheint für den Erhalt der Sexualität jedoch die regelmäßige sexuelle Aktivität zu sein. Der Satz „use it or loose it" beschreibt auch in diesem Zusammenhang die Situation eindrücklich.

Lebensmittel, Potenz und Libido

Steigert nun gesundes Essen die sexuelle Lust und wird die Zeugungsfähigkeit positiv beeinflusst? In der Laienpresse wendet man sich diesem Thema gerne zu.

Der Volksmund nennt eine Fülle von Nahrungsmitteln, die geeignet sein sollen, das ***sexuelle Verlangen*** (Libido) und die Potenz zu steigern. Die Palette beinhaltet Anis, Avocados, Artischocken, Austern, Jakobsmuscheln, Basilikum, Brokkoli, Cashewkerne, Chili, Estragon, Feigen, Sultaninen, Datteln, Fenchel, frisch gemahlenen Pfeffer, Granatäpfel, Ingwerknollen, Johanniskraut, Kakao, Kaviar, Knoblauch, Muskatnuss, Nüsse, Olivenöl, Schokolade, Sellerie, Spargel, Spinat, Trüffel, Vanille, Zimt, Zwiebel und andere.

Die wohl bekanntesten Nahrungsmittel mit aphrodisierender Wirkung dürften Austern und der Sellerie sein. Beide sollen die sexuelle Lust erhöhen. Feigen, Sultaninen und Datteln waren im Orient beliebt. Der Fenchel galt als potenzstärkend und der Granatapfel als Fruchtbarkeitszeichen. Sie waren bereits in der Antike beliebt. Basilikum wird eine stimulierende Wirkung nachgesagt, und wer es sich leisten kann, der möge Kaviar als Lustspender ausprobieren. Die Empfehlungen nennen auch zahlreiche grüne und rote Gemüsesorten.

Die Fülle der genannten Nahrungsmittel stimmt skeptisch. Jeder hat sicherlich eine Reihe der genannten Lebensmittel bereits einmal in größeren Mengen verzehrt. In der Regel geschah dies ohne die Absicht, etwas für das Sexualleben zu tun, und es wurde auch keine entsprechende Wirkung verspürt.

„Das Potenzmittel" bzw. ***Aphrodisiakum*** unter den Lebensmitteln existiert anscheinend nicht. Wirkungen sind wohl eher als marginal und mehr als Placeboeffekt zu betrachten. Wäre es anders, und fänden sich Nahrungsmittel mit einer durchschlagenden Wirkung, wäre die Liste der Empfehlungen ungleich kleiner.

Häufig werden auch Eier als potenzsteigerndes Mittel genannt. Der Volksmund schreibt den positiven Effekt dem Vitamin-E-Gehalt zu. Vitamin E kann aber auch synthetisch hergestellt und damit – in weit größeren Mengen als in Nahrungsmitteln enthalten – eingenommen werden. Seitdem ist es um seine Wirkung als Potenzmittel still geworden.

Zwischenzeitlich schreibt man Vitamin D eine Bedeutung für die Produktion von Sexualhormonen zu. Teilweise wird deshalb empfohlen, großzügig Milchprodukte, Eier und Fisch zu verzehren. Auch ein vermehrter Verzehr von Schokolade und von Geflügel, Steak und Lachs wird empfohlen.

Ernährungsphysiologisch sind diese Empfehlungen höchst fraglich und dürften bei großzügiger Auslegung und dauerhafter Anwendung mehr schaden als nützen.

Wissenschaftliche Untersuchungen zu diesen Fragen findet man kaum und ebensowenig sind kontrollierte Studien hierzu durchführbar. Bücher zu diesem Thema gibt es dagegen reichlich. Die Versprechungen sind groß: Eine US-Autorin preist gar eine Orgasmic Diet – die Orgasmus-Diät – an. Sie rät zum Verzehr von Nahrungsmitteln, die den Serotonin- und Dopaminspiegel erhöhen, empfiehlt Fischöl, dunkle Schokolade, rät aber vom Kaffee- und Teegenuss ab. Die Diät sei so wirkungsvoll gewesen, dass sich ihr Mann habe von ihr scheiden lassen...

Lebensmittel als Lustkiller?

Manchen Nahrungsmitteln werden in dieser Hinsicht auch negative Effekte angelastet. Bei Männern, die täglich eine Portion Tofu verzehrten, fand man eine signifikant reduzierte Spermienzahl. Waren die Männer dick und verzehrten regelmäßig Soja, war die Spermienzahl noch ausgeprägter reduziert.
Da Soja ***östrogenähnliche pflanzliche Substanzen*** enthält, sieht man hierin die Ursache. Einen Zusammenhang zwischen dem Verzehr von Soja und einer möglichen Unfruchtbarkeit fand man bisher allerdings nur in Tierversuchen.

Fazit für den Alltag

Letztlich dürfte ein guter Gesundheitsstatus und eine ausgewogene Mischkost, ein Vermeiden von krankhaftem Übergewicht, ausreichende körperliche Aktivität und das Meiden von Nikotin und größeren Mengen an Alkohol sicher eine bessere Voraussetzung für eine anhaltende sexuelle Aktivität sein als der bewusste Verzehr bestimmter Nahrungsmittel.
Ist beim Mann ein Testosteronmangel nachgewiesen und bestehen körperliche Beschwerden, so ist die Testosteronsubstitution sinnvoll. Die Testosterongabe mit dem Ziel, die Sexualfunktion zu verbessern, lässt allerdings keine positiven Effekte erwarten und birgt die Gefahr der Entstehung hormonabhängiger Tumoren.

Eine entspannte, stressfreie Atmosphäre und angenehme Umgebung bei einem gemeinsamen Essen hat sicherliche mehr Wirkung als einzelne, als **Aphrodisiakum** angesehene Lebensmittel.

In Ländern mit erhöhtem Sojaverzehr klagen deutlich weniger Frauen über Menopause-Beschwerden. Auf diese mögliche **Wirkung der Phytoöstrogene** wird in ● Kapitel 24 näher eingegangen.

Die **Zuschreibung potenzsteigernder bzw. lustfördernder Wirkungen** zu einzelnen Lebensmitteln ist alt. So war aus diesem Grund teilweise der Anbau bestimmter Kräuter (Estragon, Basilikum) oder Lebensmittel (Zwiebeln) in der Umgebung von Klöstern verboten (wurde aber dennoch praktiziert).

1. debeka.gesundheitsportal-privat.de/.../Potenz/Lustvolle-Nahrungsmittel-Gewue-3350.html (Zugriff: 31.7.2009)
2. www.kurzefrage.de/.../Durch-welche-Nahrungsmittel-laesst-sich-die-Potenz-steigern (Zugriff: 31.7 2009)
3. Kolle O, von Sydow K, Bolz R et al.: Alter und Sexualität (PDF, 48S.), Bundeszentrale für gesundheitliche Aufklärung, Abt. Sexualaufklärung und Familienplanung, 2003
4. Rösing D, Klebingat K-J, Berberich HJ et al. (2009): Sexualstörungen des Mannes. Deutsches Ärzteblatt 106: 821–828

Lebensmittelunverträglichkeiten

Ich bekomme nach dem Verzehr bestimmter Lebensmittel Beschwerden. Ist das gefährlich für mich? Wie verhalte ich mich?

Unspezifische Lebensmittelintoleranz

Beim Magen-Darm-Gesunden kann es - ebenso wie bei einer Reihe von Magen-Darm-Erkrankungen - nach dem Verzehr bestimmter Nahrungsmittel zu Beschwerden kommen. Am häufigsten wird in diesem Zusammenhang über Völle- und Druckgefühl, Übelkeit, allgemeines Unbehagen, Darmgeräusche (Borborygmien) und Durchfälle geklagt.
Ist eine organische Ursache der Beschwerden ausgeschlossen, so spricht man von einer unspezifischen Nahrungsmittelintoleranz.

Die Ursachen sind vielfältig. So können bereits Vorurteile gegen bestimmte Speisen oder die ängstliche Selbstbeobachtung Auslöser für Unverträglichkeiten sein. Andererseits können nach dem Verzehr bestimmter Speisen auch ernst zu nehmende Lebensmittelallergien auftreten.
Manche Personen bauen Ballaststoffe intensiv ab (d. h. die physiologische Darmflora fermentiert sie). Dabei fallen reichlich Gase, z.B. Wasserstoff, Kohlendioxid und Methan an. Nach einem Gericht mit Hülsenfrüchten kommt es häufig zur massiven Gasproduktion. Der Volksmund hat dies treffend charakterisiert: „Bohnen, Erbsen, Linsen tun sich tausendfach verzinsen".
Nach der Nahrungsaufnahme werden im Magen-Darm-Trakt Hormone freigesetzt. Geschieht dies überschießend, kann dies ebenfalls mitursächlich für Beschwerden sein.
In einer Studie befragte man Krankenhauspatienten nach dem Auftreten von Beschwerden im Zusammenhang mit dem Verzehr bestimmter Lebensmittel. Die Häufigkeit geschilderter Beschwerden überraschte: Von fast 2 000 Befragten wurden einzelne Lebensmittel mit einer Häufigkeit von bis zu 30 % als „unverträglich" bezeichnet. Spitzenreiter waren Hülsenfrüchte, Gurkensalat, frittierte und fette Speisen, Weißkohl und CO_2-haltige Getränke (● Tabelle). Magen-Darm-Gesunde und Magen-Darm-Kranke unterschieden sich dabei meist nicht in den Häufigkeitsangaben.
Letztendlich handelt es sich bei der unspezifischen Lebensmittelintoleranz bzw. Lebens-

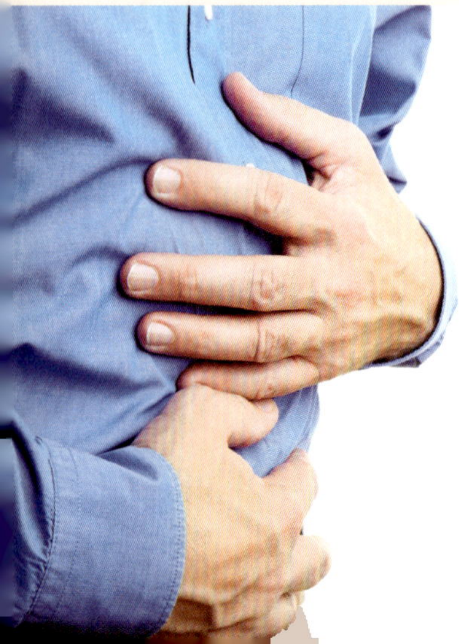

Lange Zeit verband man das Auftreten von Beschwerden im Magen-Darm-Trakt mit dem Vorliegen einer Magen-Darm-Erkrankung. Eine falsche Ernährung – so nahm man an – bewirke Magen-Darm-Erkrankungen und die richtige Ernährung beseitige diese.

Heute weiß man, dass es auch bei Magen-Darm-Gesunden nach dem Verzehr bestimmter Lebensmittel zu Beschwerden kommen kann.

Lebensmittel	Nennungen %
Hülsenfrüchte	30,1
Gurkensalat	28,6
frittierte Speisen	22,4
Weißkohl	20,2
CO_2-haltige Getränke	20,1
Grünkohl	18,1
fette Speisen	17,2
Paprikagemüse	16,8
Sauerkraut	15,8
Rotkohl	15,8
süße u. fette Backwaren	15,8
Zwiebeln	15,8
Wirsing	15,6

Lebensmittel	Nennungen %
Pommes frites	15,3
hargekochte Eier	14,7
frisches Brot	13,6
Bohnenkaffee	12,5
Mayonnaise	11,8
Kartoffelsalat	11,4
geräucherte Speisen	10,7
Eisbein	9,0
...	
Tomaten	1,9
Schnittkäse	1,6
Camembert	1,3
Butter	1,2

Tabelle: Häufigkeit, mit der bestimmte Lebensmittel von Klinik-Patienten im Zusammenhang mit Unverträglichkeits-Beschwerden genannt wurden (Mehrfachnennungen waren möglich; es wurden 1918 Krankenhauspatienten befragt.)
Quelle: Rationalisierungsschema, Aktuelle Ernährungsmedizin, 1978 und 2004

mittelunverträglichkeit um unspezifische, beim Gesunden und bei verschiedenen Krankheiten auftretende, wechselnde Beschwerden, bei denen der Betroffene einen Zusammenhang mit dem Verzehr bestimmter Nahrungsmittel sieht, welcher aber letztlich nicht belegbar ist. Eine 1999/2000 bei 13300 Berliner Einwohnern durchgeführte Fragebogenaktion zu Lebensmittelunverträglichkeiten ergab eine Häufigkeitsangabe von 34,9%. Objektivierbare Ursachen fanden sich lediglich bei 3,6%.

Beschwerden nach dem Verzehr bestimmter Nahrungsmittel sah man vor mehr als 100 Jahren als ursächlich für das Entstehen von Magen-Darm-Erkrankungen an. Bestand eine Magen-Darm-Erkrankung, verabreichte man deshalb organbezogene Schonkostformen. Sie sollten das erkrankte Organ ruhig stellen und damit schonen. Es gab ausgeklügelte Magen-Darm-, Leber-, Galle- und Bauchspeicheldrüsen-Diäten. Eine wissenschaftliche Basis für derartige Schonkostformen gibt es nicht. Sie gelten heute als unwirksam.

Woran muss bei unspezifischen Lebensmittelunverträglichkeiten noch gedacht werden?

1. Organische Erkrankungen
2. Reizdarmsyndrom
3. Laktose-, Fruktose-, Sorbitmalabsorption
4. Lebensmittelallergien
5. Pseudoallergien
6. Histaminintoleranz

An ihre Stelle trat die ***leichte Vollkost,*** die so genannte gastroenterologische Basisdiät. Bei ihr werden lediglich alle Nahrungsmittel weggelassen, die mit einer Häufigkeit von mehr als 5% als unverträglich angegebenen wurden.
Dieses Prinzip der leichten Vollkost gilt für die Kostverordnung im Klinikbereich. Unter Alltagsbedingungen kann man noch pragmatischer vorgehen: Indem man lediglich die jeweils unverträglichen Nahrungsmittel meidet. Was man verträgt, kann auch verzehrt werden. Treten nach dem Verzehr eines Nahrungsmittels Beschwerden auf, so lässt man es zunächst weg, probiert es nach 4 bis 6 Wochen erneut und meidet es, wenn erneute Beschwerden auftreten, definitiv.

Abwägung ist nötig

Beschwerden sind nicht mit der Schädigung eines Organs gleichzusetzen. Ist der Genuss des Nahrungsmittels „wertvoller" als die danach auftretenden Beschwerden, so kann es bedenkenlos verzehrt werden. Ein typisches Beispiel ist der Patient mit einer schweren Lebererkrankung, einer Leberzirrhose. Er wird meist von vornherein von Blähungen geplagt. Isst er eine größere Menge Kohl, werden sich die Blähungen verstärken, seiner Leber aber schadet dies nicht.
Bei Patienten mit chronisch entzündlichen Darmerkrankungen (Morbus Crohn, Colitis ulcerosa) treten bei einer Reihe von Lebensmitteln Beschwerden wesentlich häufiger als bei Gesunden auf (● Tabelle). Aber auch ihnen kann man lediglich den Rat geben, Unverträgliches zu meiden und auf Verträgliches zurückzugreifen.

Organische Ursachen ausschließen

Stets gilt es, bei diesen Beschwerden eine organische Erkrankung bis hin zu einer Tumorerkrankung als Ursache auszuschließen. Insbesondere neu auftretende, sich verschlimmernde oder wechselnde Beschwerden sind ebenso ernst zu nehmen wie ein erstmaliges Auftreten von Beschwerden bei älteren Menschen. Hier ist vorrangig an eine organische Erkrankung zu denken. Jeder mit derartigen

Personen mit Morbus Crohn	**Nennungen %**
Lauch, Zwiebeln (roh)	66
fette Backwaren	58
fette Speisen	58
stark gewürzte Speisen	57
Erbsen, Linsen	57
Paprika	55
Cremetorte	54
Reibekuchen	54
Kohl	54
Lauch, Zwiebeln (gegart)	51
Rohkostsalat	49
Sauerkraut	49
Weintrauben	XX

Personen mit Colitis ulcerosa	**Nennungen %**
Kartoffelsalat	55
Lauch, Zwiebeln (roh)	52
Reibekuchen	49
Lauch, Zwiebeln (gegart)	48
Bratkartoffeln	46
stark gewürzte Speisen	45
fette Speisen	43
Nüsse	43
frisches Brot	47
Cremetorte	42
süße Backwaren	42
fette Backwaren	42
grüne Bohnen	42
Pommes frites	41

Tabelle: Häufigkeit, mit der bestimmte Lebensmittel von Personen mit chronisch entzündlichen Darmerkrankungen (Morbus Crohn, Colitis ulcerosa) im Zusammenhang mit Unverträglichkeits-Beschwerden genannt wurden (Mehrfachnennungen waren möglich). Quelle: Rabast U, Horn M (2003)

Beschwerden sollte von einem Arzt untersucht werden. Dieser wird, falls erforderlich, weitere Untersuchungen veranlassen.
Oft gilt es, Patienten mit unspezifischen Lebensmittelintoleranzen die Furcht vor einer schweren Erkrankung zu nehmen. Niemand sollte versuchen, mit Außenseitermethoden, die meist nur teure Placebos sind, gegen die Beschwerden anzugehen. Detaillierte Diätvorschläge sind sinnlos und können so unterschiedlich ausfallen, dass man nicht mehr weiß, was man überhaupt essen darf.

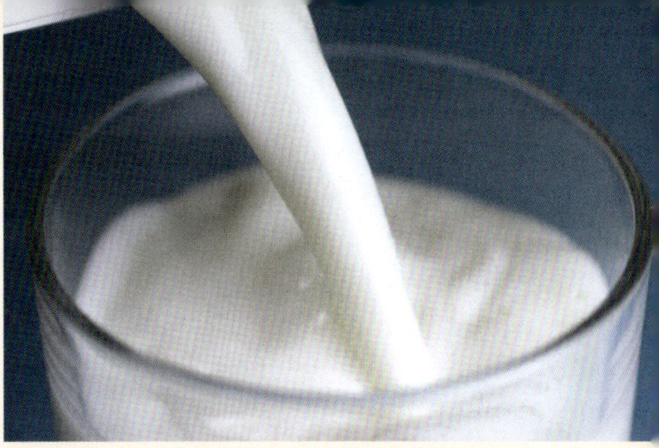

Menschen mit Milchzuckerunverträglichkeit profitieren von dem ständig wachsenden Angebot milchzuckerfreier Trinkmilch und Milchprodukte. Auch Käse und Jogurt werden in der Regel gut vertragen.

Gibt es für Bauchbeschwerden nach dem Verzehr bestimmter Lebensmittel auch andere Ursachen?

Neben der unspezifischen Lebensmittelintoleranz gibt es eine Reihe von Inhaltsstoffen in bestimmten Nahrungsmitteln, die in unterschiedlicher Häufigkeit bei einzelnen Personen Beschwerden auslösen können. Diese Beschwerden sind dann spezifisch auf den jeweiligen Inhaltsstoff im Nahrungsmittel zurückzuführen.
Ungleich seltener kann eine ähnliche Symptomatik bei Nahrungsmittelallergien, Pseudoallergien, der Histaminunverträglickeit und einer Reihe anderer, teilweise extrem seltener Krankheitsbilder, beobachtet werden.

Milchzuckerunverträglichkeit (Laktosemalabsorption)

Etwa 15–20 % der nordeuropäischen Bevölkerung vertragen keinen Milchzucker. Nach dem Abstillen sinkt bei den meisten Menschen die Aktivität des Milchzucker spaltenden Enzyms Laktase. Sie bilden zu wenig oder keine Laktase und können deshalb den Milchzucker, die Laktose, nicht in Glukose und Galaktose spalten. Laktose gelangt in tiefere Darmabschnitte und wird bakteriell abgebaut. Die anfallenden Gase führen bei manchen Menschen zu Bauchschmerzen und Durchfällen. Sie sollten dann reine Milch und reichlich Laktose enthaltende Nahrungsmittel meiden.
Die meisten Käsesorten sind nahezu laktosefrei und sollten, um die Versorgung mit Kalzium sicher zu stellen, verzehrt werden. Auch Jogurt wird meist gut vertragen. Beim Außerhausverzehr kann ein Laktasepräparat eingenommen werden. Man kann auch Milch oder Quark etc. mit Laktase versetzen und über Nacht im Kühlschrank stehen lassen. Wer Laktose nicht verträgt, aber trotzdem gerne Milch trinkt, kann auch zu laktosefreier Milch greifen.
Von Laktoseintoleranten wird auch probiotischer Jogurt in der Regel gut vertragen. Ein Teil des Milchzuckers im Jogurt ist hier bereits bakteriell abgebaut und der restliche Milchzucker kann von den meisten Laktoseintoleranten gespalten werden.
Die meisten von uns verfügen über eine Restmenge an milchzuckerspaltendem Enzym. Auch Laktoseintolerante vertragen häufig geringe Mengen an Milchzucker. Einzelportionen von bis zu 4 g und eine Tagesmenge von 12–16 g werden oft toleriert.

Unverträglichkeit von Fruktose und Sorbit (Fruktose- und Sorbitmalabsorption)

30–50 % in der Bevölkerung vertragen Fruktose (Fruchtzucker) und/oder Sorbit schlecht. Die beiden auch als Zuckeraustauschstoffe bezeichneten Zucker werden wesentlich langsamer als Glukose (Traubenzucker) absorbiert. Sie können deshalb in tiefere Darmabschnitte gelangen und dort bakteriell abgebaut werden. Der übermäßige Verzehr von fruktose- und sorbithaltigen Lebensmitteln kann bei entsprechend empfindlichen Personen zu Bauchschmerzen, vermehrten Blähungen und Durchfall führen.

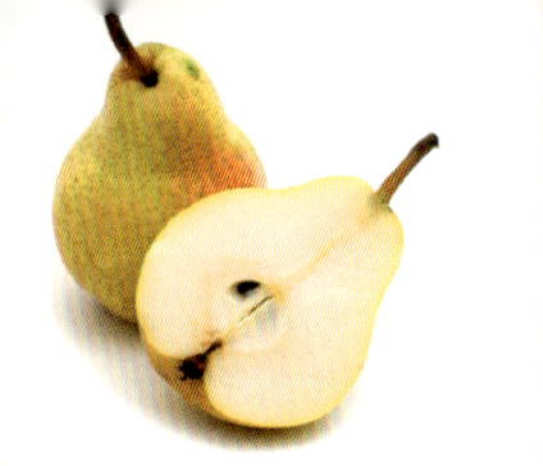
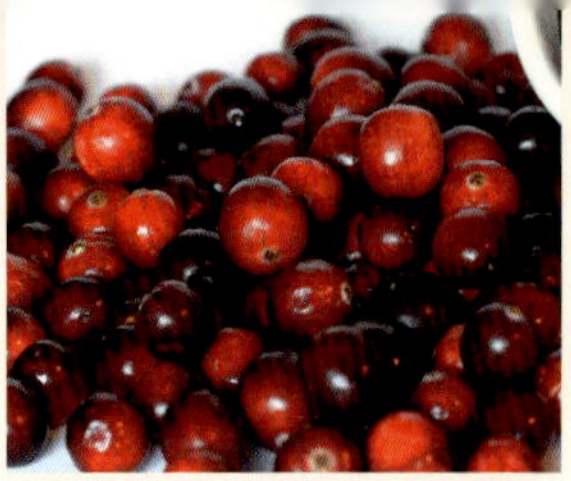
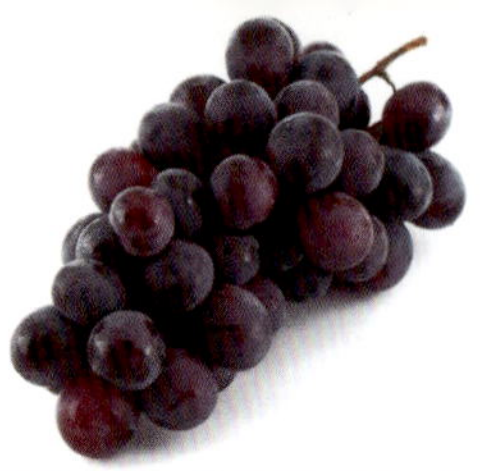

Besonders süße Früchte können reichlich Fruktose, teilweise auch Sorbit enthalten.

Viele süße Früchte, z.B. Rosinen, Kirschen, Birnen, Pflaumen, Apfelsaft, Weintrauben enthalten reichlich Fruktose und teilweise auch Sorbit. Neigt man zu Beschwerden nach dem Verzehr von fruktosehaltigen Lebensmitteln, so kann man das entsprechende Obst zunächst weglassen. Alternativ kann Obst auch Glukose zugesetzt werden. Wird Glukose und Fruktose im Verhältnis von 1:1 zugeführt, verbessert sich die Resorption und das Auftreten von Beschwerden lässt sich teilweise verhindern.
Auch hier gilt, dass das Auftreten von Beschwerden nicht mit einer Schädigung des Magen-Darm-Traktes gleichzusetzen ist. Eine Reihe von Obstsorten wird man ohnedies nicht täglich und teilweise nur saisonal verzehren. Man wird im Einzelfall überlegen, ob der Genuss nicht höher als die resultierenden Beschwerden zu bewerten ist.

Allergische Reaktionen

Allergische Reaktionen nach dem Verzehr bestimmter Nahrungsmittel finden sich bei 2,6 % in der Bevölkerung. Beim größten Teil dieser Personen lassen sich IgE-Anitkörper im Blut nachweisen, wobei es allerdings auch so genannte nicht IgE-vermittelte allergische Reaktionen gibt. Die Beschwerden treten ca. 30–40 Minuten nach dem Verzehr bestimmter Lebensmittel auf. Nicht selten finden sich bei einem Patienten Allergien gegen verschiedene Lebensmittel.
Die Liste der potenziell allergieauslösenden Nahrungsmittel ist lang. So können mit einer gemischten Kost über 120 allergieauslösende Lebensmittelbestandteile aufgenommen werden. Weltweit am häufigsten kommt die Allergie gegen Erdnüsse vor. In Deutschland dominiert die Milch- und Ei-Allergie. Auch Seefische, Schalentiere, Nüsse, Hülsenfrüchte, Rohgemüse (vor allem Sellerie), Soja und bestimmte Gewürze gehören zu den häufigen allergieauslösenden Nahrungsmitteln.

Die bei einer echten Lebensmittelallergie auftretenden Symptome können höchst unterschiedlich sein und nahezu alle Organe betreffen. Sie können geringfügig, aber auch schwer bis lebensbedrohlich sein. Es treten Hautreaktionen, Zustände von Atemnot, Herz-Kreislauf- und Magen-Darm-Beschwerden auf.
Bei vorangegangenen schweren Symptomen weiß der Einzelne häufig um die Problematik und führt Notfall-Medikamente - eine so genannte Schockapotheke - mit sich. Ist die Diagnose noch nicht gestellt, wird der Hausarzt oder ein allergologisch ausgebildeter Arzt bei begründetem Verdacht weitere Untersuchungen veranlassen.

Was ist eine Pseudoallergie?

Als Rarität gelten Beschwerden infolge einer Pseudoalllergie. Sie wird durch Aromastoffe, Salicylate, Benzoate und (seltener) Lebensmittelzusatzstoffe ausgelöst. Sie tritt 6–8 Stunden nach dem Kontakt mit diesen Substanzen auf. Auch hier kann es zu vielfältigen Beschwerden kommen, die auch den Magen-Darm-Trakt betreffen können. Einen Antikörpernachweis wie bei echten Allergien gibt es nicht. Betroffen sind in Europa zwei bis drei von 10 000 Personen (0,026 %).

Histaminunverträglichkeit (Histaminose)

Histamin entsteht in bakteriell fermentierten Nahrungsmitteln, z.B. in Bier und Rotwein, geräuchertem Fleisch, Salami, Schinken, Fischprodukten, insbesondere Fischkonserven, gereiften Käsesorten, Sauerkraut, eingelegtem Gemüse sowie in zahlreichen anderen Nahrungsmitteln. In den 1980er Jahren wurde der Stoffwechsel der biogenen Amine, zu denen auch das Histamin gehört, erforscht. Bei bestimmten Personen führt der Verzehr von reichlich Histamin enthaltenden Lebensmitteln zu Beschwerden. Neben hohen Hista-

mingehalten mancher Lebensmittel gilt dafür der Mangel oder ein Missverhältnis des Histamin abbauenden Enzyms (Diaminoxidase, DAO) im Organismus als ursächlich.
Die Unverträglichkeit von Histamin gilt als erworben und tritt bei knapp 1 % der europäischen Bevölkerung auf. 80 % der Betroffenen sind Frauen. Man geht von einer nicht-immunologischen Nahrungsmittelunverträglichkeit aus. Sie ist oft Folge oder Begleiter anderer Unverträglichkeiten oder Allergien. Die Symptome ähneln denen bei allergischen Reaktionen.

Bedeutung von IgG-Antikörpern im Blut

Für die Bestimmung von IgG-Antikörpern im Blut wird kommerziell geworben und der Nachweis wird dem ahnungslosen Patienten nicht selten als Erklärung für seine Beschwerden angeboten. IgG-Ak gegen Nahrungsmittel haben jedoch nichts mit einer Erkrankung zu tun. Der Körper reagiert auf fremde Proteine mit der Bildung eines Eiweißkörpers, dem Immunglobulin G (IgG). Während ein Nachweis von IgE-Antiköpern im Blut für ein allergisches Geschehen spricht, handelt es sich bei dieser Reaktion um eine normale durch den Verzehr von Lebensmitteln bedingte Reaktion.
Zwischenzeitlich haben mehrere Fachgesellschaften zu dieser Problematik Stellung genommen. Auch sie bezeichnen derartige Labortests als irreführend. Sie dienen teilweise als Begründung für ungerechtfertigte Diäten.

Fazit für den Alltag

Sowohl Magen-Darm-Gesunde als auch Menschen mit bekannter Magen-Darm-Erkrankung können nach dem Verzehr bestimmter Nahrungsmittel Bauchbeschwerden bekommen. Eine organische Erkrankung als Ursache gilt es auszuschließen.
Was nicht vertragen wird, weglassen, eventuell nach 4 bis 6 Wochen nochmals probieren und bei erneutem Auftreten von Beschwerden definitiv weglassen. Dem Organismus wird durch unverträgliche Nahrungsmittel kein Schaden zugefügt. Die häufige, durch unbekömmliche Lebensmittel ausgelöste Angst, an einer schwerwiegenden, das Leben verkürzenden Erkrankung zu leiden, muss genommen werden.

1. Arbeitsgemeinschaft der Wissenschaftlichen Medizinischen Fachgesellschaften: Leitlinie Allergieprävention: www.uni-duesseldorf.de/AWMF/II/061-016.htm
2. DAKED (1978): Rationalisierungsschema der Arbeitsgemeinschaft für klinische Ernährung und Diätetik. Akt Ernähr 4: 144–148
3. Kamp A, Schäfer Ch: Gesund essen, Fruktosearm geniessen. Gräfe und Unzer Verlag. 1. Auflage 2007
4. Kasper H: Nahrungsmittelintoleranz. In: Ernährungsmedizin und Diätetik. 11. Aufl. Urban & Fischer. München. 2009
5. Patriarca G et al. (2009): Food allergy and food intolerance: diagnosis and treatment. Intern Emerg Med 4(1): 11–24
6. Rabast U, Götz ML (1982): Diätetik in der Gastroenterologie. Aktuelle Berliner Fortbildungsreihe 4: 22–37
7. Rabast U (2008): Gibt es noch Indikationen für eine Diättherapie bei gastroenterologischen Erkrankungen? Ernährungs Umschau 55: 540–546
8. Rabast U, Horn M (2003): Häufigkeit der unspezifischen Lebensmittelintoleranz bei Patienten mit chronisch entzündlichen Darmerkrankungen Akt Ernähr Med 28: 106–112
9. Regler B, Regler C, Braunewell H: Nahrungsmittelunverträglichkeiten bei Kindern. Trias-Verlag, Stuttgart, 2009
10. Stapel SO et al. (2009): Testing for IgG(4) against foods is not recommended as a diagnostic tool. Allergo Journal 18(4): 267–273.
11. Suzuki Y, Ra C (2009): Analysis of the mechanism for the development of allergic skin inflammation and the application for its treatment: aspirin modulation of IgE-dependent mast cell activation: role of aspirin-induced exacerbation of immediate allergy. J Pharmacol Sci 110(3): 237–44
12. Zuberbier T, Edenharter G, Worm M et al. (2004): Prevalence of adverse reactions to food in Germany – a population study. Allergy 59: 338–45

Ich hatte oder habe eine Tumorerkrankung – Wie ernähre ich mich jetzt richtig?

Die Erkrankung an einem bösartigen Tumor ist heute kein Todesurteil mehr. Mittlerweile können Menschen, die in relativ jungen Jahren an einem bösartigen Tumor erkrankt waren, dennoch ein hohes Alter erreichen.

Patienten, die eine Krebsoperation oder eine Krebsbehandlung erfolgreich hinter sich gebracht haben, stellen häufig die Fragen:

- Was kann ich tun, um meine Lebenserwartung zu normalisieren?
- Gibt es eine Möglichkeit, mein Leben zu verlängern?
- Habe ich in der Vergangenheit vielleicht etwas falsch gemacht und deshalb einen Tumor bekommen?

Im Vordergrund steht oft die Frage, ob es Möglichkeiten gibt, mit einer bestimmten Form der Ernährung eine Lebensverlängerung zu erreichen und der Entstehung eines neuen Tumors vorzubeugen.
Um es vorwegzunehmen: Eine spezielle Krebsdiät oder Ernährungsrichtlinien für Patienten mit Tumorerkrankungen gibt es nicht. Obwohl so genannte Krebsdiäten - insbesondere von Außenseitern - propagiert werden, gibt es für deren Wirksamkeit keine Belege. Vor ***Heilsversprechungen*** hüte man sich.

Die Empfehlungen der Fachgesellschaften zu einer Kost, mit der alle erforderlichen Makro- (Kohlenhydrate, Fett, Eiweiß) und Mikronährstoffe (Vitamine, Mineralstoffe, Spurenelemente) zugeführt werden (● Kap. 22), gelten auch hier. Sie tragen mit dazu bei, Erkrankungen wie Diabetes mellitus, Fettstoffwechselstörungen und Bluthochdruck und daraus resultierenden Folgeerkrankungen vorzubeugen. Auch Tumorpatienten benötigen keine anderen Empfehlungen als Gesunde.

Besondere Aspekte bei Krebserkrankungen

An Krebs Erkrankte verlieren aufgrund des erhöhten Energiebedarfs häufig Körpergewicht. Die ausreichende, dem Bedarf ***angepasste Energiezufuhr*** hat gegenüber anderen Aspekten einer gesunden Ernährung dann Vorrang. Bei einer Gewichtsabnahme von mehr als 5 % sollte eine gezielte Ernährungsberatung erfolgen!
Ist die Nahrungsaufnahme infolge therapeutisch bedingter Irritationen oder Entzündungen der Mundschleimhaut (Strahlen- oder

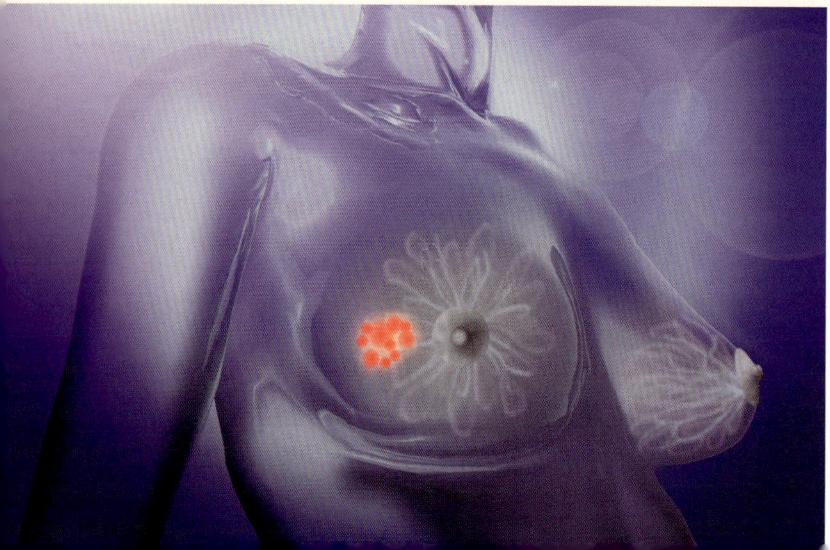

Auch ein bösartiger Tumor stellt heute kein Todesurteil mehr dar. Vielfältige Behandlungsformen ermöglichen mittlerweile nicht selten ein Langzeitüberleben.

Chemotherapie) erschwert, wird man zumindest zeitweise Flüssigkost verabreichen (Formeldiät, sog. Astronautenkost) oder man muss die Ernährung über einen venösen Zugang erwägen.
Bedingt durch Übelkeit und Erbrechen, z. B. als Folge einer Chemotherapie, ist die Energiezufuhr meist erheblich eingeschränkt. Hier sollte man fachkundigen Rat einholen und eine entsprechende Behandlung durchführen.
Kann über einen längeren Zeitraum keine Nahrung aufgenommen werden, so hat dies ungünstige Auswirkungen auf das bei einer Tumorerkrankung ohnehin geschwächte Immunsystem. Bei reduziertem Appetit wird der Tageskostplan im Sinne einer Wunschkost zusammengestellt. Aspekte einer „gesunden" Ernährung sollten erst dann wieder mehr berücksichtigt werden, wenn sich der Allgemeinzustand gebessert hat (und die Tumorerkrankung definitiv geheilt erscheint).
Besteht ein erhebliches Untergewicht, können die im Kapitel „Unter- und Übergewicht" (● Kap. 13) gegebenen Ratschläge Anwendung finden. Mehrere kleine Mahlzeiten werden auch hier oft besser vertragen als wenige große.

Besondere Empfehlungen

Es gibt zwar von Seiten der Fachgesellschaften Empfehlungen zur Krebsprävention (● Kasten). Diese enthalten aber letztendlich nichts anderes als die

Im Gegenteil: Eine Reihe dieser so genannten (Anti-)Krebs-Diäten führt zu einer Unterversorgung mit essenziellen Nährstoffen und bedingt lediglich Mangelerscheinungen und eine weitere Verschlechterung des bei Krebspatienten ohnehin beeinträchtigten Allgemeinzustandes.

Empfehlungen des World Cancer Research Fund WCRF zur Krebsprävention

Im Einzelnen wird empfohlen:

Das Körpergewicht sollte in den normalen Grenzen so gering wie möglich sein.

Mindestens 30 Minuten körperliche Aktivität pro Tag (z. B. strammer Fußmarsch). Meiden inaktiver Verhaltensweisen (z. B. häufiges Fernsehen)

Energiereiche Getränke (Limonaden und Fruchtsäfte mit Zucker) und Fastfood sollten gemieden werden. Essensportionen möglichst klein halten.

Pflanzliche Nahrungsmittel sind zu bevorzugen. Mindestens fünfmal am Tag Obst und Gemüse, möglichst unverarbeitet, verzehren. Eine ballaststoffreiche Ernährung bevorzugen. Auf den unterschiedlichen Ballaststoffgehalt einzelner pflanzlicher Nahrungsmittel achten.

Rotes Fleisch und weiterverarbeitete Fleischprodukte wie Geräuchertes und Gepökeltes sollten gemieden werden. Der Verzehr von rotem Fleisch sollte auf 500 g/Woche beschränkt werden.

Männer sollten höchstens 2 alkoholhaltige Drinks (je 10 bis 15 g Alkohol)/Tag, Frauen höchstens einen Drink zu sich nehmen.

Der tägliche Salzkonsum sollte 6 g nicht übersteigen, wobei zu beachten ist, dass ca. 75 % des Salzes aus vorgefertigten Nahrungsmitteln stammt.

Der Verzehr von verschimmeltem/n Getreide, Getreideprodukten und Hülsenfrüchten ist zu vermeiden.

Nahrungsmittelergänzungen werden nicht zur Krebsprävention empfohlen.

Quelle: www.dietandcancerreport/org

Empfehlung zur gesunden Ernährung bzw. Lebensweise, welche eben auch für den Tumorpatienten gelten. Hierzu gehören:

- Bevorzugter Verzehr pflanzlicher Lebensmittel mit reichlich Obst und Gemüse, unverarbeiteten Getreideprodukten und/oder Hülsenfrüchten.
- Fast Food sollte, wenn überhaupt, eher selten verzehrt werden.
- Der Verzehr von rotem Fleisch (Fleisch von Schlachttieren) sollte maximal 500g/Woche betragen und es sollte möglichst wenig verarbeitetes Fleisch (z. B. Wurst) verzehrt werden.
- Der Alkoholkonsum ist auf 1-2 Drinks pro Tag (10-20 g Alkohol/Tag) zu begrenzen. Diese „erlaubten" Alkoholmengen sehen Fachgesellschaften teilweise als zu liberal an. Ziel war es, die negativen Wirkungen des Alkohols auf die Krebsentstehung mit der schützenden Wirkung vor Herz-Kreislauf-Erkrankungen teilweise in Einklang zu bringen. Geht es ausschließlich um Krebsvorbeugung, dann sollte kein Alkohol getrunken werden. Patienten mit einer Tumorerkrankung werden deshalb entscheiden müssen, ob sie evtl. gänzlich auf Alkohol verzichten.
- Gepökelte, gesalzene oder salzige Lebensmittel sind zu meiden (maximal 6 g Kochsalz/Tag).
- Schimmelige bzw. angeschimmelte Lebensmittel wie Brot, Getreide oder Nüsse sind zu meiden, um die Aufnahme krebserregender Aflatoxine gering zu halten.

Untersuchungen an 322 Senioren zwischen 65 und 91 Jahren ergaben bei früh erkanntem Darm-, Brust- oder Prostatakarzinom auch in diesem Lebensalter eine gute Prognose und hohe 5-Jahres-Überlebensraten. Allerdings besteht ein erhöhtes Risiko für weitere Krebserkrankungen. Auch bei Tumorpatienten verbessert ein gesunder Lebensstil mit ausgewogener Ernährung, Bewegung und regelmäßiger Kontrolle des Körpergewichtes die Prognose.
Speziell angebotene und meist teure Nahrungsergänzungsmittel sind in der Regel nicht notwendig. Sie werden auch von Expertengruppen nicht zur Krebsprävention empfohlen (WCRF 2007). Auf ein akzeptables Körpergewicht sollte ebenso wie auf eine ausreichende körperliche Aktivität geachtet werden.

Fazit für den Alltag

Eine Krebsdiät oder Empfehlungen zu einer speziellen Ernährung nach einer durchgemachten Tumorerkrankung gibt es nicht. Die Empfehlungen der Fachgesellschaften zur gesunden Ernährung, die letztlich auch die Krebsprävention im Blick haben, gelten auch hier.
Bei deutlicher Gewichtsabnahme (mehr als 5 %), sollte eine gezielte Ernährungsberatung erfolgen. Besteht ein erhebliches Untergewicht, wird man zunächst einer Wunschkost den Vorzug geben, um das erhebliche, das Leben verkürzende Untergewicht zu beseitigen. Alternativ kann man mit Trinknahrung (Formuladiät) versuchen, den Ernährungszustand zu verbessern.
Generell sollte auf ein akzeptables Körpergewicht und ausreichende körperliche Aktivität geachtet werden.

1. Boeing H (2008): Zusammenhang zwischen Ernährung und Krebsentstehung. In: DGE Ernährungsbericht 2008 S. 301–334
2. Morey MC, Snyder DC, Morey RS et al. (2009): Effects of Home-Based Diet and Exercise on Functional Outcomes Among Older, Overweight Long-term Cancer Survivors: RENEW: A Randomized Controlled Trial. JAMA 301: 1883–1891
3. Pischon T, Schulz M, Boeing H (2009): Primärprävention maligner Tumoren durch die Ernährung: Epidemiologische Evidenz. Aktuel Ernaehr Med. 32: 31–40
4. The second Expert Report „Food, Nutrition; Physical Activity and the prevention of Cancer: "A Global Perspective. www.aicr.org oder www.wcrf.org
5. www.dge.de/modules DGE-info 2/2009. Prävention durch Ernährung. Ernährung und Krebs. (Zugriff 29.7.2010)

Risiko-Check-up: Was sollte wann kontrolliert werden?

Gesunde Ernährung und gesunde Lebensweise sind Bausteine, mit denen man das Leben verlängern kann. Aber H. Franke beschreibt bei seinen Hundertjährigen (● Kap. 3) auch, dass sie bei Erkrankungen frühzeitig einen Arzt in Anspruch nahmen. Obwohl im Verlauf ihrer Lebensspanne die Möglichkeiten, Krankheiten oder gar Risikofaktoren zu behandeln, begrenzt waren, hatten die an der Studie teilnehmenden Hochbetagten zeitlebens auf ihre Gesundheit geachtet.
Heute wissen wir wesentlich mehr über Risikofaktoren, wissen für welche Erkrankungen sie verantwortlich sind und können sie behandeln und so unsere Lebenserwartung verlängern.

Bestandsaufnahme

Zunächst sollte man klären, welche Risikofaktoren vorliegen: Raucht jemand täglich 40 Zigaretten und will oder kann dies nicht lassen, dann muss er akzeptieren, dass das Risiko, an einem Lungenkrebs oder an einer Gefäßerkrankung wie Herzinfarkt oder Schlaganfall zu erkranken, deutlich erhöht ist. Die Lebenserwartung ist dann entsprechend drastisch verkürzt. Von Rauchern hört man gelegentlich: „Besser gut gelebt und dafür nicht so lange". Diese Einstellung gilt jedoch nur für Zeiten mit guter Gesundheit. Raucher, die 90 oder mehr Jahre alt wurden und sich im Fernsehen provokativ und regelmäßig mit Zigarette zeigen, sollten wir uns nicht zum Vorbild nehmen. Es sind die berühmten Ausnahmen, die eher die Regel bestätigen: Rauchen verkürzt die Lebenserwartung deutlich und die durch Rauchen mitbedingten Erkrankungen senken die Lebensqualität drastisch.

Für die derzeit bekannten Risikofaktoren werden von den Fachgesellschaften Normalwerte vorgegeben. Bei vielen sind dies die Konzentrationen bestimmter Substanzen im Blutserum, bei denen sich in groß angelegten Studien das geringste Risiko für Herz-Kreislauf- und Gefäßerkrankungen gezeigt hat.
Auch für den sonst Gesunden empfiehlt es sich, in gewissen Abständen neben anderen Laborwerten einige, den Stoffwechsel betreffende Werte bestimmen zu lassen. Gibt es keinen aktuellen Anlass, so reicht ein Zeitabstand von ein bis zwei Jahren für solche Kontrollen aus. Man lässt überprüfen, ob die eigenen Werte in einem Bereich liegen, in dem sich 95 % aller Messwerte befinden. Liegt ein Wert außerhalb dieses so genannten Normalbereichs, so heißt dies jedoch nicht, dass man deshalb krank ist.

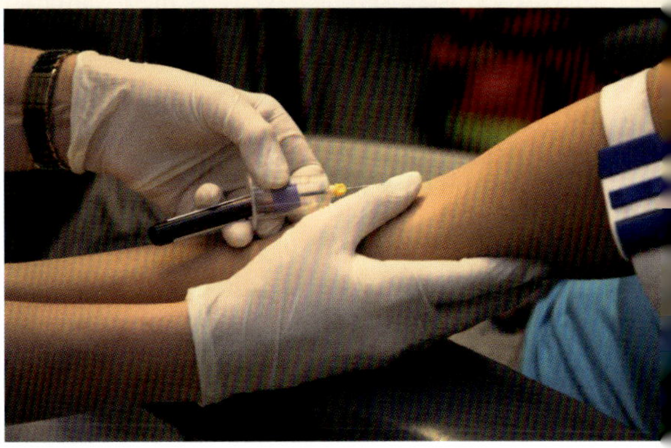

Eine regelmäßige klinische Untersuchung sollte ebenso zum Risiko-Check-up gehören wie die gelegentliche Bestimmung der Laborwerte. Als Vorsorgemaßnahme ist auch eine Koloskopie im Alter zwischen dem 55. und 65. Lebensjahr zu empfehlen

Im Wesentlichen empfiehlt sich die Bestimmung folgender Werte:

Blutglukose

Mit zunehmendem Alter wächst die Wahrscheinlichkeit, eine Zuckerkrankheit (Diabetes mellitus) zu entwickeln. Insbesondere bei einer erblichen Veranlagung oder einem bauchbetonten Übergewicht (● Kap. 14) sollte der Blutzucker von Zeit zu Zeit kontrolliert werden. Im Einzelfall wird der Arzt eine Glukosebelastung vornehmen lassen, um eine eventuelle Neigung zur Zuckerkrankheit zu erkennen.

Normalwerte: Nüchtern Wert 70–110 mg/dl, bestimmt im Serum. Bei zufällig bestimmten Nüchternwerten >120 mg/dl oder einem zufällig bestimmten Wert von >200 mg/dl liegt dann, wenn sich diese Werte bei der Kontrolle bestätigen und klinische Symptome vorliegen, ein Diabetes mellitus vor.

Blutfette (Gesamtcholesterin, HDL, LDL, Triglyceride)

Als wünschenswert wird ein Gesamtcholesterin im Serum von unter 200 mg/dl angesehen, das „gute" HDL-Cholesterin sollte beim Mann >35 mg/dl, bei der Frau >45 mg/dl liegen.

Besteht kein oder nur ein Risikofaktor, so reicht es aus, wenn die Werte für das „schlechte" LDL-Cholesterin unter 160 mg/dl liegen. Bestehen zwei oder mehr Risikofaktoren, aber keine Koronare Herzerkrankung (KHK), so sollte es beim >45-jährigen Mann <130 mg/dl liegen. Liegt dagegen eine KHK vor oder andere gravierende arterielle Erkrankungen (z.B. Schlaganfall), so sollte es unter 100mg/dl liegen.

Bei mehreren Risikofaktoren oder einer Koronaren Herzerkrankung und insgesamt hohem Risiko wird heute optional ein Wert <70mg/dl angestrebt.

Zu den Blutfetten gehören auch die Triglyzeride. Als normal gilt ein Wert <150 mg/dl. Die Untersuchung der Triglyzeride sollte erst 72 Stunden nach dem letzten Alkoholkonsum erfolgen. Liegt der Alkoholkonsum bei mehr als 1 g/kg Körpergewicht und Tag, so ist nahezu obligat mit einer Erhöhung der Triglyzeridwerte zu rechnen.

Entzündungsparameter CRP

Das C-reaktive Protein (CRP) wird im Klinikalltag häufig bestimmt. Ist es erhöht, weist dies auf entzündliche Veränderungen im Organismus hin. Zwischenzeitlich weiß man, dass auch arteriosklerotische Prozesse mit einem erhöhten CRP einhergehen können.

Homocystein

Der Wert dieser Aminosäure, die ein Zwischenprodukt des Stoffwechsels zahlreicher Kohlenstoffverbindungen im Körper ist, wird nicht routinemäßig mitbestimmt. Ist das Homocystein jedoch erhöht, so gilt es im weitesten Sinne auch als Risikomarker und als Hinweis auf einen unzureichenden Verzehr von Obst und Gemüse.

Serum-Harnsäure

Harnsäure ist ein Zwischenprodukt des Abbaus stickstoffhaltiger Verbindungen im Körper. Die Grenze für normale Blutwerte liegt bei 6,4 mg/dl.

Erhöhte Serumwerte für Harnsäure werden im weiteren Sinne als Risikoparameter für ar-

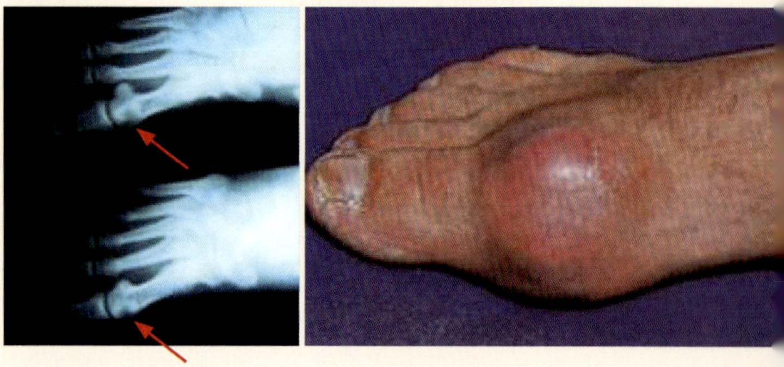

Die Schmerzen bei einem akuten Gichtanfall sind erheblich. Die ausgeprägte entzündliche Rötung ist immens. Im Röntgenbild erkennt man die typischen Gichttopi, die den Knochen zerstört haben, als dunkle Stellen (fachmännisch: Aufhellungen) . **Gelenkgicht** ist eine Wohlstandserkrankung. Die Erkrankung ist in Not- und Hungerzeiten praktisch unbekannt.

teriosklerotische Erkrankungen angesehen. Hohe Harnsäurewerte sind mit dem Auftreten der Gelenkgicht (● Abbildung) verbunden.

Leberwerte (SGPT, SGOT, γ-GT, alkalische Phosphtase)

Bei diesen Substanzen sind die jeweiligen Normwerte abhängig von der Bestimmungsmethode und daher hier nicht angegeben.
Die ***Leberwerte*** werden bei einem routinemäßigen Check-up regelhaft mitbestimmt. Erhöhte Leberwerte können zahlreiche Ursachen haben. Eine häufige Ursache ist die überhöhte Alkoholzufuhr. Sie führt zunächst zum Anstieg der gamma-GT. Erhöhte Leberwerte können auch auf eine Fettleber hinweisen, wie sie bei stark Übergewichtigen, Diabetikern und Patienten mit Fettstoffwechselstörungen häufig zu finden ist. Auch eine Reihe anderer Erkrankungen und die Einnahme bestimmter Medikamente können zu erhöhten Leberwerten führen.
Lipoprotein a (Lpa) wird nicht routinemäßig mitbestimmt. Ein erhöhter Wert gilt jedoch als Risikomarker für eine Koronare Herzerkrankung. Die Bestimmung muss gezielt veranlasst werden.

Blutdruck

Zu einem „Check-up" gehört die Blutdruckmessung. Zielwert ist ein Blutdruck von <135/85, liegen zusätzliche Erkrankungen (Diabetes mellitus, Nierenerkrankungen) vor, werden Werte <125/80 empfohlen. Derart niedrige Werte werden von einem Großteil der Bevölkerung nicht erreicht.
Auch dann, wenn stets ein normaler Blutdruck gemessen wurde, sollte er von Zeit zu Zeit kontrolliert werden. Ein Bluthochdruck kann sich in jedem Lebensalter entwickeln. Die heute zu einem geringen Preis erhältlichen Blutdruckmessgeräte ermöglichen die regelmäßige Selbstkontrolle.

Körpergewicht

Die regelmäßige Kontrolle des Körpergewichts ist für den Gesundheitsbewussten unabdingbar. Angestrebt wird ein BMI von 19–25 kg/m². Der über 55-Jährige darf beim Fehlen weiterer Risikofaktoren einen BMI von bis zu 29,9 kg/m² haben (● Kap. 14). Zur groben Orientierung kann man das so genannte Broca-Gewicht bestimmen: Die Körperlänge in cm minus 100 ergibt das „Normalgewicht" in kg.

Vorsorge-Untersuchung auf verborgenes Blut und Darmspiegelung (Koloskopie)

Ist man beschwerdefrei, ist die regelmäßige Untersuchung des Stuhls auf verborgenes Blut ab dem 45. bis 50. Lebensjahr eine sinnvolle Vorsorgemaßnahme. Die Kosten für die Untersuchung werden von den Krankenkassen für Frauen und Männer ab dem 50. Lebensjahr einmal jährlich dann übernommen, wenn keine große Darmspiegelung vorgenommen wird. Fällt der Test positiv aus, so ist eine komplette Dickdarmspiegelung dringend angezeigt. Erneute Kontrollen zur Erzielung eines negativen Testergebnisses sind sinnlos.
Jenseits des 55. Lebensjahres sollte man vorsorglich eine Darmspiegelung (Koloskopie) durchführen lassen. Die Wahrscheinlichkeit, an den Folgen eines Darmkrebses zu sterben lässt sich so auf die Hälfte senken. Gab es in der Familie Fälle mit Darmkrebs oder Polypen, sollte die Untersuchung zu einem früheren Zeitpunkt durchgeführt werden.
Darmkrebs ist in Deutschland die zweithäufigste tumorbedingte Todesursache. Jährlich erkranken 66 000 Menschen, über 30 000 versterben daran. Während die Vorsorgeuntersuchungen für Brustkrebs bei der Frau und für Prostatakrebs beim Mann lediglich die Früherkennung zum Ziel haben, kann mit der Dickdarmspiegelung die Entstehung von Darmkrebs verhindert werden: Dickdarmkrebs entsteht meist aus so genannten Polypen, die zunächst gutartig sind. Erst im Laufe der Zeit treten Zellveränderungen auf, an deren Ende der Darmkrebs steht.
Die Untersuchung des Stuhls auf verborgenes Blut wird erst positiv, wenn vom Polypen kleinere Mengen Blut in den Stuhl abgegeben werden. Dies ist meist erst bei größeren Polypen der Fall. Wird der Dickdarmkrebs früh erkannt, beträgt die Rate für die Dauerheilung mehr als 90 %. Die gesetzlichen Krankenkassen bezahlen die Vorsorgekoloskopie ab dem 56. Lebensjahr.

Bei einer Darmspiegelung können neben der Diagnosestellung bereits die Entnahme von Gewebeproben und die Abtragung eines oder mehrerer Polypen im gleichen Arbeitsgang erfolgen. War der Dickdarm unauffällig, hat man bis zur erneuten Untersuchung 7-10 Jahre Zeit.

Die Darmkrebs-Vorsorgeuntersuchng wird noch vergleichsweise wenig angenommen. Die Angst vor dem Trinken größerer Flüssigkeitsmengen zur Vorbereitung und vor Schmerzen während der Untersuchung sind die Hauptgründe für die Zurückhaltung. Dabei ist die Untersuchung aufgrund moderner Medikamente heute praktisch schmerzfrei. Frauen sind mutiger als Männer: Immerhin nehmen von ihnen 10,2 %, von den Männern nur 8,8 % an der Vorsorgekoloskopie teil. Deshalb verwundert es nicht, wenn bei Männern häufiger fortgeschrittene Tumoren entdeckt werden als bei Frauen.
Beschränkt man sich aus Angst vor der Koloskopie auf indirekte Tests, so sollte man wissen, dass die Rate für den Hinweis auf einen Dickdarmkrebs beim Okkultbluttest lediglich bei 27 %, bei immunologischen Tests bei 77-90 % liegt. Die Wahrscheinlichkeit für den Hinweis auf Polypen liegt deutlich darunter (je nach Test 10-44 %).
In den letzten Jahren haben immunologische Testverfahren eine stärkere Verbreitung gefunden. Die Kosten werden nicht von den gesetzlichen Krankenkassen übernommen. Auch diese neuen Stuhltests enttäuschen jedoch, wenn es um die Entdeckung von Polypen geht.
Die Nachteile einer Dickdarmuntersuchung mittels Computertomographie oder Kernspin (CT- und der MR-Koloskopie) bestehen neben der Strahlenbelastung (CT) in der fehlenden Möglichkeit, in einem Arbeitsgang Gewebeproben zu entnehmen und therapeutisch einzugreifen.
Ob es eines Tages gelingt, mit Hilfe eines einfachen Bluttests den Dickdarmkrebs im Frühstadium zu erfassen, muss derzeit offen bleiben.

Fazit

Auch für denjenigen, der nicht an den von den Kassen angebotenen Programmen teilnimmt, empfiehlt es sich, alle 1-2 Jahre die wesentlichen Laborparameter bestimmen lassen. Risikofaktoren gilt es zu behandeln, vielfach reicht eine Ernährungsumstellung aus, eventuell kommt die medikamentöse Behandlung in Frage.
Der Blutdruck sollte regelmäßig kontrolliert und, falls erhöht, frühzeitig behandelt werden. Das Körpergewicht sollte kontrolliert und an die zeitgerechte Durchführung einer vorsorglichen Darmspiegelung gedacht werden.

1. Erster Bluttest zur Darmkrebsfrüherkennung. Pharma Fokus Onkologie 2009; 6: 54
2. Rabast U (1990): Indikationen, Techniken und Komplikationen bei der endoskopischen Abtragung von Dickdarmpolypen. Med. Klinik 85: 194–199
3. Rabast U, Hartmann T, Kasper H (2003): Koloskopische Diagnostik und Therapie kolorektaler Tumore. Analyse eines 10-Jahreszeitraums. Med Welt 54: 364–368
4. Robert Koch-Institut, Gesundheitsberichterstattung des Bundes 2008

Risiko check-up. Was wird von den Krankenkassen übernommen?

Ab dem 35. Lebensjahr wird im Abstand von zwei Jahren für Frauen und Männer der „Gesundheits-Check-Up 35+" empfohlen. Zu ihm gehören die Anamnese (Risikoprofil), das Abhören von Lunge und Herz, das Prüfen von Haut, Gelenken, Reflexen, Blutdruck und Puls, die Bestimmung von Gesamt-Cholesterin, Blutzucker u. a. (Untersuchung aus dem Blut und aus dem Urin), die Beratung und die Folgerungen aus den Ergebnissen. Kosten für den Check-up 35+ trägt alle zwei Jahre die Krankenkasse. Liegen bestimmte Erkrankungen vor, so ist eine Kostenübernahme auch zu einem früheren Zeitpunkt möglich. Will man den Check-up jährlich oder vor dem 35. Lebensjahr in Anspruch nehmen, so stellt dies eine individuelle Gesundheitsleistung (IGeL) dar, die man selbst bezahlen muss.

Was ist ein Manager-Check-up?

Nicht nur Führungskräfte nehmen diese – teilweise weitreichenden – Untersuchungen häufiger in Anspruch. Im Einzelnen durchgeführt werden Beratung, Anamnese, Ruhe- und Belastungs-EKG, MRT, Hautuntersuchung, Ultraschalluntersuchung von Bauchorganen und Halsschlagader. Untersuchung der Blutwerte.

Auch ein so genanntes Raucher-Screening oder der Lungen-Check für Nichtraucher werden – neben einer Reihe weiterer Vorsorgeuntersuchungen und Früherkennungsprogramme – angeboten. Auf diese soll hier nicht eingegangen werden. Hier muss jeder Einzelne entscheiden, was für ihn sinnvoll ist.

Es empfiehlt sich, vorher nach den anfallenden Kosten zu fragen. Falls es sich um IGeL- Leistung handelt, können mehrere hundert bis über 1 000 Euro anfallen.

Wer sich näher über die Kostenerstattung für Vorsorgeuntersuchungen informieren möchte, der sei auf folgende Internetadresse verwiesen

http://www.finance-store.de/gesetzliche_krankenversicherung/wichtiges_1/001790_vorsorge-untersuchung_was_die_krankenkasse_beim_check-up_zahlt.html (letzter Zugriff am 4.8.2010)

Energiearme und energiereiche Lebensmittel, Portionsgrößen

Der Energiegehalt unserer Nahrungsmittel kann höchst unterschiedlich sein. So hat Wasser, sofern man es zu den Lebensmitteln rechnet, einen Energiegehalt von 0 kcal. Reines (raffiniertes, d.h. auch wasserfreies) Fett (z.B. Kokosfett) bzw. Speiseöl hat mit 9 kcal/g den höchsten Energiegehalt, bei den Kohlenhydraten liefern raffinierte Kohlenhydrate wie Zucker und Stärke mit 4,1 kcal/g die höchste Energiemenge.

Selbst extrem fettreich erscheinende Nahrungsmittel (z.B. Butter oder Margarine) haben bereits einen niedrigeren Energiegehalt von ca. 7-7,5 kcal/g, denn sie enthalten eventuell geringe Mengen Kohlenhydrate und 15-20 g Wasser/100 g, außerdem Eiweiß und eventuell weitere Stoffe, die den Energiegehalt pro Gramm reduzieren.

Umgekehrt können sehr süß schmeckende Speisen und Snacks einen höheren Energiegehalt haben als reiner Zucker, denn meist werden Süßigkeiten mit viel Fett hergestellt und sind deshalb regelrechte Kalorienbomben (z.B. „Kinderschokolade“ mit 5,6 kcal/g oder Marzipan mit 4,8 kcal/g).

Für den Hausgebrauch gilt: Süßigkeiten sind meist auch Fettigkeiten (z.B. Konfekt, Schokolade, Torte).

Der Wert eines Lebensmittels hängt aber nicht nur von seinem Energiegehalt ab. Der Gehalt der Mikronährstoffe in Form von Vitaminen, Mineralstoffen und Spurenelementen ist mitentscheidend. Bei gleichem Energiegehalt zweier Lebensmittel ist zwar die Energiezufuhr identisch, der gesundheitliche Wert für die Alltagsernährung aber kann höchst unterschiedlich sein. Verzehrt man überwiegend tierisches Fett, so werden reichlich gesättigte Fettsäuren und Cholesterin aufgenommen. Ist die Hauptfettquelle dagegen Oliven- oder Rapsöl, so werden vermehrt die für die Ernährung als günstig angesehenen einfach ungesättigten Fettsäuren zugeführt.

In den nachstehenden Tabellen sind zunächst nur die Energiegehalte einzelner Lebensmittel zusammengestellt. Angegeben ist die Energiemenge pro 100 g des essbaren Anteils eines Nahrungsmittels. Dies soll dem Interessierten eine erste Orientierung zu den Fragen geben: Mit welchem Nahrungsmittel nehme ich reichlich, mit welchem wenig Kalorien zu mir? Wo kann ich beim Verzehr des gleichen oder auch ähnlichen Nahrungsmittels Energie einsparen? Wie viel Kalorien habe ich heute im Rahmen meiner Mahlzeiten zu mir genommen?

In den anschließenden Tabellen sind dann die Nährstoffgehalte ausgewählter Lebensmittel verschiedener Gruppen zusammengestellt.

Für diejenigen, die es genauer wissen möchten und an der Zusammensetzung weiterer Lebensmittel interessiert sind, kann der Erwerb einer Lebensmitteltabelle in Buchform eine lohnenswerte Anschaffung sein.

Die Werte in diesem Buch wurden weitgehend der nachstehenden Quellen 1 u. 2 entnommen und teilweise auf Basis weiterer Quellen ergänzt.

1. Heseker B, Heseker H: Nährstoffe in Lebensmitteln. Die große Energioe- und Nährwerttabelle. Umschau zeitschriftenverlag, Sukzbach. 3. Aufl. 2007
2. NutriGuide - Nähwertberechnungssoftware Vers. 3.6. NutriScinece GmbH, Freiburg
3. Deutsche Forschungsanstalt für Lebensmittelchemie (Hrsg.): Der kleine Souci-Fachmann-Kraut. Lebensmitteltabelle für die Praxis. Wissenschaftliche Verlagsgesellschaft Stuttgart. 4. Aufl. 2009

Lebensmittel mit weniger als 100 kcal pro 100 g essbarem Anteil

Nährwerttabellen sollen eine Orientierung hinsichtlich Energie- und Nährstoffgehalten von Lebensmitteln geben und helfen, ein Gespür für Produkte mit hohen/niedrigen Energie- und Nährstoffdichten zu erlangen. Zahlen"fetischismus" ist hier nicht angebracht, da die Inhaltsstoffe von Lebensmitteln aufgrund unterschiedlicher Herkunft (Sorte, Anbau bzw. Herstellung, Lagerung) Schwankungen unterliegen.

Obst und Gemüse sind generell energiearme Lebensmittel, die teilweise noch Ballaststoffe und wichtige sekundäre Pflanzenstoffe liefern.

Gerade die teilweise geringen Unterschiede in den Energiegehalten bei Obst und Gemüse hängen sehr stark auch von der Frische, sprich dem Wassergehalt ab.

Bei vielen der auf dieser Doppelseite angegebenen Lebensmitteln ist zu beachten, dass diese oft in Zubereitungen verzehrt werden, die deutlich höhere Energiegehalte bewirken, als für das reine Lebensmittel angegeben (z.B. frittierter Tintenfisch, getrocknete Feigen, gezuckerte Obstkonserven).

Milch und Milchprodukte	kcal/100 g
Molke, sauer	21
Molke, süß	25
Magermilch (entrahmt)	35
Buttermilch	37
Joghurt, fettarm (0,3 % Fett)	36
Kuhmilch, 1,5% Fett	48
Joghurt, fettarm (1,5–1,8% Fett)	50
Dickmilch, vollfett	60
Kefir, vollfett	64
Kuhmilch, Vollmilch 3,5 % Fett	65
Magerquark <10 % Fett i.Tr.	68
Joghurt, vollfett	71
Schichtkäse/Quark 10 % Fett i.Tr.	81

Fleisch, Geflügel, Fisch etc.	kcal/100 g
Kalbfleisch, reines Muskelfleisch	92
– Filet	95
– Keule	97
– Haxe	98
– Bries	99
– Lunge	90
Huhn (Brustfleisch)	99
Fische	
Flunder	72
Schellfisch	73
Kabeljau/Dorsch	74
Seehecht	77
Schleie	77
Köhler (Seelachs)	80
Lengfisch	81
Barsch	81
Hecht	82
Steinbutt	82
Seezunge	83
Zander	83
Katfisch	88
Meerbarbe	98
Krustentiere und Weichtiere	
Auster	51
Miesmuschel	51
Steckmuschel (Sandauster)	54
Flusskrebs	65
Weinbergschnecke	73
Tintenfisch	73
Languste	79
Hummer	81
Garnele	87

Salat, Gemüse, Pilze, Sprossen	kcal/100 g
Kopfsalat	11
Gurke	12
Chinakohl	13
Rettich	13
Feldsalat	14
Rhabarber	14
Mangold	14
Spinat	15
Schwarzwurzel	16
Champignon, frisch	16
Tomate	17
Aubergine	17
Bambussprossen	17
Sauerkraut, abgetropft	18
Spargel	18
Knollensellerie	18
Zucchini	18
Pilze, frisch (je nach Art)	10–20
Parika, grün	20
Blumenkohl	22
Rotkohl	22
Kürbis	24
Gurken, eingelegt	24
Porree (Lauch)	24
Möhre/Karotte (jung)	25
Weißkohl	25
Brokkoli	26
Zwiebel	28
Paprika, rot	33
Bohnen, grün (Schnittbohnen)	33
Kohlrübe (Steckrübe)	35
Rosenkohl	36
Petersilienwurzel	40
Rote Rübe/Rote Bete	41
Sojasprossen, frisch	50
Erbsen, grün (!)	81
Zuckermais	87

Obst	kcal/100 g
Papaya	12
Erdbeere	32
Johannisbeere, rot	33
Himbeere	34
Preiselbeere	35
Zitrone	35
Heidelbeere	36
Stachelbeere	37
Wassermelone	37
Quitte	38
Grapefruit	38
Johannisbeere, schwarz	39
Pfirsich	41
Nektarine	42
Orange/Apfelsine	42
Aprikose	43
Brombeere	44
Pflaume	48
Mandarine	51
Apfel, ohne Schale	50
Kiwi	51
Sauerkirsche	53
Zucker-/Honigmelone	54
Ananas, frisch	55
Birne	55
Holunderbeere	55
Reineclaude	56
Mango	58
Feige, frisch (!)	61
Süßkirsche	62
Obstsalat	62
Mirabelle	63
Ananas, Konserve in Saft	65
Weintraube, weiß	67
Weintraube, rot	71
Physalis	72
Banane	88

Lebensmittel mit 100–300 kcal pro 100 g essbarem Anteil

Bei der Beurteilung des Energiegehaltes von Lebensmitteln ist selbstverständlich auch die üblicherweise verzehrte Menge, also die **Portionsgröße** zu berücksichtigen (S. 278). So hat Roggen-Knäckebrot zwar einen Energiegehalt von über 300 kcal/100 g, eine Scheibe wiegt jedoch lediglich 12 g und liefert damit ca. 36 kcal. Zum Vergleich: Eine Scheibe Roggenmischbrot wiegt 45 g, bei 210 kcal/100 g liefert sie also 94 kcal.

In den Tabellen sind daher teilweise in Klammern die üblichen Portionsgrößen angegeben.

Bei Fleisch rechnet man pro Portion ca. 125 g, bei Wurst 25–50 g.

Brot und Brötchen	kcal/100 g
Pumpernickel (40 g)	181
Roggenvollkornbrot (50 g)	193
Weizenvollkornbrot (40 g)	202
Roggenmischbrot (45 g)	210
Roggenbrot (45 g)	217
Roggenbrötchen (45 g)	220
Vollkornbrötchen (45 g)	220
Weizenmischbrot (45 g)	226
Vollkorntoast (30 g)	238
Laugenbrötchen (50)	246
Baguette/-brötchen (125)	248
Weißbrot/Toastbrot (25 g)	258
Sesam-/Mohnbrötchen (45 g)	264

Beilagen	kcal/100 g
Reis parboiled gek. (150 g)	123
Vollkornnudeln m. Ei, gek. (200 g)	129
Eiernudeln, gekocht (200 g)	140
Teigwaren o. Ei, gekocht (200 g)	156
Ofenkartoffel m. Butter (200 g)	147
Bratkartoffeln (200 g)	159
Rösti (Tiefkühlprodukt, 200 g)	199
Pommes frites (im Backofen zubereitet, 150 g)	254
Kartoffelkroketten	265
Pommes frites regulär (150 g)	270 (–370 !)

Fleisch	kcal/100 g
Kalbfleisch	
– Hals	103
– Bug	108
– Kotelett	112
– Leber	114
– Hirn	119
– Bauch	131
– Brust	131
Hammelfleisch	
– Filet	112
– Lende	194
– Keule	234
– Bug	287
Rindfleisch	
– Milz	100
– Niere	113
– Leber	113
– Filet	120
– Oberschale	121
– Herz	121
– Hirn	128
– Bug	139
– Keule	148
– Lende	174
– Blume	236
– Brust	254
Schweinefleisch	
– reines Muskelfleisch	111
– Niere	113
– Lunge	114
– Hirn	123
– Leber	134
– Kotelett	193
– Schinken, gekocht	201
– Kasseler	237
– Wiener Würstchen	279
– Schinken	284

Fleisch (Fortsetzung)	kcal/100 g
Pferdefleich (Durchschnitt)	107
Huhn	
– Schlegel	110
– Leber	131
– Brathuhn (Durchschnitt)	133
Hirsch (Durschschnitt)	112
Hase (Durchschnitt)	113
Ziege (Durchschnitt)	149
Kaninchen (Durchschnitt)	152
Truthahn	
– Brust	105
– Keule	114
– Durchschnitt (Jungtier)	151
– Durchschnitt (ausgewachsen)	216
Ente (Durchschnitt)	227

Käsesorten ähnlicher Art (Weichkäse oder Hartkäse) haben bei gleicher Fettgehaltstufe ähnliche Energiegehalte. Allerdings können sich die **Gehalte an Kochsalz** erheblich unterscheiden.

Bei **Fisch** hat die **Zubereitungsart** (gedünstet, natur gegrillt, paniert, frittiert, Konserve in Öl) großen Einfluss auf den Energiegehalt.
Bei Zubereitung in panierter Form kann man den Fettgehalt deutlich reduzieren, wenn die Speise nach dem Backen/Frittieren kurz auf Küchenpapier gelegt wird, welches das überschüssige Fett aufsaugt.

Fisch	kcal/100 g
Renke	100
Heilbutt, weiß	101
Sardelle, frisch	101
Forelle, frisch	102
Rotbarsch	105
Karpfen	115
Brasse	116
Schwertfisch	117
Meeräsche	120
Sardine, frisch	124
Heilbutt, schwarz	141
Ostseehering	155
Dornhai	161
Wels/Waller	163
Forellenfilet, geräuchert	167
Seelachsfilet, paniert	167
Schlemmerfilet, Fertiggericht	180
Makrele, frisch	182
Lachs, frisch	202
Fischstäbchen, frittiert	202
Bismarckhering, Rollmops	203
Heringsfilet i. Tomatensoße (Kons.)	204
Sprotte	216
Kabeljaufilet, paniert	218
Makrele, geräuchert	222
Ölsardine, abgetropft	222
Bückling	224
Tunfisch	225
Hering	233
Fischfrikadelle, gebraten	235
Matjesfilet	267
Scholle, paniert	271
Aal, frisch	280
Tunfisch Kons. i. Öl, abgetropft	283
Räucherlachs	288
Schillerlocken	300

Lebensmittel mit 100–300 kcal pro 100 g essbarem Anteil, Fortsetzung

Wurst- u. Fleischwaren	kcal/100 g
Corned Beef (deutsch)	141
Frikadelle	182
Corned Beef (amerikanisch)	209
Dosenwürstchen/Brühwürste	228
Bierschinken	235
Geflügelwurst	246
Frankfurter Würstchen	270
Bockwurst	275
Weißwurst (Münchner)	287
Fleischwurst	297

Sowohl Wurst als auch Käse zeichnen sich neben dem ***Fettgehalt*** auch durch den teilweise sehr **hohen Salzgehalt** aus.

Es lohnt sich, auch die fettärmeren Varianten dieser Lebensmittel einmal auszuprobieren.

Milchprodukte u. Käse	kcal/100 g
Hüttenkäse 20 % Fett i. Tr.)	100
Speisequark 20 % fett i. Tr.	104
Kondensmilch 4 % Fett i. Tr.	109
Harzer (Sauermilchkäse)	126
Kondensmilch 12 % Fett	171
Limburger 20 % Fett i. Tr.)	183
Saure Sahne 20 % Fett i. Tr.	203
Edamer 30 % Fett i. Tr.	251
Mozzarella	255
Camembert 40 % Fett i. Tr.	274
Butterkäse, Gouda 45 % Fett i. Tr.	298

Fett i. Tr. (auch F.i.T.) bezeichnet den prozentualen Fettanteil eines Lebensmittels nach dem Entzug von Wasser.

Käse verliert bei der Lagerung und Reifung ständig Wasser. Die absolute prozentuale Angabe des Fettgehaltes ist deshalb nicht möglich bzw. sinnvoll.

Allerdings erschwert die F.-i.-Tr.-Angabe den Vergleich des Fettgehaltes unterschiedlicher Käsesorten. So hat Weichkäse im Vergleich zu Hartkäse einen höheren Wassergehalt und damit einen geringeren Fettanteil. Zwei verschiedene Käsesorten können daher unterschiedliche (absolute) Fettmengen enthalten, obwohl sich auf der Verpackung die gleiche Prozentzahl für „Fett i. Tr." findet. Weicher Käse einer höheren Fett-i.-Tr.-Stufe kann im Extremfall weniger Fett enthalten als ein härterer (= trockenerer) Käse einer niedrigeren Fett-i.-Tr.-Stufe.

Der absolute Fettgehalt eines Käses kann ungefähr bestimmt werden, wenn man die Angaben für F.-i.-Tr. mit folgenden Faktoren multipliziert:

Frischkäse	× 0,3
Weichkäse	× 0,5
Schnittkäse	× 0,6
Hartkäse	× 0,7

Früchte/Hülsenfrüchte	kcal/100 g
Oliven, mariniert	138
Avocado	221
Rosinen	277
Feige, getrocknet	250
Dattel, getrocknet	276
Bohnenkerne, weiß	260
Mungobohnen	269
Erbsen, reif	270
Kichererbsen, reif	275

Lebensmittel mit 300–500 kcal pro 100 g essbarem Anteil

Milchprodukte u. Käse	**kcal/100 g**
Schlagsahne 30 % Fett	308
Schmelzkäse 60 % fett i. Tr.	340
Raclette-Käse 48 % Fett i. Tr.	343
Gorgonzola 55 % Fett i. Tr.	360
Provolone	365
Parmesan 52 % Fett i. Tr.	375
Emmentaler 45 % Fett i. Tr.	382
Appenzeller 50 % Fett i. Tr.	386
Greyerzer 35 % Fett i. Tr.	412
Bavaria blu 70 % Fett i. Tr.	413
Brie o. Camembert 70 % Fett i. Tr.	413
Weichkäse m. Nüssen 70 % Fett i. Tr.	414

Fleisch, Fleisch- und Wurstwaren	**kcal/100 g**
Hammelfleich	
– Brust	381
– Kotelett	348
Schwein	
– Leberpastete	318
– Salami	328
– Mortadella	345
– Leberwurst, fein	358
– Cervelatwurst	375
– Schinkenspeck, durchwachsen	372
– Mettwurst, streichfähig	377
– Zwiebelwurst	394
– Teewurst	403
– Cabanossi	425
Gans, mit Haut (Durchschnitt)	342

Knabbergebäck, Dauerbackwaren	**kcal/100 g**
Salzstangen	336
Käsegebäck (Blätterteig)	416
Spekulatius	420
Kräcker	442
Keksmischung ohne Schokolade	458
Kartoffelsticks	494
Waffelkekse	522
Erdnussflips	533
Kartoffelchips	538

Lebensmittel mit mehr als 500 kcal pro 100 g essbarem Anteil

Nüsse/Samen (geschält) Portionsgrößen: 25–50 g	**kcal/100 g**
Erdnüsse	567
– geröstet u. gesalzen	585
Cashewnüsse	572
– geröstet + gesalzen	615
Mandeln	577
Sonnenblumenkerne	580
Pistazien, ger. + gesalzen	584
Sesamsaat	598
Kokosraspeln	606
Haselnüsse	644
Walnuss	662
Pinienkerne	689
Paranuss	670
Macadamianuss	687
Pekannuss	703

Streichfette u. Speiseöle	**kcal/100 g**
Erdnussbutter	623
Kräuterbutter	661
Standardmargarine	722
Mayonnaise 80 % Fett	748
Butter	752
Butterschmalz	897
Schweine- o. Gänseschmalz	900
Kokosfett	900
Pflanzenöle	900

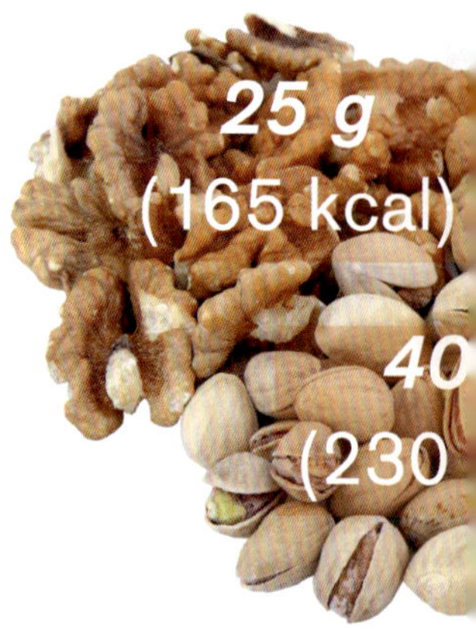
25 g
(165 kcal)
40
(230

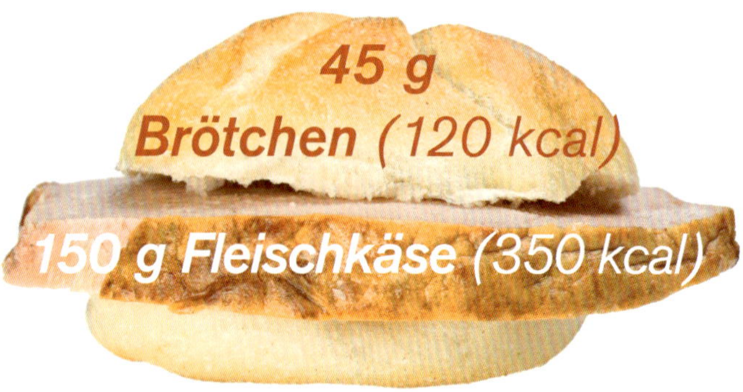
45 g
Brötchen (120 kcal)
150 g Fleischkäse (350 kcal)

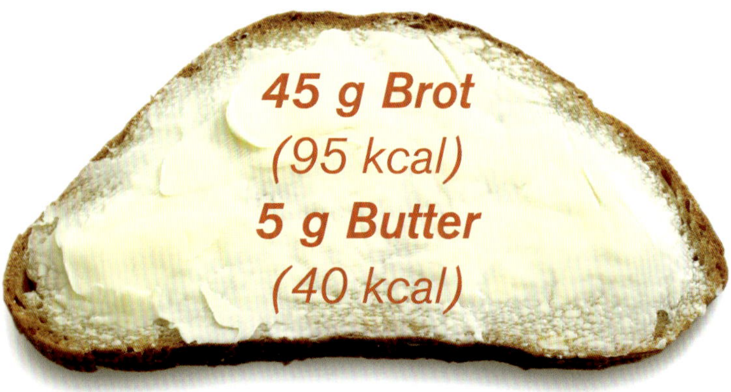
45 g Brot
(95 kcal)
5 g Butter
(40 kcal)

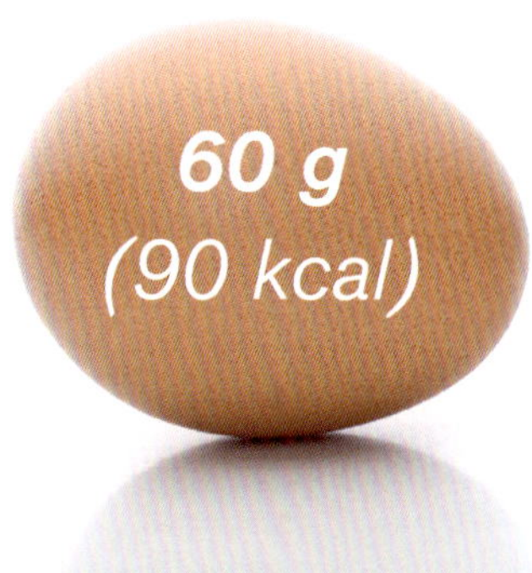
60 g
(90 kcal)

Portionsgrößen – wie schwer ist ein Ei?

In den meisten Nährwerttabellen sind die Energie- und Nährstoffgehalte für jeweils 100 g verzehrsfähigen Anteil eines Lebensmittels angegeben. Verzehrsfähig bedeutet, dass sowohl Zubereitungsverluste als auch Küchenabfälle (Schalen, Knochen) bereits aus diesen Angaben herausgerechnet wurden. Der einheitliche Bezug auf 100 g erleichtert den direkten Vergleich der Lebensmittel untereinander.
Um jedoch abzuschätzen, welche Energie- und Nährstoffmengen mit dem persönlichen Verzehr aufgenommen werden, ist es nützlich, ein Gespür für übliche Haushaltsmaße, Portionsgrößen oder auch für die Gewichte von Obst, Gemüse oder Knabberzeugzu bekommen: Legen Sie ab und zu ein Lebensmittel auf die Küchenwaage.
Personen, die selbst gerne kochen oder backen, sind da klar im Vorteil, denn in vielen Rezepten wird noch mit Angaben wie Stück, Esslöffel (EL) oder Prise gearbeitet.

Auch bei Befragungen zum persönlichen Verzehr (Verzehrsprotokoll), z.B. im Rahmen einer Ernährungsberatung, wird teilweise nach Portionsgrößen gefragt – aber Vorsicht: „Eine Scheibe Brot mit Wurst“ kann für einen Arbeiter aus einer ländlichen Gegend etwas ganz anderes bedeuten als für einen Städter.
Die in Lebensmitteltabellen angegebenen Portionsgrößen sind daher Durchschnittswerte, um überhaupt eine einheitliche Bezugsgröße zu erhalten.

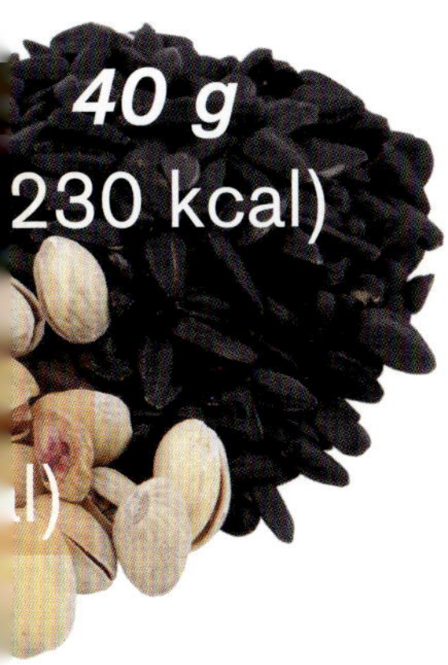

Die ungefähre Kenntnis des Energiegehaltes und üblicher Portionsgrößen hilft, die oft nebenbei verzehrten zusätzlichen Kalorien im Blick zu behalten:

1 Glas/Becher á 200 ml enthält z.B. bei	
Mineralwasser	0 kcal
alkoholfreies Bier	45 kcal
Kaffee mit Milch u. Zucker	70 kcal
Buttermilch	74 kcal
Cola	88 kcal
Orangensaft	88 kcal
Bier	84 kcal
Apfelwein	90 kcal
Vollmilch (3,5 % Fett)	130 kcal
Rotwein, 14 Vol %	150 kcal

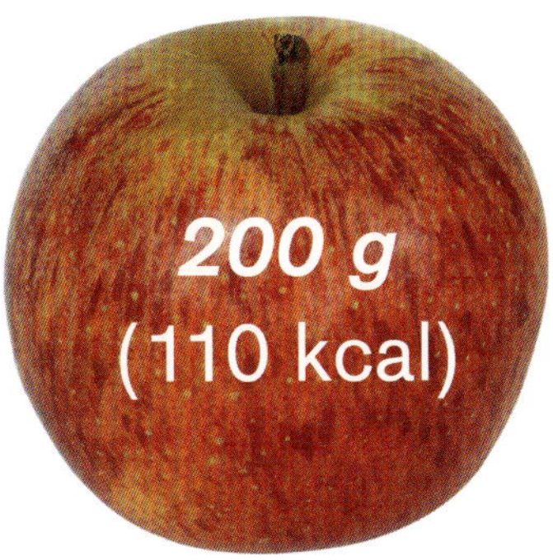

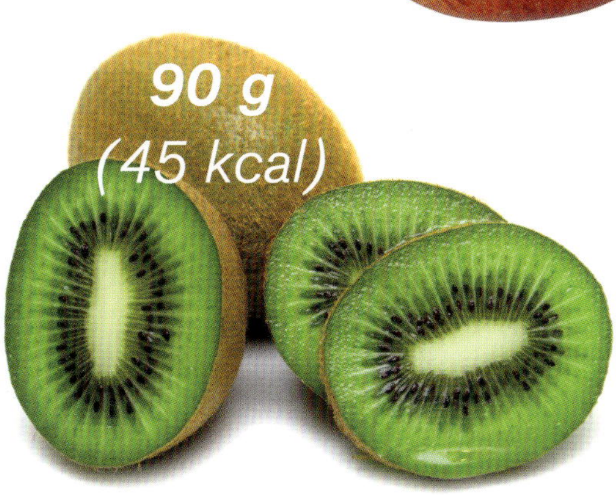

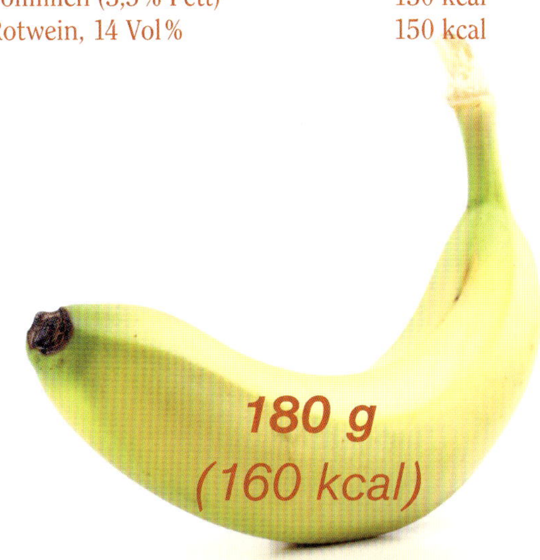

Weiterführende und vertiefende Literatur
Nützliche Internetadressen

1. Deutsche Gesellschaft für Ernährung et al.:
   Referenzwerte für die Nährstoffzufuhr.
   1. Aufl., 3. korr. Nachdruck. Umschau/Braus, Frankfurt/M. (2008)
2. Rabast U (2008): Lebensverlängerung durch Ernährungseinflüsse.
   Med Welt 59: 73–82
3. Rabast U (2006): Mit welcher Kost leben wir am längsten?
   Akt Ernähr Med 31: 175–182
4. WCRF-Report. Deutsche Zusammenfassung unter:
   www.dge.de/pdf/ws/WCRF-Report-summary-de.pdf
5. www.gesunde-ernaehrung.org
   Homepage der Dr. Rainer Wild-Stiftung mit Informationen sowohl für Laien als auch für Fachleute zum Thema gesunde Ernährung und Bewegung
6. www.in-form.de
   Homepage des Nationalen Aktionsplans: „IN FORM - Deutschlands Initiative für gesunde Ernährung und mehr Bewegung“
7. www.was-wir-essen.de
   Angebot des aid-Infodienstes mit Wissenswertem rund um Landwirtschaft, Ernährung und Verbraucherschutz.
8. www.verbraucherkompass.de
   Seite des Verbraucherschutzministeriums mit kommentierten Linklisten zu Einrichtungen, die Verbraucherinnen und Verbraucher unabhängig und kompetent informieren, beraten oder zur Rechtsdurchsetzung beitragen.
9. www.leitlinien.net
   Auflistung aktueller Leitlinien der medizinischen Fachgesellschaften und Wissenswertes über die Systematik und Methodik von Leitlinien.
10. Internet-Seiten einiger größerer Beratungsstellen zum Thema Essstörungen:
    www.anad-pathways.de
    www.Balance-bei-EssStoerungen-Frankfurt.de
    www.cinderella-rat-bei-essstoerungen.de
    www.dick-und-duenn-berlin.de

Weitere Literatur zu den im Buch erwähnten Studien beim Autor

Soweit nicht nachstehend angegeben, stammen die Bilder vom Autor bzw. sind Eigentum des Verlages

Bilddatenbanken: Bilderbox (www.bilderbox.com), Fotolia (www.fotolia.com), iStock (www.iStock.com)

Abschnitt I 9 wikipedia/public domain; 10+11 www.cia.gov/library/publications/the-world-factbook/fields/2102.html; 14 Bilderbox; 15 Bilderbox; 17 Bilderbox, 18 wikipedia/public domain; 19 Bilderbox; 22 Sebastian Kaulitzki/Fotolia/mpm Fachmedien; 23 wikipedia; 26 Gerbil/wikipedia

Abschnitt II 27 + 29 u. Bilderbox; 31 pmphoto/Fotolia; 33 H.G. Kirchner; 37 Exquisine/Fotolia; 39 o. covado/Fotolia, 2. v.o. Fotolia, Thorsten Schon/Fotolia, u. Bilderbox; 43 Fotolia; 45 Michael Siller/Fotolia; 46 Bilderbox; 49 Nina Hoff/Fotolia; 55 Bilderbox; 58 Conny Wöhrlin/Fotolia; 59 veränd. n. Jany K-D, Ernährungs Umschau 2007 (54): 238–247

Abschnitt III 63 Sven Weber/Fotolia; 65 department auf health, http://webarchive.nationalarchives.gov.uk; 66 Bilderbox; 67 Bilderbox; 72 chiyacat/Fotolia; 75 George Mayer/Fotolia; 77 Franz Pfluegl/Fotolia; 78 PCmi/Fotolia; 81 Skulptur auf dem Heumarkt in Bamberg, Foto: U. Rabast; 91 AOK-Pressearchiv; 95 ©Südtiroler Archäologiemuseum/M. Tessaro, m. frdl. Genehmigung; 96 Wikipedia; 99+100 Wikipedia; 101 www.5amtag.org;

Abschnitt IV 101 Bilderbox; 106 Bilderbox; 109 U. Rabast; 110 o. Bilderbox, u. dirklie/Fotolia; 114 Bilderbox; 116 Stephen Blose/Fotolia; 117 Lisa Vanovitsch/Fotolia; 118 o. U. Rabast, u. Nina Hoff/Fotolia

Abschnitt V 121 Fotolia/mpm Fachmedien; 122 Bilderbox; 125 Tjall/Fotolia; 126 mpm Fachmedien; 127 Volff/Fotolia; 130 Fotolia; 131 o. Sam Lee/Fotolia, u.li. Monica Adamczik/Fotolia, u.re. arnowssr/Fotolia; 135 Suprijono Suharjoto/Fotolia; 137 o. Bilderbox; 139 Fotolia; 144 o. Felinda/Fotolia, 2.v.o. Bilderbox, 3.v.o. Fotolia, 4.v.o. Bogdan Radenkovic/Fotolia, 5.v.o. Gravicapa/Fotolia, 6.v.o. eyewave/Fotolia, u. Marc Dietrich/Fotolia; 145 Sunnydays/Fotolia; 149 U. Rabast

Abschnitt VI 151 www.was-esse-ich.de; 153 Michelle Robek/Fotolia; 154 Suprijono Subharjoto/Fotolia; 159 DGE e.V.; 160 o. Stéfan Guilloux/Fotolia, 2.+3. v.o. Fotolia, 4. v.o. M.Smileus/Fotolia, 2. v.u. Bilderbox, u. Fotolia; 161 o. D.Ducouret/Fotolia, alle anderen: Bilderbox; 162 DGE e.V.; 169 o. iStock, u. Fotolia; 170 www.cranberries-usa.de m.frdl. Genehm.; 171 Junior Gobira/Fotolia; 172 Fotolia; 173 Fotolia; 174 AG photographer/Fotolia; 176 Fotolia; 177 Bilderbox; 179 Bilderbox, 182 Carmen Steiner/Fotolia; 185 Fotolia; 186 www.slowfood.de; 187 Bilderbox; 188 Gravicapa/Fotolia; 189 Bilderbox; 191 Craig/Wikipedia

Abschnitt VII 199 Fotolia; 201 Benjaminet/Fotolia; 204 Anne Katrin Figge/Fotolia; 207 (beide) Wikipedia.de; 209 Fadenwurm, The Evolution of Self-Fertile Hermaphroditism: The Fog Is Clearing. PLoS Biol (2005) 3(1): e30; 213 verändert nach einer Yellow-Press-Grafik, 214 www.was-esse-ich.de; 218 Bilderbox; 220 Ernährungs Umschau; 221 Bilderbox; 224 Fotolia; 226 Beata Kulasik/Fotolia; 228 AottoDurst/Fotolia; 230 AlexeiRyskin/Fotolia/mpm Fachmedien; 232/233 Wikipedia.de; 234 scata/Fotolia; 234 o. Anna Khomulo/Fotolia; 237 Fotolia; 238 Bilderbox; 240 Fotolia

Abschnitt VIII 245 Bilderbox; 249 u.li. fkuebler/Fotolia; u.re. kameel/Fotolia; 252 Robert Kneschke/Fotolia; 255 evgenia-sh/Fotolia; 256 o.li. Andre/Folia.com; o.mi. Fotolia; o.re. Bogdan Radenkovic/Fotolia; 258 karoshi/Fotolia; 261 Bilderbox.com; 274 u.li. + Mitte Birgit Reitz-Hofmann/Fotolia; u.re. unipict/Fotolia; 274/275 Bund evgenia_sh/Fotolia; 275 alle Fotolia

Trotz sorgfältiger Recherche konnten nicht alle Rechteinhaber der der verwendeten Abbildungen ermittelt werden. Sofern Sie eine schützenswerte Inhaberschaft gegenüber dem Verlag eindeutig nachweisen, und die Verwendung im Rahmen des wissenschaftlichen Zitierens nicht unentgeltlich ist, erhalten Sie ein angemessenes Honorar.

Sachregister

B

C

D

E

G

H

L

M

N

O

P

Q

R

S

T

Danksagung

Autor und Verlag bedanken sich bei nachstehenden Firmen, die es durch ihre finanzielle Unterstützung ermöglichten, dieses Buch in hochwertiger Ausstattung zu realisieren. Auf inhaltliche oder sonstige Aspekte des Buches haben diese Sponsoren keinen Einfluss genommen.

Mit freundlicher Unterstützung durch:

apetito RVS GmbH & Co. KG
Rheine

certmedica International GmbH
Aschaffenburg

Fresenius Kabi Deutschland GmbH
Bad Homburg v. d. H.